Fortschritte der operativen Dermatologie
Band 4

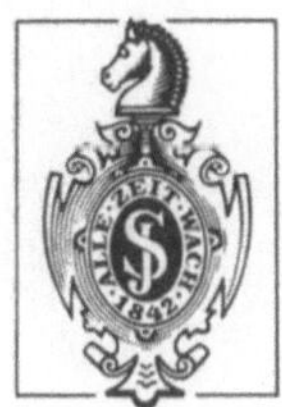

Gegenwärtiger Stand der operativen Dermatologie

Herausgegeben von E. Haneke

Mit 186 zum Teil farbigen Abbildungen und 58 Tabellen

Springer-Verlag
Berlin Heidelberg New York
London Paris Tokyo

Prof. Dr. med. Eckart Haneke
Hautklinik
Ferdinand-Sauerbruch-Klinikum Elberfeld
Arrenberger Straße 20
5600 Wuppertal 1

CIP-Titelaufnahme der Deutschen Bibliothek

Gegenwärtiger Stand der operativen Dermatologie / hrsg. von
E. Haneke. – Berlin ; Heidelberg ; New York ; London ; Paris ;
Tokyo : Springer, 1988
(Fortschritte der operativen Dermatologie ; Bd. 4)
ISBN-13: 978-3-540-19321-0 e-ISBN-13: 978-3-642-73751-0
DOI: 10.1007/978-3-642-73751-0
NE: Haneke, Eckart [Hrsg.]; GT

2127/3140/543210

Inhaltsverzeichnis

Mitarbeiterverzeichnis

Privat-Dozent Dr. D. Adler
Hautklinik, Universität Heidelberg, Voßstraße 2, D-6900 Heidelberg

Prof. Dr. P. Altmeyer
Dermatologische Klinik der Ruhr-Universität Bochum im St. Josef-Hospital, Gudrunstraße 56, D-4630 Bochum 1

Dr. M. Bacharach-Buhles
Dermatologische Klinik der Ruhr-Universität Bochum im St. Josef-Hospital, Gudrunstraße 56, D-4630 Bochum 1

Privat-Dozent Dr. F. A. Bahmer
Universitäts-Hautklinik, Uhlandstraße 19, D-6650 Homburg (Saar)

Prof. Dr. B.-R. Balda
Klinik für Dermatologie und Allergologie, Stenglinstraße 1, D-8900 Augsburg

Dr. H. Biltz
Haut- und Poliklinik, Universität Bonn, Sigmund-Freud-Straße 25, D-5300 Bonn-Venusberg

Dr. H.-J. Blesin
Klinik für Nuklearmedizin, Bereich Medizin (Charité) der Humboldt-Universität zu Berlin, Schumannstraße 20/21, DDR-1040 Berlin

Dr. K. Böhler-Sommeregger
II. Universitäts-Hautklinik, Alserstraße 4, A-1090 Wien

Prof. Dr. Dr. h.c. O. Braun-Falco
Dermatologische Klinik und Poliklinik, Universität München, Frauenlobstraße 9–11, D-8000 München 2

Dr. H. Breuninger
Abteilung Dermatologie I, Hautklinik, Universität Tübingen, Liebermeisterstraße 25, D-7400 Tübingen 1

Dr. K. Buchali
Klinik für Nuklearmedizin,
Bereich Medizin (Charité) der Humboldt-Universität zu Berlin,
Schumannstraße 20/21, DDR-1040 Berlin

Dr. N. Buhles
Dermatologische Klinik der Ruhr-Universität Bochum im St. Josef-Hospital,
Gudrunstraße 56, D-4630 Bochum 1

Dr. B. Charwat-Pessler
Dermatologische Abteilung, Allgemeines öffentliches Krankenhaus Wels,
Grieskirchener Straße 42, A-4600 Wels

Doz. Dr. E. Diem
I. Universitäts-Hautklinik, Alserstraße 4, A-1090 Wien

Dr. H. Drexler
Klinik für Dermatologie und Allergologie, Stenglinstraße 1, D-8900 Augsburg

Dr. K. Ernst
Abteilung für Dermatologie, Fachklinik Hornheide, Universität Münster,
Dorbaumstraße 300, D-4400 Münster

Dr. F. Frank
MBB-Medizintechnik GmbH, Application and Research, Postfach 801168,
D-8000 München 80

Dr. T. Gorka
Karmarschstraße 33/35, D-3000 Hannover 1

Dr. I. Grimm
Hautklinik, Städtische Kliniken Darmstadt, Heidelberger Landstraße 379,
D-6100 Darmstadt 13

Dr. A. Grootens
Fachklinik Hornheide, Universität Münster, Dorbaumstraße 300, D-4400 Münster

Dr. W. Groth
Hautklinik, Universität Köln, Josef-Stelzmann-Straße 9, D-5000 Köln 41

Dr. N. Haake
Dermatologische Klinik der Ruhr-Universität Bochum im St. Josef-Hospital,
Gudrunstraße 56, D-4630 Bochum 1

Dr. rer. nat. D. Haina
Gesellschaft für Strahlen- und Umweltforschung mbH, Ingoldstädter Landstraße 1,
D-8043 Neuherberg

Dr. U. Halsner
Meditra – Gesellschaft für plastische Chirurgie und Haartransplantation mbH, Freihamer Straße 18, D-8032 Gräfelfing

Prof. Dr. E. Haneke
Hautklinik, Ferdinand-Sauerbruch-Klinikum Elberfeld, Arrenberger Straße 20–56, D-5600 Wuppertal 1

Dr. W. Hartschuh
Hautklinik, Universität Heidelberg, Voßstraße 2, D-6900 Heidelberg

Dr. O. Hilker
Hautklinik, Ferdinand-Sauerbruch Klinikum Elberfeld, Arrenberger Straße 20–56, D-5600 Wuppertal 1

Dr. G. Hugel
Fachklinik Hornheide, Universität Münster, Dorbaumstraße 300, D-4400 Münster

Prof. Dr. M. Hundeiker
Abteilung für Dermatologie, Fachklinik Hornheide, Universität Münster, Dorbaumstraße 300, D-4400 Münster

Dr. R. Kaufmann
Hautklinik, Universität Ulm, Oberer Eselsberg 40, D-7900 Ulm

Dr. M. Kießling
Haut- und Poliklinik, Universität Bonn, Sigmund-Freud-Straße 25, D-5300 Bonn-Venusberg

Dr. J.-M. Knüdel
Dermatologische Abteilung, Allgemeines Krankenhaus St. Georg, Lohmühlenstraße 5, D-2000 Hamburg 1

Dr. P.K. Kohl
Hals-Nasen-Ohrenklinik, Universität Heidelberg, Voßstraße 2, D-6900 Heidelberg

Prof. Dr. H.W. Kreysel
Haut- und Poliklinik, Universität Bonn, Sigmund-Freud-Straße 25, D-5300 Bonn-Bad Godesberg

Dr. jur. G. Krieger
Uhlandstraße 9, D-7800 Freiburg

B. Küper
Epithesen-Abteilung, Fachklinik Hornheide, Universität Münster, Dorbaumstraße 300, D-4400 Münster

Dr. G. Kutschera-Hienert
II. Universitäts-Hautklinik, Alserstraße 4, A-1090 Wien

Privat-Dozent Dr. M. Landthaler
Dermatologische Klinik und Poliklinik, Universität München,
Frauenlobstraße 9–11, D-8000 München 2

Dr. M. Lucas
Meditra – Gesellschaft für plastische Chirurgie und Haartransplantation mbH,
Freihamer Straße 18, D-8032 Gräfelfing

Dr. K. Lüke
Fachklinik Hornheide, Universität Münster, Dorbaumstraße 300,
D-4400 Münster

Dr. H. Luther
Dermatologische Klinik der Ruhr-Universität Bochum im St. Josef-Hospital,
Gudrunstraße 56, D-4630 Bochum 1

Dr. D. Marme
Institut für Biologie III, Universität Freiburg,
Schänzlestraße 1 und Gödecke Research Institute,
Mooswaldallee 1, D-7800 Freiburg

Prof. Dr. W. Ch. Marsch
Zentrum der Dermatologie und Venerologie, Universität Frankfurt,
Theodor-Stern-Kai 7, D-6000 Frankfurt/Main 70

Prof. Dr. W. Meigel
Dermatologische Abteilung, Allgemeines Krankenhaus St. Georg,
Lohmühlenstraße 5, D-2000 Hamburg

Dr. C. Michaelsen
Abteilung Dermatologie I, Hautklinik, Universität Tübingen,
Liebermeisterstraße 25, D-7400 Tübingen 1

Prim. Doz. Dr. P. Mischer
Dermatologische Abteilung, Allgemeines öffentliches Krankenhaus Wels,
Grieskirchner Straße 42, A-4600 Wels

Dr. T. Mizumoto
Department of Dermatology, Asahikawa Medical College, 3–11 Nishikagura,
Asahikawa 078–11, Japan

Privat-Dozent Dr. R. P. A. Müller
Hautabteilung, Kreiskrankenhaus, Rintelner Straße 85,
D-4920 Lemgo

Dr. D. Neukam
Abteilung Hautkrankheiten, Hautklinik Linden,
Zentrum Innere Medizin und Dermatologie,
Medizinische Hochschule Hannover, Ricklinger Straße 55, D-3000 Hannover 91

Dr. Dr. F.W. Neukam
Klinik und Poliklinik für Mund-, Kiefer- und Gesichtschirurgie,
Zentrum Zahn-, Mund- und Kieferheilkunde, Medizinische Hochschule Hannover,
Konstanty-Gutschow-Straße 8, D-3000 Hannover 61

Privat-Dozent Dr. R. Niedner
Hautklinik, Universität Freiburg, Hauptstraße 7, D-7800 Freiburg

Dr. M. Nilles
Hautklinik, Universität Gießen, Gaffkystraße 14, D-6300 Gießen

Dr. D. Obst
Fachklinik Hornheide, Universität Münster, Dorbaumstraße 300, D-4400 Münster

Dr. H. Pehamberger
I. Universitäts-Hautklinik, Alserstraße 4, A-1090 Wien

Prof. Dr. J. Petres
Hautklinik, Städtische Kliniken Kassel, Mönchebergstraße 41–43, D-3500 Kassel

Dr. P. Pfiester
Pathologisches Institut, Fakultät für Klinische Medizin Mannheim der Universität Heidelberg, D-6800 Mannheim 1

Dr. R. Pleier
Klinik für Dermatologie und Allergologie, Stenglinstraße 1, D-8900 Augsburg

Prof. Dr. G. Plewig
Hautklinik, Universität Düsseldorf, Moorenstraße 5, D-4000 Düsseldorf 1

M. Rademaker
Epithesen-Abteilung, Fachklinik Hornheide, Universität Münster,
Dorbaumstraße 300, D-4400 Münster

Dr. B. Rahmel
Hautklinik, Universität Tübingen, Liebermeisterstraße 25, D-7400 Tübingen 1

Dr. O. Rödder
Hautklinik, Universität Düsseldorf, Moorenstraße 5, D-4000 Düsseldorf 1

Prof. Dr. Dr. K. Salfeld
Hautklinik, Klinikum Minden, Portalstraße 7–9, D-4950 Minden 1

Dr. G. SATTLER
Hautklinik, Städtische Kliniken Darmstadt, Heidelberger Landstraße 379,
D-6100 Darmstadt 13

Dr. Dr. H. SCHELLER
Poliklinik für Zahnärztliche Prothetik II,
Zentrum Zahn-, Mund- und Kieferheilkunde,
Medizinische Hochschule Hannover,
Konstanty-Gutschow-Straße 8, D-6000 Hannover 61

Dr. W. SCHIPPERT
Hautklinik, Universität Tübingen, Liebermeisterstraße 25, D-7400 Tübingen 1

Dr. W. SCHMELLER
Klinik für Dermatologie und Venerologie, Medizinische Universität zu Lübeck,
Ratzeburger Allee 160, D-2400 Lübeck

Dr. Dr. R. SCHMELZEISEN
Klinik und Poliklinik für Mund-, Kiefer- und Gesichtschirurgie,
Zentrum Zahn-, Mund- und Kieferheilkunde,
Medizinische Hochschule Hannover,
Konstanty-Gutschow-Straße 8, D-6000 Hannover 61

Dr. M. SCHMIDT
Dermatologische Klinik, Allgemeines Krankenhaus St. Georg, Lohmühlenstraße 5,
D-2000 Hamburg 1

Doz. Dr. sc. A. SCHOLZ
Hautabteilung, Zentrale Hochschulpoliklinik,
Medizinische Akademie „Carl Gustav Carus",
Fetscherstraße 74, DDR-8019 Dresden

E. SCHRÖDER
Meditec Rheinhardt Thyzel GmbH, Obere Bergstraße 3, D-8501 Heroldsberg

Dr. S. SCHULLER-PETROVIC
II. Universitäts-Hautklinik, Alserstraße 4, A-1090 Wien

Dr. H. SCHWANTES
Klinik für Dermatologie und Allergologie, Stenglinstraße 1, D-8900 Augsburg

Dr. G. SEBASTIAN
Klinik für Hautkrankheiten, Medizinische Akademie „Carl Gustav Carus",
Fetscherstraße 74, DDR-8019 Dresden

Hofrat Dr. K. SEIDL
II. Universitäts-Hautklinik, Alserstraße 4, A-1090 Wien

Dr. T. SMOLIN
Hautklinik, Universität Gießen, Gaffkystraße 14, D-6300 Gießen

Dr. S. SOLLBERG
Zentrum der Dermatologie und Venerologie, Universität Frankfurt, Theodor-Stern-Kai 7, D-6000 Frankfurt/Main 70

Prof. Dr. sc. N. SÖNNICHSEN
Klinik und Poliklinik für Hautkrankheiten, Bereich Medizin (Charité) der Humboldt-Universität zu Berlin, Schumannstraße 20/21, DDR-1040 Berlin

Dr. M. STEGER
Hautklinik, Universität Düsseldorf, Moorenstraße 5, D-4000 Düsseldorf

Dr. A. STEINER
I. Universitäts-Hautklinik, Alserstraße 4, A-1090 Wien

Dr. H. TILKORN
Abteilung für Gesichts- und plastische Chirurgie, Fachklinik Hornheide, Universität Münster, Dorbaumstraße 300, D-4400 Münster

Dr. W. VANSCHEIDT
Hautklinik, Universität Freiburg, Hauptstraße 7, D-7800 Freiburg

Prof. Dr. V. VOIGTLÄNDER
Hautklinik, Klinikum der Stadt Mannheim, Postfach 100023, D-6800 Mannheim 1

Prof. Dr. W. WAIDELICH
Institut für Medizinische Optik, Universität München, Barbarastraße, D-8000 München 40

Prof. Dr. C. WALTER
Klinik am Rosenberg, CH-9410 Heiden AR

Dr. J. WILMER
Hautklinik, Universität Freiburg, Hauptstraße 7, D-7800 Freiburg

Doz. Dr. sc. H. WINTER
Klinik und Poliklinik für Hautkrankheiten, Bereich Medizin (Charité) der Humboldt-Universität zu Berlin, Schumannstraße 20/21, DDR-1040 Berlin

Prof. Dr. H. WOKALEK
Hautklinik, Universität Freiburg, Hauptstraße 7, D-7800 Freiburg

Prof. Dr. K. Wolff
I. Universitäts-Hautklinik, Alserstraße 4, A-1090 Wien

Dr. A. Zöbe
Hautklinik, Universität Erlangen-Nürnberg, Hartmannstraße 14, D-8520 Erlangen

10 Jahre „Vereinigung für Operative Dermatologie" (VOD)

Am 1. Oktober 1977 wurde die „Vereinigung für Operative Dermatologie" in Nürnberg von sieben Dermatologen gegründet, zu einer Zeit, in der die Zukunftsperspektiven für eine Organisation dieses Namens alles andere als rosig waren. Es stand die Novellierung der ärztlichen Weiterbildungsordnung an, und die Zusatzbezeichnung „Plastische Operation" sollte eingeführt werden. Die offiziellen Repräsentanten der „Deutschen Dermatologischen Gesellschaft" hielten sich bei der teilweise sehr hitzigen Diskussion, ob der operative Bereich in der Dermatologie, entsprechend seiner damals bereits bestehenden innerfachlichen Gewichtung, stärker betont und ob die Zusatzbezeichnung auch für Dermatologen angestrebt werden sollte, bedeckt. Die operativ tätigen Dermatologen in Klinik und Praxis fühlten sich durch dieses Verhalten und die nur zaghafte bzw. halbherzige Unterstützung ihrer legitimen Anliegen gegenüber den anderen am Hautorgan tätigen Disziplinen im Stich gelassen. Im Interesse des Gesamtfaches entschlossen sich deshalb die Teilnehmer des Nürnberger Treffens zur Gründung einer unabhängigen Vereinigung. Damit wollten sie zu der Institutionalisierung des operativen Sektors in das Mutterfach beitragen und die dazu erforderlichen Akzente setzen. Wie die Entwicklung während der vergangenen 10 Jahre zeigt, ist es der „Vereinigung für Operative Dermatologie" gelungen, sich in der deutschsprachigen Dermatologie einen allgemein anerkannten Platz zu sichern. Ihre Vertreter sind heute kompetente Gesprächspartner für die wissenschaftliche Gesellschaft und den Berufsverband der deutschen Dermatologen. Als interdisziplinäre Vereinigung fühlt sich die VOD gleichzeitig aber auch als Bindeglied zu den Kollegen in den anderen am Hautorgan tätigen operativen Disziplinen.

Als in der jüngsten Vergangenheit die Zeiten wieder auf Sturm standen und der deutschen Dermatologie der Verlust des operativen Sektors im Rahmen der neuen Weiterbildungsordnung drohte, gelang es den nun wachen Vertretern der Deutschen Dermatologischen Gesellschaft und des Berufsverbandes der Deutschen Dermatologen in enger Zusammenarbeit mit unserer Gesellschaft, dieses zu verhindern.

Die Vertreter der Dermatologie haben zu keiner Zeit einen Totalitätsanspruch für den operativen Bereich der Dermatotherapie erhoben. Im Gegenteil! Es wurde stets der interdisziplinäre Charakter dieser Therapieform betont. So hat bereits sieben Jahre vor Gründung der „Deutschen Gesellschaft für plastische Chirurgie" der damalige Ordinarius von Düsseldorf, Schreus, 1955 die „Deutsche Gesellschaft für Ästhetische Medizin und ihre Grenzgebiete" gegründet, um den schon damals divergierenden klinisch-operativen Disziplinen eine fruchtbare, fachübergreifende Diskussion auf dem Gebiet der operativen Dermatologie zu ermöglichen.

Die Kompetenz des Hautarztes zur operativen Therapie dermatologischer Erkrankungen, einschließlich der Onkologie, wird durch die Anzahl der operativen Eingriffe in Klinik und Praxis deutlich. Über 140000 Operationen wurden im Jahre 1984 nach einer Erhebung der Deutschen Dermatologischen Gesellschaft in ⅔ der dermatologischen Kliniken der Bundesrepublik Deutschland durchgeführt. Von den niedergelassenen Dermatologen der Bundesrepublik Deutschland wurden im Jahre 1986 mehr als 3 Millionen operative Leistungen in ihrer kassenärztlichen Praxis erbracht. Diese Zahlen belegen eindrucksvoll einmal die Bedeutung der operativen Tätigkeit für das Berufsbild des Dermatologen von heute, zeigen aber auch, daß der aktuelle Stand nur das Produkt einer kontinuierlichen Entwicklung auf dem operativen Sektor der Dermatotherapie im Laufe der letzten Jahrzehnte sein kann und wie essentiell dieser Bereich für die Patientenversorgung allgemein ist. Dieser Tatsache trägt die neue Weiterbildungsordnung dadurch Rechnung, daß sie im Rahmen der Weiterbildung zum Hautarzt für die operative Dermatologie und Kryotherapie neben der Vermittlung auch den Erwerb und den Nachweis *eingehender* Kenntnisse in diesem essentiellen Bereich der Dermatologie fordert.

Diesem Auftrag zu entsprechen und eine optimale Versorgung unserer Patienten sicherzustellen, wird stets Anliegen der „Vereinigung für Operative Dermatologie“ sein.

Wir blicken mit Stolz auf das 10jährige Bestehen unserer Vereinigung zurück. Das Erreichte wäre undenkbar ohne die Öffentlichkeitsarbeit der VOD und ohne den Kampf der VOD und ihrer Mitglieder um die allgemeine Anerkennung des operativen Sektors innerhalb und außerhalb der Dermatologie. Für ihren engagierten, selbstlosen, oft aussichtslos erscheinenden Einsatz sei an dieser Stelle unseren Mitgliedern von ganzem Herzen gedankt, insbesondere unserem Ehrenmitglied und Altpräsidenten Prof. Dr. Tritsch, sowie in alphabetischer Reihenfolge ohne Anspruch auf Vollständigkeit den Herren Univ.-Doz. Dr. Diem, Prof. Dr. Friederich, Prof. Dr. Haneke, Prof. Dr. Hundeiker, Dr. Konz, Prof. Dr. Landes, Prof. Dr. Mahrle, Prof. Dr. Salfeld, Dr. Schwenzer und Prof. Dr. Weber.

Prof. Dr. med. J. Petres
Präsident der Vereinigung
für Operative Dermatologie

Physikalisch-technische Grundlagen einiger Laser in der Dermatologie. Lasersicherheit

E. Schröder

Seitdem nur wenige Jahre nach Entdeckung des Lasers (1960 Maiman) schon die ersten medizinischen Experimente stattfanden (1961 Campbell, Ophthalmologie; 1963 Goldmann, Dermatologie), hat sich die Zahl der medizinischen Laser-Geräte stetig vergrößert.

Besonders große Verbreitung haben der Argon-Laser, der Nd: YAG-Laser und der CO_2-Laser gefunden. Dies gilt für die Laser-Medizin im allgemeinen und für die Dermatologie im besonderen; für letzteren Bereich muß allerdings zusätzlich noch der Farbstofflaser erwähnt werden, der in letzter Zeit an Bedeutung gewonnen hat.

Nachfolgend wird eine kurze Einführung in die physikalische Technik dieser Laser gegeben.

Das abschließende Kapitel über Lasersicherheit soll die notwendigsten Informationen für den Praktiker vermitteln.

Das Laser-Prinzip

Laser ist ein Akronym für „Light Amplification by Stimulated Emission of Radiation", d.h. für Lichtverstärkung durch stimulierte Emission von Strahlung.

Im praktischen Aufbau eines Lasers lassen sich drei Funktionskomponenten unterscheiden (s. Abb. 1):

1. ein laserfähiges *Medium* (fest, flüssig oder gasförmig)
2. ein Mechanismus zur *Energiezufuhr* (elektrischer Strom, Blitzlampe o.ä.)
3. ein optischer *Resonator*, bestehend aus einem 100% reflektierenden und einem teilreflektierenden Spiegel

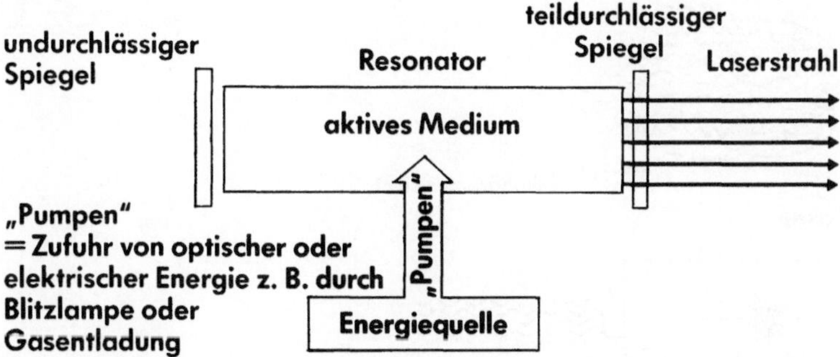

Abb. 1. Prinzipdarstellung des Lasers

E. Haneke (Hrsg.)
Gegenwärtiger Stand der operativen Dermatologie

Der Mechanismus der Energiezufuhr führt zur Anregung zahlreicher Atome bzw. Moleküle des Laser-Mediums, d. h. Elektronen werden von einem Grundzustand auf höhere Energie-Niveaus angehoben. Diese Elektronen können spontan wieder in den Grundzustand zurückfallen, wobei sie Lichtphotonen aussenden – spontane Lichtemission. Wenn ein solches Photon mit einem angeregten Atom in Wechselwirkung tritt, bevor dieses Atom über die spontane Emission seine Energie verloren hat, gibt es eine stimulierte Emission eines weiteren Photons mit derselben Frequenz (Farbe), Richtung, Phase und Polarisation wie die des stimulierenden Photons.

Verstärkung findet statt, wenn nun beide, das auslösende und das stimulierte Photon, ihrerseits bei weiteren angeregten Atomen stimulierte Photonen auslösen – eine Kettenreaktion ist die Folge. Diese Verstärkung wird ganz wesentlich durch den optischen Resonator gesteigert, da die Spiegel die Photonen immer wieder in das Laser-Medium zurückreflektieren; es bleibt so nur eine Ausbreitungsrichtung in Richtung der Spiegelachsen übrig, weil in dieser Richtung die Verstärkung am größten ist. Da einer der Spiegel nur teilreflektierend ist, wird ein Teil des Laserlichts aus dem Resonator herausgelassen; dies ist der Laserstrahl, der dann für die Laserlicht-Anwendungen zur Verfügung steht.

Dieses Laserlicht hat einige besondere Eigenschaften:
- es ist streng *monochromatisch* (extrem schmalbandige Farbreinheit);
- es besitzt eine sehr *geringe Winkeldivergenz,* was bei Fokussierung durch eine Optik zu sehr kleinen Fleckgrößen führt;
- es ist *kohärent,* womit ein definierter Zusammenhang zwischen den Phasen (räumlich und zeitlich) bezeichnet wird.

Die Abb. 2 veranschaulicht bildhaft die Unterschiede zwischen dem normalen Licht einer Glühlampe, das auch bei Bündelung mit optischen Hilfsmitteln infolge der unterschiedlichen Frequenz, Richtung und Phasenlage schnell auseinanderstrebt, und dem Laserlicht, dessen einzelne Lichtwellen wie im „Gleichschritt marschieren".

Diese Besonderheiten des Laserstrahls führen z. B. zu der praktischen Konsequenz, daß sehr hohe Lichtenergien durch dünne, flexible Glasfasern transmittierbar sind.

Thermischer Strahler (Glühbirne)

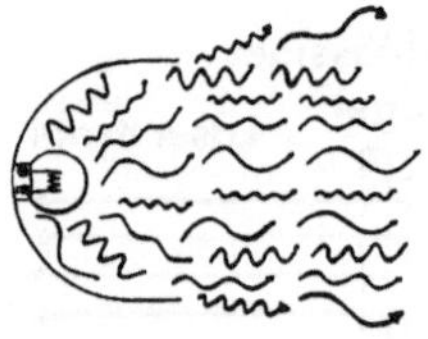

inkohärentes Licht

Laser

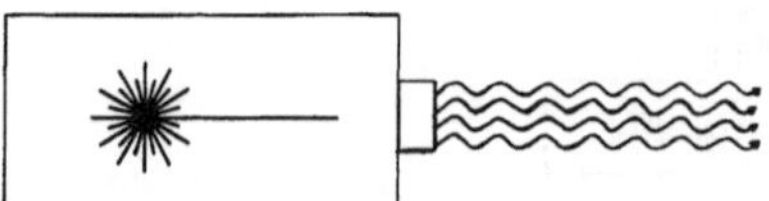

kohärentes Licht

Abb. 2. Der Begriff der Kohärenz

Der Argon-Laser

Der Argon-Laser ist ein kontinuierlich emittierender Gaslaser. Das aktive Medium ist das Edelgas Argon. Die Energiezufuhr erfolgt über eine sehr heiße Gasentladung, die in einem engen Kanal zwischen den beiden Laserspiegeln brennt; genauer gesagt müssen die Argon-Atome zunächst ionisiert und dann die Ionen als die laser-aktiven Elemente zu höheren Energiezuständen angeregt werden. Für diese Ionisierung und Anregung sind hohe Stromdichten in dem Entladungskanal zwischen Kathode und Anode notwendig.

Technologisch interessant ist einmal die Beherrschung der erforderlichen Entladungstemperaturen (≥ 2000 °C) und zum anderen die extremen Sauberkeitsanforderungen an die Röhrenherstellung: man bedenke, daß das Rohr ein abgeschlossenes System ist, dessen einmalige Gasfüllung mehrere Tausend Betriebsstunden halten muß. Die Laser-Emission besteht aus mehreren Laserlinien im Blau-Grün-Bereich; die energiereichsten Hauptlinien sind 488 nm und 514 nm.

Die Laserlicht-Leistungen liegen typisch bei 5–8 Watt; es gibt aber auch große Argon-Laser im Bereich 10–20 Watt. Da der Wirkungsgrad von Argon-Röhren mit 0,1% sehr klein ist, sind immer relativ hohe Stromanschlußwerte notwendig.

Für dermatologische Anwendungen wird das Argon-Laserlicht in eine flexible optische Faser eingekoppelt, die in einem sog. Handstück endet. Mit Hilfe dieses Handstücks kann der Arzt verschiedene Fleckgrößen auf der Haut ausleuchten (typisch 0,5 bis 6 mm).

Neben der Leistung und der Fleckgröße ist bei derartigen Geräten auch die Beleuchtungszeit wählbar, und zwar typisch von 0,02 s als kleinster Beleuchtungszeit bis hin zum Dauerlicht. Außerdem ist der sog. „Repetition Mode“ üblich, bei dem die Beleuchtungszeit und eine automatische Repetitionsrate vorgewählt werden können.

Einschaltzeitpunkt und -dauer werden durch einen Fußschalter kontrolliert.

Der CO_2-Laser

Der CO_2-Laser ist ebenfalls ein Gaslaser, genauer gesagt ein Molekül-Laser. Das aktive Medium ist hier ein Gasgemisch aus CO_2, N_2 und He.

Die Energiezufuhr erfolgt wiederum durch eine Gasentladung, allerdings durch eine konventionelle Niederdruckentladung, die im Gegensatz zum Argon-Laser als fast „kalt“ (< 200 °C) zu bezeichnen ist und an das Gefäß- und Elektrodenmaterial keine besonderen Ansprüche stellt. Auch ist der Wirkungsgrad mit 5–10% wesentlich höher als beim Argon-Laser.

Zwei Besonderheiten sollen allerdings noch erwähnt werden: CO_2-Laser werden nicht mit abgeschlossenem Entladungsgefäß betrieben, sondern arbeiten mit kontinuierlichen Gasdurchflüssen von einigen m/s. Hierdurch wird vermieden, daß die in der Entladung entstehenden Zersetzungsprodukte und die Blockade der unteren Laser-Niveaus die Ausgangsintensität herabsetzen. Abb. 3 zeigt den schematischen Aufbau eines derartigen Lasersystems.

Die zweite Besonderheit ist durch die Wellenlänge der Laseremission gegeben; sie liegt mit 10,6 µm im mittleren Infrarot. Für diese Wellenlänge gibt es keine optischen

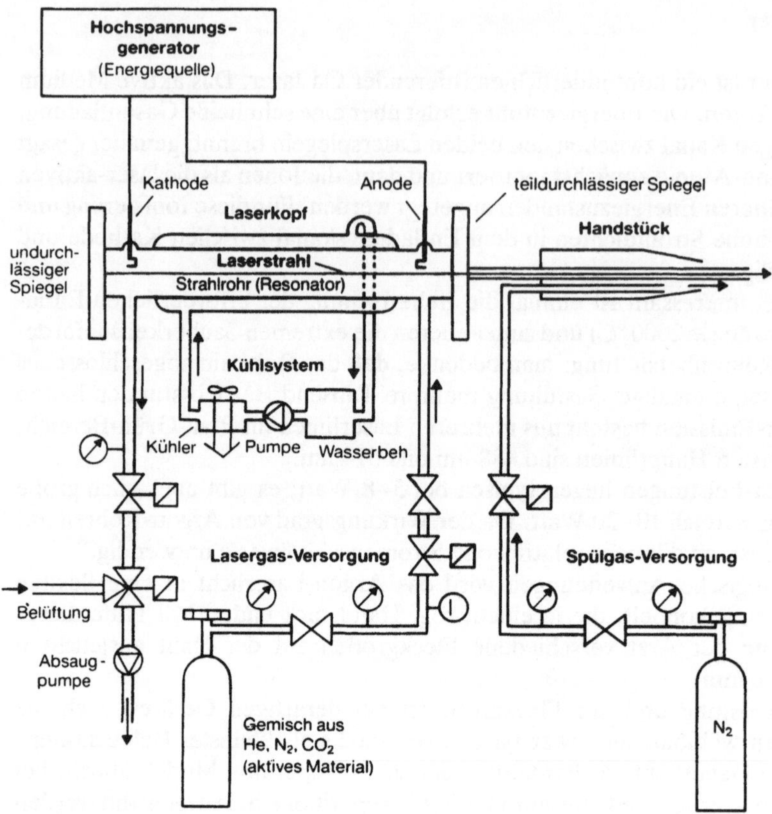

Abb. 3. Aufbau eines CO_2-Lasers

Gläser; Spiegel, Linsen und Fenster müssen aus so exotischen Materialien wie Zinksulfid, Galliumarsenid und vor allem aus reinem Germanium hergestellt sein.

Aus diesem Grund ist bis heute auch noch keine praktikable Lichtleitfaser auf dem Markt; die Strahlführung erfolgt über mechanische Spiegelarme. Zu erwähnen bleibt, daß wegen der Unsichtbarkeit des CO_2-Laserlichtes das rote Licht eines kleinen He-Ne-Lasers als Zielstrahllicht benutzt wird. Die Leistungsdaten chirurgischer CO_2-Laser liegen je nach Gerätegröße im Bereich bis 100 Watt Laserlicht-Leistung.

Der Dauerstrich-Nd: YAG-Laser

Im Gegensatz zu den bisher beschriebenen Gaslasern handelt es sich bei dem Nd: YAG-Laser um einen sog. Festkörper-Laser; das aktive Material ist diesmal kein Gas, sondern ein fester Kristall und zwar der Halbedelstein Yttrium-Aluminium-Granat. Dieser Granat ist der „Wirtskristall" für das eigentliche laser-aktive Medium, nämlich für Neodymium-Atome, die in sehr geringen Beimengungen im Granat enthalten sind.

Die Energiezufuhr erfolgt durch das Licht einer Bogenentladungs-Lampe, das in den Granatstab hineinfokussiert wird und dort die Neodymium-Atome anregt. Die Anordnung „Lampe – Granatstab – Reflektionskammer" wird hierbei zur Kühlung von Wasser durchflossen.

Der YAG-Laser bietet technologisch keine besonderen Probleme und ist sehr kompakt und robust aufbaubar. Folglich bieten sich beim Design des Gesamtgerätes mehr Möglichkeiten als bei technologisch aufwendigeren Lasern.

Was die Leistungsdaten betrifft, so sind 40, 60 und 100 Watt-Geräte auf dem Markt. Das Laserlicht wird hierbei wie beim Argon-Laser über eine flexible Lichtleitfaser in das Dermatologie-Handstück geleitet. Da das Licht des YAG-Lasers sich mit 1064 nm im nahen Infrarot befindet, wird wiederum zur besseren Kontrolle sichtbares Pilotlicht eines kleinen He-Ne-Lasers in die Lichtleitfaser eingespeist.

Der hier beschriebene YAG-Laser ist ein kontinuierlich emittierender Dauerstrichlaser; um Mißverständnisse zu vermeiden sei erwähnt, daß es auch gepulste YAG-Laser gibt, bei denen die Energiezufuhr statt mit einer Bogenlampe dann mit einer Blitzlampe erfolgt; Laserlicht-Pulse von extrem kurzer Dauer sind so herstellbar. Anwendungen hierfür liegen bis heute allerdings nur außerhalb der Dermatologie, in der Ophthalmologie und der Lithotripsie.

Der Farbstofflaser

Im Gegensatz zum Typ des Gas- und Festkörper-Lasers haben wir bei den Farbstofflasern (englisch Dye-Laser) als aktives Medium eine Flüssigkeit; hierbei sind vielatomige, organische Moleküle in einer geeigneten Lösung gelöst (Wasser, Glykol), um eine stark fluoreszierende Farbstofflösung zu ergeben.

Bei der Frage der Energiezufuhr müssen wir allerdings zwischen zwei verschiedenen Farbstofflasern unterscheiden, dem Dauerstrich-Farbstofflaser und dem gepulsten Farbstofflaser.

Bei ersterem wird die Farbstofflösung mit hohem Druck durch eine Schlitzdüse gedrückt, um einen freistehenden, stabilen Flüssigkeitsstrahl zu bilden; in diesen Strahl wird das Licht eines Argon-Lasers als sog. Pumplicht fokussiert. Dieser fluoreszierende Fokuspunkt ist das aktive Medium des Farbstofflasers. Die Besonderheit dieses Lasers ist nun die Tatsache, daß die Emissionswellenlänge innerhalb des breiten Farbbandes der Farbstoffmoleküle wählbar ist; so sind z. B. bei dem Farbstoff Rhodamin 6G beliebige Wellenlängen zwischen 570 und 630 nm (Gelb – Orange – Rot) wählbar; andere Farbstoffe bieten die Bereiche Rot – Tiefrot – nahes IR.

Bei dem zweiten Typ des gepulsten Farbstofflasers strömt die Farbstofflösung durch eine Glasküvette, in die das Licht einer Blitzlampe als Pumplicht fokussiert wird. Alles andere gilt in gleicher Weise.

Typische Leistungsdaten sind 3 Watt in den Bereichen Gelb bis Rot bei dem Argongepumpten Farbstofflaser und einige Joule bei Pulsfolgen von einigen Hertz bei dem Blitzlampen-gepumpten Farbstofflaser.

Lichtleitung über Fasern und Handstücke entsprechen den entsprechenden Baugruppen der bekannten Argon-Laser.

Lasersicherheit

Es ist offensichtlich, daß Laserlicht-Leistungen, mit denen therapeutisch Gewebe koaguliert, karbonisiert oder gar vaporisiert werden kann, in gleicher Weise bei unkontrollierter und ungewollter Applikation Schäden anrichten können.

Die höchste Gefährdung besteht hierbei für das menschliche Auge, das Laserlicht auch geringer Leistung über den normalen Sehvorgang auf die Netzhaut fokussieren und dort sehr schnell irreparable Schäden erzeugen kann. Hierbei hängt die Art der Schäden ganz wesentlich von der Wellenlänge ab, z. B. kann das langwellige Licht des CO_2-Lasers nicht zur Netzhaut gelangen, da es schon in der Cornea vollständig absorbiert wird und dort Verbrennungen erzeugt. Diese Wellenlängen-Abhängigkeit der Gefährdungen gilt auch für die Haut; in der Tabelle 1 wird ein Überblick über die Gefahren für Auge und Haut gegeben.

Von welchen Leistungs- und Energiewerten an diese Gefährdungen tatsächlich vorhanden sind, ist nur recht komplizierten Tabellen zu entnehmen (z. B. Goldman L. et al.: Optical Radiation with Particular Reference to Lasers. WHO, Kopenhagen 1977). Zur einfacheren Übersicht hat man eine Klassifizierung der Lasergeräte eingeführt, der man sofort entnehmen kann, wie gefährlich die Laserstrahlung des betreffenden Gerätes ist. Tabelle 2 zeigt stichwortartig diese 4 Gefahrenklassen.

Allerdings muß gleich erwähnt werden, daß alle beschriebenen Dermatologie-Laser der Klasse 4, d. h. der höchsten Gefahrenklasse angehören, bei der man sich auch vor diffus reflektiertem Licht schützen muß.

Darüber hinaus sollte man sich bei CO_2- und Nd: YAG-Lasern vergewissern, ob der kleine rote Pilot-Laser der Klasse 1 oder zumindest der Klasse 2 angehört, da die

Tabelle 1. Schäden durch optische Strahlung

Spektralbereich	Auge	Haut
UV-C (200–280 nm) UV-B (280–315 nm) UV-A (315–400 nm)	Keratitis Keratitis, Katarakt Katarakt	Erythem, Hautkarzinom starke Pigmentierung
Sichtbar (400–780 nm)	photochemische und thermische Retina-Schädigung	
IR-A (780–1400 nm) IR-B (1,4–3,0 μm) IR-C (3–1000 μm)	therm. Retina-Schäden therm. Hornhaut- und Retina-Schäden therm. Hornhaut-Schäden	thermische Hautschädigung

Tabelle 2. Klassifikation von Lasergeräten

Klasse 1	Ohne Risiko	Gefährdungsfreie Lasersysteme
Klasse 2	Niedriges Risiko	Sichtbarer Bereich; Leistung $\leqq$ 1 mW Lidschluß-Reflex als Schutz
Klasse 3	Mäßiges Risiko	Direkter Strahl ist gefährlich Leistung $\leqq$ 500 mW; Impuls-Energiedichte $\leqq$ 10 J/cm^2
Klasse 4	Hohes Risiko	Auch diffuse Reflexion ist gefährlich Leistung, Energie größer als Klasse 3

dort gebräuchlichen Laserschutzbrillen nur vor dem IR-Licht, aber nicht vor diesem Pilotlicht schützen.

Die Kenntnis der Gefahrenklasse allein genügt allerdings nicht; heute werden behördlicherseits eine ganze Reihe von Schutzmaßnahmen gefordert. In der DIN VDE 0837 sind folgende Bereiche zusammengefaßt: Strahlungssicherheit von Lasereinrichtungen, Klassifizierungen von Anlagen, Benutzerrichtlinien.

Für den medizinischen Betreiber kommt die Medizingeräteverordnung (MedGV) vom 14. Januar 1985 hinzu.

Aus diesen Vorschriften resultiert die folgende Aufstellung an notwendigen Maßnahmen für den medizinischen Betreiber:

Schutzmaßnahmen

- Geräte auf sichtbare Mängel überprüfen,
- Gebrauchsanweisung des Herstellers beachten,
- vor Anwendung des Lasers die Funktionsfähigkeit der erforderlichen Sicherheitseinrichtungen einschließlich der Schutzfilter und der Verriegelungssysteme überprüfen,
- reflektierende Oberflächen im Anwendungsraum vermeiden oder abdecken,
- Gefahrenbereich und Gerät augenfällig durch Laser-Warnschilder kennzeichnen,
- Laser gegen unbeabsichtigtes Verändern der Position sichern,
- geeignete Schutzbrillen tragen – gilt für Anwender und Hilfspersonal,
- vor dem Benützen der Augenschutzmittel sich vom einwandfreien Zustand überzeugen,
- unmittelbar vor dem Einschalten des Lasers die im Laserbereich Anwesenden warnen,
- Einschaltzustand muß am Gerät und am Zugang zum Laserbereich deutlich erkennbar sein,
- bei Arbeiten im hautschädigenden Laserstrahl Schutzhandschuhe tragen,
- Laserbereich von brennbaren Stoffen freihalten oder Vorkehrungen gegen unbeabsichtigtes Zünden treffen,
- bei Explosionsgefahr brennbarer Gase und Dämpfe im Körperinneren Spülgas (Schutzgas) verwenden,
- Lichtleiter mit ausreichender Flexibilität benützen,
- Faserende vor Verunreinigung schützen,
- bei der Laseranwendung entstehende Dämpfe möglichst absaugen,
- 1 × jährlich Sicherheitsbelehrung des Personals durchführen.

Wartung und Prüfung

Bei Geräten, die erst nach dem 1. Januar 1986 erworben wurden, sind Wartungsarbeiten nach den Herstellerangaben in der Gebrauchsanweisung durchzuführen.

Für Geräte, die bereits vor dem 1. Januar 1986 erworben wurden, sind besondere Übergangsregelungen vorhanden, die gegebenfalls mit Unterstützung des Herstellers zu erfüllen sind.

Wechselwirkungen von Laserstrahlen mit Gewebe

F. Frank

Aufgrund der Verwendung von unterschiedlichen Lasermaterialien unterscheiden sich Lasergeräte in ihrer Emissionswellenlänge, die im Bereich des Ultravioletten mit einer Wellenlänge von etwa 200 nm beginnt und ins Infrarote bis etwa 10 µm reicht. Darüber hinaus bestehen Unterschiede hinsichtlich der technischen Ausgestaltung, was das Zeitverhalten und die Leistung der abgegebenen Laserstrahlung betrifft. Folgt die Anregung kontinuierlich, so handelt es sich um sogenannte Dauerstrichlaser (cw mode) mit Leistungen bis zu 10^3 W. Bei gepulsten Lasern erfolgt die Anregung durch einzelne Pulse oder kontinuierlich gepulste Anregungsquellen (free running mode). Mit solchen Systemen können Spitzenleistungen von 10^5 W mit Pulslängen zwischen 1 ms (Millisekunde) und 10 µs (Mikrosekunden) erreicht werden. Speichert man die Anregungsenergie und setzt sie plötzlich frei (q-switch mode oder mode-locking), so führt dies zu einem Anstieg der Laserleistungen auf 10^{10} bis 10^{12} W bei Pulsen zwischen 10 ns (Nanosekunden) und 10 ps (Pikosekunden).

Bei der Betrachtung der Wechselwirkung zwischen Laserstrahlung und Biomolekülen, etwa Zellen und Gewebe, müssen die physikalischen Parameter der biologischen Objekte mit den Parametern der Laserstrahlung in Zusammenhang gebracht werden. Grad und Ausmaß der Einwirkung hängen zum einen ab von den Eigenschaften des Gewebes, die durch die Gewebestruktur, den Wassergehalt und die lokale Durchblutung bestimmt werden, wie Absorption, Streuung, Reflektion, Wärmeleitung, Wärmekapazität und Dichte, und zum anderen von der Laserstrahlgeometrie, d. h. Leistungsdichte, Energie und Wellenlänge des eingestrahlten Lichtes.

Abhängig von der Dauer der Laserbestrahlung auf das Gewebe einerseits (Wechselwirkungszeit) und der tatsächlich an der Gewebeoberfläche oder im Inneren des Gewebes zur Wirkung gelangenden Laserbestrahlungsstärke (effektive Leistungsdichte) andererseits, lassen sich drei wesentliche Wechselwirkungen zwischen Laserlicht und Gewebe unterscheiden [1, 2]:

Die photochemischen Effekte (10 s – 1000 s; 10^{-3} – 1 W/cm^2),
die photothermischen Effekte (1 ms – 100 s; 1 – 10^6 W/cm^2) und
die photoionisierenden Effekte (10 ps – 100 ns; 10^8 – 10^{12} W/cm^2).

Photochemische Effekte

Im Bereich langer Einwirkungszeiten und niedriger Leistungsdichten kommt es zu photochemischen Transformationen durch Absorption von Licht, die nicht primär zu einer Erwärmung des Gewebes führen (Abb. 1).

E. Haneke (Hrsg.)
Gegenwärtiger Stand der operativen Dermatologie

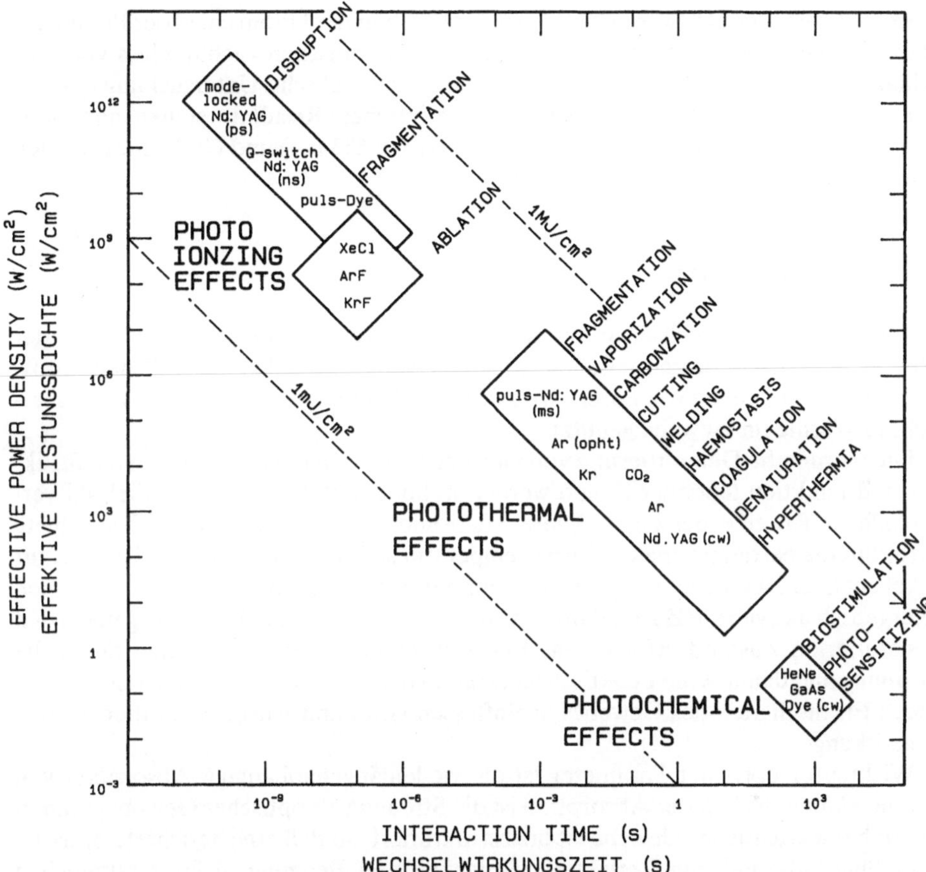

Abb. 1. Wechselwirkungen verschiedener Lasersysteme mit Gewebe in Abhängigkeit von der Wechselwirkungszeit und der effektiven Leistungsdichte, nach J.-L. Boulnois

Wichtigstes Beispiel ist die lichtinduzierte photochemische Reaktion von körperfremden Chromophoren. Die kombinierte Anwendung von Laserlicht und injiziertem Hämatoporphyrinderivat (HPD), dem zur Zeit wichtigsten Photosensitizer, führt zu einem zytotoxischen Prozeß. Das Gewebe wird aufgrund einer gezielten Bestrahlung und Anregung des Photosensitizers mit Laserlicht zerstört. Es kommt zu einer Reihe von intrazellulären chemischen Reaktionen, die schließlich zur Oxidation der verschiedenen Zellkomponenten aufgrund der Bildung von toxischen Sauerstoffradikalen führen. Die Tatsache, daß das HPD in Tumorgewebe eine längere Verweildauer als in gesundem Gewebe hat, erlaubt damit die selektive Tumorzerstörung [3]. Für diese sogenannte photodynamische Therapie werden Argon-gepumpte Farbstofflaser (1 W bei 630 nm cw) und Golddampflaser (10 W bei 628 nm gepulst) verwendet.

Auch die Biostimulation oder die Wundheilung mit Laserlicht muß diesem Bereich der auf Absorption von Laserlicht beruhenden chemischen Reaktion im Gewebe zugeordnet werden [4]. Soweit bisher bekannt, ist hier der Unterschied der Photonenstatistik einer Laserlichtquelle im Vergleich zu thermischen Lichtquellen von ausschlaggebender Bedeutung. Konzepte für eine systematische Untersuchung der bisher verschiedentlich beschriebenen, guten klinischen Resultate stehen noch aus. Verwendet werden hier He-Ne-Laser (1–5 mW bei 633 nm) und GaAs-Laserdioden (5 mW bei 850 nm).

Photothermische Effekte

Mit abnehmender Wechselwirkungszeit und höherer Leistungsdichte beginnt der Übergang zu den photothermischen Effekten (Abb. 1). Bei den wesentlichen chirurgischen Anwendungen von Lasern wird fast ausschließlich die Umsetzung von Laserlicht in Wärme im Gewebe genutzt.

Die thermische Denaturierung von Gewebe läuft etwa folgendermaßen ab: Struktur und Funktion lebender Zellen werden in hohem Maße von einer Vielzahl verschiedener Eiweiße bestimmt. Diese Makromoleküle haben eine hochgeordnete Struktur, die bei der normalen Körpertemperatur stabil ist. Wird nun die Temperatur lokal auf über 50°C erhöht, geht ein bestimmter Prozentsatz dieser Moleküle in einen energetisch aktivierten Zustand über, von dem aus ein irreversibler Übergang in den denaturierten Zustand erfolgt. Das Eiweißmolekül verliert dabei seine räumliche Ordnung und damit seine Funktionsfähigkeit in der Zelle. Die optischen und thermischen Eigenschaften des Gewebes beeinflussen Grad und Ausmaß der thermischen Einwirkung.

Wichtigster optischer Parameter ist die wellenlängenabhängige Absorption von Biomolekülen. Neben der Absorption ist die Streuung als optischer Gewebeparameter zu berücksichtigen. Gewebe ist hochstrukturiert, so daß eine gerichtete optische Strahlung aufgrund von Reflektion, Brechung und Beugung in ihrer räumlichen Verteilung vollkommen geändert wird. Dieser Streueffekt tritt hauptsächlich bei schwacher Absorption in Erscheinung.

Die thermischen Eigenschaften von Gewebe, vor allem die Wärmekapazität und die Wärmeleitung, können in erster Näherung denen des Wassers gleichgesetzt werden. Eine Abschätzung der Energieausbreitung durch Wärmeleitung wird allerdings häufig schwierig, wenn Gewebeschichten stark unterschiedlicher Struktur und komplizierter Geometrie betroffen sind, wie z. B. Magenwand, Netzhaut und Blasenwand, bzw. wenn Blutgefäße zu einer sehr inhomogenen Energieabfuhr durch den zeitlich nicht konstanten Blutfluß führen.

In Abhängigkeit von der lokalen Temperatur werden Gewebeveränderungen wie Verfärbung, Koagulation, Schrumpfung, Vaporisation und Karbonisation beobachtet. Bei einer Erwärmung bis etwa 45°C treten keine wesentlichen Änderungen, d. h. keine irreversiblen Schädigungen des Gewebes, auf. Zwischen 45°C und 50°C werden die Enzyme denaturiert, die Zellmembran aufgelockert. Es bildet sich ein Ödem. Eine über einige Sekunden andauernde thermische Belastung über 65°C bewirkt eine Koagulation, d. h. eine Denaturierung des Eiweißes. Zwischen 90°C und 100°C fängt das Zellwasser an zu verdampfen, nach Austrocknung und Schrumpfen des Gewebes steigt die Temperatur schnell auf einige hundert Grad, wobei es karbonisiert und verbrennt [5].

Lasersysteme für chirurgische Anwendungen

Je nach Gewebeart bestimmt die Wellenlänge die Eindringtiefe in das Gewebe, so daß schon die Betrachtung der Wellenlängenabhängigkeit von Absorption und Streuung im Gewebe zu einer einfachen Erklärung der unterschiedlichen thermischen Wirkung der verschiedenen in der Chirurgie verwendeten Lasersysteme führt.

Der CO_2-Laser emittiert unsichtbare infrarote Strahlung bei einer Wellenlänge von 10,6 µm.

Für die Strahlung des CO_2-Lasers ist die Absorption durch das Gewebe sehr hoch und damit die Streuung vernachlässigbar klein. Die Lichtenergie wird an der Gewebeoberfläche vollständig in Wärme umgesetzt. Die hohe Absorption von CO_2-Laser-Strahlung im Gewebe führt zu einer ausgezeichneten Schnittwirkung mit geringer Ödemreaktion.

Der Argon-Laser emittiert im sichtbaren blauen und grünen Spektralbereich bei 488 nm und 514 nm.

Die Absorption der Argon-Laser-Strahlung ist schwächer als die der CO_2-Laser-Strahlung. Das Eindringen der Argon-Laser-Strahlung in Gewebe ist durch die selektive Absorption im Hämoglobin und im Pigment Melanin begrenzt. Das führt zu einer oberflächlichen Koagulation, d. h. zu einer Zerstörung des Gewebes zunächst ohne Gewebeabtragung. Eine Eindringtiefe von 0,5 mm ist typisch.

Der Nd:YAG-Laser emittiert infrarotes unsichtbares Licht bei einer Wellenlänge von 1,06 µm oder von 1,32 µm.

Für die Emission des Nd:YAG-Lasers im nahen Infraroten ist die Absorption im Gewebe sehr gering. Die optische Streuung des Gewebes tritt bei dieser Wellenlänge stark in Erscheinung und fördert eine gleichmäßige Verteilung der Strahlung im Gewebe. Das von Laserlicht erfaßte Gewebevolumen wird erwärmt, und es kommt dadurch zu einem verzögerten Absterben des Gewebes ohne merkliche Strukturschädigung. Die schwache Absorption führt zu sehr geringem Oberflächendefekt und zu Koagulationstiefen bis 6 mm.

Von wesentlicher Bedeutung für die Form der Gewebeschädigung durch Nd:YAG Laserbestrahlung ist die Art der Oberflächenkühlung. Bei Kühlung der Gewebeoberfläche mit Gas markiert sich die Nekroseausdehnung deutlich an der Oberfläche. Bei Kühlung mit Wasser kommt es zu einer tiefen, tropfenförmigen Nekrose, wobei die Gewebeoberfläche kaum geschädigt wird.

Bei fokussierter Anwendung des Nd:YAG-Laser-Strahls, also bei hoher Leistungsdichte (5–7 kW/cm^2), wird die Gewebeoberfläche rupturiert. Bei der defokussierten Anwendung (150–200 W/cm^2) führt die Schrumpfung des Gewebes verbunden mit der gleichmäßigen Koagulation zum Verschluß von Blutgefäßen. Es lassen sich Arterien bis zu einem Durchmesser von 2 mm und Venen bis zu einem Durchmesser von 3 mm rasch und zuverlässig verschließen. Die tiefe Koagulationswirkung des Nd:YAG-Lasers führt darüber hinaus zum vorübergehenden Verschluß von Lymphgefäßen. Experimentell ist der Lymphgefäßverschluß deutlich nachgewiesen.

Für die mikrochirurgische und die tumorchirurgische Anwendung in der Neurochirurgie, Gynäkologie, Otorhinolaryngologie, Thoraxchirurgie und der plastischen Chirurgie werden ca. 20 verschiedene CO_2-Lasersysteme mit Leistungen zwischen 2 W und 100 W angeboten. Im Vordergrund der chirurgischen Laseranwendung steht das kontaktfreie Arbeiten. Dabei wird beim CO_2-Laser der Laserstrahl über Spiegelsysteme (starre Gelenklichtleiter) zum Operationsfeld hin übertragen und dort mit einem Fokussierhandstück appliziert (Abb. 2). Für den mikrochirurgischen Einsatz des CO_2-Lasers erfolgt eine direkte Adaptierung an das Mikroskop. Der Laserstrahl wird dabei über einen beweglichen Spiegel im Gesichtsfeld des Mikrokops geführt (Abb. 3).

Es werden zur Zeit etwa 40 verschiedene klinische Nd:YAG-Lasersysteme (25 Dauerstrichsysteme und 15 gepulste Systeme) angeboten. Die chirurgischen Nd:YAG-Laser haben Laserleistungen bis zu 120 W im kontinuierlichen Betrieb und werden in der Gastroenterologie, Urologie, Gynäkologie, Pulmologie, Neurochirurgie, Gefäßchirurgie, zahnärztlichen Chirurgie und Dermatologie eingesetzt.

Für die medizinische Anwendung in der Dermatochirurgie, Otorhinolaryngologie und Ophthalmologie stehen ca. 10 Argon-Lasersysteme mit Leistungen bis zu 10 W zur Verfügung.

Für den Nd:YAG- und den Argon-Laser ist die Leistungsübertragung in dünnen, flexiblen Quarzglas-Lichtleitern möglich, was neben der chirurgischen Anwendung den endoskopischen Einsatz eröffnet.

Um die Bestrahlungsgeometrie und die Leistungsdichte am Gewebe besser kontrollieren zu können, werden für den Nd:YAG-Laser Kontaktkeramikspitzen verwendet, die am Lichtleiter gehaltert sind, der mit der Spitze direkt auf das Gewebe aufgesetzt wird. Mit den verschiedenen Formen der Kontaktspitzen lassen sich unterschiedliche Leistungsdichten erzielen, die entweder eine Koagulation, eine Vaporisation, einen Schnitt oder eine lokale Erwärmung möglich machen.

Der Bogen für die thermische Anwendung von Lasern in der Dermatologie läßt sich von der Verwendung des CO_2-Lasers zum Schneiden und Vaporisieren von Gewebe über die berührungsfreie Anwendung des Argon- und Nd:YAG Lasers zur Koagulation und Vaporisation bis hin zur Verwendung des Nd:YAG Lasers mit Kontaktspitze zum skalpellähnlichen Schneiden mit ausgeprägtem Versiegelungseffekt spannen.

Photoionisierende Effekte

Bei Verwendung von Lasern mit hochenergetischen Pulsen kommt es bei der Überschreitung einer Leistungsdichte von 10^7 W/cm^2 zu nicht linearen Effekten. Es treten hohe Photonendichten auf, verbunden mit hohen elektrischen Feldstärken, die zum Aufbrechen der Molekülbindungen führen oder eine Ionisation der Materie bewirken (Abb. 1). Letztlich wird Laserlicht in kinetische mechanische Energie umgewandelt.

Bei der sogenannten Photoablation führt die hohe Photonendichte zu einer vermehrten Absorption und einem direkten Aufbrechen der intramolekularen Bindungen. Bei der damit verbundenen Gewebeabtragung kommt die Wärmeleitung aufgrund der hohen Geschwindigkeit des Vorgangs nicht zum Tragen. Genutzt werden diese gewebeabtragenden Effekte bisher im Zusammenhang etwa mit ArF-, KrF-, und XeCl-Excimer-Lasern (10^8 W pro cm^2 mit 10 ns bei 193 nm, 249 nm und 308 nm). Es entstehen präzise Schnitte (kleiner 50 µm) ohne thermische Schädigungszone. Erste experimentelle Anwendungen sind in der Ophthalmologie zur Formkorrektur der Cornea erfolgt. Auch von der Gefäßrekanalisierung sind erste experimentelle

Ergebnisse bekannt, die jedoch auf Wellenlängen größer als 300 nm beschränkt bleiben, da nur in diesem Bereich geeignete Faserübertragungssysteme verfügbar sind.

Bei Verwendung von noch kürzeren Pulsen und weiterer Steigerung der Energiedichte durch Fokussierung (10^{10} W/cm^2 für ns-Pulse und 10^{12} W/cm^2 für ps-Pulse) werden Feldstärken von 10^6–10^7 V/cm erzeugt. Diese der Coulombschen Feldstärke im Inneren von Atomen entsprechenden Felder induzieren eine spontane Ionisation in freie Elektronen und Atomionen. Im entstandenen Plasma kommt es durch weitere Absorption zu einem raschen Temperaturanstieg. Aufgrund von thermischen und elektrostatischen Wechselwirkungen dehnt sich das Plasma explosionsartig aus. Dadurch wird eine mechanische Stoßwelle erzeugt. Diese Stoßwelle führt zum Zerreißen der Gewebestruktur (Photodisruption) oder zur Desintegration des bestrahlten Materials (Photofragmentation).

In der Ophthalmologie werden diese photoionisierenden Effekte bei mikrochirurgischen Eingriffen am Auge ohne Zerstörung der gesunden Struktur genutzt wie etwa bei der Zerstörung der hinteren Linsenkapselmembran durch die Cornea hindurch.

Nachdem es gelingt, solche ultrakurzen, hochenergetischen Pulse, erzeugt mit q-switch-Nd:YAG- bzw. gepulsten Farbstofflasern (80 mJ mit 10 ns bei 1064 nm bzw. 60 mJ mit 1,5 μs bei 590 nm) in flexible Glasfasern zu übertragen, wurden experimentell in vitro Gallensteine [6, 7] sowie Ureter- und Nierensteine am Patienten durch solche laserinduzierten Schockwellen zerstört [8, 9].

Zukunftsaspekte

Es ist noch völlig offen, ob diese photoionisierenden Effekte, wie sie mit Excimer-, gepulsten Dye- und q-switch Nd:YAG-Lasern erzielt werden, Anwendung in der Dermatologie finden. Über die Vielzahl der erprobten und gesicherten Anwendungen des besonderen Lichtes des Lasers in der Medizin hinaus zeichnen sich für die Zukunft sicher weitere erfolgversprechende Applikationen ab.

Immer wieder werden neue Lasersysteme Gegenstand von Untersuchungen sein mit dem Ziel, neue Anwendungsmöglichkeiten in der Medizin zu finden. Sicher sind Free Electron-Laser mit ihren gigantischen Abmessungen und hohem technischen Aufwand hier nicht sehr aussichtsreich, wenngleich die unterschiedlichsten Wellenlängen bei sehr hohen Leistungen und guter Strahlqualität erzeugt werden können. Der Wirkungsgrad liegt bei den zur Zeit in Betrieb befindlichen Systemen bei unter 1%. Vielversprechender ist der Einsatz von Laserdioden. Hier lassen sich bei minimalen Abmessungen heute schon kontinuierliche Leistungen bis zu 1 W erreichen. Der Wirkungsgrad ist extrem hoch und liegt zwischen 25% und 60%.

Der Lasereinsatz ist immer dort sinnvoll, wo er aufgrund des Erfolges anderen Methoden überlegen ist. Die Anwendung führt zu einer wesentlich geringeren Belastung des Patienten und vermeidet lange Liegezeiten im Krankenhaus. Die Zukunft ist dort zu sehen, wo durch kostengünstige integrierte Systeme die Anwendung zum Wohle des Patienten sicher und einfach ist.

Literatur

1. Boulnois J-L (1986) Photophysical Processes in Recent Medical Laser Developments: a Review. Laser in Medical Science 1, 47
2. Müller GJ, Berlien P, Scholz C (1986) Der Laser in der Medizin. Umschau, 233
3. Dougherty TJ (1983) Photoradiation Therapy – Clinical and Drug Advances, Porphyrin Photosensitisation. Plenum Press, New York London
4. Mester E (1980) Laser application in promoting wound healing. In: Lasers in Medicine, ed. HK Koebner, J Wiley & Sons, Chichester New York Toronto, 83
5. Frank F, Hofstetter AG, Keiditsch E (1981) Experimental investigation and new instrumentation for Nd:YAG laser treatment in urology. In: Gynecologic Laser Surgery, ed JH Bellina, Plenum Press, New York London, 345
6. Ell Ch, Wondrazek F, Frank F, Hochberger J, Lux G, Demling L (1986) Laser-induced Shockwave Lithotripsy of Gallstones. Endoscopy 18, 95
7. Simon W, Hering P (1987) Laserinduzierte Stoßwellenlithotripsie an Nieren- und Gallensteinen (in vitro). Laser und Optoelektronik 1, 33
8. Hofstetter A, Frank F, Keiditsch E, Wondrazek F (1985) Intracorporale, laserinduzierte Stoßwellen-Lithotripsie. Laser in Medicine and Surgery 1, 155
9. Hofstetter A, Schmeller N, Pensel J, Arnholdt H, Frank F, Wondrazek F (1986) Harnstein-Lithotripsie mit laserinduzierten Stoßwellen. Fortschr Med 104, 32

Kritische Wertung des Einsatzes von diversen Lasertypen in der Dermatologie

R. P. A. MÜLLER und J. PETRES

Zusammenfassung

Der Einsatz von diversen Lasern in der Dermatologie hat per se keinen Einfluß auf die duale Abhängigkeit von Diagnose und Therapie. Vielmehr stellt er eine Erweiterung der Möglichkeiten auf seiten der Therapie dar, wobei sowohl exklusive wie inklusive Modalitäten zu bereits vorhandenen Therapiemöglichkeiten entstehen.

Ob wir uns heute, mit den bisherigen Erkenntnissen und Erfahrungen, am Anfang oder bereits mitten in einer Entwicklung befinden, läßt sich nur schwer abschätzen. Nach wie vor diktieren Indikationsspektrum und Kosten, Organisationsformen und Nachfrage den Einsatz der Laser auch in der Dermatologie.

Eine Vielzahl offener Fragen im Bereich der Grundlagenforschung einerseits und die ständigen Innovationen der Lasertechnik andererseits lassen eine zunehmende Bedeutung der Laser in der Dermatologie prognostizieren. Organisationsformen wie die Etablierung von medizinischen Laserzentren erscheinen aktuell richtungsweisend. Dadurch wird gewährleistet, daß die verschiedenen Lasertypen für die jeweilige Indikation zur Verfügung stehen und daß bei entsprechender Problemstellung interdisziplinär therapiert werden kann. Durch diese Tatsache trägt man einer Forderung der modernen Medizin Rechnung, wirft aber gleichzeitig die schwierige Frage der Kompetenzabgrenzung erneut auf. In der daraus abgeleiteten Diskussion wird zum einen vom künftigen „Laser-Mediziner" gesprochen, zum anderen bedeutet die gemeinsame Benutzung der Gerätschaften durch verschiedene Fachdiszipline ein hohes Maß an Abstimmungs- und Kooperationsbereitschaft. Steht aber nur ein bestimmter Lasertyp zur Verfügung, dann muß gewährleistet sein, daß nur die zugehörige Indikation therapeutisch angegangen wird. Dem Zitat von Seipp (1987) „Indikationssünden können die Lasertherapie nur in Verruf bringen" kann aus unserer Sicht nur voll zugestimmt werden. Dies kann aber nur gewährleistet werden durch eine klare Abgrenzung der Indikationen für die verschiedenen Lasertypen und einen ausreichenden Ausbildungsstand der Therapeuten – zwei Fakten also, die bis heute noch keine adäquate Fixierung, sowohl im gesetzgeberischen als auch im ausbildungstechnischen Sinne, erfahren haben.

Einleitung

Die Lasertherapie stellt, ausgehend von ihrer Grundkonzeption, ein ideales Instrument für die Dermatologie dar. Dermatotherapie bedeutet in einem hohen Prozentsatz der Fälle eine Therapie der Oberfläche oder oberflächennaher Strukturen. Nur relativ selten beschränkt sich der therapeutische Ansatz ausschließlich auf eine systemische Applikation.

Einerseits lassen sich viele Veränderungen der Haut durch ihre Lage logischerweise relativ früh erkennen und abgrenzen, und andererseits kann man sich gerade die abweichende Struktur der Veränderung gegenüber dem normalen Aufbau der Haut bei seinen jeweiligen Therapiemöglichkeiten zunutze machen. So lag es nahe,

E. Haneke (Hrsg.)
Gegenwärtiger Stand der operativen Dermatologie

auch die verschiedenen Eigenschaften des Laserlichts therapeutisch innerhalb der Dermatologie einzusetzen. Aufgrund der gewebespezifischen Absorptionseigenschaften des jeweiligen Laserlichts lassen sich Indikationsabgrenzungen für die jeweiligen Lasertypen vornehmen. Beim Einsatz der Laser zu therapeutischen Zwecken in der Medizin wirken sich neben den physikalischen Eigenschaften, wie Monochromasie und Kohärenz des Laserlichts, vor allem die Leistungsdichte und die Einwirkdauer auf das bestrahlte Gewebe aus. Die Leistungsdichte ist aber ihrerseits wiederum abhängig von der gewebespezifischen Absorption.

So ergeben sich für den Einsatz von Laser in der Medizin generell, und für den speziellen Einsatz in der Dermatologie, zwei Grundsatzfragen:
- Welche Veränderungen will man mit dem Laser therapieren?
- Welcher Effekt wird bei der Therapie bzw. durch die Therapie erwünscht?

Häufig kommt zu diesen Fragen noch der Umstand, daß nur ein Lasertyp zur Verfügung steht, und dadurch resultiert eine Beschränkung der therapeutischen Möglichkeiten. Somit müssen diese Fragen heute noch zumeist einen ergänzenden Zusatz erhalten:
- Welcher Lasertyp steht für die gewünschte Therapie zur Verfügung?

In Abhängigkeit der erzielten effektiven Leistungsdichten ergeben sich grundsätzlich fünf verschiedene Wirkungen im bestrahlten Gewebe:
- Photobiostimulation
- Photochemische Prozesse
- Photokoagulation
- Photoablation
- Photodisruption

Diese spezifischen Wirkungen sind nicht immer streng voneinander zu trennen, jedoch lassen sich durch geeignete Auswahl des jeweiligen Lasertyps und einer exakten Meßtechnik die gewünschten Wirkungen relativ präzise erzielen.

Publikationen zum Thema „Lasertherapie in der Dermatologie“ nennen vier Hauptindikationen für den therapeutischen Einsatz von Laser:
- Wundheilung (Aktivierung chronischer Wunden, Wundverschweißung, Granulationsförderung)
- Schmerzbekämpfung (postzosterische Neuralgie)
- Kosmetisch störende Hautveränderungen (Teleangiektasien, Tätowierungen)
- Hauttumoren (sowohl benigne als auch maligne Tumoren)

Dazu haben sich heute bislang vier verschiedene Lasertypen in der Dermatologie etabliert:
- Helium/Neon-Laser
- Argon-Laser
- Neodym-YAG-Laser
- CO_2-Laser

Generell wird von einem effektiven therapeutischen Einsatz gefordert, daß eine gezielte Wirkungsumsetzung an den gewünschten Strukturen erfolgt ohne Beschädigung des umgebenden Areals. Ideal wäre also ein Lasertyp mit extrem breitem

Indikationsspektrum. Ergänzend dazu wäre zu fordern, daß alle Ergebnisse reproduzierbar seien, die Handhabung möglichst frei von Empirie zu sein hätte und damit ein feststehendes Dosierungsschema aufgestellt werden könnte.

Gewebewirkungen

Photobiostimulation

Die nichtthermischen Wirkungen von Laserstrahlen auf das Gewebe sind Gegenstand der Betrachtung bei der Photobiostimulation. Dabei stellt sich die Frage, welche Biostruktur bzw. welches Biomolekül wird durch welche Wellenlänge und welche Phase angeregt? Somit kommen vor allem die Monochromasie und die Kohärenz als bedeutungsvolle Parameter bei der Biostimulation in Betracht. In vitro-Versuche zeigten, daß die Kollagenbiosynthese von bestrahlten Fibroblastenkulturen sowohl stimuliert als auch supprimiert werden konnte. Die klinische Relevanz solcher Beobachtungen liegt in der Steuerungsmöglichkeit von Wundheilungsprozessen.

Eine weitere bemerkenswerte Beobachtung zur Photobiostimulation mittels „Nieder-Energie-Laser", ist die Tatsache, daß sich unter Einwirkung dieser Strahlen der Ladungszustand von Zellmembranen verändert. Dadurch kann sich einerseits die Elektrolyt-Balance zwischen intra- und extrazellulärem Raum verändern, und andererseits werden dadurch membrangebundene biochemische Vorgänge beeinflußt.

Somit stellen sich die dermatologisch relevanten Ziele der Photobiostimulation durch Laser in einer Steuerung von Wundheilungsprozessen und der Möglichkeit einer Schmerzbekämpfung durch Einflußnahme auf die Funktion der Zellmembranen dar.

Der Mangel an Erkenntnissen aus der Grundlagenforschung sowie das heterogene Bild der bisher mitgeteilten Ergebnisse zu dieser Laserwirkung haben gerade diesen Punkt vielerorts in Mißkredit gebracht. Es bleibt weiteren Forschungsergebnissen vorbehalten, reproduzierbare Daten zu liefern um den wahren Charakter und Nutzen der Laser-Biostimulation zu untermauern oder zu verwerfen.

Photochemische Prozesse

Körperfremde Chromophore absorbieren die Laserlichtquanten. Die absorbierte Energie ermöglicht photochemische Reaktionen, wobei die Reaktionsprodukte gezielt Gewebestrukturen zerstören sollen. Dieses Prinzip geht auf Tappeiner und Jesionek (1905) zurück und wird als „photodynamische Therapie" bezeichnet. Diese photodynamische Therapie wird heute mit einem Hämatoporphyrinderivat durchgeführt, welches ein Absorptionsmaximum um 630 nm besitzt. Das Hämatoprophyrinderivat wird selektiv von Tumorzellen gespeichert und durch das Laserlicht photochemisch aktiviert. Biochemisch findet eine Photooxidation der Tumorzellen statt.

Die dermatologische Indikation dieser Methode sind die semimalignen und malignen Hauttumoren, wobei diese Methode mit der hochauflösenden Ultraschall-Doppler-Sonografie kombiniert werden kann, um somit eine Feldfestlegung des zu bestrahlenden Tumorareals zu ermöglichen. Die Indikation zum Einsatz dieser Methode liegt in erster Linie beim Auftreten von multiplen Hauttumoren.

Kritisch sei zu dieser Methode angemerkt, daß wie bei allen Therapieformen, welche keine exakte histologische Aufarbeitung erlauben, ein gewisses Maß an Unsicherheit bezüglich der vollständigen Tumorzerstörung bestehen bleibt. Weiter muß berücksichtigt werden, daß bei dieser Therapieform, wenn keine prätherapeutische histologische Diagnosesicherung vorgenommen wurde, der Fehldiagnose Tür und Tor offenstehen.

Photokoagulation

Beim Übergang der photochemischen Prozesse zur Photokoagulation (ca. 50 Grad Celsius) kommt es unter der Gewebeerwärmung zur Auflockerung und Ödembildung der Zellen und in der Abkühlphase zur Vernetzung von Proteinfibrillen. Diese Tatsache versucht man sich beim Vorgang der Wundverschweißung nutzbar zu machen.

Bei Temperaturen über 60 Grad Celsius kommt es zur Eiweißfällung, und daraus resultiert eine Koagulation mit mikroskopischer bzw. makroskopischer Nekrosebildung.

Bei höheren Energiedichten wird die Energie an bestimmte Molekülstellen gebunden. Diese Moleküleigenschwingungen, vor allem durch die Resonanz von Hydroxyl-Gruppen, führen zu einer Verdampfung des Gewebes. Man spricht dann von einer Photoevaporation.

Dermatologische Relevanz dieser Wirkungsmodalität liegt einerseits im Energietransfer auf körpereigene Chromophore (Hämoglobin, Melanin) und andererseits in der gezielten Koagulation von Gewebe.

Auch hier kommt die gleiche Kritik, wie sie für die photochemischen Prozesse angestellt wurde, wieder zum Tragen. Die gewebespezifischen Absorptionseigenschaften bei individuellen Gegebenheiten erlauben nur ein ungefähres Abschätzen des laserbedingten Gewebedefektes. Somit kann einerseits ein subklinisch wachsender Tumor nicht vollständig erfaßt werden, was dann zum Auftreten eines Lokalrezidives oder von Metastasen führen kann, und andererseits kann durch die Wahl einer übergroßen Sicherheitszone unnötig viel gesundes Gewebe zerstört werden.

Photoablation und Photodisruption

Diese beiden Wirkungsmodalitäten, wobei zum einen eine Ionisation ohne thermischen Schaden erzielt und zum anderen das Gewebe durch Plasmabildung mechanisch zerstört wird, sind Gegenstand der aktuellen Forschung und Weiterentwicklung der Laser-Technologie.

Lasertypen

Helium/Neon-Laser (632.8 nm)

Dieser als Oberflächen- oder Soft-Laser bezeichnete Gerätetyp ist durch seine schwache Emission und minimale Eindringtiefe gekennzeichnet. Der relativ preisgünstige Laser wird vorwiegend in der Wundheilung und Schmerztherapie bislang dermatologisch eingesetzt. Erste Ergebnisse aus der Grundlagenforschung zu diesem Lasertyp zeigen, daß hier vor allem die nicht-thermischen Wirkungen im Vordergrund stehen.

Die bisher mitgeteilten Erfahrungen zum erfolgreichen Einsatz in der Ulkus-Behandlung und bei postzosterischen Schmerzen sowie bei der Rezidivprophylaxe beim Herpes simplex wurden in unserem Hause überprüft, und wir können diese Angaben weitgehend bestätigen.

Bislang therapierefraktäre Ulzera konnten bei einer täglichen ambulanten Behandlung über 2–4 Wochen entweder zu einer operationsermöglichenden Granulation oder bis zur völligen Abheilung gebracht werden. Rezidivierende Herpes simplex-Erkrankungen mit hoher Rezidivfrequenz konnten, sowohl was die Häufigkeit der Rezidive als auch was das Ausmaß des Rezidives anbelangt, positiv beeinflußt werden.

Kritisch sei zu diesem Lasertyp angemerkt, daß es nicht an Behauptungen fehlt, die besagen, daß es sich hierbei um einen Plazeboeffekt handeln soll. Wir möchten dieser Meinung entgegentreten, da aufgrund unserer Erfahrungen mit dem Helium/Neon-Laser Probleme gelöst werden konnten, die sich über einen längeren Zeitraum diverser verschiedener Therapieformen entzogen haben. Wir sehen in den Ergebnissen der Grundlagenforschung zu diesem Lasertyp, wie Stimulation der Kollagen-Biosynthese und Beeinflussung der Zellmembranpotentiale, das wissenschaftliche Korrelat zu den klinischen Beobachtungen.

Argon-Laser (488/515 nm)

Dieser Lasertyp erfährt durch seine Wellenlänge und die daraus resultierenden gewebespezifischen Absorptionseigenschaften einige exklusive Indikationen im dermatologischen Bereich. Da das Licht des Argon-Lasers besonders stark vom Hämoglobin und vom Melanin absorbiert wird, können gefäßbedingte und melaninhaltige Hautveränderungen erfolgreich mit diesem Laser angegangen werden. Die geringe Eindringtiefe gewährleistet eine Schonung tieferliegender Strukturen. Vor allzu optimistischen Erwartungen an die Einsatzmöglichkeit des Argonlasers muß jedoch gewarnt werden. Rasche, spektakuläre Behandlungserfolge sind ebensowenig zu erzielen, wie man annehmen soll, daß man mit dem Argon-Laser alle gefäßbedingten Hautveränderungen jederzeit vollständig entfernen kann. Die Therapie großflächiger Gefäßmäler ist oft langwierig, und dadurch werden hohe Anforderungen an die Patienten-Compliance gestellt. Gelegentlich wird die gewünschte Entfernung von kosmetisch störenden Hautveränderungen durch das Auftreten von hypertrophischen Narben, Dyspigmentationen und Keloiden erkauft. Nicht selten resultiert eine „Farb-Konversion“ (rot-weiß, braun-weiß) des bestrahlten Areals, und dies führt dann zur Enttäuschung beim Patienten. Ein weiteres Gefahrenmoment sehen wir im

Verhalten mancher Patienten zur Besonnung zwischen den einzelnen Sitzungen. Vom Therapeuten ist strikt darauf hinzuweisen, daß eine Körperbräunung zwischen den Behandlungen zu unterlassen sei. Nur dadurch kann die Therapie individuell kontrolliert vorgenommen werden.

Somit obliegt dem behandelnden Arzt die Aufgabe einer umfassenden, schriftlich zu fixierenden Aufklärung der Patienten, um diese und sich selbst vor unangenehmen Überraschungen zu schützen. Der Photodokumentation messen wir hier eine wichtige Bedeutung bei. Zusammen mit den apparativen Daten stellen die Photographien den eigentlichen praktischen Erfahrungsschatz des Therapeuten dar.

Neodym-YAG-Laser (1060 nm)

Beim Neodym-YAG-Laser steht die relativ homogene Koagulationsfähigkeit im Vordergrund und wird therapeutisch genutzt. Vielen Vorzügen, wie Therapiemöglichkeit ungünstig lokalisierter Hautveränderungen und Einsatz bei Patienten mit hohem Operationsrisiko, stehen Nachteile, wie die lange Abheildauer und die Narbenbildung, gegenüber. In den letzten Jahren wurde ein breites Indikationsspektrum dieses Lasertyps in der Dermatologie erarbeitet. Neodym-YAG-Lasertherapie setzt nahezu immer eine Anästhesie des zu therapierenden Areals voraus. Sie stellt somit nur eine Alternative zu vorhandenen therapeutischen Verfahren dar. Der ambulante Einsatz dieser Methode kann einen Beitrag zur Kostendämpfung darstellen. Kritik stellt sich auch hier ein, wo eine Antwort auf differentialdiagnostische Fragen und eine vollständige therapeutische Erfassung gefordert wird.

CO_2-Laser (10600 nm)

Die Tatsache, daß beim CO_2-Laser die Energie vorwiegend durch das Wassermolekül absorbiert wird, erlaubt ein schichtweises Abtragen oberflächlich gelegener Hautveränderungen. Diese Absorptionseigenschaft verhindert ein unkontrolliertes Eindringen in die Haut und die Verletzung anderer Strukturen. Bei extrem stark fokusiertem Lichtstrahl kann man mit dem CO_2-Laser Gewebe zerschneiden. Diese Tatsache führte zur Bezeichnung „Lichtskalpell".

In der Dermatologie hat der CO_2-Laser ein breitgefächertes Indikationsspektrum. Immer wieder wird jedoch von einer vermehrten Keloidbindung nach CO_2-Lasertherapie berichtet. Dieser Tatsache, sei sie nun iatrogen oder methodisch begründet, ist vor allem beim kosmetisch-therapeutischen Einsatz dieses Lasertyps Rechnung zu tragen.

Obwohl die eigenen Erfahrungen mit dem CO_2-Laser noch nicht sehr groß sind, konnten wir einige gute Ergebnise erzielen. Dies waren im wesentlichen Leukoplakien und diverse Papillomatosen.

Beim Einsatz des CO_2-Lasers für die Beseitigung von Tätowierungen muß man berücksichtigen, daß es bei unsachgemäßer Anwendung zu einer kosmetisch wesentlich störenden „Narbentätowierung" kommen kann.

Lasersprechstunde

Die Hautklinik Kassel verfügt augenblicklich über 3 verschiedene Lasertypen:
- Neodym-YAG-Laser Medilas 2 (MBB München)
- Argon-Laser DL 5000 (Meditec Heroldsberg)
- He-Ne-Laser (Leineweber Duisburg)

In den Jahren 1985/86 wurden erste Erfahrungen mit einem CO_2-Laser Sharplan (Hoyer Bremen) gemacht. Seit 1.1.1986 wurde eine feste Laser-Sprechstunde 1 × pro Woche eingerichtet. Unter Anleitung des Laserschutzbeauftragten werden die Ärzte in der Weiterbildung mit der Lasertherapie vertraut gemacht. Somit ist die Lasertherapie Bestandteil des Ausbildungsangebots unserer Klinik.

In der Zeit vom 1.1.1986 bis 1.9.1987 wurden 455 Patienten in dieser Sprechstunde mit den beiden Lasertypen Neodym-YAG (160) und Argon (295) unter den verschiedensten Diagnosen therapiert (s. Tabelle 1 und 2). 54% der Patienten lagen im Alter zwischen 11 und 40 Jahren. Das Verhältnis zwischen männlichen und weiblichen Patienten betrug 1:2. 60% der Diagnosen für den therapeutischen Einsatz der Laser waren Gefäßprozesse, 30% Warzen, und in 10% der Fälle wurden Tumoren mit den diversen Laser therapeutisch angegangen.

Tabelle 1. Alters- und Geschlechterverteilung der Laserpatienten (N = 455 160/295) diff. nach Neodym-YAG und Argon Laser (Hautklinik Kassel, 1.1.1986–9.87)

	♂ Nd/A	♀ Nd/A
0–10	5/1	3/4
11–20	14/6	33/24
21–30	12/11	32/36
31–40	12/10	30/28
41–50	9/13	21/24
51–60	16/11	5/17
61–70	13/6	9/12
71–80	7/0	5/2
81–90	8/0	8/0
> 90	0/0	2/0

Tabelle 2. Häufigkeit der Diagnosen zur Laser-Therapie (Hautklinik Kassel '86–'87)

Verrucae (div. Formen)	118
Naevus flammeus	85
Tuberöse Angiome	75
Flache, umschriebene Gefäßprozesse	72
Basaliome	26
Plattenepithelkarzinom/Keratoakanthome	8
Aktinische Keratosen/Leukoplakien	7
Papillomatosen	5
Melanom – Metastasen	3
Vitiligo	3
Kaposi-Sarkom	2

Der größte Teil der Eingriffe wurde, mit oder ohne Lokalanästhesie, ambulant durchgeführt. Durch die Ausgabe fester Termine wurde ein reibungsloser Ablauf der Sprechstunde gewährleistet. Für die Patienten selbst bedeutete dies sowohl prä- wie posttherapeutisch einen minimalen Arbeitszeitausfall.

Neodym: YAG-Laser in der Dermatologie

F. A. Bahmer

Im letzten Jahrzehnt haben verschiedene Laser Eingang auch in die dermatologische Therapie gefunden [12]. Besonders interessant sind derzeit Argon-, CO_2- und Neodym-YAG-Laser [1, 2, 9, 10]. Die physikalischen und technischen Grundlagen der Laser sind in verschiedenen Büchern und Symposiumsbeiträgen zusammenfassend dargestellt [9, 17, 18]. Andere, teilweise sehr interessante Laser unterschiedlicher Wellenlänge befinden sich noch in mehr oder weniger fortgeschrittenen Entwicklungsstadien.

Bei dem in der Dermatologie verwendeten Neodym-YAG-Laser handelt es sich um einen Laser, der kontinuierlich Licht im nahen Infrarot (hauptsächliche Wellenlänge 1060 nm) emittiert. Da dieses Licht stark in menschlicher Haut gestreut und absorbiert wird, hat dieser Laser eine ausgesprochen homogene Koagulationswirkung. Die Schneidwirkung ist dagegen im Vergleich zum CO_2-Laser prinzipbedingt schlecht. Durch den Kunstgriff synthetischer Keramik-(„Saphir"-)Spitzen, die an speziellen Lichtleitern verwendet werden können, läßt sich dieser Nachteil beheben. Allerdings kann mit solchen Spitzen nicht berührungslos, sondern nur im direkten Gewebekontakt gearbeitet werden [8, 16].

Im folgenden sind die wichtigsten Einsatzmöglichkeiten bei der berührungslosen Anwendung des YAG-Lasers sowie dessen wesentliche Vor- und Nachteile dargestellt, wie sie sich aufgrund unserer nunmehr über fünfjährigen Erfahrungen mit diesem Lasertyp [3–6] und Literaturangaben [11–15] darstellen.

Methode

Wir verwenden hauptsächlich den Nd: YAG-Laser „mediLas 2" der Fa. Messerschmitt-Bölkow-Blohm (MBB, München). Die technischen Daten dieses Lasers sind Tabelle 1 zu entnehmen. Seit kurzer Zeit steht vom gleichen Hersteller ein für

Tabelle 1. Technische Daten Nd:YAG-Laser „MediLas" (MBB)

Lasermedium: Neodym-dotiertes Yttrium-Aluminium-Granat
Wellenlänge: hauptsächlich 1060 nm (Infrarot)
Ausgangsleistung: bis 100 W kontinuierlich regelbar
Strahlführung: flexibler Quarz-Lichtleiter
Minimaler Brennfleck-Durchmesser: 0,6 mm
Pulsdauer: bis 9,9 s, regelbar in 0,1 s Intervallen
Pilotlicht: Helium-Neon-Laser (rot), 2 mW Leistung

E. Haneke (Hrsg.)
Gegenwärtiger Stand der operativen Dermatologie

dermatologische Zwecke ausreichend leistungsfähiges Gerät zur Verfügung, das aufgrund der eingebauten Kühlung nur einen gewöhnlichen Netzanschluß benötigt und deshalb sehr mobil ist.

Material

In einem Zeitraum von fünfeinhalb Jahren haben wir zirka 1100 Behandlungen an etwa 500 Patienten durchgeführt. Dabei wurde ein breites Spektrum von Hautveränderungen behandelt, vorzugsweise jedoch Tumoren unterschiedlicher Dignität [3–5]. Unsere bisherigen Erfahrungen bei der Behandlung einzelner Entitäten sind im folgenden dargestellt. Dabei wird, falls sinnvoll, kurz Bezug genommen auf konkurrierende Verfahren wie Operation und Röntgentherapie. Die grundsätzlichen Vor- und Nachteile des YAG-Lasers werden am Schluß zusammengefaßt aufgeführt.

Mögliche Indikationen bei Hautveränderungen

Basaliom

Sowohl knotige als auch flächenhafte Basaliome sind für die Behandlung mit diesem Laser gut geeignet. Behaarte Areale sind nicht ganz unproblematisch, da es hier zur Granulombildung und dadurch bedingter schlechter Wundheilung kommen kann. Besonders geeignet sind Tumoren im Kopf-Halsbereich, weniger gut solche am Stamm, da das kosmetische Ergebnis, ähnlich dem nach Röntgenweichstrahltherapie, nicht optimal ist. Die Behandlung von Basaliomen in Problemlokalisationen (Lider, Augennasenwinkel, Nasewangenwinkel) ist möglich, erfordert jedoch spezielle Erfahrung, vor allem im Hinblick auf die Dosierung und die Risiken unschöner Narbenbildung. Da auch bei der Lasertherapie eine histologische Sicherung der Diagnose zu fordern ist, sind kleinere Tumoren besser primär zu exzidieren. Aus kosmetischen Gründen bevorzugen wir bei jüngeren Patienten generell die Excision mit plastischer Deckung.

Die zumeist flächenhaften Basaliome der Rumpfhaut eignen sich weniger gut für die Behandlung mit dem YAG-Laser, vor allem wegen der Gefahr der Überdosierung an Stellen mit dünnerer Epidermis. Hierbei kann es zu schlecht heilenden Fettgewebsnekrosen kommen. Methode der Wahl ist hier die operative Entfernung.

Präkanzerosen und M. Bowen

Beide Veränderungen lassen sich mit dem YAG-Laser therapieren. Die Dosierung kann bei hyperkeratotischen Veränderungen etwas schwierig sein. In diesem Fall erleichtert die Anfeuchtung der Oberfläche dann etwas die Koagulationswirkung und deren Beurteilung. Wie bei der elektrochirurgischen Behandlung auch kann die Lasertherapie sukzessive erfolgen, wobei die koagulierte Schicht jeweils mit dem scharfen Löffel abgetragen wird.

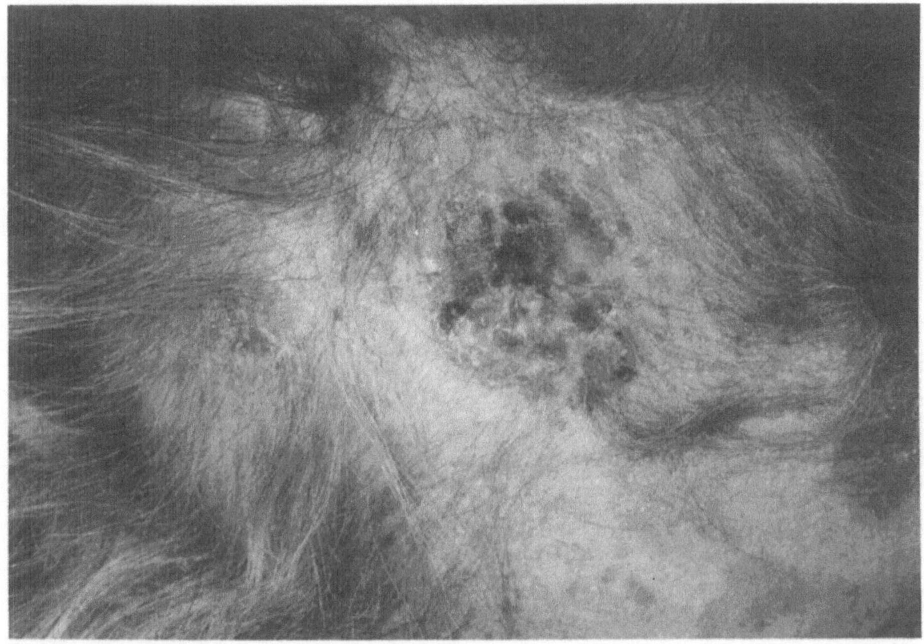

a

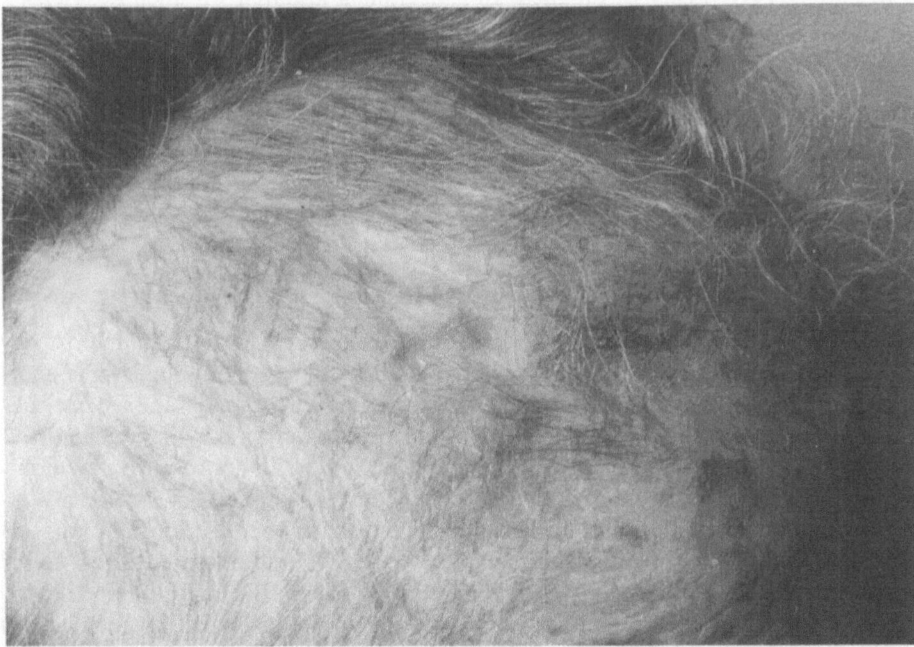

b

Abb. 1a, b. Flächenhaftes Rezidivbasaliom (Zustand nach zeitlich zurückliegender Excision) am Kopf einer 86jährigen Frau. **(a)** Zustand vor und **(b)** 5 Monate nach Therapie mit dem Nd:YAG-Laser

Plattenepithelkarzinome und Bowen-Karzinome

Im Hinblick auf die Metastasierungsbereitschaft dieser Tumoren und die bei der Laserbehandlung fehlende histologische Kontrolle der Vollständigkeit der Tumorzerstörung ist die Anwendung des YAG-Lasers nur in Ausnahmefällen zu rechtfertigen, etwa bei Patienten, denen ein größerer Eingriff aufgrund des hohen Alters oder anderer Faktoren nicht ohne weiteres zugemutet werden kann.

Verruca vulgaris und Verruca plantaris

Eine Behandlung dieser Veränderungen ist mit dem YAG-Laser gut möglich. Zur Verbesserung der Absorption des Laserlichts durch die meist hyperkeratotische Oberfläche ist eine Anfeuchtung oder eine keratolytische Vorbehandlung sinnvoll. In Problemlokalisationen (periungual) ist, um eine Überdosierung mit nachfolgender Narbenbildung zu vermeiden, ausreichende Erfahrung notwendig. Eventuell empfiehlt sich auch hier eine mit Kürettage kombinierte stufenweise Koagulation.

Hautmetastasen solider Tumoren

Die palliative Destruktion von Hautmetastasen solider Tumoren, auch von Melanomen, mittels YAG-Laser ist möglich. In Einzelfällen konnten wir auch kosmetisch akzeptable Ergebnisse erzielen. Unsere bisherigen Erfahrungen bei der Behandlung von Melanommetastasen der Haut ließen keine Wirkung auf die Progredienz oder den Verlauf der Krankheit erkennen. Die gemachten Einschränkungen bei Tumoren am Stamm und teilweise an den Extremitäten gelten auch hier. Zu beachten ist die sehr protrahierte Abheilung von Koagulationsnekrosen, die bis in die Subcutis reichen.

Gefäßveränderungen

Für die Behandlung flächenhafter Gefäßveränderungen wie Naevi flammei ist der YAG-Laser wegen seiner zu wenig selektiven Wirkung auf Gefäße nicht geeignet. Sehr gute Ergebnisse sind dagegen bei tuberös umgewandelten N. flammei zu erzielen, wobei auch Knoten, bei denen die Wirkung des Argon-Lasers unzureichend ist, problemlos koaguliert werden können [15]. Wie bei anderen tumorösen Gefäßveränderungen auch wird dabei in mehreren Sitzungen jeweils punktuell koaguliert. Weitere Behandlungen erfolgen mit zeitlichem Abstand dann, wenn der Schrumpfungseffekt beurteilt werden kann. Gleichermaßen gut für die Therapie mit dem YAG-Laser eignen sich sogenannte senile Angiome und Angiektasien, z. B. im Rahmen eines M. Osler. Weniger gut geeignet sind dagegen Spidernaevi, bei denen die Koagulation des zuführenden Gefäßes meist eine zwar kleine, jedoch sichtbare Narbe hinterläßt. Letztere Veränderung behandeln wir bevorzugt mit der Diathermie-Nadel.

Tätowierungen

Prinzipiell lassen sich auch Tätowierungen mit dem YAG-Laser angehen, vorausgesetzt, das verwendete Pigment ist von dunkler Farbe. Obwohl das kosmetische Ergebnis der YAG-Lasertherapie der Dermabrasion höchstens gleichwertig ist, stellt der Laser für die Entfernung von Tätowierungen bei HIV-infizierten Patienten als Verfahren, bei dem im Gegensatz zur Dermabrasion nur sehr wenig und kontrolliert Blut fließt, eine wichtige Alternative dar. Ein weiterer Vorteil ist die Schnelligkeit, mit der Tätowierungen entfernt werden können. Die probeweise Behandlung eines kleineren Areals ist wegen der Gefahr hypertropher Narben unbedingt erforderlich. Ist das Ergebnis der Probebehandlung zufriedenstellend, können Areale behandelt werden, deren Größe im wesentlichen von der erlaubten Menge Lokalanästhetikum bestimmt wird. Praktisch gehen wir dabei so vor, daß zuerst die Kontur der Tätowierung mit defokussiertem Strahl (ca. 1 cm Durchmesser) und 10 W Ausgangsleistung nachgefahren wird. Die dadurch blasig abgehobene Epidermis wird mit einem Gazetupfer entfernt und das dann freiliegende Pigment mit fokussiertem Strahl „vaporisiert" [3]. Möglicherweise eignet sich der gepulste YAG-Laser noch besser für diese Anwendung [7].

Mögliche Indikationen bei Schleimhautveränderungen

Bowenoide Papulose und M. Bowen

Beide Veränderungen eignen sich, unabhängig vom Geschlecht des Patienten, für die Behandlung mit dem YAG-Laser. Bei Überdosierung besteht die Gefahr von Defektheilungen. Diese Komplikation läßt sich dadurch vermeiden, indem die Veränderungen in mehreren Sitzungen behandelt werden.

Condylomata acuminata

Condylomata acuminata stellen eine ausgesprochen dankbare Indikation für eine Behandlung mit dem YAG-Laser dar (Abb. 2). Auch sehr große oder sehr ausgedehnte Condylome lassen sich in Allgemein- oder Lokalanästhesie relativ unblutig therapieren [6], ein bei der Behandlung HIV-positiver Patienten besonders wichtiges Kriterium. Da sich die Condylome während der Koagulation weißlich verfärben und stark schrumpfen, ist eine sehr gute Kontrolle der notwendigen Dosis gegeben. Die Behandlung läßt sich nötigenfalls auch mehrfach wiederholen.

Leukoplakie

Für die Behandlung auch flächenhafter Leukoplakieherde ist der YAG-Laser gut geeignet. Da durch die Eigenfarbe der Läsion die Koagulationswirkung des Lasers nur schlecht beurteilt werden kann, erfordert die Dosierung eine gewisse Erfahrung. Die Abheilungsphase ist bei Schleimhautveränderungen, bedingt durch die gute

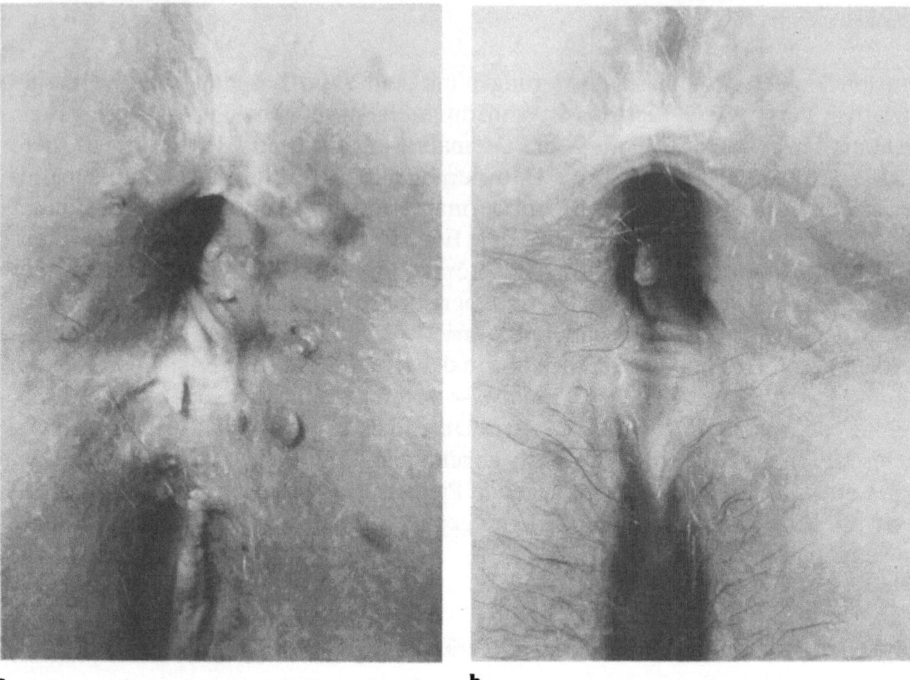

a b

Abb. 2a, b. Condylomata acuminata perianal, 25j. Mann. **(a)** Zustand vor und **(b)** 4 Wochen nach Koagulation mit dem Nd:YAG-Laser

Heilungstendenz auch größerer Defekte, wesentlich kürzer als bei Hautveränderungen.

Angiome und Phlebektasien

Die im Mund- und Rachenbereich nicht seltenen Gefäßveränderungen sind aufgrund ihrer dunklen Eigenfarbe für die Behandlung mit dem YAG-Laser sehr gut geeignet, da sich auch die Koagulationswirkung sehr gut kontrollieren läßt. Unsere bisherigen Ergebnisse bei Patienten, die wir teilweise in Zusammenarbeit mit der hiesigen HNO-Klinik behandelt haben, sind durchweg gut. In der Zwischenzeit haben wir auch mit der intraläsionalen Koagulation via Saphirspitzen in einigen Fällen sehr gute Erfahrungen gemacht. In Einzelfällen haben wir auch umschriebene, HIV-assoziierte Kaposi-Sarkome der Mundschleimhaut behandelt.

Diskussion

Der Nd:YAG-Laser ist, wie der Argon- und der CO_2-Laser, seit geraumer Zeit in der dermatologischen Therapie etabliert [3, 11, 13, 14], auch wenn bislang wegen der hohen Kosten nur wenige Geräte in Betrieb sind. Die Entwicklung erschwinglicher, ausreichend leistungsstarker und mobiler YAG-Laser läßt eine weitere Verbreitung in naher Zukunft erwarten. Unabhängig vom Typ des Lasers will die Installation eines Lasersystems gründlich überlegt und geplant sein, wobei vor allem Sicherheitsaspekte sowie ausreichende theoretische und praktische Kenntnisse der Laseranwendung im allgemeinen und bezogen auf den verwendeten Typ erforderlich sind [1].

Mit seiner ausgeprägten und homogenen Koagulationswirkung tritt der YAG-Laser vor allem in Konkurrenz zu elektrochirurgischen und konventionellen chirurgischen Verfahren sowie zur dermatologischen Röntgenweichstrahltherapie. Vorteilhaft bei der Anwendung des YAG-Lasers sind verschiedene, in Tabelle 2 aufgeführte Eigenschaften. Die Nachteile des YAG-Lasers sind in Tabelle 3 dargestellt. Für eine abschließende Beurteilung, inwieweit die Behandlung mit dem YAG-Laser anderen Verfahren über- oder unterlegen ist, ist es noch zu früh, vor allem, da größere, über längere Zeit nachkontrollierte Studien fehlen. So läßt unsere Rezidivquote von etwa 10% bei der Behandlung von Basaliomen keine Schlüsse auf die Güte der Methode zu, da es sich um ein ausgesprochen selektiertes Krankengut im Hinblick auf Alter, Lokalisation, Vorbehandlung etc. handelt.

Tabelle 2. Vorteile des Nd:YAG-Lasers

- berührungslos
- kurze Behandlungsdauer
- geringe Blutung (wichtig bei infektiösen Läsionen)
- wenig Lokalanästhetikum erforderlich
- keine Lagerungsprobleme des Patienten
- keine Interferenz mit Schrittmachern
- mehrfache Behandlung auch vorbestrahlter Areale

Tabelle 3. Nachteile des Nd:YAG-Lasers

- lange Abheilungsdauer (Wochen)
- keine histologische Kontrolle der Therapie
- kosmetisches Resultat lokalisationsabhängig
- Stamm und behaarte Areale weniger geeignet
- Verwilderungstendenz von Tumorrezidiven
- Koagulation bei hyperkeratotischen Veränderungen mäßig
- je nach Veränderung etwas Rauchentwicklung

Der bisher bei der Anwendung des YAG-Lasers sehr störende Nachteil der fehlenden Kontrolle ausreichender Dosierung wird sich in Zukunft wahrscheinlich mit Hilfe der Sonographie lösen lassen (Breitbart, pers. Mitteilung), vielleicht auch durch die Kontrolle der thermischen Wirkung des Laserlichtes mit entsprechenden Thermosonden.

Ein weiterer Fortschritt für die Anwendung dieses Lasers dürfte die Verwendung von Keramikspitzen darstellen [8]. Mit diesen Kontaktspitzen eignet sich der YAG-Laser sehr gut zum Schneiden [16]. Die Schnittgeschwindigkeit liegt dabei mit mehreren Zentimetern pro Sekunde bemerkenswert hoch. Durch die homogene Koagulationswirkung von Licht dieser Wellenlänge werden Lymphgefäße zuverlässig verschlossen, ein Effekt, der für die Excision maligner Hauttumoren von Bedeutung ist.

Eine kritische Indikationsstellung und die Kenntnis alternativer Therapieformen vorausgesetzt, stellt der Nd:YAG-Laser zweifellos eine Bereicherung der dermatologischen Therapie dar.

Literatur

1. Apfelberg DBG (ed) (1987) Evaluation and Installation of Surgical Laser Systems. Springer Verlag, New York
2. Arndt KA, Noe JM, Rosen S (1983) Cutaneous Laser Therapy: Principles and Methods. John Wiley & Sons, Chichester
3. Bahmer FA, Tang E (1984) Der Neodym:YAG-Laser in der dermatologischen Therapie. Z Hautkr 59:1692–1702
4. Bahmer FA, Alzin HH (1983) Erste.Erfahrungen mit dem Neodym-YAG-Laser in der Dermatologie. Akt Dermatol 9:8–10
5. Bahmer FA, Tang DE, Alzin HH (1985) Bisherige Erfahrungen bei der Behandlung benigner und maligner Hautveränderungen mit dem Neodym-YAG-Laser. In: Keiditsch E, Ascher PW, Frank F: Verhandlungsbericht der Deutschen Gesellschaft für Lasermedizin e. V. Erdmann-Brenger Verlag, München
6. Bahmer FA, Tang DE, Payeur-Kirsch M (1985) Treatment of large condylomata of the penis with the Neodymium-YAG-laser. Acta Derm Venereol (Stockh) 64:361–363
7. Brunner F, Hafner R, Giavanoli R, Zala L, Hunziker T, Krebs A (1987) Entfernung von Tätowierungen mit dem Nd:YAG-Laser. Hautarzt 38:610–614
8. Daikuzono N, Joffe SN (1985) Artificial sapphire probe for contact photocoagulation and tissue vaporization with the Nd:YAG laser. Med Instrum 19:173–178
9. Dinstl K, Fischer PL (Hrsg) (1981) Der Laser. Grundlagen und klinische Anwendung. Springer Verlag, Berlin
10. Goldman L, Rockwell RJ (1971) Lasers in Medicine. Gordon & Breach, New York
11. Joffe SN (Ed) (1983) Neodymium-YAG Laser in Medicine and Surgery. Elsevier, New York
12. Landthaler M, Haina D, Waidelich W, Braun-Falco O (1981) Therapeutische Laseranwendungen in der Dermatologie. Hautarzt 32:450–454
13. Landthaler M, Haina D, Brunner R, Waidelich W, Braun-Falco O (1986) A 5-year experience with laser therapy in dermatology. Curr Probl Derm, vol. 15, pp 272–281, Karger, Basel
14. Landthaler M, Brunner R, Haina D, Frank F, Waidelich W, Braun-Falco O (1984) Neodym-YAG-Laser in der Dermatologie. Münch Med Wschr 126:1108–1112
15. Landthaler M, Haina D, Brunner R, Waidelich W, Braun-Falco O (1986) Neodymium-YAG laser therapy for vascular lesions. J Am Acad Dermatol 14:107–117
16. Wacker KH, Bahmer FA (1987) Schneiden mit dem Neodym-YAG-Laser. Vortrag. 3. Dermatologisches Forum: Aktuelles in der Diagnostik und Therapie. Dortmund, 27.–28. 11. 1987
17. Waidelich W (Hrsg) (1984) Optoelektronik in der Medizin. Vorträge des 6. Int. Kongresses Laser 83. Springer, Berlin
18. Waidelich W, Kiefhaber P (Hrsg) (1986) Laser. Optoelektronik in der Medizin. Vorträge des 7. Int. Kongresses Laser 85. Springer, Berlin

CO_2-Laser in der Dermatologie

T. Gorka

Zusammenfassung

Es wird über die Anwendung des CO_2-Lasers in der dermatologischen Praxis berichtet.

Virusinfizierte Hautneubildungen, papillomatöse Hautveränderungen, Tätowierungen sowie Gefäßveränderungen sind die Indikationen für die CO_2-Laserbehandlung.

Die kurze Dauer des Eingriffs, keine großen Blutungen, Einsparung größerer Verbände und des dazugehörigen Verbandmaterials können als Vorteil dieser Behandlungsmethode angesehen werden.

Als Nachteile können die hohen Anschaffungskosten, verzögerte Wundheilung, seltene Keloidbildung sowie die starke Geruchsentwicklung bezeichnet werden.

Bei dem CO_2-Laser wird die Absorption des Lichtes durch Wasser ausgenutzt. Dabei entsteht Wärme, die vom Erwärmen bis zum Verdampfen der Zellen reicht. Dabei können folgende thermische Wirkungen des Laserstrahls zur Anwendung kommen: Koagulieren, Schneiden und Vaporisieren.

Der CO_2-Laser entfaltet aufgrund seiner Wellenlängen eine spezifische Gewebewirkung, die zum Schneiden von Gewebe befähigt, also im weitesten Sinne als ein Laserskalpell angesehen werden kann. Die gewünschte Schnittiefe hängt von der Geschwindigkeit der Schnittführung und der zugeführten Energie ab. Sie beträgt bei einer Geschwindigkeit von ca. 3–4 mm/sec. und 20 Watt etwa 3 mm Tiefe.

Eine CO_2-Laser-Behandlung ist bei verschiedenen Arten von Warzen, Condylomata acuminata, eruptiven Angiomen, Spider naevi, Angiokeratomen und Hämangiomen, Venektasien, Feuernaevi, Fibromata pendulantia und überschießenden Granulationen angezeigt.

Auch Tätowierungen wurden mit relativ gutem Erfolg entfernt.

Ein Vorteil des CO_2-Lasers gegenüber des Argonlasers besteht vor allem in der Ausweitung der Indikationsliste durch Farbenunabhängigkeit, in der besseren Tiefensteuerung und der gezielten Gewebezerstörung durch einen punktuellen Fokus.

Die Anwendung des CO_2-Lasers an stark durchbluteten Haut- und Körperregionen wie Ober- und Unterlippe sowie Zunge ist wegen der sofortigen Blutstillung sehr vorteilhaft. Größere Gefäße mit über 1 mm Durchmesser müssen jedoch mit Ligaturen versorgt werden.

Insbesondere ist der CO_2-Laser für die Behandlung ausgedehnter planotuberöser Hämangiome auf der Basis vom Naevus flammeus geeignet.

Folgende Hautkrankheiten bzw. -erscheinungen stellen eine besondere Indikation für die CO_2-Laser-Behandlung dar:

1. Vulgäre Warzen, plane Warzen, Condylomata acuminata
2. Tumoröse Gefäßprozesse, Hämangiome, Angiokeratome

E. Haneke (Hrsg.)
Gegenwärtiger Stand der operativen Dermatologie

3. Fibrome, seborrhoische Warzen
4. Tätowierungen
5. Dermatohistiozytome, Marisquen
6. Modifikation der Emmertschen Operation

Die Indikationen zur Lasertherapie sind oftmals von kosmetischer Natur, so daß die Narbenbildung besonders berücksichtigt werden muß. Bei einer Leistung, die 10 Watt übersteigt, ist immer eine Narbenbildung zu erwarten. Bei einer Leistung zwischen 3 und 5 Watt haben wir keine Narbenbildung feststellen können. Dazu ist zu bemerken, daß eine kontinuierliche Laserbehandlung über 10 Watt immer eine Lokalanästhesie benötigt.

Die einzelnen Erfahrungen bei den obigen Indikationen werden im folgenden geschildert:

Warzen

Der Erfahrung nach waren etwa 80% der Patienten mit Verrucae vulgares rezidivfrei. Bei den 20% Rezidiven standen die peri- sowie subungualen und plantaren Warzen im Vordergrund.

Die Behandlung erfolgte bei 20 Watt bei kontinuierlicher Bestrahlung. Nachdem das Warzengewebe zerstört ist, kann ohne Weitung des Laserstrahls in ausgezeichneter Weise das direkt umliegende epidermale Gewebe, in welchem sich durchaus infizierte Zellen befinden können, zerstört und trotzdem die darunter liegende Dermis geschont werden. Durch dieses Vorgehen können wir die Rezidivrate erheblich vermindern. Bei großen Warzen oder Warzenkonglomeraten ist es sinnvoll, die Hornmassen zunächst mit Salicylpflaster, z. B. Guttaplast, zu entfernen.

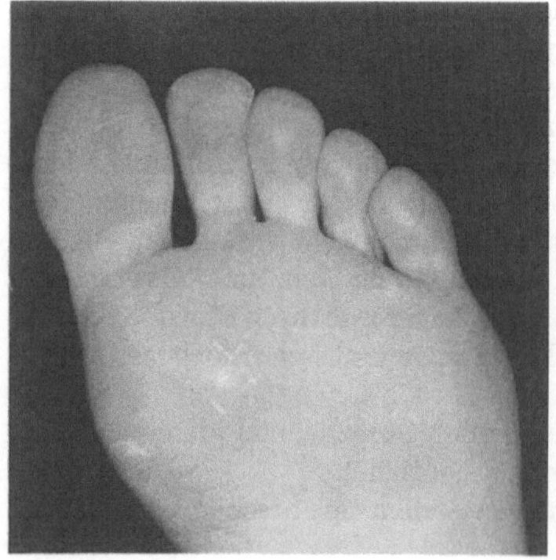

Abb. 1. Plantare Warzen

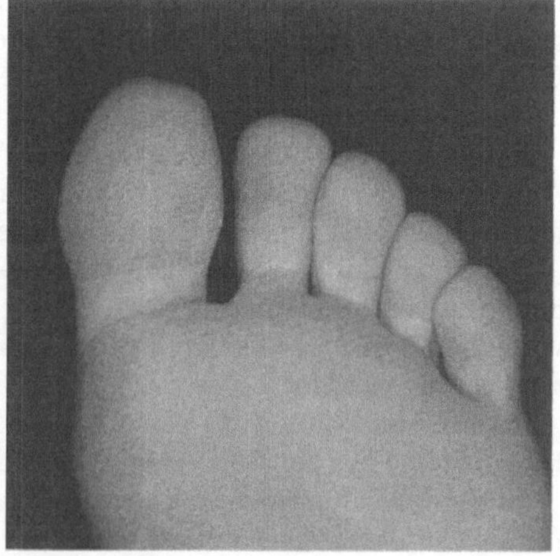

Abb. 2. Plantare Warzen 8 Wochen nach der Behandlung mit CO_2-Laser

Zwar ist die Lasertherapie der Warzen sehr elegant, bringt aber im Prinzip keinen wirklichen Vorteil gegenüber technisch weniger aufwendigen Verfahren.

Hämangiome, besonders kavernöse und tuberöse Hämangiome: Angiokeratome

Angiome wurden mit der Leistung von 10–20 Watt/sec. je nach Sitz und Ausdehnung erfolgreich behandelt. Hierbei ist hervorzuheben, daß gerade durch die Laserbehandlung ein durch Alternativverfahren nicht zu erreichendes blutarmes, wenig invasives intra- und postoperatives Vorgehen ermöglicht wird.

Fribrome und Dermatohistiozytome sowie Verrucae seborrhoicae

Sie ließen sich relativ gut und problemlos entfernen bei einer Leistung von 20 Watt.

Tätowierungen

Bei der Entfernung der maschinell angebrachten Tätowierungen sind dieselben mit dem Laser am leichtesten zu entfernen. Mit einer Leistung von 20 bis 25 Watt wurden

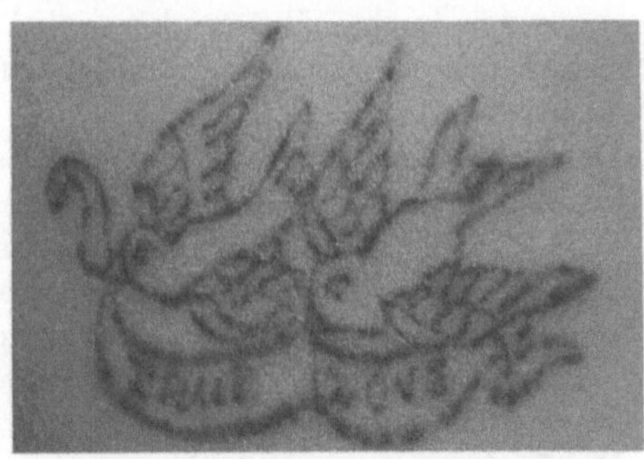

Abb. 3. Tätowierung vor der Behandlung

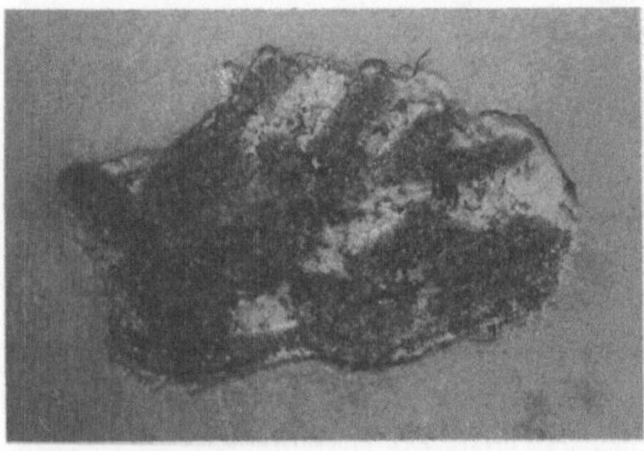

Abb. 4. Tätowierung direkt nach Entfernung mit CO_2-Laser

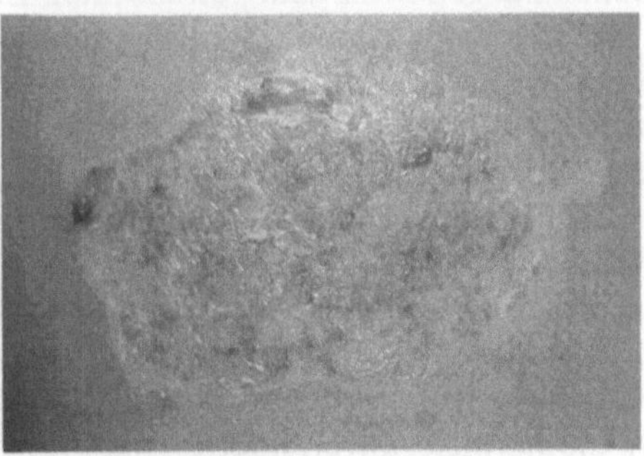

Abb. 5. Die gleiche Stelle 2 Wochen später

erst die obersten epidermalen Strukturen verkohlt und danach mechanisch entfernt. In diesem Gebiet wird sofort eine nochmalige Behandlung mit derselben Leistung durchgeführt. Zur Vermeidung eines narbigen Negativbildes der ursprünglichen Tätowierung wurden die nichttätowierten Bezirke mitbehandelt und die Randstrukturen ausgeglichen.

Bei den Laientätowierungen muß das oben geschilderte Vorgehen drei-, vier-, sogar fünfmal durchgeführt werden.

Plane Gefäßprozesse bes. Teleangiektasien und Naevi flammei

Sie sind weniger erfolgreich behandelt worden. Da höhere und längere Behandlungszeiten aber bei diesen kosmetischen Indikationen Hyperpigmentierung und Narbenbildung verursachen können, lehnen die meisten Patienten eine solche Behandlung mit Recht ab. Mit relativ gutem Erfolg wurden Spider naevi behandelt, wobei die Patienten während des Aufklärungsgespräches darüber informiert werden müssen, daß an der behandelten Stelle oftmals punktförmige Narben entstehen können, die im Laufe der Zeit bzw. nach einigen Wochen bis Monaten abblassen.

Modifikation der Emmertschen Operation

Mittels des Laserstrahls können auch recht erfolgreich modifizierte Emmertsche Operationen durchgeführt werden, wobei die Beseitigung der granulomatösen Hautveränderungen sowie der germinativen Nagelmatrix mit Hilfe der Strahlung beschleunigt wird.

Der kleine Eingriff wird in Leitungsanästhesie durchgeführt. Die Wundheilung ist etwa nach 10 Tagen bis zwei Wochen abgeschlossen.

Die Schwierigkeiten bei der herkömmlichen Emmertschen Plastik bestehen bekanntlich darin, daß im infizierten Gewebe operiert werden muß, ein Umstand, der häufige Sekundarheilungen bzw. Wundinfektionen zur Folge hat. Dies läßt sich durch die Laserbehandlung umgehen. Hierbei werden in einer Sitzung das Granulationsgewebe und die entsprechende Nagelmatrix entfernt.

Die Entfernung von Keloiden mit dem Laserstrahl hat im Gegensatz zu anderen Behandlungen nicht zum gewünschten Erfolg geführt.

Neubildungen an der Haut wie Spinaliome und Basaliome wurden bei uns bisher nicht mit Laserstrahl behandelt, da vor allem nach Abschluß der Behandlung eine histologische Nachuntersuchung erfolgen müßte, der seitens der Patienten nicht immer zugestimmt werden kann.

Abschließend kann der Laser als vorteilhafte Behandlungsmethode angesehen werden, weil:

1. die Laserbehandlung auch ambulant möglich ist,
2. die operativen Eingriffe mittels Laserstrahl blutarm sind,
3. aufwendiger Verbandswechsel entfällt,
4. die normale unveränderte Haut verschont wird und die Behandlung in schwer zugänglichen Regionen ermöglicht wird.

Als Nebenwirkungen der Laserstrahlbehandlung sind zu nennen:
1. Narbenbildung einschließlich Keloidbildung,
2. Hyperpigmentierung, vor allem im Gesicht,
3. seltene Wundinfektion,
4. verzögerte Wundheilung,
5. Entstehung von Epidermoidzysten.

Als Nachteil dieser Behandlungsmethode sind die hohen Anschaffungskosten, die starke Geruchsentwicklung sowie die verzögerte Wundheilung zu nennen.

Literatur

Dinstl K, Fischer PL u. a. (1981) Der Laser. Grundlagen und klinische Anwendung. Springer-Verlag, Berlin Heidelberg New York

Giler S, Kaplan I (1981) The use of the CO_2-Laser for the treatment of cutaneous lesions. In: Atsumik K, Nimasakul N (Eds) Laser Tokyo 81, Inter Group, Tokyo p 1.1–1.4

Gorka T, Kock B (1984) CO_2-Laser: Erfahrungen mit einer neuen Behandlungsmethode. In: Konz B, Braun-Falco O (Hrsg) Komplikationen in der operativen Dermatologie, Springer-Verlag, Berlin Heidelberg New York Tokyo

Landthaler M, Haina D, Waidelich W, Braun-Falco O (1981) Therapeutische Laseranwendungen in der Dermatologie. Hautarzt 32:450–454

Anwendungen des Argon-Lasers in der Dermatotherapie

M. Landthaler, D. Haina, W. Waidelich und O. Braun-Falco

Der Argon-Laser zählt weltweit zu den am häufigsten verwendeten Lasern, und sein therapeutischer Einsatz zur Behandlung von Hautveränderungen ist gut gesichert.

Er emittiert blaues und grünes Licht bei Wellenlängen von 488 und 515 nm. Licht dieser Wellenlängen wird relativ stark im Hämoglobin und Melanin absorbiert (Tabelle 1). Dieser Laser eignet sich daher besonders zur Behandlung von gefäßreichen und pigmentierten Hautveränderungen (Tabelle 2).

Tabelle 1. Physikalische Eigenschaften des Argon-Lasers

Aktives Medium:	Argon-Ionen-Gas	
Wellenlängen:	488 und 514 nm	
Gewebe-Absorber:	Hämoglobin	
	Melanin	
Mittlere Weglänge:	Wasser	100 m
	Haut	0,5 mm
	Blut	0,03 mm
Betriebsart:	Kontinuierlich (cw)	
Effekte:	Koagulation	(– 300 W/cm^2)
	Vaporisation	(> 1600 W/cm^2)

Tabelle 2. Indikationen für den Argon-Laser

Vaskuläre Veränderungen	Nicht-vaskuläre Veränderungen	Tumoren
Naevi flammei	Epidermale Naevi	Kaposi-Sarkom
Teleangiektasien	Xanthelasmen	
Venous lakes	Hidradenome	
Angiofibrome	Trichoepitheliome	
Angiokeratome	Granuloma eosinophilicum	
Hämangiome	Verrucae vulgares	
Morbus Osler	Gingiva-Hyperplasie	
Granuloma pyogenicum	Rhinophym	
Spider Naevi	Tätowierungen	
Angiokeratome		

E. Haneke (Hrsg.)
Gegenwärtiger Stand der operativen Dermatologie

Biophysikalische Grundlagen

Als mittlere Eindringtiefe des Lichtes des Argon-Lasers in Haut wird die Tiefe bezeichnet, nach der die einfallende Strahlungsleistung auf 1/e (37%) reduziert ist. Sie beträgt im Wellenlängenbereich des Argon-Lasers 0,5 mm, und nach 1,1 mm ist die Intensität auf 10% abgesunken [14].

Trifft das Licht des Argon-Lasers auf die Haut, wird letztendlich Lichtenergie in thermische Energie umgewandelt, und es resultieren Erwärmung, Koagulation, Karbonisation und Vaporisation der Haut [13]. Die Koagulationstiefe in Haut ist begrenzt, kann also durch Steigerung der Laserleistung nicht beliebig erhöht werden, da ab einer bestimmten Leistungsdichte die Hautoberfläche karbonisiert und vaporisiert. Damit wird das Licht an der Hautoberfläche stärker absorbiert, und die Koagulationstiefe nimmt ab. Für den Argon-Laser läßt sich deshalb, wie für jeden anderen Laser auch, eine maximale Koagulationstiefe (MKT) in Haut bestimmen. Diese MKT wurde in vitro an menschlicher Haut für den Argon-Laser bestimmt und mit anderen Lasern verglichen. Es zeigte sich, daß die MKT für den Argon-Laser bei einer Bestrahlungszeit von 10 Sekunden und einem Strahldurchmesser von 1 mm in Haut etwa 1,1 mm beträgt (vergleichsweise für den CO_2-Laser 0,6 mm, für den Nd:YAG-Laser 1,7 mm) [16].

Eine Erhöhung der MKT konnte durch einen größeren Strahldurchmesser und eine Kühlung der Hautoberfläche während der Bestrahlung erreicht werden. Wurde beispielsweise die Haut mit einem Argon-Laserstrahl von 2 mm Durchmesser 10 Sekunden lang bestrahlt und während der Bestrahlung die Hautoberfläche mit Wasser gekühlt, konnte eine MKT von 3,5 mm erreicht werden (Nd:YAG-Laser 5,5 mm) [16].

Klinische Anwendungen

Vaskuläre Veränderungen

Wichtigstes Anwendungsgebiet des Argon-Lasers in der Dermatotherapie ist die Behandlung von Naevi flammei.

Wir behandeln mit einem Strahldurchmesser von 2 mm, Laserleistungen bis 2,6 Watt und Expositionszeiten von 0,3 Sekunden (Tabelle 3). Die Impulse werden entweder streifenförmig hintereinander oder mit einzelnen Impulsen im Abstand von 1 mm gesetzt. Bei 60 bis 70% der Patienten ist die Behandlung ohne örtliche Betäubung möglich, Behandlungen in Vollnarkose werden nur in Einzelfällen durchge-

Tabelle 3. Bestrahlungsparameter

	Ø (mm)	N (W)	t (s)	I (W/cm²)	Dosis (J/cm²)
Naevi flammei	2	– 2,6	0,3	– 83	– 25
Teleangiektasien	1	– 1,8	0,3	– 230	– 69
Venous lakes	2	– 2,6	0,3	– 83	– 25
Epidermale Naevi	2	– 4,0	0,3	– 127	– 38
Tätowierungen	0,5	– 4,0	0,3	– 2037	– 611

führt. In Sitzungen in sechs- bis achtwöchigen Abständen werden Feuermale flächenhaft behandelt. Bei ausgedehnten Veränderungen kann sich so die Behandlung über ein bis zwei Jahre hinziehen.

Internationaler Standard sind 60 bis 70% sehr gute und gute Ergebnisse bei Erwachsenen [3, 6, 7, 12, 21, 23, 24, 25–27, 30].

Die Ergebnisse bei 371 Patienten, die in Darmstadt und München behandelt wurden, entsprechen internationalen Erfahrungen [23]. So konnten nur bei 48% der Patienten unter 18 Jahren gute Ergebnisse erzielt werden, im Gegensatz zu 70% bei Erwachsenen. Während nur 30% der rosafarbenen Feuermale gut ansprachen, betrug dieser Prozentsatz bei den roten und lividroten über 70%. Auch sprachen Veränderungen im Kopf-Halsbereich besser auf die Behandlung an als solche am Stamm und den Extremitäten. Bei ausgedehnten Feuermalen ließ sich aber oft keine gleichmäßige Aufhellung erzielen.

Nebenwirkungen waren bei 7,3% der Patienten Narben (0,6% hypertrophe Narben) und bei 8,6% der Patienten Störungen der Pigmentierung, wobei Hyperpigmentierungen eindeutig überwogen.

Diese Ergebnisse belegen, daß mit dem Argon-Laser ein Fortschritt in der Behandlung von Feuermalen erreicht wurde, aber immerhin 30% der Erwachsenen nicht ausreichend auf die Behandlung ansprechen. Vor übertriebenem Optimismus muß daher gewarnt und nach Verbesserungen der Behandlung gesucht werden. Dies ist besonders für Feuermale bei Kindern und rosafarbene Veränderungen notwendig. Einer der Wege, die Behandlungsresultate mit dem Argon-Laser zu verbessern, ist die Kühlung der Hautoberfläche während der Bestrahlung. Einerseits werden damit die Epidermis und das oberflächliche Korium weniger geschädigt und die Gefahr der Narbenbildung reduziert. Andererseits kann aber auch die Koagulationstiefe erheblich gesteigert werden, und klinisch resultiert eine bessere Aufhellung der Feuermale [8, 11, 15].

Weitere vaskuläre Veränderungen, die mit dem Argon-Laser behandelt werden können, sind in Tabelle 2 angeführt. Die Bestrahlungsparameter werden entsprechend dem Durchmesser der zu behandelnden Veränderung gewählt (Tabelle 3).

Vorteile des Argon-Lasers gegenüber herkömmlichen Therapieverfahren wie elektrische Stichelung oder Dermabrasion sind die präzise Handhabung und damit die bessere Schonung des gesunden Gewebes und die relativ rasche und unkomplizierte Wundheilung.

Nicht-vaskuläre Veränderungen

Aufgrund seiner relativ starken Absorption im Melanin und anderen Farbstoffen können mit dem Argon-Laser auch oberflächlich pigmentierte Veränderungen koaguliert werden. Zu nennen sind weiche epidermale Naevi, Xanthelasmen, Hidradenome und andere (Tabelle 2 und 3).

Durch Bündelung des Strahles auf 0,5 mm und hohe Leistungen werden extrem hohe Leistungsdichten erreicht, mit denen auch mit dem Argon-Laser Gewebe verdampft werden kann. Auf diese Weise eignet sich der Argon-Laser zur Behandlung von Tätowierungen, Verrucae vulgares und Condylomata acuminata.

Auch die Koagulation von oberflächlichen Herden bei Patienten mit disseminiertem Kaposi-Sarkom ist möglich und verbessert bei kosmetisch störenden sichtbaren Läsionen die Lebensqualität der Patienten. Allerdings ist eine Verbesserung der Prognose damit nicht zu erreichen [29].

Schlußfolgerungen

Hauptindikation für die Anwendung des Argon-Lasers in der Dermatologie ist die Behandlung der Naevi flammei. Die Behandlung wurde damit eindeutig erweitert, und Verbesserungen der Methode sind noch möglich. Darüberhinaus können mit dem Argon-Laser noch weitere vaskuläre und nicht-vaskuläre Veränderungen behandelt werden. Insgesamt hat der Argon-Laser die Dermatotherapie sicher bereichert.

Literatur

1. Apfelberg DB, Greene RA, Maser MR, Lash H, Rivers JL, Laub DR (1981) Results of argon laser exposure of capillary hemangiomas of infancy – preliminary report. J Plast Reconstr Surg 67:188–193
2. Apfelberg DB, Rivers J, Maser MR, Lash H (1982) Update on laser usage in treatment of decorative tattoos. Laser Surg Med 2:169–177
3. Apfelberg DB, Flores JT, Maser MR, Lash H (1983) Analysis of complications of argon laser treatment for port wine hemangiomas with reference to striped technique. Lasers Surg Med 2:357–371
4. Apfelberg DB, Druker D, Maser MR, Lash H, Spence B, Delnean D (1983) Granuloma faciale. Treatment with the argon laser. Arch Dermatol 119:573–576
5. Arndt KA (1982) Adenoma sebaceum: successful treatment with the argon laser. J Plast Reconstr Surg 70:91–93
6. Cosman B (1980) Experience in the argon laser therapy of port wine stains. Plast Reconstr Surg 65:119–129
7. Dixon JA, Huether S, Rotering R (1984) Hypertrophic scarring in argon laser treatment of port wine stains. J Plast Reconstr Surg 73:771–777
8. Dreno B, Patrice T, Litoux P, Barrière H (1985) The benefit of chilling in argon-laser treatment of port wine stains. J Plast Reconstr Surg 75:42–45
9. Flores JT, Apfelberg DB, Maser MR, Lash H (1984) Trichoepithelioma: successful treatment with the argon laser. J Plast Reconstr Surg 74:694–698
10. Flores JT, Apfelberg DB, Maser MR, Lash H, White D (1984) Angiokeratoma of Fordyce: successful treatment with the argon laser. J Plast Reconstr Surg 74:835–838
11. Gilchrest BA, Rosen S, Noe JM (1982) Chilling port wine stains improves the response to argon laser therapy. J Plast Reconstr Surg 69:278–283
12. Goldman L, Dreffer R, Rockwell R, Perry E (1976) Treatment of portwine marks by an argon laser. J Dermatol Surg Oncol 2:385–388
13. Haina D, Landthaler M, Waidelich W (1981) Physikalische und biologische Grundlagen der Laseranwendung in der Dermatologie. Hautarzt 32:397–401
14. Haina D, Landthaler M, Braun-Falco O, Waidelich W (1984) Optische Eigenschaften menschlicher Haut. In: Waidelich W (Hrsg) Laser 83. Optoelektronik in der Medizin. Springer, Berlin Heidelberg New York Tokyo, S 187–197
15. Haina D, Landthaler M, Seipp W, Braun-Falco O, Waidelich W (1986) Kühlung der Haut bei der Laserbehandlung von Gefäßmälern. In: Waidelich W, Kiefhaber P (Hrsg) Laser/Optoelektronik in der Medizin. Springer, Berlin Heidelberg New York Tokyo, pp 88–94
16. Haina D, Landthaler M, Braun-Falco O, Waidelich W (1987) Comparison of the maximum coagulation depth in human skin for different types of medical lasers. Lasers Surg Med 7:355–362

17. Hulsbergen-Henning JP, van Gemert MJC (1983) Rhinophyma treated by argon laser. Lasers Surg Med 2:211–215
18. Landthaler M, Haina D, Waidelich W, Braun-Falco O (1982) Behandlung zirkumskripter Lymphangiome mit dem Argonlaser. Hautarzt 33:266–270
19. Landthaler M, Haina D, Waidelich W (1982) Argonlasertherapie des Adenoma sebaceum. Hautarzt 33:340–342
20. Landthaler M, Haina D, Waidelich W, Braun-Falco O (1984) Laser therapy of venous lakes (Bean-Walsh) and telangiectases. J Plast Reconstr Surg 73:78–81
21. Landthaler M, Haina D, Waidelich W, Braun-Falco O (1984) A three-year experience with the argon laser in dermatotherapy. J Dermatol Surg Oncol 10:456–461
22. Landthaler M, Haina D, Waidelich W, Braun-Falco O (1984) Argon laser therapy of verrucous nevi. J Plast Reconstr Surg 74:108–111
23. Landthaler M, Haina D, Seipp W, Brunner W, Seipp V, Hohenleutner U, Waidelich W, Braun-Falco O (1987) Zur Behandlung von Naevi flammei mit dem Argon-Laser. Hautarzt 38:652–659
24. Noe JM, Barsky SH, Geer DE, Rosen S (1980) Port wine stains and the response to argon laser therapy: Successful treatment and the predictive role of colour, age and biopsy. J Plast Reconstr Surg 65:130–136
25. Ohmori S, Huang CK (1981) Recent progress in the treatment of port wine staining by argon laser: some observations on the prognostic value of relative spectroreflectance (RSR) and the histological classification of the lesion. Br J Plast Surg 34:249–257
26. Seipp W, Haina D, Justen V, Waidelich W (1978) Laserstrahlen in der Dermatologie. Dtsch Dermatol 26:557–575
27. Seipp W, Haina D, Justen V, Waidelich W (1981) Erfahrungen mit dem Argonlaser. Akt Dermatol 7:106–114
28. Seipp W, Haina D, Seipp V, Waidelich W (1985) Argon- oder CO_2-Laser bei Tätowierungen und exophytischen Hautläsionen? In: Keiditsch E, Ascher PW, Frank F (Hrsg) Verhandlungsbericht der Deutschen Gesellschaft für Lasermedizin e.V. 2. Tagung, Erdmann-Brenger, München Zürich S 57–62
29. Wheeland RG, Bailin PL, Norris MJ (1985) Argon Laser photocoagulative therapy of Kaposi's sarcoma: a clinical and histological evaluation. J Dermatol Surg Oncol 11:1180–1185
30. Yanai A, Fukuda O, Soyano S, Takayama O, Kataigi T (1985) Argon laser therapy of port wine stains: effects and limitations. J Plast Reconstr Surg 75:520–525

Lasertherapie von Haut- und Schleimhautläsionen bei Morbus Osler

N. HAAKE, N. BUHLES und P. ALTMEYER

Zusammenfassung

Mit dem Einsatz des Argonlasers bei zwei Patienten mit Morbus Osler wird eine effektive und zugleich gewebeschonende Therapiemöglichkeit der kutanen und mukokutanen Angiome demonstriert. Dabei wird eine selektive Koagulation von Gefäßektasien im oberen Korium angestrebt.

Durch Applikation von Laserprobepunkten ist zunächst eine optimal angepaßte Dosierung zu ermitteln. Erst danach sollten größere Hautareale mit dem Argonlaser behandelt werden. Zur Therapie von Schleimhautangiomen genügt etwa die Hälfte der an der Haut verwendeten Einzelimpulsdosis.

Für die Beurteilung des Behandlungserfolges sind Therapieintervalle von mindestens 6–10 Wochen einzuhalten. Daraus ergibt sich – nach Ausdehnung und Ansprechen der Hautläsionen verschieden – eine Therapiedauer von 1–2 Jahren.

Einleitung

Als Hauptindikation für eine Behandlung mit dem Argonlaser gilt der Naevus flammeus. Wir haben darüberhinaus Erfahrungen an zwei Patienten mit einem Morbus Osler sammeln können. Erste Therapieerfolge mit dem Argonlaser sind an kutanen Läsionen des Morbus Osler von Lenz [5], Seipp u. Mitarb. [6] und Effendy [1] mitgeteilt worden. Nach tierexperimentellen und klinischen Studien von Lenz u. Mitarb. [4] sowie Fagnoni u. Mitarb. [2] sollen auch Angiome im Schleimhautbereich auf eine niedrig dosierte Argonlaserbehandlung ansprechen.

Patienten und Methode

Zur Therapie verwenden wir in Bochum das Argonlasersystem 920 S der Firma Coherent, Oberroden (Wellenlängen 488 und 514 nm). Die Ausgangsleistung ist dabei stufenlos einstellbar von 0,05–4,0 Watt. Die Impulsdauer kann in verschiedenen Einstellungen zwischen 0,02 und 5,0 Sekunden sowie als kontinuierlicher Strahl mit einem Durchmesser von 1,0 mm variiert werden.

Im Verlauf der Behandlung wird eine selektive Koagulation ektatischer Gefäße im oberen Korium angestrebt. Untersuchungen von Landthaler u. Mitarb. [3] haben gezeigt, daß in der Epidermis bis zu einer Tiefe von 0,4 mm nach Argonlaserapplikation immer eine Nekrose entsteht. Erst in einer Tiefe von 0,4–0,8 mm wird die Energie des Argonlasers weitgehend selektiv von den Gefäßen absorbiert.

E. Haneke (Hrsg.)
Gegenwärtiger Stand der operativen Dermatologie

Zwei Patienten wurden von uns in mehreren Sitzungen mit dem Argonlaser behandelt. Durch Applikation von Laserprobepunkten am Integument ermittelten wir zunächst eine gleichermaßen effektive wie gewebeschonende Energiedosis, die bei beiden Patienten an der Haut 19,1 Joule/cm²/Einzelimpuls betrug. Bei einem konstanten Strahldurchmesser von 1,0 mm waren hierzu am Gerät die Ausgangsleistung auf 3,0 Watt und die Impulsdauer auf 0,2 Sekunden eingestellt.

Erst danach therapierten wir bei einer 23jährigen Patientin die überwiegend zentrofazial gelegenen Hautläsionen des Morbus Osler und weitere Angiome am Lippenrot mit der „Punkt an Punkt-Technik" [1]. Vorausgegangen war eine auswärtige Sklerosierungstherapie der Angiome im Gesicht, die jedoch zu narbiger Abheilung geführt hatte.

Ein weiterer 41jähriger Patient mit Morbus Osler wurde in gleicher Vorgehensweise und gleicher Dosierung mit dem Argonlaser behandelt. Über die Therapie der kutanen Läsionen hinausgehend, erfolgte die Laserapplikation auch an Angiomen der Gingiva, der Zunge sowie der Mundschleimhaut, die wiederholt zu kleineren Blutungen in der Mundhöhle geführt hatten. Wie aus der Tabelle 1 ersichtlich, wurde über eine Reduzierung der Impulsdauer auf 0,1 Sekunden die an der Schleimhaut angewandte Energiedosis auf 9,6 Joule/cm²/Einzelimpuls halbiert.

Eine Lokalanästhesie war in beiden Fällen nicht erforderlich.

Tabelle 1. Bestrahlungsparameter der Argonlasertherapie von Haut- und Schleimhautläsionen bei Morbus Osler. Es bedeuten **t** die Einzelimpulsdauer, **N** die auf die Haut gelangende Laserleistung, **I** die Leistungsdichte und **D** die Einzelimpulsdosis

	t (sec)	N (W)	I (W/cm²)	D (J/cm²)
Hautläsionen	0,2	3,0	95,5	19,1
Schleimhautläsionen	0,1	3,0	95,5	9,6

Ergebnisse

Über einen Zeitraum von 10 Monaten haben wir bei unserer ersten Patientin in 4 Sitzungen insgesamt 1171 Laserimpulse zentrofazial appliziert. In den Abbildungen 1a und 1b ist die Rückbildung der so behandelten Angiome deutlich sichtbar. Am rechten Nasenflügel erkennt man noch zwei Narben nach auswärtig durchgeführter Sklerosierungstherapie. Die Abbildungen 2a und 2b zeigen Angiome am Lippenrot. Neben dem Ausgangsbefund ist das therapeutische Resultat 5 Monate später nach nur 2 Sitzungen dargestellt.

Die Ergebnisse des Argonlasereinsatzes an Angiomen der Zunge bei unserem zweiten Patienten sind in den Abbildungen 3a und 3b dokumentiert. Die kleinen Gefäßektasien sprachen in nur 2 Sitzungen sehr gut auf die Argonlaserbehandlung an. Innerhalb von 6 Monaten wurden an Haut und Schleimhaut in 3 Sitzungen 753 Laserimpulse appliziert. Überraschenderweise verlief die Rückbildung der kutanen Angiome im zweiten Fall deutlich verzögert; das Gesamtergebnis war zufriedenstellend.

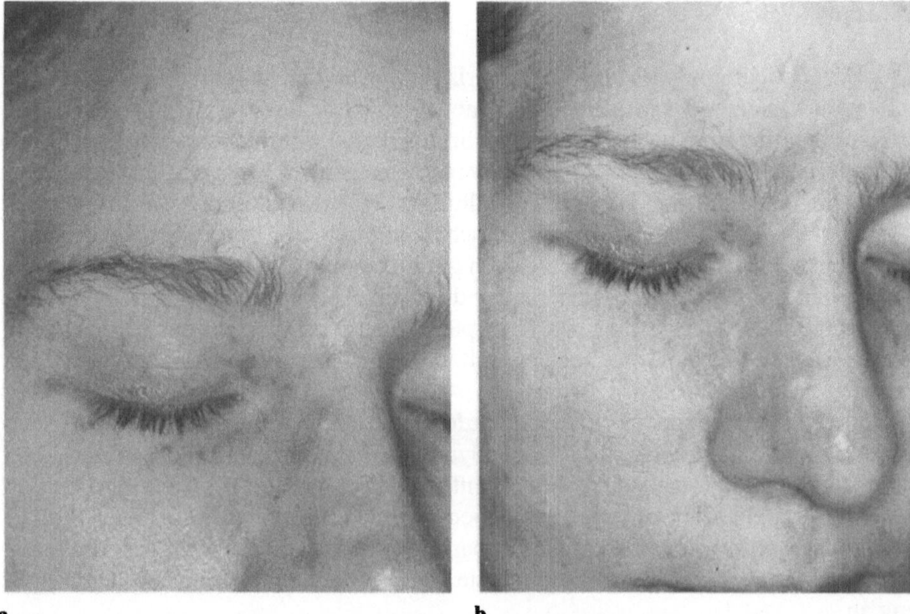

a b

Abb. 1. Zentrofaziale Angiome bei Morbus Osler, **a)** Ausgangsbefund, **b)** nach 4 Sitzungen über 10 Monate

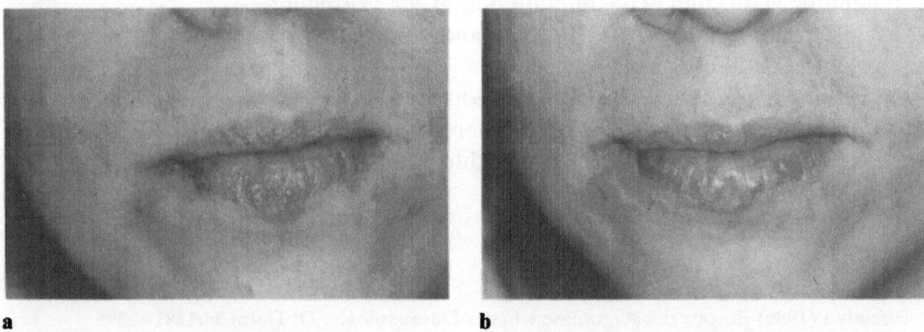

a b

Abb. 2. Lippenangiome bei Morbus Osler, **a)** Ausgangsbefund, **b)** nach 2 Sitzungen über 5 Monate

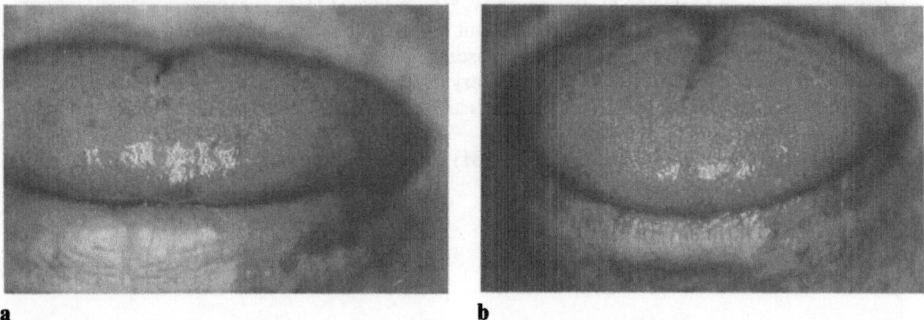

a b

Abb. 3. Angiome der Zunge bei Morbus Osler, **a)** Ausgangsbefund, **b)** nach 2 Sitzungen über 3 Monate

Diskussion

Unter Berücksichtigung des bisherigen Verlaufes bei beiden Patienten sind Haut- und Schleimhautläsionen des Morbus Osler einer Argonlasertherapie gut zugänglich. An der Haut benötigt man nach unseren Erfahrungen eine Energiedosis von 19,1 Joule/cm^2/Einzelimpuls, an der Schleimhaut genügen dagegen 9,6 Joule/cm^2/Einzelimpuls. Vor Beginn der eigentlichen Laserbehandlung ist eine Applikation von Probepunkten unterschiedlicher Dosierung zur Abschätzung der Gewebereaktion unbedingt empfehlenswert. Erst nach dem Erreichen guter Resultate in den so vortherapierten Hautarealen sollte die weitere Laseranwendung mit einer optimal angepaßten Dosierung erfolgen. Die Beurteilung des Therapieerfolges ist frühestens nach einem Zeitraum von 6–10 Wochen möglich, so daß sich im Regelfall die Behandlung über Monate bis Jahre erstreckt.

Rezidive in loco haben wir unter der laufenden Lasertherapie beim Morbus Osler nicht gesehen. Entsprechend der Eigendynamik des Krankheitsbildes traten aber vereinzelt neue Angiome auf, die initial mitkoaguliert wurden. Gelegentlich kam es bei der Laserapplikation zu kleineren, unbedeutenden Blutungen. An einigen Stellen traten zunächst diskrete, atrophische Narben nach der Behandlung auf. Innerhalb der folgenden Monate glichen sich diese Areale aber wieder dem Hautniveau der Umgebung an.

Mit dem bisher vornehmlich beim Naevus flammeus erfolgreichen Argonlaser steht uns auch beim Morbus Osler ein effektives und zugleich gewebeschonendes Therapiesystem für Haut- und Schleimhautläsionen zur Verfügung.

Das gilt insbesondere im Vergleich zu anderen therapeutischen Maßnahmen wie Sklerosierung und Diathermie.

Mit Hilfe spezieller endonasaler Vorsatzoptiken, wie sie von HNO-Ärzten verwendet werden, ist darüberhinaus bei rezidivierendem Nasenbluten auch eine Argonlasertherapie von Angiomen der nasalen Schleimhäute möglich.

Literatur

1. Effendy I (1986) Einsatz des Argonlasers in der Dermatologie. Dt Derm 34:1281–1295
2. Fagnoni V, Perotti R (1983) Su di un caso di emangioma della mucosa orale trattato mediante irraggiamento con laser di bassa potenza. Minerva Stomatol 32:701–703
3. Landthaler M, Dorn M, Haina D, Waidelich W, Braun-Falco O (1983) Morphologische Untersuchungen zur Behandlung von Naevi flammei mit dem Argonlaser. Hautarzt 34:548–554
4. Lenz H, Eichler J (1975) Wirkung des Argonlasers auf die Gefäße, Mikro- und Makrozirkulation der Schleimhaut der Hamsterbackentasche. Laryng Rhinol 54:612–619
5. Lenz H (1980) Laserchirurgische Behandlung des Morbus Rendu-Weber-Osler. Arch Otorhinolaryngol 227:580–582
6. Seipp W, Haina D, Justen V, Waidelich W (1981) Erfahrungen mit dem Argonlaser. Akt Derm 7: 106–114

Präoperative Sedierung

A. ZÖBE

Medikamente, und zwar in erster Linie stark wirksame Opioide, werden seit über 100 Jahren Patienten zur präoperativen Sedierung verabreicht. Es ist inzwischen auch hinlänglich bekannt, daß die Angst vor Operationen in keinem Zusammenhang zur objektiven Größe und Schwere der Eingriffe steht [2].

Ausgeprägte Streßreaktionen mit Todesfolge auch bei jungen Patienten und kleinen Eingriffen sind in der Literatur beschrieben worden. Jedoch sind nicht alle Patienten in gleichem Maße gefährdet. Komplikationen durch Streßreaktionen, die sich in Blutdruckanstiegen-, -abfällen und Herzrhythmusstörungen äußerten, traten signifikant vermehrt bei Personen auf, die präoperativ einen sehr ängstlichen Eindruck gemacht hatten, aber auch bei denen, die ihre Angst leugneten!

Siebzig Prozent benötigen nach Tolksdorf überhaupt keine Prämedikation [6].

Was sind denn nun die Ziele der Prämedikation?

Sie bestehen allgemein gesprochen in einer Anxiolyse. Diese Angstfreiheit des Patienten läßt sich von einem geschickten Arzt in einem hohen Prozentsatz auch ohne Medikamente erreichen durch eine entsprechende menschliche Zuwendung vor und während des operativen Eingriffs („Droge Arzt“) [16]. Insofern ist die Sedierung mittels geeigneter Medikamente nur ein relatives Ziel zur Erreichung der gewünschten Anxiolyse, genauso wie die oft vom Patienten gewünschte Amnesie [3]. Eine Analgesie ist nur notwendig, wenn der Patient präoperativ Schmerzen hat, eine Vagolyse vor Lokal- oder Leitungsanästhesie wird nicht mehr als notwendig erachtet [1, 6, 16].

Die psychischen Maßnahmen zur Streß- und Angstbewältigung im einzelnen:

1. Aufbau eines stabilen Vertrauensverhältnisses durch persönliche Zuwendung und Ermutigung.
2. Psychische Betreuung ohne Hast.
3. Akzeptieren der emotionalen Gefühle des Patienten.
4. Direktes Eingehen auf die vom Patienten selbst geäußerten Befürchtungen und Grundängste (negative Vorerfahrungen?).
5. Vermittlung von Regression („an die Hand nehmen des Patienten“).
6. Hilfestellung zur Umbewertung bedrohlicher Situationen (Angstabwehrprozeß).
7. Vermeidung der Vermittlung zu vieler Detailinformationen.
8. Vermeidung von Stressoren (Schmerz, Licht, Lärm, soziale Isolation etc.).

Wenn erforderlich, ausreichende medikamentöse Prämedikation zur Schlafvermittlung und präoperativen Anxiolyse, d.h. am Abend vorher ein Schlafmittel, am

E. Haneke (Hrsg.)
Gegenwärtiger Stand der operativen Dermatologie

besten das vom Patienten gewohnte, am OP-Tag die medikamentöse Prämedikation, die in vielen Kliniken in der Vergangenheit folgendermaßen aussah:

Intramuskuläre Gabe von Analgetika, und zwar Opioiden, hauptsächlich wegen des sedierenden und euphorisierenden Begleiteffektes, dazu gab man Neuroleptika wegen des antiemetischen Effektes und der psychomotorisch dämpfenden Wirkung (Standardpräparate: Thalamonal oder Dolantin-Atosil). Wie wir heute wissen, erhöhen Neuroleptika die Angst, was vom Arzt wegen des ruhigen äußeren Erscheinungsbildes des Patienten nicht bemerkt wird, und sind daher zur Prämedikation ungeeignet [16]. Alternativ wurden Barbiturate verabreicht. Eine Anxiolyse läßt sich auch hier nicht erreichen, die Wirkung erfolgt über eine Sedierung. Am günstigsten wirken die Ataraktika, worunter heute im wesentlichen die Benzodiazepine verstanden werden, aufgrund ihres anxiolytischen bzw. je nach Substanz oder Dosierung sedierenden und schlafanstoßenden Effektes. Es besteht daher, wie schon angedeutet, kein Grund mehr für die Gabe von Opioiden in der Prämedikation [7], insbesondere da wir folgende negative oder sogar gefährliche Wirkungen vermeiden:

1. Atemdepression, speziell bei alten, pulmonal vorerkrankten Patienten.
2. Übelkeit und Erbrechen, was wiederum die Kombination mit Neuroleptika und deren eigenen negativen Wirkungen nötig macht.
3. Spasmogene Wirkung.
4. Dysphorie (häufig bei Fehlen von Schmerzen, bei bestehenden Schmerzen eher euphorisierend [7]).
5. Ungünstige Resorption (oral).

Das Wirkungsspektrum der Benzodiazepine ist im Vergleich wesentlich besser zur Prämedikation geeignet.

Nun sind seit der Entdeckung im Jahr 1960 eine Reihe von Benzodiazepinen mit zum Teil doch unterschiedlichen Wirkungen auf den Markt gekommen (Tabelle 1).

Bedeutung für die Prämedikation haben nur Diazepam, Chlorazepam, Flunitrazepam, Lormetazepam und Midazolam erlangt. Sie sind alle geeignet, das beste jedoch ist das Präparat, das am schnellsten und am sichersten wirkt und im Hinblick z. B. auf ambulante Patienten am schnellsten wieder ausgeschieden wird (Tabelle 2) [10].

Der Applikationsweg sollte, wie wegen der raschen und vollständigen Resorption immer mehr empfohlen wird, oral sein [10], und zwar ca. 1 Stunde vor OP-Beginn. Die Vorteile liegen auf der Hand, und zwar: angenehme und schmerzfreie Applikationsform (die Angst vieler Patienten vor einer Spritze ist nicht zu unterschätzen), Arbeitserleichterung für das Personal und längerer Prämedikationseffekt. Zum Beispiel wirkt Diazepam bei intramuskulärer Gabe nur langsam und unvollständig wegen irregulärer Absorption; wenn schon intramuskulär, dann Flunitrazepam, Lorazepam oder an erster Stelle das Midazolam, das in Tablettenform leider noch nicht verfügbar ist.

Beim Midazolam liegt die Normaldosis für den normalgewichtigen Erwachsenen bei 5–10 mg, spätestens 15 Minuten vor OP-Beginn. Nach Salehi wurde bei einer Dosierung von 10 mg bei 15%, bei einer Dosierung von 15 mg bei 32,8% der Patienten eine mechanische Verlegung der Atemwege durch starken Verlust des Schlundmuskeltonus beobachtet. Wenn das Einlegen eines Guedeltubus nicht unverzüglich gewährleistet ist, sollte man daher bei 5 mg bleiben (ca. 0,10 mg/kg KG) [12, 13]. Vorsicht ist bei älteren Patienten geboten, hier steigt die Eliminationshalbwertszeit an, man sollte die Dosis reduzieren.

Tabelle 1. Benzodiazepinderivate und ihr Indikationsgebiet

Jahr	Freiname	Warenzeichen	Klinische Wirkung
1960	Chlordiazepoxid	Librium	TR
1963	Diazepam*	Valium, Diazemuls	TR, SCH, AK, MR
1965	Nitrazepam	Mogadan	SCH, AK
1965	Oxazepam	Adumbran, Praxiten	TR
1968	Medazepam	Nobrium	TR
1969	Clorazepat*	Tranxilium	TR, SCH
1972	Lorazepam*	Tavor, Ativan	TR, SCH, AK
1973	Prazepam	Demetrin	TR
1974	Flurazepam	Dalmadorm	SCH
1976	Clonazepam*	Rivoril, Clonoptin	AK
1978	Camazepam	Albego	TR
1978	Clobazepam	Frisium	TR
1978	Bromazepam	Lexotanil	TR, SCH
1979	Flunitrazepam*	Rohypnol	SCH
1980	Lormetazepam*	Noctamid	SCH
1980	Ketazolam	Contamex	TR
1980	Triazolam	Halcion	SCH
1981	Temazepam	Remestan, Planum	SCH
1981	Tretrazepam	Musaril	MR
1982	Clotiazepam	Trecalmo	SCH
1982	Alprazolam	Tafil	TR
1984	Midazolam*	Dormicum	SCH, AK
1985	Brotizolam	Lendormin	SCH

TR: Tranquilizer, SCH: Schlafmittel, AK: Antikonvulsivum
MR: Muskelrelaxans (*injizierbar)

Tabelle 2

Anflutung	HWZ > 20 Std.	HWZ = 8–20 Std.	HWZ = 2–8 Std.
Langsam	Clobazepam	Lormetazepam	
$t\frac{1}{2}$ > 1 Std.	Nitrazepam	Oxazepam	
	Prazepam	Temazepam	
Mittelschnell	Clonazepam	Alprazolam	Triazolam
$t\frac{1}{2}$ ca. 1 Std.	Chlordiazepoxid	Bromazepam	
	Flurazepam		
Schnelle	Clorazepat	Lorazepam	Brotizolam
$t\frac{1}{2}$ ca. 30 min.	Diazepam		Clotiazepam
	Flunitrazepam		
Sehr schnell			Midazolam
$t\frac{1}{2}$ ca. 15 min.			

Zum Schluß ein Wort zur Prämedikation ambulanter Patienten Hier gilt prinzipiell das gleiche Vorgehen. Darüber, wie der Patient psychisch den operativen Eingriff überstehen wird, entscheidet nur sekundär eine Tablette oder eine Spritze, in erster Linie aber die menschliche Zuwendung und das Einfühlungsvermögen, das die beteiligten Ärzte, Schwestern und Pfleger vermitteln können. Die Mehrzahl der Patienten wird dann keine Medikamente mehr benötigen, wenn doch, sind diese erst in der Klinik zu verabreichen und nicht etwa nach Hause mitzugeben [6].

Auf jeden Fall ist der Patient bereits am Vortag oder eher über die eingeschränkte Verkehrsfähigkeit von mindestens 24 Stunden aufzuklären. Eine Dokumentation im Krankenblatt oder auf dem Aufklärungsprotokoll ist sinnvoll. Das gilt auch bei der Anwendung größerer Mengen Lokalanästhetika ohne medikamentöse Prämedikation [11], was nicht allgemein bekannt ist.

Literatur

1. Ahnefeld FW, Bergman H, Burri C, Dick W (1981) Die intravenöse Narkose. Springer Verlag, Berlin Heidelberg
2. Droh R, Spintge R (1983) Angst, Schmerz, Musik in der Anästhesie. Editiones Roche Basel
3. Dudziak R (1984) Anforderungen an Medikamente in der Prämedikation. In: Midazolam in der Anaesthesiologie, Editiones Roche, Basel
4. Götz E (1984) Midazolam in der Anaesthesiologie. Editiones Roche, Basel
5. Hippins H, Engel R, Laakmann G (1986) Benzodiazepine, Rückblick und Ausblick. Springer Verlag, Berlin Heidelberg New York Tokyo
6. Just H, Wiedemann K (1985) Die anästhesiologische Poliklinik. Thieme Verlag, Stuttgart New York
7. Kamp H (1986) Sind Analgetika in der Prämedikation obsolet? Vortrag auf dem 3. Internationalen Erlanger Anästhesie Symposium, Erlangen
8. Kubicki St, Ott H, Rohloff A, Fichte K (1986) Vigilanz und Amnesie nach Benzodiazepingabe, Neurophysiologische und pharmakopsychologische Aspekte. In: Benzodiazepine und Intensivmedizin. Editiones Roche, Basel
9. Leuther V (1986) Schlafstörungen und Schlafmittel. Editiones Roche, Basel
10. Müller G, Kamp H (1986) Orale Benzodiazepin-Prämedikation zur perioperativen Anxiolyse. Vortrag am VII. Europäischen Kongreß für Anästhesiologie, Wien
11. Rügheimer E (1980) Verkehrstauglichkeit nach ambulanter Anästhesie. In: Verkehrsmedizinische Risikofaktoren. ADAC Verlag, München
12. Salehi E (1981) Die Psychopharmaka in der Prämedikation. Krankenhausarzt 54
13. Salehi E (1984) Erfahrungen mit der i.m. Midazolam-Prämedikation und kontinuierlichen Applikation von Midazolam per infusionem. In: Midazolam in der Anästhesie. Editiones Roche, Basel
14. Schramm-Scherer B, Augsten W, Tetsch P (1987) Untersuchung zur streßmindernden Wirkung der Analgosedierung bei zahnärztlich-chirurgischen Eingriffen an phobischen Patienten in Lokalanästhesie. ZMK Heute 7:27–31
15. Schulte am Esch J (1986) Benzodiazepine in Anästhesie und Intensivmedizin. Editiones Roche Basel
16. Tarnow J (1981) Prämedikation. In: Die intravenöse Narkose. Springer Verlag, Berlin, Heidelberg
17. Tarnow J (1985) Prämedikation. Anästh Intensivmed 26:174–181

Perioperative Antibiotika-Prophylaxe in der operativen Dermatologie

E. DIEM

Zusammenfassung

Ziele der perioperativen Antibiotika-Prophylaxe sind die Verhinderung von postoperativen Wundinfektionen (Sepsis) ohne wesentliche Beeinträchtigung der Normalflora und ohne Aufbau eines Selektionsdruckes (Antibiotika-Resistenz). Klassifiziert man die Operationswunden in Relation zu Kontamination und steigendem Infektionsrisiko in „saubere" (I), „saubere-kontaminierte" (II), „kontaminierte" (III) und schließlich „schmutzige-infizierte" (IV) und setzt sie weiters in Beziehung zu dermatologischerseits durchgeführten Operationen kann man feststellen:

1. Eine Indikation zu POABA in der operativen Dermatologie besteht in Kategorie I u. II nur bei Patienten mit künstlichen Herzklappen.
2. Bei den Gruppen III und IV ist eher eine therapeutische Erreger- und Resistenz-orientierte Antibiotika-Therapie als POABA sinnvoll.
3. Die Auswahl der zur Prophylaxe eingesetzten Antibiotika beschränkt sich auf wenige bakterizide Substanzen (Penicilline, klassische Cephalosporine).

Das Integument des Menschen ist normalerweise mit einem relativ konstanten Spektrum sich apathogen oder fakultativ pathogen verhaltender Keime (wie z. B. Pityrosporum ovale, aerobe Corynebakterien, Staphylococcus epidermidis, diversen Mikrokokken) der sogenannten *residenten Flora* besiedelt. Hierzu kann die das Keimangebot aus unserer Umwelt (also auch nosokomiale Krankenhauskeime) widerspiegelnde *transiente Flora* mit einem amphibionten Keimspektrum (z. B. Staphylococcus aureus) treten. Die Kontamination bei operativen Eingriffen durch Umgebungskeime sollte dank der Entwicklung der Antisepsis durch Semmelweis (1850) und Lister (1867) in modernen Operationssälen eine negligable Rolle spielen.

Was also sind die Faktoren, die zur chirurgischen Wundinfektion und Wundsepsis führen? [4]

Voraussetzungen sind im wesentlichen:

1. Die Zahl, Art und Virulenz der die Wunde kontaminierenden *Erreger,* ihr Synergismus und/oder ihre symbiontische Aktivität.
   Von größerer Bedeutung in der Entstehung der Wundinfektion ist
2. *Die Operationstechnik* und *der Zustand* der chirurgisch gesetzten *Wunde* am Ende des operativen Eingriffs.
   Dieser wird determiniert durch das Ausmaß und die Dauer der vaskulären Zirkulationsstörung, dem Vorhandensein devitalisierten Gewebes (z. B. extensiver

E. Haneke (Hrsg.)
Gegenwärtiger Stand der operativen Dermatologie

Gebrauch des Elektrokauters), der Lokalisation der Wunde, dem Vorhandensein von Fremdkörpern (Nahtmaterialien, Drains etc.) und der Bildung von Hämatomen, Seromen und Hohlräumen.
3. Die lokale und allgemeine *Immunitätslage,* bedingt durch Allgemeinzustand (Minderernährung, Volumenmangel, Anämie etc.) und Grundkrankheiten (wie Diabetes, Fettsucht), chronischer Steroid- oder zytostatischen Therapie etc.

Wir wissen, daß eine postoperative Wundsepsis signifikant mit der Zahl der intraoperativ in den Operationswunden vorhandenen Keimen korreliert. Die Dichte aerob und anaerober Keime, die im Schnitt zu einer Wundinfektion führt, liegt bei 4,6 $\times 10^5$ kolonienbildenden Einheiten/cm^2 [7].

Die Inzidenz transienter Bakteriämien bei Operationen an der Haut – ohne Eröffnung von Körperhöhlen oder infizierten Wunden – ist bei Beobachtung der Antisepsis und Asepsis kleiner als 10%, im Vergleich zu etwa 85% transienten Bakteriämien bei Zahnextraktionen vernachlässigbar klein [5, 9].

Vieles in der Praxis der Infektionskontrolle basiert auf Tradition, Tabus und einigen objektiven Befunden. Die perioperative ungezielte oder gezielte Antibiotika-Prophylaxe kann nur einen der kausalen Faktoren in der Entstehung einer Wundsepsis – nämlich die Bakterien – beeinflussen. Sie ersetzt auf gar keinen Fall eine korrekte Operationstechnik. Um nun die Indikation zur prophylaktischen Antibiotika-Therapie zu stellen, bedarf es einer einheitlichen Klassifikation der chirurgisch gesetzten Wunde (Tabelle 1).

Tabelle 1. Klassifikation der chirurgischen Wunden

Klassifikation	IR
1. „saubere“ (z. B. Hauttumoren mit Primärverschluß)	1,5% IR
2. „saubere-kontaminierte“ (z. B. Mundhöhle)	7,7% IR
3. „kontaminierte“ (z. B. traumatische Wunden)	15,2% IR
4. „verschmutzte“ (zerfallende, jauchige Tumoren, Cysten etc.)	40 % IR

IR = Infektionsrate

Die generellen Empfehlungen zur parenteralen Antibiotika-Prophylaxe können wie folgt zusammengefaßt werden [4, 6, 8]

1. Parenterale Antibiotika-Prophylaxe wird bei Operationen mit hohem Infektionsrisiko (z. B. Gastrointestinaltrakt, Gallenblase, Hysterektomie) empfohlen oder dann, wenn lebensgefährliche Konsequenzen – auch bei an sich geringem Infektionsrisiko – für den Patienten bei Infektion resultieren würden (z. B. kardiovaskuläre, neurochirurgische und orthopädische Operationen mit Implantation von Fremdmaterial).
2. Antibiotika-Prophylaxe sollte 2 Stunden vor dem Eingriff beginnen und nicht länger als 12 bis maximal 48 Stunden nach der Operation durchgeführt werden.
3. Supplementäre orale Antibiotika sollten nicht gegeben werden.

4. Falls orale Antibiotika-Prophylaxe betrieben wird, sollte diese auf die 24 Stunden vor der Operation beschränkt bleiben [1].
5. Die verwendeten Antibiotika sollten hinsichtlich ihrer Wirksamkeit in randomisierten, prospektiven, kontrollierten und publizierten Studien in der Indikation Wundsepsis geprüft sein.
6. Antibiotika, die in Fällen von schmutzigen und infizierten Wunden gegeben werden, sollten nicht als prophylaktisch sondern eher als therapeutisch angesehen werden. Ihre Auswahl richtet sich nach mikrobiologischen und klinischen Parametern – ebenso die Zeitdauer ihrer Anwendung nach dem klinischen Erfolg.

Entsprechend diesen Grundsätzen sind die *meisten* operativen Eingriffe in der Dermatologie der Kategorie 1 zuzuordnen – eine perioperative Antibiotika-Prophylaxe *ist nur in Ausnahmefällen indiziert.* Sie sollte nur bei Patienten mit künstlichen Herzklappen generell durchgeführt werden. Bei jenen wenigen dermatologischen Eingriffen, die der Kategorie 3 kontaminiert oder 4 infiziert zuzuordnen sind, ist eher eine therapeutische – sich an Erreger- und Resistenzbestimmung orientierende, weniger prophylaktische Antibiotika-Therapie sinnvoll. In diese Indikation fallen thermische und infizierte traumatische Schädigungen der Haut, die Chirurgie von Decubital- und Strahlenulcera, Eingriffe zur Sanierung der Hidrosadenitis axillaris, Palliativeingriffe bei verjauchenden Karzinomen, speziell im Kopf-Halsbereich, Sanierung von Fisteln etc. Das Ulcus cruris jeder Genese stellt nur bei manifester Infektion mit gramnegativen Keimen oder hämolytischen Streptokokken vor Autotransplantation eine Indikation zur perioperativen Antibiotika-Prophylaxe dar [2, 10].

Die Auswahl des zur perioperativen Prophylaxe eingesetzten Antibiotikums richtet sich nach dem zu erwartenden Keimspektrum, der Gewebegängikeit, Kinetik und Toxizität sowie Bakterizidie des Antibiotikums

Für die wenigen dermatologischen Indikationen zur Antibiotika-Prophylaxe erscheint uns unter diesen Gesichtspunkten ein klassisches Cephalosporin, etwa Kefazolin, am sinnvollsten. Es kann mit einem Aminoglykosid zur Abdeckung von Enterokokken und Pseudomonas fallweise kombiniert werden. Alternative mit ähnlichem Spektrum wäre Ticarcillin plus Clavulansäure. Beim Cephalosporin- und Penicillin-Allergiker könnte auf Erythromycin ausgewichen werden – allerdings ist hier der gramnegative Bereich nicht erfaßt. In diesen Fällen wäre als weitere Alternative die Kombination von Clindamycin plus Aminoglykosid zu diskutieren [2, 3, 4, 10] (Tabelle 2).

Tabelle 2. In dermatologischer Indikation einsetzbare Antibiotika zur Prophylaxe

1. Kefazolin (2–3 × 2 g/d), evtl. + Gentamycin (3 × 80 mg/d)
2. Amoxicillin + Clavulansäure (= Augmentin 3 × 2,2 g/d)
3. Ticarcillin + Clavulansäure (= Timentin 3 × 5,2 g/d)
4. Clindamycin (3 × 600 mg/d) + Gentamycin (3 × 80 mg/d)
5. Erythromycin (4 × 500 mg/d)
6. Cefalexin (2 × 1 g p.o./d)

Zusammengefaßt stellen wir also fest

1. Eine Indikation zur perioperativen Antibiotika-Prophylaxe in der operativen Dermatologie bei Eingriffen der Kategorie 1 und 2 besteht nur bei Patienten mit künstlichen Herzklappen.
2. Bei den wenigen Indikationen der Gruppe 3 und 4 im dermatologischen Bereich ist eher eine therapeutische als prophylaktische Antibiotika-Therapie sinnvoll.
3. Die Auswahl der zur Prophylaxe eingesetzten Antibiotika beschränkt sich auf wenige Substanzen.
4. Polypragmatische prolongierte Antibiotika-Anwendung ist sinnlos und potentiell gefährlich.

Literatur

1. Burke JF (1961) The effective period of preventive antibiotic action in experimental incision and dermal lesions. Surgery 50:161–168
2. Diem E (1983) Die Sepsis als Komplikation beim schwer Brandverletzten. W. Maudrich – Wien, München, Bonn
3. Jones RC (1986) Newer antibiotics for the surgeon. Am J Surg 152:577–582
4. Kaiser AB (1986) Antimicrobial prophylaxis in surgery. New Engl J Med 315:1129–1138
5. Lycka B (1987) Antibiotic prophylaxis and dermatologic surgery. Arch Dermatol 123:424–425
6. Polk HC JR, Simpson ChJ, Simmons BP, Alexander JW (1983) Guidelines for prevention of surgical wound infection. Arch Surg 118:1213–1217
7. Raahove D et al (1986) The infective dose of aerobic and anaerobic bacteria in postoperative wound sepsis. Arch Surg 121:924–929
8. Rotstein OD, Pruett TL, Simmons RL (1985) Mechanisms of microbial synergy in polymicrobial surgical infections. Rev Infect Dis 7:151–170
9. Sabetta JB, Zitelli JA (1987) The incidence of bacteremia during skin surgery. Arch Dermatol 123:213–215
10. Sebben JE (1985) Prophylactic antibiotics in cutaneous surgery. J Dermatol Surg Oncol 11:901–906

Die Bedeutung von Calmodulin und Kalzium für die Wundheilung

R. NIEDNER, T. MIZUMOTO, D. MARMÉ, H. WOKALEK und W. VANSCHEIDT

Calmodulin (CaM) ist ein multifunktionales kalziumabhängiges Modulatorprotein, das in nahezu allen Eukaryozyten gefunden wird (Cheung 1980). Als zentraler Mediator des zellulären Kalzium-Signals steuert es z.B. den Ca^{2+}-Transport, die Neurotransmitterausschüttung, Steroidsynthese, Mitosen und Zellbewegungen. Es reguliert Enzymaktivitäten, wie z.B. die Adenylatzyklase, cAMP-Phosphodiesterase (PDE) und Ca^{2+}-Mg^{2+}-ATPase, Phosphorylase-Kinase, Phospholipase A_2 und NAD-Kinase (Marmé 1981).

Die Aktivierung des enzymatisch selbst inaktiven Calmodulins erfolgt durch Kalzium-Ionen, die mit CaM einen Komplex bilden. Dieser Ca-CaM-Komplex bindet sich an ein zu aktivierendes Enzym, z.B. an die per se nur schwach aktive PDE, wodurch deren Aktivität dann um fast eine Zehnerpotenz ansteigt.

Die Bedeutung des CaM für verschiedene Zellfunktionen wurde inzwischen an einer Vielzahl von Zellen untersucht (Übersicht bei Cheung 1980), so auch an isolierten Fibroblasten, die CaM u.a. für die Zellteilung benötigen.

Für die zellulären Regulationsvorgänge ist aber nicht nur CaM, sondern auch Kalzium verantwortlich, denn aus Untersuchungen von Dulbecco und Elkington (1975) ist bekannt, daß Kalzium die Proliferation von Fibroblasten steuert. Diese Daten wurden allerdings in vitro gewonnen, Ergebnisse in vivo fehlen bisher.

Ziel der Untersuchungen war es, in einem offenen Wundheilungsmodell am Meerschweinchen zu zeigen, ob und in welchem Ausmaß CaM und Ca^{2+} für die Wundgranulation eine Rolle spielen.

Material und Methode

Die Rückenhaut von Meerschweinchen wurde inzidiert, die Muskelfaszie freipräpariert und ein Teflonring, der die Wundkontraktion und die Epithelisation unterbindet, in die Haut eingenäht. Auf diese Weise war eine isolierte Quantifizierung der Wundgranulation möglich.

Die Wunden wurden mit Polyacrylamidagargel (PAAG) bedeckt, in das zuvor Kalzium, Kalzium-Ionophor A_{23187} und der Chelator EGTA (Ethylenglykol-Tetraessigsäure) inkorporiert worden war, oder mit CI 952 (Fa. Gödecke) behandelt, einem Gel, das Kalium und Kalzium enthält. PAAG ohne Zusatz diente als Kontrolle. Es erfolgte täglich ein Verbandwechsel mit Erneuerung des jeweiligen Externums.

E. Haneke (Hrsg.)
Gegenwärtiger Stand der operativen Dermatologie

Das innerhalb des Ringes gebildete Granulationsgewebe wurde 3, 5, 7 und 10 Tage nach Wundsetzung entnommen und gewogen. Das Gewebe wurde dann homogenisiert und zentrifugiert. Im Überstand wurde ein CaM-Assay durchgeführt, der sich an die Methode von Butcher und Sutherland (1962), Cheung (1971) und Watterson et al. (1976) anlehnte.

Ergebnis

Bei der nur mit PAAG behandelten Wunde nahm die Menge an Granulationsgewebe von 61 ± 9 mg (n = 5) am 3. Tag bis auf 439 ± 65 mg (n = 6) am 10. Tag kontinuierlich zu (Abb. 1). Spiegelbildlich dazu verringerte sich der CaM-Gehalt im Granulationsgewebe innerhalb des Ringes von anfangs (3. Tag) 1,46 ± 0,08 µg/mg Protein auf 0,58 ± 0,06 /mg am 10. Tag.

Führte man der Wunde unterschiedliche Konzentrationen an Kalzium zu, so hatte dies keinen Einfluß auf die Menge des innerhalb von 5 Tagen gebildeten Granulationsgewebes (Abb. 2). Fügte man jedoch noch den Kalzium-Ionophor A_{23187} hinzu, so ergaben sich andere Verhältnisse (Abb. 3). A_{23187} ermöglicht eine passive Kalziumbewegung durch die Zellmembranen hindurch infolge der Bildung von Kalzium-Kanälen. Dies geschieht unabhängig von den Kalzium-Transportmechanismen. Je mehr Kalzium-Ionen längs eines Konzentrationsgradienten in die Zelle gelangen konnten, und dies hängt ausschließlich von der angebotenen Ionophor-Konzentration ab, um so mehr Granulationsgewebe entwickelte sich (rechter Teil in Abb. 3). Erst wenn zu viel Kalzium in das Zytoplasma gelangte (bei 100×10^{-7} M Ionophor A_{23187}), kam es zur Inhibition der Wundheilung, und die Menge an Granulationsgewebe nahm wieder ab.

Wenn anstelle von Kalzium EGTA zusammen mit A_{23187} auf die Wunden gebracht wurde, nahm die Menge an Granulationsgewebe ionophorkonzentrationsabhängig ab (linker Teil in Abb. 3), da Ca^{2+} an EGTA gebunden wird, infolgedessen sich der Kalzium-Konzentrationsgradient umkehrt und die Zellen an Ca-Ionen verarmen.

Eine weitere Möglichkeit, die Granulation anzuregen, konnte erzielt werden durch die Applikation von CI 952 auf die Wunde (Abb. 4). Das Kalium in CI 952 bewirkte

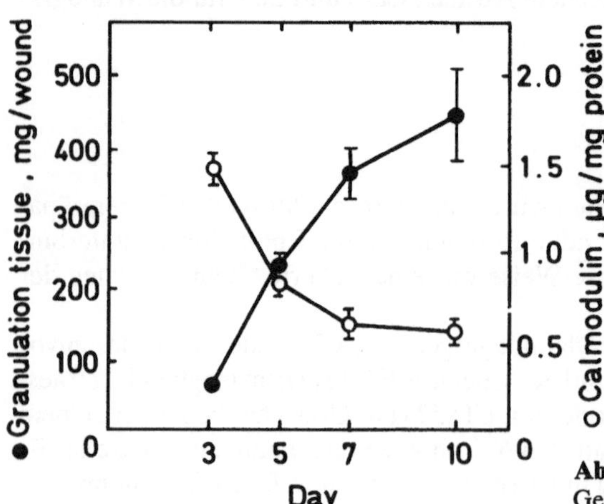

Abb. 1. Wundgranulation und Calmodulin-Gehalt im Verlaufe der Wundheilung

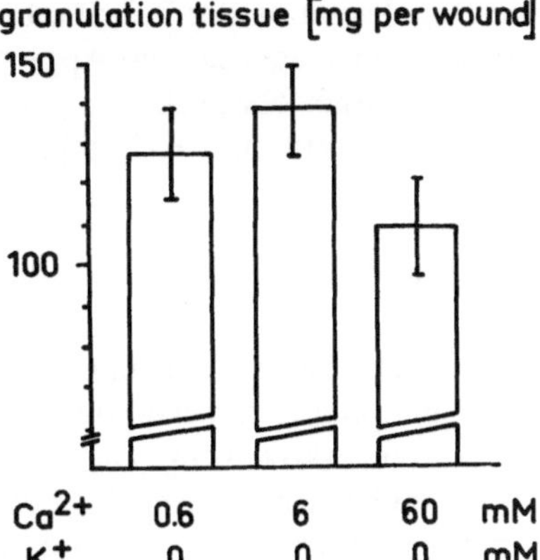

Abb. 2. Wundgranulation (mg/Wunde) nach topischer Anwendung von Kalzium

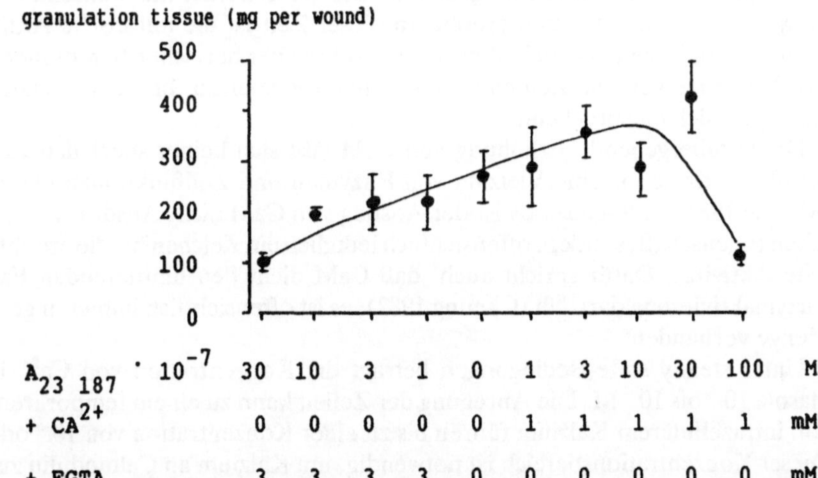

Abb. 3. Abhängigkeit der Menge der Wundgranulation von der intrazellulären Kalzium-Konzentration, gesteuert durch den Kalzium-Ionophor A_{23187}, der in der Zellmembran zusätzlich Kalzium-Kanäle schafft

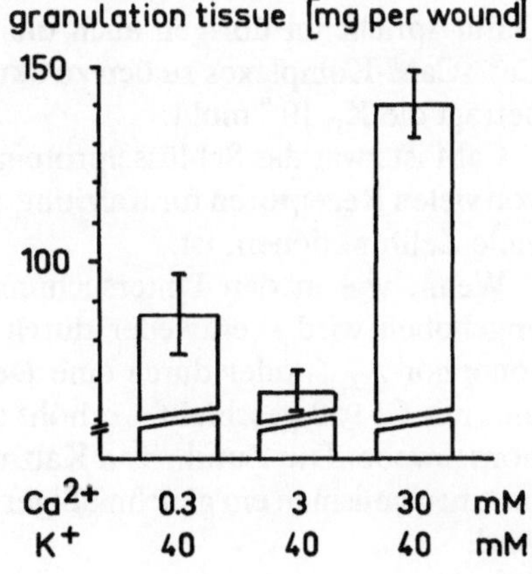

Abb. 4. Wundgranulation (mg/Wunde) nach topischer Anwendung von CI 952

eine Depolarisation der Zellmembran, was letztlich zu einem Kalzium-Influx führte und damit, im Gegensatz zur Applikation von Kalzium allein (Abb. 1), die Menge des Granulationsgewebes erhöhte. Als optimale Konzentration ergab sich für Kalzium 30 mM, bei konstanter Kaliumkonzentration von 40 mM.

Diskussion

Calmodulin, das von Cheung (1970) und Kakiuchi und Yamazuki (1970) als ein cAMP-Phophodiesterase-aktivierender Faktor isoliert wurde, benötigt Kalzium für seine eigene Aktivierung. Das aktivierte Ca-CaM aktiviert seinerseits die eingangs erwähnten Enzyme und spielt somit eine entscheidende Rolle bei der Zellteilung, da es mit den Mikrotubuli des Mitoseapparates in der Prometaphase, Metaphase und Anaphase assoziiert ist.

Der gesteigerten Mitoserate gemäß ist der CaM-Gehalt nur während der frühen Phase der Wundgranulation erhöht. In dieser Zeit ist die mitotische Aktivität der Fibroblasten besonders hoch. Am 5. Tag sowie später herrschen bereits mehr reparative Vorgänge vor, die Zellteilungsrate nimmt wieder ab, und der Gehalt an CaM verringert sich entsprechend.

Die vorübergehende Erhöhung von CaM läßt sich keiner speziellen Zelleistung zuordnen, da es für eine Vielzahl von Enzymen und Zellfunktionen benötigt wird (Marmé 1981). Infolgedessen ist der Anstieg von CaM nicht Ausdruck einer spezifischen Eigenschaft, sondern offensichtlich lediglich ein Zeichen für die erhöhte mitotische Aktivität. Dafür spricht auch, daß CaM nicht den limitierenden Faktor der Enzymaktivierung darstellt (Cheung 1982), es ist offensichtlich immer in genügender Menge vorhanden.

Unter steady state-Bedingungen beträgt die Konzentration von Ca^{2+} im Zytoplasma 10^{-8} bis 10^{-7} M. Die Anregung der Zellen kann zu einem temporären Anstieg von intrazellulärem Kalzium führen bis zu einer Konzentration von 10^{-6} oder mehr. Dieser Konzentrationsbereich ist notwendig, um Kalzium an Calmodulin zu binden, denn die Dissoziationskonstante K_D liegt je nach binding site zwischen 4×10^{-6} bis 18×10^{-6} mol/l. Da diese Bindung, und damit die Aktivierung von CaM erst bei derartig hohen Ca^{2+}-Konzentrationen erfolgt, ist das intrazelluläre Ca^{2+} selbst der limitierende Faktor für die o. g. Zellfunktionen, nicht jedoch die CaM-Konzentration. Dafür spricht im übrigen auch die außerordentlich hohe Affinität des aktivierten Ca^{2+}-CaM-Komplexes zu den zu aktivierenden Enzymen – im Falle der cAMP-PDE beträgt die K_D 10^{-9} mol/l.

CaM ist zwar das Schlüsselprotein der Zellfunktionen, trotzdem ist es „nur" einer von vielen Rezeptoren für Kalzium, welches der eigentliche Messenger, das Signal für viele Zellfunktionen, ist.

Wenn, wie in den Untersuchungen gezeigt, der intrazelluläre Kalzium-Gehalt angehoben wird – entweder durch Schaffung von Kalziumkanälen mit Hilfe von Ionophor A_{23187} oder durch eine Depoarisation der Zellmembran mit Kalium, wie dies mit CI 952 geschieht – erhöht sich konsequenterweise die Menge an Granulationsgewebe. Die Zufuhr von Kalzium allein genügt nicht, da infolge aktiver Transportmechanismen ein gleichmäßiger Kalziumspiegel im Zellinneren aufrechterhalten wird.

Als Schlußfolgerung ergibt sich, daß nicht CaM, sondern die Kalzium-Ionen der limitierende Faktor der Wundgranulation sind. Diese ist kalziumabhängig, denn je mehr Kalzium in das Zellinnere gelangen kann, desto ausgeprägter ist die Wundgranulation. Vermindert wird sie einerseits durch Kalziumverarmung (Bindung an extrazelluläres EGTA) oder durch eine Kalzium„vergiftung" der Zellen (zu hohe Kalzium-Ionophor-Konzentration). Kalzium allein ist nicht in der Lage, die Menge des Granulationsgewebes zu erhöhen, da die kalziumregulierenden Prozesse für eine Homöostase des Kalziums sorgen. Eine Anregung der Wundgranulation kann experimentell durch den Einsatz von Kalzium-Ionophor A_{23187} erzielt werden, klinisch durch die Anwendung von CI 952, einer Kombination von Kalzium-Ionen mit depolarisierendem Kalium.

Literatur

Butcher RW, Sutherland EW (1962) Adenosine-3', 5'-nucleotide phosphodiesterase and use of this enzyme to characterize adenosine-3', 5' phosphate in human urine. J Biol Chem 237:1244–1250

Cheung WY (1970) Cyclic 3', 5'-nucleotide phosphodiestease, demonstration of an activator. Biochem Biophys Res Comm 38:533–538

Cheung WY (1971) Cyclic 3', 5'-nucleotide phosphodiesterase, evidence for and properties of a protein activator. J Biol Chem 246:2859–2869

Cheung WY (1980) Calmodulin plays a pivotal role in cellular regulation. Science 207:19–27

Cheung WY (1982) Calmodulin – Schlüsselfigur im Zellgeschehen. Spektrum der Wissenschaft 8:36–45

Dulbecco R, Elkington J (1975) Induction of growth in resting fibroblastic cell cultures by Ca^{2+}. Proc Natl Acad Sci USA 72:1584–1588

Kakiuchi S, Yamazaki R (1970) Calcium dependent phophodiesterase activity and its activating factor (PAF) from brain. Studies on cyclic 3', 5'-nucleotide phophodiesterase (III). Biochem Biophys Res Comm 41:1104–1110

Marmé D (1981) Kalzium, Calmodulin und ihre zelluläre Funktion. Biologie in unserer Zeit 11:71–77

Watterson DM, Harrelson Jr WG, Keller PM, Shariff F, Vanaman TC (1976) Structural similarities between the Ca^{2+}-dependent regulatory proteins of 3', 5'-nucleotide phosphodiesterase and actomyosin ATPase. J Biol Chem 251:4501–4513

Erfahrungen mit neueren Naht- und Verbandsmaterialien

W. Groth

Wundnaht und Verband sind wesentliche Bestandteile jedes operativen Eingriffs. Sie beeinflussen den Wundheilungsverlauf und sind Grundlage des späteren kosmetischen Ergebnisses. Das optische und funktionelle Ergebnis der zurückbleibenden Narbe ist für den Patienten Ausdruck der Fähigkeit und Kunstfertigkeit des Operateurs. Während in den Anfängen der Chirurgie nur Naturprodukte als Fadenmaterialien zur Verfügung standen, werden in den letzten Jahren ausschließlich Kunststoffe für die Hautnaht eingesetzt. Beim Wundverband stehen Textilien im Vordergrund. Meist handelt es sich um mehrlagige Kompressen oder Papier-/Wattekombinationen; neuerdings setzen sich auch Kunststoffe in Plattenform oder flüssig, die unter Zusatz eines Katalysators aushärten, durch – sie werden heute meist zum passageren Hautersatz bei aufgeschobenem Wundverschluß verwendet. Klarsichtfolien stellen als Wundverband den Endpunkt dieser Entwicklungskette dar. Sie gewährleisten eine fortlaufende Sichtkontrolle des Wundheilungsprozesses und erlauben Duschen oder Baden.

In unserer Klinik werden nur noch monofile Kunststoffäden für die Hautnaht eingesetzt. Als resorbierbares Fadenmaterial findet überwiegend PDS der Stärken metric 4/0–6/0 Verwendung. Es wird gelegentlich zur Faszienaht und hauptsächlich zur versenkten Kutannaht, die als Einzelknopfnaht oder als fortlaufende Naht ausgeführt wird, eingesetzt. Die Hautnaht wird mit Ethilon II oder häufiger mit Prolene der Fadenstärken metric 4/0–6/0 durchgeführt. In Abhängigkeit der Hautspannung wird diese Naht entweder in Einzelknopftechnik oder fortlaufend ausgeführt. Gefäße werden ausschließlich mit Vicryl geflochten der Fadenstärken metric 4/0–5/0 unterbunden.

Der flüssige Schaumstoff Silastic hat sich uns in den letzten 2–3 Jahren bestens bewährt, um Hauttransplantate zu fixieren oder um Weichteildefekte vorübergehend zu decken. Er läßt sich in jede beliebige Form modellieren und eignet sich vor allem zur Abdeckung von Vollhauttransplantaten in ungünstiger Lokalisation. Wegen möglicher kanzerogener/teratogener und hepatotoxischer Reaktionsprodukte während der Polymerisation hat der Hersteller (Dow Corning, Brüssel) sein Präparat Silastic kürzlich vorsorglich aus dem Handel gezogen.

Als Verbandsmaterial setzten wir überwiegend textile Verbandsstoffe ein, die zusätzlich mit Klebestreifen oder Klebefolien fixiert werden müssen; in den letzten Wochen sind wir dazu übergegangen, Klarsichtfolien als Wundabdeckung zu testen.

E. Haneke (Hrsg.)
Gegenwärtiger Stand der operativen Dermatologie

Fadenmaterialien: Indikationen und Technik bei Einsatz verschiedener Wundnähte unter Berücksichtigung der physikalischen und biologischen Eigenschaften

Monofile Kunststoffäden weisen eine deutlich geringere Gewebetraumatisierung und -reizung auf. Im Gegensatz zu den polyfilen Fadenmaterialien fehlt ihnen die Docht- und Sägewirkung, so daß die entzündliche Reaktion im Bereich der Wundnaht weitestgehend fehlt und das Eindringen von Eitererregern entlang der Stichkanäle gemindert wird. Breite Stichkanäle und Einschneiden in die Haut als Ursache des „Strickleiterphänomens" können gemieden werden, insbesondere wenn fortlaufende Intrakutannähte zum Wundverschluß durchgeführt werden (Abb. 1 und 2). Die hohe Reißfestigkeit monofiler Kunststoffäden, u. a. bedingt durch die gleichmäßige Dicke, begünstigt die Verwendung möglichst geringer Fadenstärken; je geringer die Fadenstärke, umso geringer ausgeprägt sind Fremdkörperreiz und Traumatisierung des Gewebes. Gerade die letztgenannten Wechselwirkungen des Fadenmaterial mit den Geweben zeigen ihre Auswirkungen umso mehr, je länger der Faden belassen werden muß. In der operativen Dermatologie entstehen meist Weichteildefekte durch Substanzverlust, die zu einer hohen Wundspannung führen. Bestimmte Körperregionen, z. B. Rückenhaut, Beinhaut, weisen zudem eine verzögerte Wundheilung auf, so daß die Hautfäden lange belassen werden müssen, bis eine belastungsfähige Narbe ausgebildet ist. Die Wundrandspannung kann gelegentlich durch Fasziennaht, meist jedoch durch eine versenkte Kutannaht aufgefangen werden. Diese versenkte Kutannaht stellt eigentlich eine Intradermalnaht dar. Die Naht des Fettgewebes, die soge-

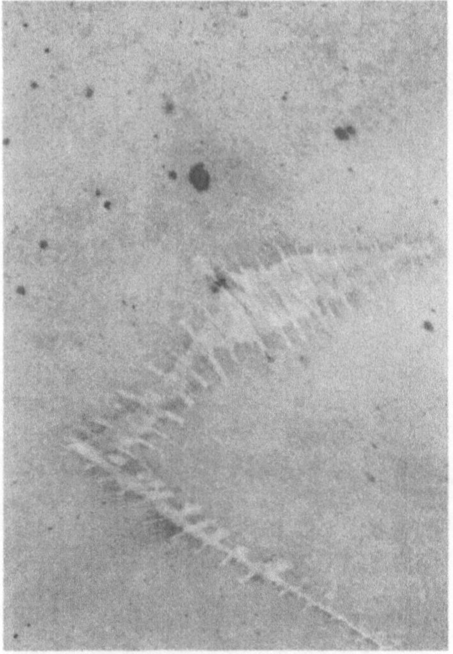

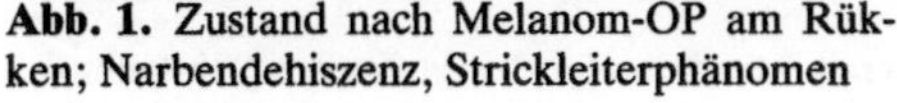

Abb. 1. Zustand nach Melanom-OP am Rükken; Narbendehiszenz, Strickleiterphänomen

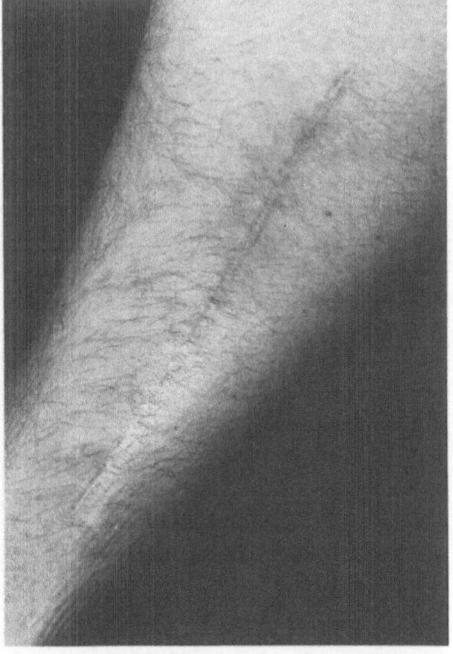

Abb. 2. Zustand nach Melanom-OP der Wade; Bild einer kosmetisch einwandfreien Narbe

nannte Subkutannaht, trägt wenig zur Entlastung der Wundspannung bei, da nur die bindegewebigen Septen des Fettgewebes dem Faden Widerstand entgegensetzen und meist große Fettgewebsanteile umstochen werden müssen, um der Subkutannaht Halt zu geben. Durch Abklemmen von Gefäßen kann es jedoch zu Ernährungsstörungen der darüberliegenden Kutis oder Fettgewebsnekrosen kommen. Daher verzichten wir auf eine Subkutannaht. Wird durch eine versenkte koriale Naht die Spannung der oberflächlichen Wundränder der Haut aufgefangen, so genügt zur Wundrandadaption eine fortlaufende Intrakutannaht, die optimale kosmetische Resultate liefert. Aufgrund der glatten Oberflächenstruktur eignet sich nur der monofile Kunststoffaden für die fortlaufende intrakutane Naht. Wegen der fehlenden Quellfähigkeit findet ausschließlich Prolene für diese Nahttechnik Verwendung, während z. B. Ethilon II im Gewebe aufquillt und bei langstreckigem Verlauf kaum noch gezogen werden kann bzw. reißt. Stichkanäle sind bei der fortlaufenden Intrakutannaht nur am Ein- und Ausstich des Fadens durch die Haut vorhanden, das Strickleiterphänomen durch einschneidende Fäden – wie bei der Einzelknopfnaht – fehlt.

In letzter Zeit sind wir dazu übergegangen, die Wundrandadaption der Haut in bestimmten Arealen nur noch durch eine versenkte Kutannaht (Intradermalnaht) mit PDS in Einzelknopftechnik oder fortlaufend auszuführen. Eine zusätzliche, sichtbare Kutannaht entfällt (Abb. 3). Die fortlaufende Nahttechnik bietet den Vorteil, daß nur am Anfang und Ende der Naht geknotet werden muß, was Zeit und Fadenmaterial einspart. Außerdem können aufgrund der hohen Reißkraft von PDS große Wundrandspannungen ohne Situationsnähte, die früher mit dicken Fäden erforderlich waren, aufgefangen werden. Die kosmetischen Ergebnisse sind günstig. Im

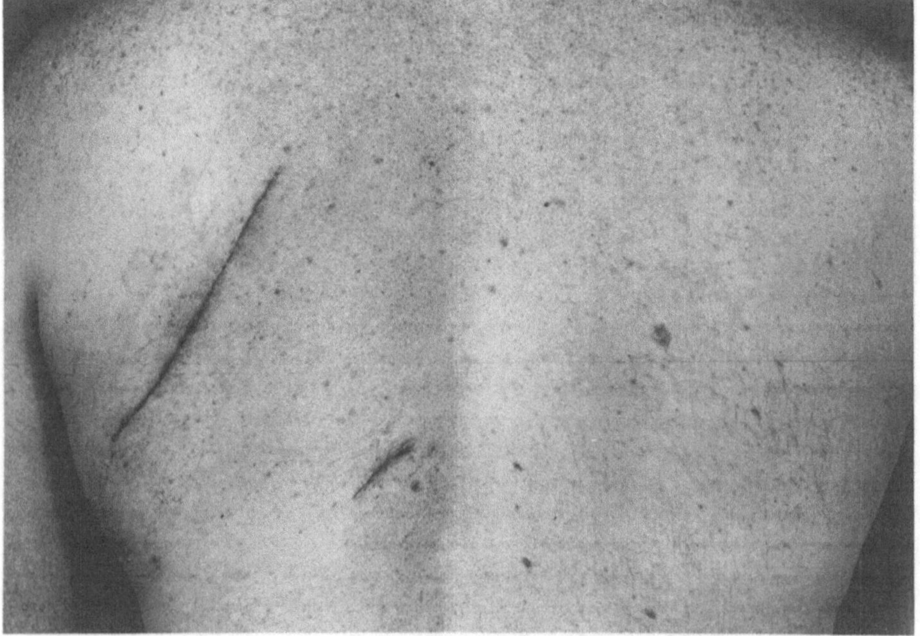

Abb. 3. 2. p. op. Tag nach Melanom- und Naevus-Op mit intradermaler, fortlaufender Nahttechnik

Bereich von intertriginösen Arealen (Axillen, Leisten) hat sich diese Nahttechnik besonders bewährt, da die entzündlichen Veränderungen um die kutanen Durchstichstellen der Einzelknopfnaht infolge Schwitzen nicht mehr beobachtet wurden. Das Ziehen des Fadens entfällt, so daß gerade dem älteren Patienten der erneute Gang zur Klinik oder der mehrmalige Arztbesuch bei mehrzeitigem Ziehen von Einzelknopfnähten erspart wird. Das Prinzip dieser fortlaufenden Intradermalnaht besteht in der fortlaufenden durchschlungenen Hautnaht, die gelegentlich zum Wundverschluß als kutane Durchstichnaht angewendet wird; der Unterschied besteht in der Versenkung der Naht unter die Epidermis und in einer 180° Grad-Drehung der einfachen Durchschlingungsknoten.

Der Nachteil der monofilen Fäden (Prolene, PDS) besteht in der geringen Flexibilität, die eine erschwerte Handhabung bedingt und sorgfältige Knotentechnik erfordert. Polyfile Fadenmaterialien (Ethibond, Vicryl) weisen diese Nachteile nicht auf, doch auch hier gilt der Grundsatz: „Übung macht den Meister".

Wegen der gelegentlich zu beobachtenden granulomatösen Entzündungsreaktion auf tierisches Fadenmaterial haben wir die Verwendung von Catgutfäden aufgegeben. Durch Einsatz von Vicrylfäden können dünnere Fäden mit geringerer Fremdkörperreaktion des Gewebes und höherer Reißfestigkeit verwendet werden. Bei zu lang abgeschnittenen PDS-/Vicrylfäden haben wir gelegentlich trotz versenkter Knoten ein Durchspießen der Haut durch die zu langen Fadenenden beobachtet. Knotennahes Abschneiden kann dieses Problem leicht beheben. Die Verwendung von Vicryl zur Gefäßligatur hat sich vor allem in der Varizenchirurgie bewährt, da aufgrund des dünnen Fadenmaterials (meist Stärke metric 5/0) kleine Knoten entstehen. Die früher beobachteten Druckschmerzen der Knoten mit Catgutfäden zur Varizenunterbindung über dem Periost der Tibia oder durch Reizung des N. saphenus in der Nähe des Innenknöchels haben wir seitdem nicht mehr beobachtet.

Der deutlich verzögerte Abfall der Reißkraft und die verlangsamte Resorption bei ausgezeichneter Gewebeverträglichkeit (Abb. 4 und 5) begründen unsere Bevorzugung von PDS gegenüber Vicryl oder gar Catgut bei Durchführung der versenkten Intradermalnaht zur Wundrandadaption, da gerade dieser Faden seine Haltefunktion bis zum Zeitpunkt eines genügend belastungsstabilen Narbengewebes erfüllt, so daß

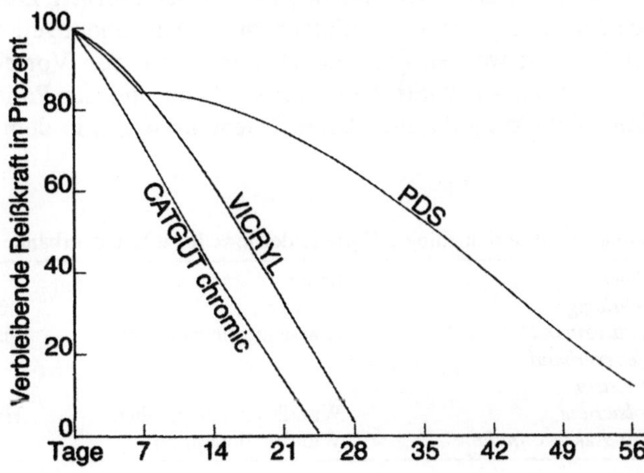

Abb. 4. Reißkraft in Abhängigkeit des Fadenmaterials

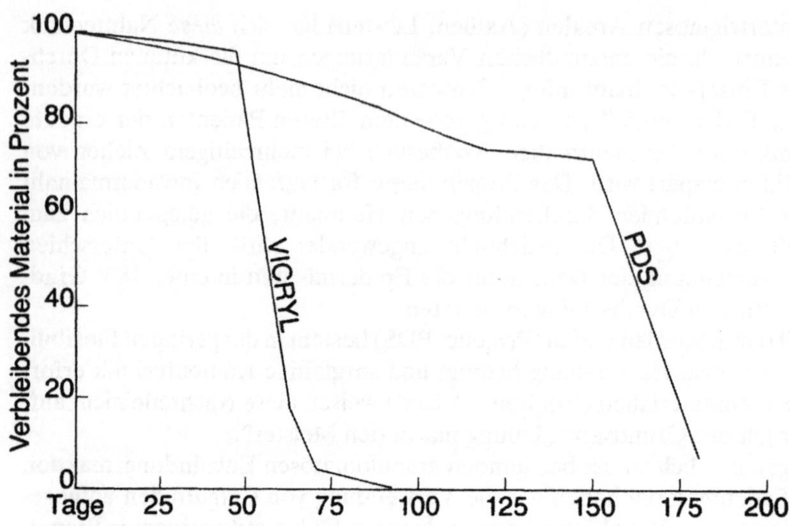

Abb. 5. Resorptionsverhalten verschiedener Fadenmaterialien

breite Narben infolge späterer Narbendehnung (Abb. 1) gemindert oder vermieden werden können.

Verbandsmaterialien: Einsatz der verschiedenen Materialarten in Abhängigkeit der jeweils zu versorgenden Wunde

Den Abschluß des operativen Eingriffs an der Haut bildet der Wundverband. In der Regel kommen Textilgewebe zur Anwendung. Sie weisen eine ausreichende Saugwirkung auf das Wundsekret und Polsterung auf. Der Nachteil besteht darin, daß ein mehrlagiger Verband erforderlich ist, der aus der Wundabdeckung und den verschiedenen Arten der Verbandbefestigung besteht. Gelegentlich sind zur besseren Wundrandadaption zusätzlich Steristripstreifen erforderlich. Durch Verwendung von Klarsichtfolien aus Kunststoff können diese Aufwendungen sämtlich durch einen Verband ersetzt werden (Tabelle 1), der zudem den Vorteil besitzt, daß die Wunde jederzeit optisch kontrolliert werden kann und der Patient mit der wasserdichten Wundabdeckung duschen kann. Nachteile liegen in dem höheren Preis und in der

Tabelle 1. Materialbedingte Vorteile der jeweiligen Wundverbände

früher	heute	
mehrlagig	einlagig	flüssig
Textilverband	Klarsichtfolienverband	Siliconschaumstoff
Klebeverband		
Steristrip		
Polsterung	Wundkontrolle möglich	Hauthaftung
Wundsekretaufnahme	Wundrandadaption	Formgebung

fehlenden Sekretaufnahme, so daß ein Kammereffekt entsteht. Bisweilen treten an Stellen mit zu großer Zugspannung Hautblasen auf, wie wir es auch vereinzelt bei der Wundrandadaption durch Steristrips beobachtet haben.

Bei Wundnähten an ungünstigen Körperstellen mit schwieriger Verbandsbefestigung haben wir alternativ den flüssigen Silikonschaumstoff Silastic eingesetzt, der einige Nachteile des Klarsichtfolienverbandes (fehlende Polsterung und Sekretaufnahme) nicht besitzt. Nachteil gegenüber den Textilverbänden ist jedoch der hohe Preis und die lange Zubereitungsphase (Mischen des Kunststoffmonomers mit dem Katalysator). Deutlich beschleunigt hat dieser beliebig formbare Schaumstoff die Fixierung von Vollhauttransplantaten am Wundgrund. Früher wurde ein Flavin-Paraffin getränkter Watteverband aufgeknüpft. Durch Wegfall der Haltefäden wurde Fadenmaterial gespart (Abb. 6 und 7), so daß der höhere Preis ausgeglichen werden konnte. Ein weiterer Vorteil bestand in der guten Sekretaufnahme des porösen Kunststoffmaterials, insbesondere fehlte die steinerne Verhärtung des Flavin-/Paraffinverbandes bei Einblutung, die gelegentlich zu Druckschmerz, im schlimmsten Fall zu Drucknekrosen des Wund- oder Transplantatrandes führte. Da der Silikonschaumstoff eine ausgezeichnete Haftfähigkeit an der Haut aufweist, konnte auf eine zusätzliche Fixierung bei Transplantaten im Kopf-/Schläfenbereich durch einen Kopfverband verzichtet werden. Leider steht dieser Kunststoff nicht mehr zur Verfügung. Ideal war sein Einsatz als passagerer Hautersatz und zur Verbesserung der Kompressionswirkung auf ein Ulcus cruris venosum. In den letzten Jahren wurden jedoch

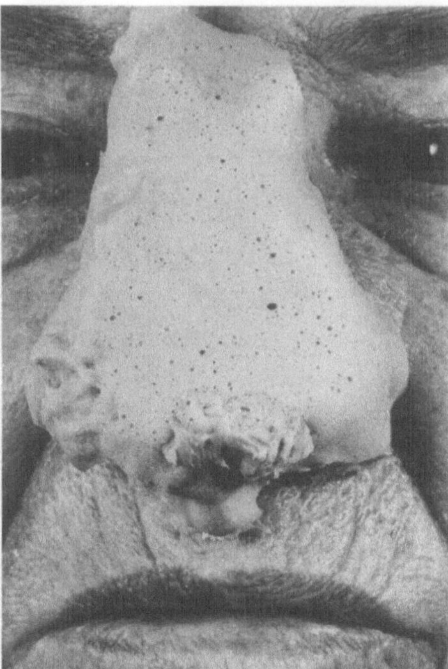

Abb. 6. Silicon-Schaumstoffverband der Nase

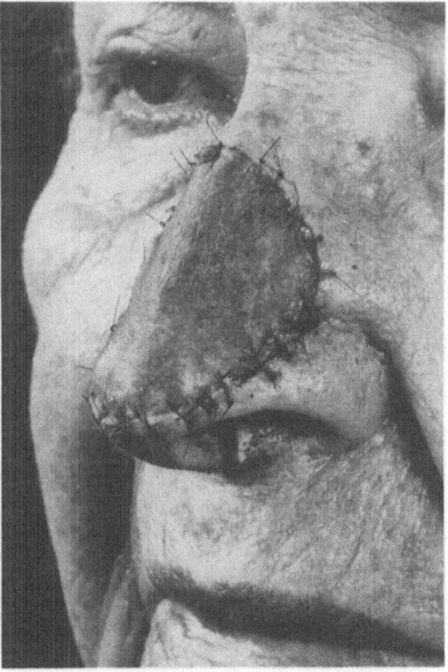

Abb. 7. 5.p.op.-Tag eines komplikationslos eingeheilten Vollhauttransplantates der Nase, nach Abnahme des fixierenden Silastic-Schaumstoffverbandes

Kunststoffplatten, meist auf Polyurethanbasis, entwickelt, die sich als passagerer Hautersatz durchgesetzt haben, bis Weichteildefekte bei aufgeschobener Defektdekkung durch Vollhauttransplantate versorgt waren oder bis die sekundäre Wundheilung durch Granulation und Epithelisation abgeschlossen war.

Diese kurze Übersicht hat gezeigt, wie durch Entwicklung neuer Faden- und Verbandsmaterialien der Abschluß der chirurgischen Therapie durch Wundnaht und Wundverband erleichtert und verbessert werden kann. Leider fordern Neuentwicklungen ihren Preis. Die von uns entwickelte fortlaufende intradermale Nahttechnik mit versenkten Knoten und der Einsatz von Klarsichtfolien zur Sicherung der Wundrandadaption ergänzen sich in idealer Weise, die festgestellten Nachteile sollten jedoch nicht verschwiegen werden.

Postoperativer Druckverband mit Silikonschaum

S. SCHULLER-PETROVIC, K. BÖHLER-SOMMEREGGER, G. KUTSCHERA-HIENERT und K. SEIDL

Druck spielt eine wesentliche Rolle bei der raschen Einheilung von Hauttransplantaten und offen granulierenden Wunden. Einerseits fixiert der Druckverband das Transplantat mit dem Untergrund und verhindert die Bildung von Hämatomen, Seromen oder das Verrutschen des Transplantates, andererseits hat der Druck auch eine Fibroblasten-stimulierende und somit eine wundheilungsfördernde Wirkung. Es gibt viele Möglichkeiten, postoperativ einen Druckverband anzulegen. Eine besonders gute Möglichkeit stellt der Druckverband mit Silikonschaum dar.

Der Silikonschaum (Silasticschaum) besteht aus 2 Komponenten, die kurz vor dem Auftragen auf die Wundfläche zusammengemischt werden. Die erste Komponente besteht aus einem flüssigen Silikongrundstoff, der 5 verschiedene Siliziumverbindungen beinhaltet, wobei Polydimethylsiloxan den Hauptbestandteil darstellt. Der Emulgator oder Katalysator besteht aus Zinn-2-Äthylhexanoat. Werden die beiden Komponenten zusammengemischt so kommt es zu einer Vernetzung des Basispolymers, unter mäßiger Wärmeentwicklung, zum Silikonelastomer. Der Silikonschaum selbst ist sehr beständig, hat eine poröse Struktur, ist sehr weich, elastisch und geschmeidig, haftet nicht auf der Wundfläche, ist luftdurchlässig und hat eine gewisse Aufnahmefähigkeit für Flüssigkeiten. Da der Silasticschaum in flüssiger Form auf die Wundfläche aufgetragen wird, kommt es zu einer optimalen Anpassung des Schaums an die Wundform und Wundfläche. Dadurch wird ein optimaler Druck in allen Bereichen der Wundfläche ausgeübt, womit verhindert wird, daß Hohlräume oder Taschen entstehen in denen sich Hämatome oder Serome ansammeln könnten.

Nach Exzisionen mit anschließender Spalthaut- oder Vollhautdeckung eignet sich der Silikonschaum sehr gut als postoperativer Druckverband, entweder in Zusammenhang mit einem Fibrinkleber, wobei anschließend der Silikonschaum nur mit Klebebändern festgeklebt wird, oder bei eingenähten Transplantaten kann der Silikonschaum anschließend eingeknüpft werden. In beiden Fällen ist das Resultat gleichermaßen gut, es kommt zu einem rascheren und problemloseren Einheilen der Transplantate. Der Silikonschaum ist steril und kann 5 Tage lang auf der Wundfläche belassen werden, erst danach empfiehlt sich ein vorsichtiges Anheben des Schaumpolsters. Besonders gut geeignet ist ein Silikondruckverband an Stellen, die sonst schwierig verbunden werden können, wie z. B. im Gesicht, am Ohr oder an den Extremitäten, wo eine gewisse Ruhigstellung des Operationsgebietes notwendig ist. So ist es auch möglich die Patienten früher als sonst üblich zu mobilisieren.

Bei offenen granulierenden Operationswunden hat sich besonders die wundheilungsfördernde Wirkung des Silikonschaums gezeigt. Hier kommt es schon nach

E. Haneke (Hrsg.)
Gegenwärtiger Stand der operativen Dermatologie

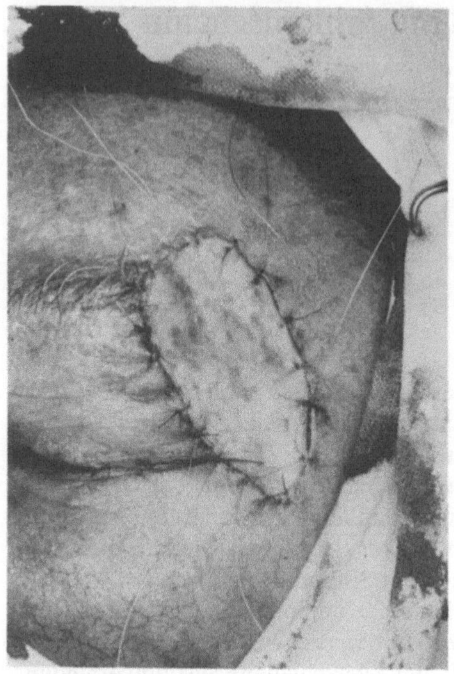

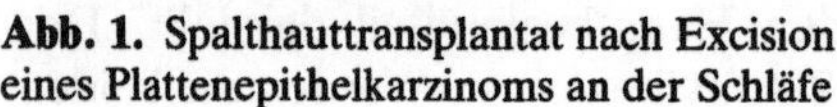

Abb. 1. Spalthauttransplantat nach Excision eines Plattenepithelkarzinoms an der Schläfe

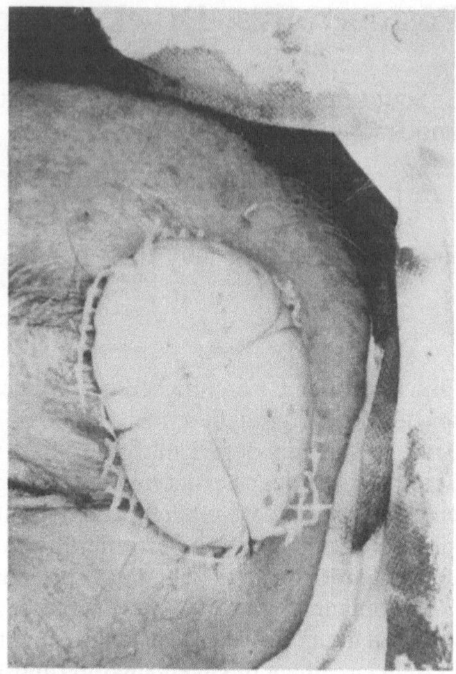

Abb. 2. Eingeknüpfter steriler Siliconschaum-Druckverband wird 5 Tage belassen

einigen Tagen zu einer sehr deutlichen Granulation der Wundfläche und am Rand zu beginnender Epithelialisierung. Der Silikonschaum verklebt nicht mit der Wundfläche, und der Verbandwechsel erfolgt daher schmerzlos. Nach mehrjähriger Erfahrung mit dem Silikonschaum kann festgestellt werden, daß ein postoperativer Druckverband mit Silikonschaum allen anderen Verbandstechniken weitaus überlegen ist (Abb. 1, 2).

Seit Juli 1987 ist der Siliconschaum in Österreich aus dem Handel gezogen worden mit dem Hinweis, daß tierexperimentelle Studien in den USA ergeben haben, daß nach Zusammenmischen beider Komponenten und Silikonschaumbildung gewisse Stoffe frei werden, von denen nicht ausgeschlossen werden kann, daß sie kanzerogen wirken.

Neue Aspekte der Kryochirurgie in der Dermatologie

K. Ernst und M. Hundeiker

Zusammenfassung

Kryochirurgische Methoden werden heute in der Dermatologie in verschiedenen Modifikationen eingesetzt. Bei epidermalen Präkanzerosen wird nur blasige Abhebung angestrebt, bei Papillomen eine auf die obersten Teile des Papillarkörpers beschränkte Nekrose, die noch praktisch narbenlos heilt, bei tieferen Tumoren entsprechend tiefreichende Nekrose. Bei Keloiden, Granulomen und Pseudolymphomen hingegen werden Umbauvorgänge weitgehend ohne Nekrose angestrebt. Ausmaß der Nekrose und davon betroffene Gewebskomponenten hängen vor allem von der Wiederholung der Vereisungszyklen und der für die Eiskristallbildung und Zellzerstörung wesentlichen Auftaugeschwindigkeit ab. In der Therapie benigner Veränderungen ist oft mehrfache weniger intensive Behandlung im Hinblick auf die Spätergebnisse günstiger als das Erzwingen rascher Regression mit höherem Nekrose- und Narbenrisiko.

Die Kryochirurgie ist seit altersher in der Dermatologie etabliert, zumindest in Form der CO_2-Schnee-Anwendung beim Lupus erythematodes und Watteträger-Applikation von flüssigem Stickstoff bei Warzen. Mit der technischen Entwicklung der letzten Jahre hat sich ihr Spektrum enorm verbreitet [35–39].

1. Blasige Abhebung ermöglicht das Beseitigen epidermaler Präkanzerosen mit dem Vorteil praktisch völliger Narbenlosigkeit [17, 24].
2. An der Grenze zwischen bloßer Epithelabhebung und tumornekrotisierender Behandlung liegt ein etwas intensiveres Vorgehen mit Zerstörung einer ganz dünnen Zone unmittelbar subjunktionalen Gewebes. So können z.B. exophytische Verrucae vulgares und Basalzellpapillome als Ganzes, aber auch Pigmentzellen an der Junktion und junktionsgebundene Naevuszellnester zerstört werden. Das Narbenrisiko bleibt noch sehr gering.
3. Nekrose und Abstoßung von Tumorknoten wird insbesondere bei superfiziellen Basaliomen angestrebt. Interessanterweise scheinen hierbei, ähnlich wie bei der Röntgenweichstrahltherapie, kurzdauernde reaktive Wucherungen des Epithels als „Pseudorezidiv" vorzukommen [2]. Narben sind unvermeidlich [7, 13, 14, 18].
4. Induktion von Umbau- und Abbauvorgängen ohne wesentliche Nekrotisierung wird angestrebt vor allem bei granulomatösen Hautkrankheiten, Pseudolymphomen und Keloiden. In diesem Bereich bestehen noch viele Unklarheiten über die Wirkmechanismen, hier sind auch in besonderem Maße neue Aspekte zu erwarten [Übersicht bei 1, 5–9, 29, 30]. Umfang der Nekrosen und die davon betroffenen Gewebskomponenten hängen ab von Intensität, Dauer und Wiederholung der Vereisungszyklen und der für Eiskristallbildung und Zellzerstörung [25–27, 33, 39] wesentlichen Auftaugeschwindigkeit.

E. Haneke (Hrsg.)
Gegenwärtiger Stand der operativen Dermatologie

Im Folgenden soll auf die „klassischen“ Anwendungen der Kryochirurgie nicht weiter eingegangen werden. Vielmehr möchten wir einige noch nicht gleichermaßen etablierte Einsatzmöglichkeiten an Beispielen erläutern.

Lentigines und flache Pigmentzellnaevi

Entscheidend für die kryochirurgische Indikation bei Lentigines und flachen Pigmentzellnaevi sind histologische Kriterien. Grundsätzlich sollte eine Vereisungsbehandlung pigmentierter Hautveränderungen nur nach vorhergehender histologischer Diagnosesicherung erfolgen. Bei fehlendem histologischem Befund kann z. B. eine Lentigo senilis mit einer Lentigo maligna und ein kongenitaler Pigmentzellnaevus vom oberflächlichen Typ mit einem solchen vom tiefen Typ verwechselt werden. Gute kryochirurgische Behandlungsergebnisse lassen sich jedoch nur bei einigen Pigmentflecken erzielen.

Die *Lentigo senilis* zählt zu den häufigsten, ab dem vierten Lebensjahrzehnt auftretenden Hautveränderungen. Diese in chronisch lichtexponierten Hautarealen (Gesicht, Handrücken, Unterarmstreckseiten) entstehenden bräunlichen Flecken werden oft als sehr störend empfunden. Durch ihre scharfe Begrenzung und einheitliche Pigmentierung sind „Altersflecken“ meist sehr gut von einer Lentigo maligna zu unterscheiden. Dennoch sollte man vor allem bei Lokalisationen im Gesicht (Jochbogengegend!) sehr vorsichtig sein und eine Gewebsprobe entnehmen. Nach Ausschluß einer Lentigo maligna kann man die betreffenden Hautareale mit flüssigem Stickstoff im Sprayverfahren einfrieren. Bei Vereisungen am Handrücken ist ein Anheben der Haut zu empfehlen, um die unmittelbar darunter liegenden Nerven vor eventuellen Kryoläsionen zu schützen.

Die *Lentigo maligna* (Melanosis circumscripta praeblastomatosa Dubreuilh) ist ein langsam wachsendes Melanoma in situ, bei dem atypische Melanozyten fast immer in die oberflächlichen Anteile der Haarfollikel hineinreichen. Wegen dieser histologischen Besonderheit ist die Lentigo maligna für kryotherapeutische Maßnahmen wenig geeignet. Ein oberflächlicher Gefriervorgang mit anschließender blasiger Abhebung der Epidermis würde die atypischen Pigmentzellen im Haarfollikelbereich aussparen und somit ein Rezidiv vorprogrammieren. Andererseits ist bei einer stärkeren Vereisung der oft ziemlich großen Lentigo-maligna-Herde mit einer Narbenbildung zu rechnen. Aus diesem Grund bleibt die Röntgenweichstrahltherapie nach wie vor die Therapie der Wahl. Eine Kryotherapie kommt nur in Ausnahmefällen in Frage. Man kann sie z. B. bei Randrezidiven, die in das Bestrahlungsfeld einwachsen, erfolgreich anwenden [17, 40].

Die melanotischen Flecken bei *Xeroderma pigmentosum* ähneln Lentigines. Die seltene autosomal-rezessiv vererbte Krankheit geht mit einer abnormen Reaktion der Haut auf UV-Strahlen einher. Auf der vorgealterten Haut bilden sich hellbraune bis schwarze Flecken, aktinische Keratosen sowie unterschiedliche Hauttumoren. Für die zahlreichen Lentigines und die beginnenden Hauttumoren bietet sich die Kryochirurgie als einfache und unbegrenzt wiederholbare Behandlungsmethode an. Excisionen können auf größere Tumoren – Basaliome, Plattenepithelkarzinome und vor allen Dingen Melanome – beschränkt werden.

Der *Naevu spilus* ist ein meist kongenitaler, münz- bis handtellergroßer, hellbrauner Pigmentfleck mit kleinen, manchmal etwas verdickten dunkleren Sprenkeln [19]. Vom Café-au-lait-Fleck unterscheidet er sich klinisch durch scheckiges Aussehen und histologisch durch Anhäufung von junktionalen Naevuszellnestern im Bereich der Sprenkel. Unter den kongenitalen Pigmentzellnaevi ist der Naevus spilus eine extrem superfizielle Variante. Die Wahrscheinlichkeit, daß auf einem Naevus spilus ein Melanom entsteht, ist äußerst gering. In Ausnahmefällen, wie z.B. bei sehr großen oder ungünstig lokalisierten Naevi spili, kann man eine Dermabrasion oder kryochirurgische Behandlung durchführen (s. Beispiel 1). Kleine Herde sollte man exzidieren.

Für gewöhnliche kongenitale Pigmentzellnaevi vom superfiziellen Typ kommt Kryochirurgie nicht in Betracht, da sie bei allen „Oberflächenverfahren" von den tieferen perifollikulären Anteilen aus rezidivieren. Noch mehr gilt dies für die kongenitalen Naevi vom tiefen Typ [16].

Beispiel 1:

Der 1968 geborene Patient hat seit früher Kindheit rechts prätibial einen 8,5 × 3,8 cm großen, hellbraunen Fleck mit zahlreichen kleinen, dunkler pigmentierten Arealen. Histologie Nr. 1295-96/85: Naevus spilus (kongenitaler Pigmentzellnaevus von sehr oberflächlichem Typ). Da der Patient das Pigmentmal als sehr störend empfindet, wird am 18.2.1985 mit einer kryochirurgischen Behandlung (fraktionierte Applikationen von flüssigem Stickstoff im Sprayverfahren) begonnen. Nach 12 Sitzungen kann die Behandlung am 19.6.1986 abgeschlossen werden. Bei der letzten Kontrolluntersuchung am 30.6.1987 sind nur noch geringe Restpigmentierungen vorhanden (Abb. 1).

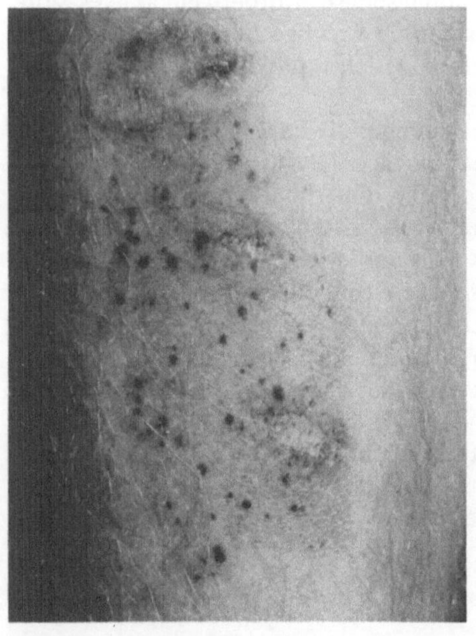

a

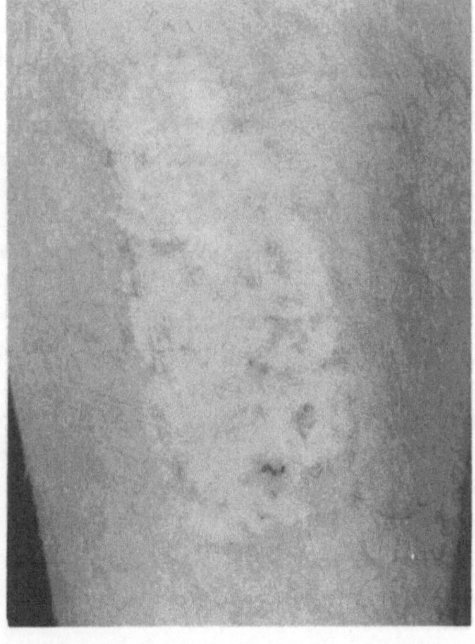

b

Abb. 1a, b. Naevus spilus (Beispiel 1) a Beginn der Behandlung, b 1 Jahr später

Tabelle 1. Kryochirurgisch behandelbare pseudomaligne Tumoren

1. Epitheliale Pseudokanzerosen:
   - Keratoakanthom
   - Floride orale Papillomatose
   - Genitale bowenoide Papulose
2. Pseudolymphome:
   - Lymphadenosis benigna cutis (Bäfverstedt)
   - Lymphocytic infiltration of the skin (Jessner-Kanof)
   - Lymphomatoide Papulose (Macaulay)

Pseudomaligne Hauttumoren

Die Kryochirurgie bösartiger Hauttumoren ist seit vielen Jahren fest etabliert. Die Vereisungsbehandlung der insgesamt nicht gerade seltenen pseudomalignen Hautgeschwülste hingegen scheint relativ wenig bekannt zu sein. Deshalb sollen im folgenden diejenigen pseudomalignen Tumoren erörtert werden, bei denen Kryotherapie als alleinige oder zusätzliche Behandlungsmethode als nützlich erprobt ist (Tabelle 1).

Das *Keratokanthom* ist wahrscheinlich der häufigste pseudomaligne Tumor der Haut [15]. Es gehört mit etwa 1–2% in einem durchschnittlichen dermatohistologischen Untersuchungsmaterial zu den 10 häufigsten Diagnosegruppen. Das von den supraseboglandulären Haarfollikelanteilen ausgehende Keratoakanthom zeichnet sich einerseits durch initial rasches infiltratives Wachstum aus, andererseits durch oft erst nach Monaten einsetzende Spontaninvolution. Das destruierende Wachstum und die Ungewissheit über die Dauer der Rückbildungsphase erfordern ein aktives Vorgehen. Besonders wenn funktionell und ästhetisch wichtige Strukturen gefährdet sind, muß sofort gehandelt werden. Die Erfahrung lehrt, daß in diesen Fällen eine abwartende Haltung oft verheerende Folgen haben kann. Die beste Therapie des Keratoakanthoms im Wachstumsstadium ist zweifellos die Exzision im Gesunden, da sie auch eine sichere histologische Diagnose ermöglicht. Bei großen Keratoakanthomen und bestimmten Lokalisationen (Nase, Ohr, Oberlippe und Unterlid) kann jedoch eine Exzision oft sehr schwierig sein. Als Alternative kommt dann eine schonende Röntgenweichstrahltherapie (1×5 Gy pro Woche bis zu einer Gesamtdosis von 20 Gy; vgl. 32) oder eine kryochirurgische Behandlung in Frage. Wir haben neuerdings fast ganz auf die Röntgenweichstrahltherapie verzichtet, da die Kryochirurgie des Keratoakanthoms zu ebenso guten, funktionell und ästhetisch voll befriedigenden Ergebnisse führt, aber im Gegensatz zu dieser beliebig wiederholbar ist. Als Besonderheit sei erwähnt, daß man sich bei der Kryotherapie des Keratoakanthoms auf die wachstumsaktive Randzone konzentrieren muß. Bei Bedarf kann die Vereisungsbehandlung mit flüssigem Stickstoff in wöchentlichen Abständen bis zum völligen Schwinden des Tumors durchgeführt werden.

Beispiel 2:

Bei der 1930 geborenen Patientin bildete sich innerhalb von 6 Wochen an der rechten Nasenseite ein $1{,}5 \times 1{,}5$ cm großer, zentral ulzerierter Tumor aus. Am 1. 6. 1987 stellt sich die Patientin erstmalig

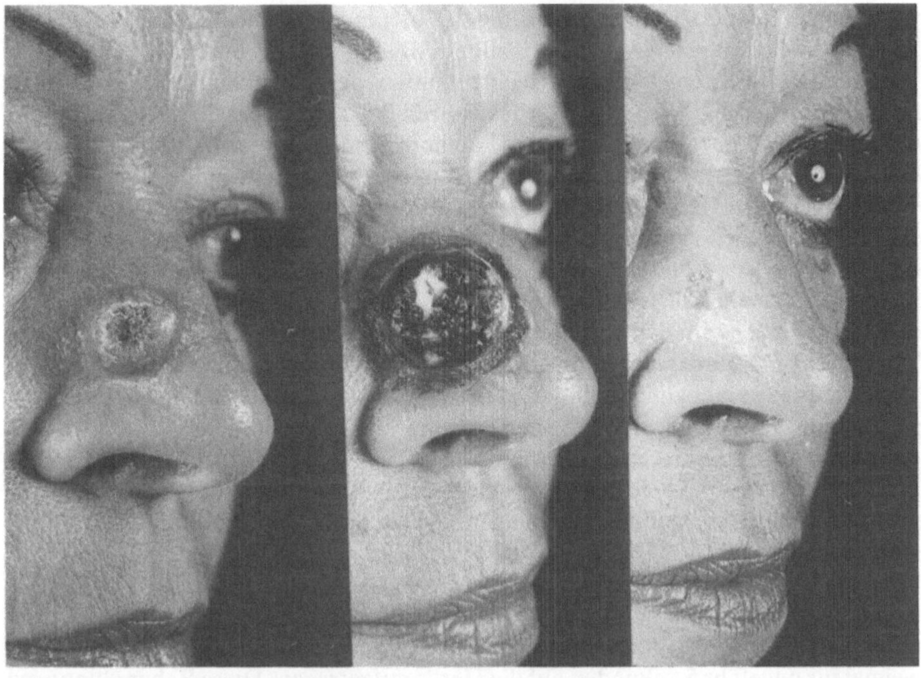

a b c

Abb. 2a–c. Keratoakanthom (Beispiel 2) a Bei Erstuntersuchung, b 4 Tage nach erster kryochirurgischer Behandlung, c Abheilung nach 7 Wochen. Gegen ein bloßes zufälliges Zusammentreffen mit der spontanen Regression sprechen das schlagartige Sistieren des Wachstums, die ungewöhnlich schnelle Rückbildung und die glatte Narbe

in unserer Klinik vor. Der typische Aspekt sowie die rasche Wachstumstendenz erlauben die eindeutige Zuordnung des Tumors zu den Keratoakanthomen. Wegen akuter Gefahr einer Zerstörung der Nase wird eine kryochirurgische Behandlung eingeleitet. Das Keratoakanthom wird insgesamt 11mal mit flüssigem Stickstoff im Sprayverfahren vereist. Unter dieser Behandlung bildet sich der Tumor allmählich zurück. Am 18.8.1987 wird die Behandlung abgeschlossen. 4 Wochen später ist an der rechten Nasenseite nur noch eine kleine, ziemlich unauffällige Narbe zu sehen (Abb. 2).

Die *floride orale Papillomatose* unterscheidet sich von den übrigen spontan rückbildungsfähigen Pseudokanzerosen durch langsames und stetiges Wachstum. Schon seit längerer Zeit [20, 34] wird die Zugehörigkeit dieser Mundschleimhautwucherungen zu den Pseudokanzerosen in Frage gestellt und die Zuordnung zum verrukösen Karzinom diskutiert. Typisch für diese Krankheit ist eine ausgeprägte Rezidivneigung nach allen Therapiemaßnahmen. Am ehesten hat eine radikale chirurgische Entfernung der befallenen Schleimhautareale Aussicht auf Erfolg. Aber selbst nach den radikalsten Operationen werden immer wieder Rezive beobachtet. Im Anfangsstadium, wenn die papillären Wucherungen noch nicht zu groß sind, können diese Rezidive sehr gut kryochirurgisch behandelt werden. Hierzu bedient man sich am besten eines Kryochirurgiegerätes, das als Kühlmittel Lachgas (N_2O) verwendet und über geschlossene Kryosonden verfügt. Die Verwendung von Lachgas als Kühlmittel hat den großen Vorteil, daß die Kryosonden sehr rasch auftauen und folglich leicht von der Mundschleimhaut abgelöst werden können. Durch engmaschige Nachsorgeuntersuchungen und sofortige Vereisung der neu aufgetretenen Rezidive kann der Progredienz der Erkrankung einigermaßen Einhalt geboten werden [22, 23, 28].

Die *genitale bowenoide Papulose* ist ein relativ „neues“ Krankheitsbild, das 1970 als „multizentrischer pigmentierter Morbus Bowen der Leiste“ beschrieben worden ist und bei dem sich intraläsional humane Papillomviren nachweisen lassen. Durch die Multifokalität dieser Pseudokanzerose wird man vor sehr schwierige Behandlungsprobleme gestellt. Die braun-lividen Papeln erfassen oft den gesamten Anogenitalbereich. Von radikalen chirurgischen Maßnahmen muß abgeraten werden. Sie sind nur beim Vorliegen eines Plattenepithelkarzinoms angezeigt. Als Lokalbehandlung werden topische Anwendungen antimitotischer oder keratolytischer Wirkstoffe empfohlen. Davon ausgehend, daß diese Lokalbehandlungen täglich über einen sehr langen Zeitraum durchgeführt werden müssen und oft eine stationäre Aufnahme erfordern, haben wir uns zu einer ambulanten Kryotherapie in ein- bis zweiwöchigen Abständen entschlossen. Jedesmal wurden die neu aufgetretenen bowenoiden Papeln mit flüssigem Stickstoff im Sprayverfahren vereist. Da die bowenoide Papulose meist sehr hartnäckig ist, erstreckt sich die kryochirurgische Behandlung oft über einen sehr langen Zeitraum. Kontrolluntersuchungen sind auch nach Abschluß der Behandlung erforderlich [4].

Die *Pseudolymphome* der Haut erfordern bei oberflächlicher Lage eine viel weniger intensivere Kryotherapie, um die Rückbildung der Infiltrate anzuregen. Meist genügt hierzu eine CO_2-Azeton-Mischung: Sie wird mit einem Watteträger ein- bis zweimal für ungefähr 5 Sekunden auf die Herde aufgetragen. Diese Behandlung wird in zwei- bis vierwöchigen Abständen bis zur völligen Rückbildung fortgesetzt. Meist kann man deshalb heute auf eine Kortikosteroidinfiltration oder gar Weichstrahltherapie verzichten, aber nicht auf die Penizillinanwendung bei Borreliosen [3, 12].

Hypertrophische Narben und Keloide

Die Behandlung von hypertrophischen Narben und Keloiden ist eine schwierige und oft undankbare Aufgabe [21, 31]. Einen wesentlichen Fortschritt hat die Kryochirurgie gebracht. Sie kann, allein oder in Kombination mit anderen Behandlungsmethoden, in vielen Fällen zu guten Ergebnissen führen (Tabelle 2).

Hypertrophische Narben sind rasch auftretende, den Narbenrand nicht oder nur gering überschreitende Bindegewebswucherungen. Sie zeichnen sich durch eine

Tabelle 2. Kryochirurgie bei hypertrophische Narben und Keloiden

Einsatzmöglichkeiten der Kryochirurgie	Hypertrophische Narben	Keloide
nur Kryotherapie	bei verzögerter Spontanrückbildung	bei frischen Keloiden
Kryotherapie und Glucocorticoid*	nicht erforderlich	bei alten Keloiden
Operation und Kryotherapie und Glucocorticoid*	nicht erforderlich	bei „therapieresistenten“ Keloiden

*= Injektion einer Glucocorticoid-Kristallsuspension mit dem Dermojet-Gerät

große Neigung zur Spontanrückbildung aus. Meist ist die Rückbildung in 1½ Jahren, in seltenen Fällen erst nach 3 Jahren abgeschlossen. Hypertrophische Narben haben somit eine gute Prognose und rechtfertigen eine abwartende Haltung. Kryotherapeutische Maßnahmen kommen nur bei verzögerter Rückbildungstendenzen oder bei sehr auffälligen Narben in Frage. In solchen Fällen wird man eine sehr blande Kryotherapie mit flüssigem Stickstoff im Sprayverfahren durchführen. Die Behandlung wird in vierwöchigen Abständen bis zum völligen Abflachen der Narbe fortgesetzt. Kombinationen mit anderen Behandlungsmethoden sind nicht erforderlich.

Keloide sind wulstartige Bindegewebshyperplasien, die die Grenze der ursprünglich geschädigte Stelle überschreiten und im Gegensatz zu hypertrophischen Narben nicht von selbst wieder abflachen. Sie haben somit eine weitaus schlechtere Prognose. Eine möglichst frühzeitige Therapie ist erforderlich, da junge Keloide viel leichter als alte behandelt werden können. Bewährt hat sich folgendes Therapieschema:

1. Bei *frischen Keloiden* ist das gleiche Vorgehen wie bei hypertrophischen Narben zu empfehlen. Allerdings wird man hier etwas längere Vereisungszeiten wählen. Auch ist hier die Wahrscheinlichkeit größer, daß sich die kryochirurgische Behandlung über einen längeren Zeitraum erstreckt. Zusätzliche Behandlungsverfahren kommen nur bei unterschiedlichem Ansprechen der Keloide in Frage. Wenn z. B. bei Aknekeloiden die Herde im Sternalbereich schlechter ansprechen als die Herde auf dem Rücken, können erstere zusätzlich mit Gluko-kortikoid-Kristallsuspension-Infiltration behandelt werden.
2. Bei *alten Keloiden* reicht eine alleinige kryochirurgische Behandlung meist nicht aus. In solchen Fällen wird die Vereisung mit einer lokalen Gluko-kortikoid-Behandlung kombiniert. 5–10 Minuten nach der Vereisung, wenn das reaktive interstitielle Ödem voll ausgeprägt ist und die Penetration des Gluko-kortikoids erleichtert wird, erfolgt die intraläsionale Applikation mit dem Dermojet. Die verwendete Kortikosteroiddosis (Triamzinolon-Azetat) schwankt zwischen 10 mg/ml und 40 mg/ml. Nach einer vierwöchigen Pause kann die Behandlung wiederholt werden. Bei den meisten Fällen läßt sich durch dieses Kombinationsverfahren ein sehr gutes Behandlungsergebnis erzielen [11].
3. Bei *„therapieresistenten“* oder sehr großen Keloiden, die keiner konservativen Behandlung zugängig sind, bleibt als letzter Ausweg nur die Operation. Um ein erneutes Rezidiv zu vermeiden, muß schon wenige Tage nach dem chirurgischen Eingriff mit einer intensiven Lokalbehandlung begonnen werden. Die beste Aussicht auf Erfolg hat in diesen Fällen die Kombination von Kryotherapie und nachfolgender Kortikosteroid-Injektion. Diese Behandlung ist meistens sehr langwierig. Der Erfolg stellt sich erst nach vielen Monaten ein [10].

Beispiel 3:

Bei dem 1969 geborenen Patienten wurde 1970 eine beidseitige Leistenbruchoperation durchgeführt. Anschließend bildeten sich in den Leistenregionen voluminöse Keloide aus. In den Jahren 1970–1981 wurde insgesamt fünfmal erfolglos operiert. Seit März 1984 befindet sich der Patient in unserer Behandlung. Wir haben eine kombinierte Behandlung (Operation + Kryotherapie + Volon A – Injektionen mit dem Dermojet-Gerät) durchgeführt. Nach operativer Entfernung der Keloide wurden die Narben 69mal kryochirurgisch behandelt. 26mal wurde zusätzlich Volon A mit dem Dermojet-Gerät eingespritzt. Ende 1986 konnte die sehr langwierige Behandlung abgeschlossen werden. Seither ist der Patient erscheinigungsfrei.

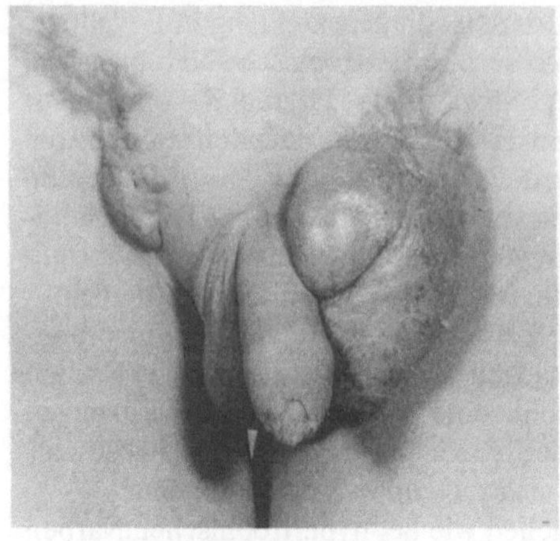
a

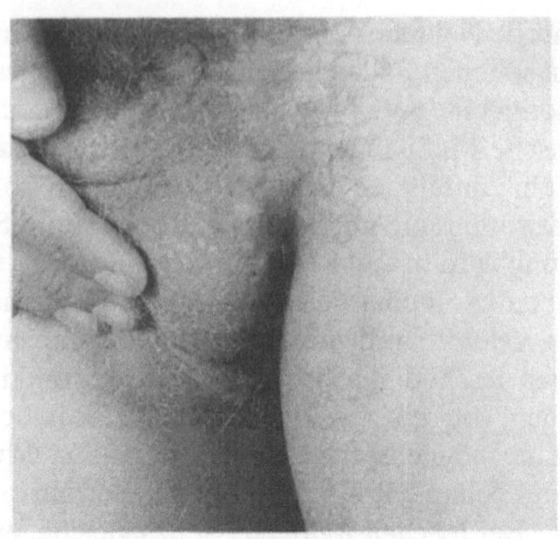
b

Abb. 3a, b. Keloide (Beispiel 3) a Rezidiv-Keloide 1978, b linke Leiste, ½ Jahr nach Abschluß der Behandlung, 1987. Seitdem ist der Patient weiter erscheinungsfrei.

Bei Keloiden liegt ein besonderer Nutzen der Kryochirurgie darin, daß die stärker nebenwirkungsbelastende Röntgentherapie in jungem Alter hierbei weitgehend überflüssig geworden ist. Andererseits muß man sich bei benignen Veränderungen auch bei der „Vereisung" vor unnötigen destruktiven Vorgehen mit langen Heilungszeiten hüten; Gefrierzeiten von 40–90 Sekunden, wie sie in den bisher vorliegenden Publikationen angegeben werden [30], haben wir nicht benötigt.

Literatur

1. Alexander W, Mahrle G (1981) Kryochirurgische Behandlung benigner und prämaligner Hauttumoren. In: Petres J, Müller R (Hrsg) Präkanzerosen und Papillomatosen der Haut. Springer, Berlin Heidelberg New York, 246–250
2. Altmeyer P, Luther H (1987) Das Kryopseudorezidiv. Akt Dermatol 13:117–119
3. Balkau D (1985) Kryotherapie bei lymphomatoider Papulose. Akt Dermatol 11:134–135
4. Bonnekoh B, Mahrle G, Steigleder GK (1987) Übergang in kutanes Plattenepithelkarzinom bei zwei Patienten mit bowenoider Papulose (HPV-16) Z Hautkr 62:773–784
5. Breitbart EW (1981) Kryochirurgie in der Dermatologie. Therapiewoche 31:6390–6396
6. Breitbart EW (1983) Kryochirurgie. Methodik und Ergebnisse. Hautarzt 34:612–619
7. Breitbart EW (1984) Nebenwirkungen und Komplikationen bei kryochirurgischen Eingriffen in der Dermatologie. In: Konz B, Braun-Falco O (Hrsg) Komplikationen in der operativen Dermatologie. Springer, Berlin Heidelberg New York Tokyo, 23–30
8. Breitbart EW, Schaeg G, Jänner M, Rehpenning W, Carstensen A (1985) Kryochirurgie. I. Kryochirurgie, Kryotechnik, Kryonekrose, Ultrastrukturelle Morphologie der Kryoläsionen. Zbl Haut- und Geschlechtskrankheiten 151:1–12
9. Breitbart EW, Schaeg G, Jänner M, Rehpenning W, Carstensen A (1985) Kryochirurgie. II. Kontrollmöglichkeiten der Kryochirurgie. Anwendungen in der Dermatologie. Zbl Haut- und Geschlechtskrankheiten 151:59–70
10. Brown LA, Piercee HE (1986) Keloids. Scar revision. J Dermatol Surg Oncol 12:51–56
11. Ceilley RI, Babin RW (1979) The combined use of cryosurgery and intralesional injections of fluorinated adrenocorticosteroids for reducing keloids and hypertophic scars. J Dermatol Surg Oncol 5:54–56

12. Goos M (1980) Therapie der Pseudolymphome. Z Hautkr 55:1367–1371
13. Hundeiker M (1977) Vereinfachte Kryotherapie. Verh Dtsch Derm Ges, 31. Tagung, Köln, 29.3.–2.–4.1977. Hautarzt 28, Suppl 2:144–146
14. Hundeiker M, Bonczkowitz H, Albohn H (1977) Kryotherapie beim Cylindrom-Syndrom. Z Hautkr 53:375–379
15. Hundeiker M (1981) Die Keratoakanthome. In: Petres J, Müller R (Hrsg) Präkanzerosen und Papillomatosen der Haut. Springer, Berlin Heidelberg New York, 133–138
16. Hundeiker M (1987) Diagnose und Therapie der kongenitalen Pigmentzellnaevi. Dtsch med Wschr 112:807–809
17. Hundeiker M, Ernst K (1987) Die Behandlung der Praecancerosen. In: Petres J (Hrsg) Aktuelle Behandlungsverfahren. Fortschritte der operativen Dermatologie, Bd 3, Berlin Heidelberg New York Tokyo, 48–59
18. Kleine-Natrop HE, Sebastian G, Scholz A (1977) Kryochirurgie von Hauttumoren mit besonderer Berücksichtigung des Basalioms. Derm Mschr 163:272–282
19. Konrad K, Hönigsmann H, Wolff K (1974) Naevus spilus – ein Pigmentnaevus mit Riesenmelanosomen. Klinik, Histologie und Ultrastruktur. Hautarzt 25:585–593
20. Konrad K (1983) Epitheliale Pseudokanzerosen. Hautarzt 34, Suppl VI:63–65
21. Landes E (1987) Konservative Therapie von Narben und Falten. Z Hautkr 62:805–811
22. Lenz H (1976) Praktische Anwendung der Kryochirurgie an Haut und Schleimhäuten. In: Braun-Falco O, Marghescu S (Hrsg) Fortschritte der praktischen Dermatologie und Venerologie. Springer, Berlin Heidelberg New York, Bd 8:49–54
23. Lewin-Epstein J (1985) Cryosurgery of benign and precancerous disorders of the oral cavity. In: Zacarian SA (ed) Cryosurgery for Skin Cancer and Cutaneous Disorders. CV Mosby Comp, St Louis Toronto Princeton, 237–258
24. Lubritz RR (1985) Cryosurgical approach to benign an precancerous tumors of the skin. In: Zacarian SA (ed) Cryosurgery for Skin Cancer and Cutaneous Disorders. CV Mosby Comp, St Louis, Toronto Princeton, 41–58
25. Luther H, Bacharach-Buhles M, Altmeyer P (1987) Kryochirurgie: Ist ein einmaliger Vereisungszyklus ausreichend? In: Haneke, E (Hrsg) Gegenwärtiger Stand der operativen Dermatologie. Fortschritte der operativen Dermatologie, Bd 4:78–81, Springer, Berlin Heidelberg New York
26. McLean DJ, Haynes HA, McCarthy PL, Boden H (1978) Cryotherapy of basal cell carcinoma by a simple method of standardized freeze-thaw cycles. J Dermatol Surg Oncol 4:175–177
27. Matthäus W, Sebastian G, Scholz A (1977) Die Kryotherapie des Basalioms. Arch Geschwulstforsch 47:412–420
28. Matthäus W, Scholz A, Sebastian G (1980) Achtjährige Erfahrungen mit der Kryotherapie von Geschwülsten im Kopfbereich. Dt Gesundh-Wesen 35:803–805
29. Mazur P (1977) The role of intercellular freezing in the death of cells cooled at supraoptimal rates. Cryobiology 14:251–272
30. Mende B (1987) Keloidbehandlung mittels Kryotherapie. Z Hautkr 62:1348–1355
31. Murray JC, Pollak SV, Pinnell SR (1982) Keloide: Ein Übersichtsreferat. Extracta dermatologica 6:17–43
32. Pullmann H, Zingsheim M (1978) Strahlentherapie des Keratoakanthoms. Z Hautkr 53:572–574
33. Sebastian G, Scholz A (1983) Histopathologie der Basaliom-Kryoläsion. Derm Mschr 169:9–17
34. Tappeiner J, Wolff K (1969) Papillomatosis mucosae carcinoides. Hautarzt 20:102–108
35. Torre D (1979) Understanding the relationship between lateral spread of freeze and depth of freeze. J Dermatol Surg Oncol 5:51–53
36. Torre D (1985) Cutaneous cryosurgery: Current state of the art. J Dermatol Surg Oncol 11:292–293
37. Wittel SW (1977) Kryotherapie. Hautarzt 28, Suppl II:110–112
38. Zacarian SA (1978) Cryosurgery in dermatology. In: Goldschmidt H (ed) Physical Modalities in Dermatologic Therapy. Springer, New York Heidelberg Berlin, 270–279
39. Zacarian SA (1980) How accurate is temperature monitoring in cryosurgery and is there an alternative. J Dermatol Surg Oncol 6:627–632
40. Zacarian SA (1985) Cryosurgery of lentigo maligna. In: Zacarian SA (ed) Cryosurgery for Skin Cancer and Cutaneous Disorders. CV Mosby Comp, St Louis Toronto Princeton, 199–214

Kryochirurgie – Ist ein einmaliger Vereisungszyklus ausreichend? Eine histologische und elektronenmikroskopische Studie

H. Luther, M. Bacharach-Buhles und P. Altmeyer

Die Kryochirurgie ist ein bewährtes Verfahren in der Behandlung von Hauttumoren. An der dermatologischen Klinik der Ruhr-Universität Bochum therapieren wir seit 7 Jahren Basaliome im Gesichtsbereich bevorzugt mit einem einmaligen Vereisungszyklus. In der Literatur wird jedoch mehrheitlich ein mindestens zweifacher Gefrierzyklus empfohlen [1, 2, 4, 5, 8, 10]. Nach unseren Erfahrungen kommt es hierbei zu einer kompletten Nekrose des behandelten Areals; es resultieren langzeitige Reparationsprozesse. Nach nur einmaligem Gefrier-Auftau-Zyklus liegt die Wundheilungsphase bei durchschnittlich 2 Wochen und ist damit deutlich kürzer [3].

Ausgangspunkt unserer Untersuchung war die Frage, ob ein einmaliger Vereisungszyklus therapeutisch ausreichend ist; d.h. ist die Rezidivquote bei diesem Verfahren mit anderen Therapiemethoden vergleichbar? Desweiteren interessierte uns das regeneratorische Verhalten des Oberflächenepithels sowie der Adnexen.

Patienten und Methoden

Seit 1980 wurden 252 Patienten mit einem histologisch gesicherten Basaliom im Gesichtsbereich mit einem einmaligen Vereisungszyklus behandelt. Die Nachbeobachtungszeit liegt zwischen 0,5 und 7 Jahren. Wir verwenden ganz überwiegend das geschlossene Kontaktsystem. Exophytisch wachsende Tumoren wurden vor der Vereisung zunächst planiert. Die Einfrierzeit beträgt 60 bis max. 90 sec, damit wird eine Gewebetemperatur von − 30° C an der Tumorbasis, kontrolliert durch eine Thermonadel, erreicht. Die Auftauzeit liegt im allgemeinen weit über 1,5 min.

Bei 26 Patienten wurden im Anschluß an die kryochirurgische Behandlung postoperativ an den Tagen 2–15 Stanzbiopsien aus dem vereisten Areal entnommen. Diese wurden nach der Standard-Paraffin-Methode eingebettet und mit H&E gefärbt. Bei einem Patienten wurde eine Biopsie zur elektronenmikroskopischen Untersuchung entnommen.

Ergebnisse

Von den 252 kryochirurgisch behandelten Basaliomen wurden 211 Patienten nachkontrolliert. Hierbei zeigten sich insgesamt 16 Rezidive. 12 dieser Rezidive lagen in kryochirurgisch schwierig zu therapierenden Arealen wie Nasenflügel, Augeninnen-

E. Haneke (Hrsg.)
Gegenwärtiger Stand der operativen Dermatologie

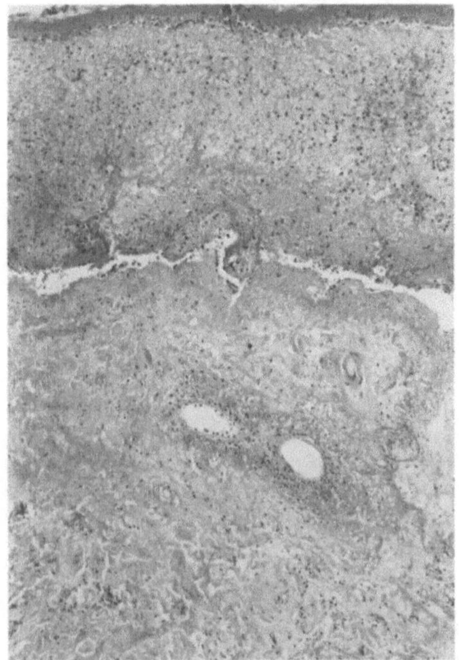

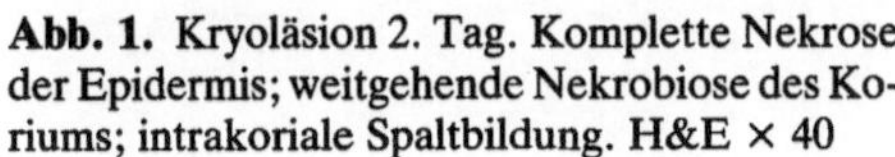

Abb. 1. Kryoläsion 2. Tag. Komplette Nekrose der Epidermis; weitgehende Nekrobiose des Koriums; intrakoriale Spaltbildung. H&E × 40

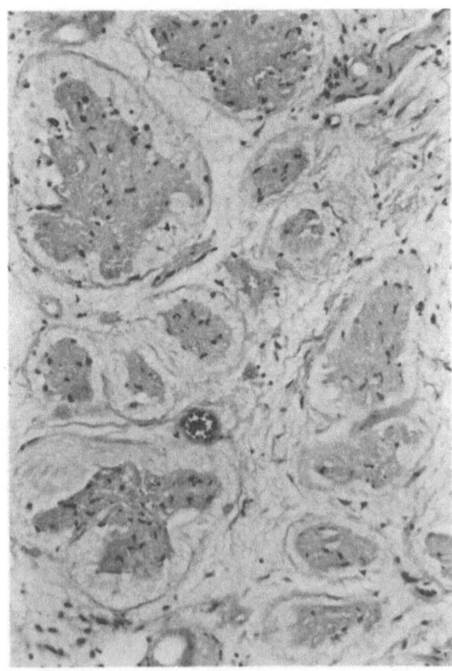

Abb. 2. Kryoläsion 2. Tag. Die ehemaligen Basaliomnester sind noch schemenhaft zu erkennen. H&E × 200.

winkel und retroauriculär. Unsere Rezidivquote liegt für dieses Kollektiv bei 7,6%.

Histologisch zeigt sich unmittelbar postoperativ die komplette Nekrose des Epithels sowie eine weitgehende Nekrobiose der oberen und mittleren Koriumanteile. Typisch ist die starke Durchsetzung mit neutrophilen Granulozyten (Abb. 1).

Die Basaliomnester sind noch schemenhaft zu erkennen, die Kerne der Tumorzellen pyknotisch (Abb. 2).

Im Bereich der Nekrosezone kommt es bereits um den 2. Tag zur Ausbildung eines breiten Spaltes als Ausdruck der Demarkationszone.

Im Gegensatz zu der kompletten Tumorzerstörung finden sich die epithelialen Zellen der Adnexstruktur nur teilweise nekrotisch. Intakte Restepithelien überleben im Bereich der Talgdrüsen und ekkrinen Schweißdrüsenausführungsgänge (Abb. 3).

Hiervon ausgehend setzt eine lebhafte Regenerationstätigkeit ein. Epitheliale Zellstränge schieben sich auf einer Fibronektinschiene vor und überziehen dadurch schnell den distalen Anteil des Spaltes mit einer zunächst dünnen Epithelschicht.

Elektronenmikroskopisch zeigen die gesproßten Keratinozyten einen auffallenden Reichtum an Zellorganellen als Zeichen der gesteigerten Stoffwechselaktivität. Mehrfach fand sich eine Duplikation der Basallamina, ein Phänomen, das bei epithelialen Regenerationsprozessen beobachtet wird [12, 13].

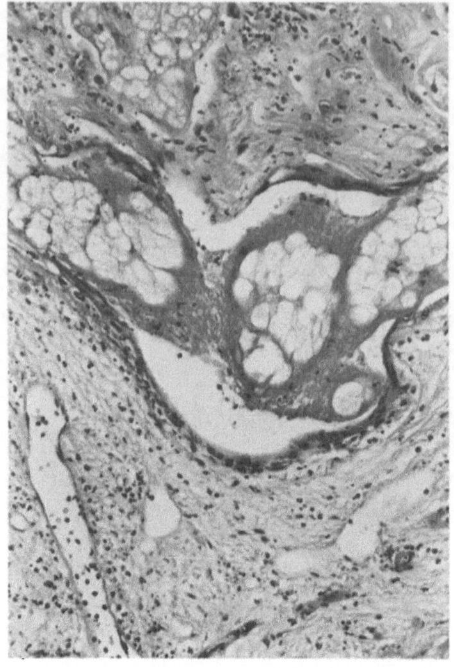

Abb. 3. Kryoläsion 4. Tag. Intakte Randepithelien einer weitgehend nekrobiotischen Talgdrüse. H&E × 200

Um den 5. Tag läßt sich vielfach bereits ein mehrschichtiger Epidermisaufbau erkennen (Abb. 4); die darüberliegenden nekrotischen Anteile werden im folgenden abgestoßen. Nach 10–14 Tagen ist die Wundheilung überwiegend abgeschlossen.

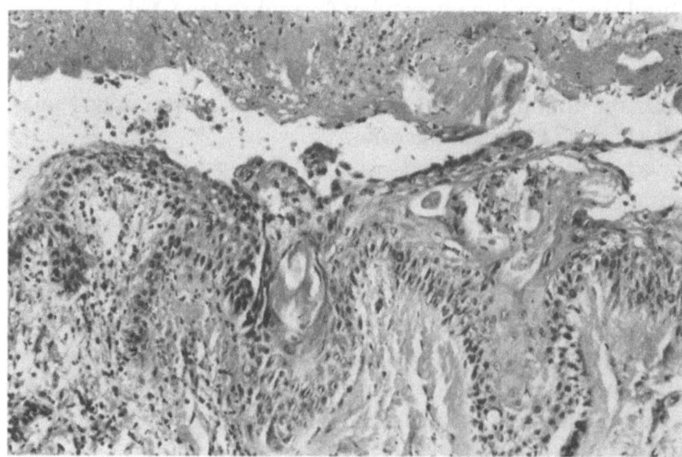

Abb. 4. Kryoläsion 5. Tag. Mehrschichtiges, bereits regeneriertes Epithel; überlagert von nekrotischen Massen. H&E × 100

Diskussion

In unserem mit einem einmaligen Vereisungszyklus behandelten Kollektiv lag die Rezidivquote bei 7,6% und damit leicht höher als bei anderen Arbeitsgruppen [4, 6, 7, 9, 10, 11].

Die Vorteile eines nur einfachen Gefrier-Auftau-Zyklus liegen in der kurzen und komplikationslosen Wundheilungsphase. Ausgehend von überlebenden Adnexepithelien kommt es zu einer rasch einsetzenden, multifokal beginnenden Regeneration.

Einschränkend muß jedoch betont werden, daß eine sichere Tumorzerstörung durch dieses Verfahren nur für Tumoren im oberen und mittleren Korium gewährleistet ist. Diese stellen allerdings den größten Anteil der Basaliome dar [14].

Literatur

1. Alexander W, Mahrle G (1981) Kryochirurgische Behandlung benigner und prämaligner Hauttumoren. In: Petres J, Müller R (Hrsg) Präkanzerosen und Papillomatosen der Haut, Springer, Berlin Heidelberg New York, S 246–250
2. Alexander W (1984) Kryochirurgie. In: Petres J (Hrsg) Onkologie der Haut, Grosse, Berlin, S 51–60
3. Altmeyer P, Luther H (1987) Das Kryopseudorezidiv. Akt Dermatol 13:117–119
4. Breitbart EW (1983) Kryochirurgie: Methodik und Ergebnisse. Hautarzt 34:612–619
5. Breitbart EW, Schaeg G, Jänner M, Rehpenning W, Carstensen A (1985) Kryochirurgie II. Kontrollmöglichkeiten der Kryochirurgie. Anwendungen in der Dermatologie. Zbl Haut- u Geschlkrh 151:59–70
6. Chilla R, Opaitz M (1980) Kryochirurgische Behandlung von Basaliomen und Karzinomen im Gesichtsbereich. Deutsches Ärzteblatt 28:1759–1763
7. Graham GF, Clark LC (1985) Statistical update in cryosurgery for cancers of the skin. In: Zacarian SA (Hrsg) Cryosurgery for Skin Cancer and Cutaneous Disorders, The CV Mosby Company, St Louis Toronto Princeton, S 298–305
8. Hausamen JE (1975) The basis, technique and indication for cryosurgery in tumours of the oral cavity and face. J max-fac Surg 3:41–49
9. Kuflik EG (1978) Cryosurgery for basal-cell carcinomas on and around the eyelids. J Dermatol Surg Oncol 4/12:911–913
10. Matthäus W, Sebastian G, Scholz A (1977) Die Kryotherapie des Basalioms. Arch Geschwulstforsch 47:412–420
11. Matthäus W, Scholz A, Sebastian G (1980) 8jährige Erfahrungen mit der Kryotherapie von Geschwülsten im Kopfbereich. Dt Gesundh-Wesen 35:803–805
12. Odland G, Ross R (1968) Human wound repair. I Epidermal regeneration. J Cell Biol 39:135–151
13. Orfanos CE (1972) Feinstrukturelle Morphologie und Histopathologie der verhornenden Epidermis. Thieme, Stuttgart, S 157–158
14. Zacarian SA (1985) Cryosurgery for cancer of the skin. In: Zacarian SA (Hrsg) Cryosurgery for skin cancer and cutaneous disorders. The CV Mosby Company, St Louis Toronto Princeton, S 96–162

Kryochirurgische Behandlung von superfiziellen und großflächigen Basaliomen

M. NILLES und TH. SMOLIN

Zusammenfassung

Berichtet wird in der vorliegenden Untersuchung über den Behandlungserfolg der Kryochirurgie superfizieller und/oder großflächiger Basaliome. Nach histologischer Bestätigung (Probeexcision) der klinischen Diagnose wurden die Tumoren in zwei Zyklen mit flüssigem Stickstoff im Sprayverfahren behandelt. Die Rezidivquote entspricht den etablierten Verfahren; bei zu kurzer Behandlungsdauer sind Tiefenrezidive im Einzelfall nicht auszuschließen. Bei multiplen und/oder großflächigen Rumpfhautbasaliomen ist dieses Verfahren nach den vorliegenden Erfahrungen eine entscheidende Erweiterung der dermatologischen Behandlungsmöglichkeiten.

Kollektiv

In der Kryosprechstunde der Universitätshautklinik Giessen wurden in den letzten 2½ Jahren 61 Basaliome behandelt, dabei wurde flüssiger Stickstoff im Sprayverfahren verwendet. Die klinische Diagnose war in der Regel durch Probeexzision histologisch bestätigt worden. Die Tumorgröße schwankte zwischen 0,4 und 11 cm im Durchmesser und lag im Mittel bei 2,2 cm. Die meisten Tumoren waren Rumpfhautbasaliome (n = 41), eine weitere häufige Lokalisation war das Gesicht (n = 17), 3 Basaliome fanden sich an anderen Körperstellen.

Methode und Ergebnisse

Die Behandlungsdauer lag – je nach Tumorlokalisation und Größe – zwischen mindestens 2 × 10 und maximal 3 × 60 Sekunden. Im Durchschnitt sind für eine 2 × 2 cm große Tumorfläche 2 × 20 Sekunden erforderlich. Entscheidend für die angestrebte Kryonekrose ist schnelles Einfrieren im Wechsel mit langsamem Auftauen (Hundeiker und Ernst 1987), der Zyklus wird mindestens 1 × wiederholt. Besonders beim großflächigen Basaliom am Stamm mit einem Durchmesser über 6 cm empfiehlt sich eine deutlich längere Behandlungszeit von 2 × 60 bis 3 × 60 Sekunden, um Rezidive zu vermeiden. Am Stamm sind längere Behandlungszeiten in der Regel unproblematisch, lediglich bei Lokalisation über der Clavicula sollte der Tumor in einer Hautfalte hochgezogen werden, um den Knochen zu schonen. Auch prätibial, ulnar und an manchen Stellen im Gesicht sind die anatomischen Strukturen besonders zu beachten. Die in der Literatur empfohlenen Behandlungszeiten im offenen Stickstoffspray-Verfahren variieren zwischen 2 × 10 und 3 × 60 Sekunden. Lokalanästhesie oder

E. Haneke (Hrsg.)
Gegenwärtiger Stand der operativen Dermatologie

orale Analgesie war bei dem hier behandelten Kollektiv nicht erforderlich, andere Untersucher empfehlen allerdings generell Lokalanästhesie (Breitbart 1985). Nach unserer Erfahrung bei ca. 4000 kryochirurgischen Eingriffen ist meistens keine Lokalanästhesie erforderlich, außer bei Plantarwarzen, manchen Keloiden und multiplen kutanen Melanommetastasen. Die Rezidivquote bzw. Pseudorezidivquote liegt bei einer derzeitigen Verlaufsbeobachtung bis zu 2½ Jahren unter 5%. Ein ähnlicher Wert wird auch von anderen Autoren angegeben (Graham und Clark 1985).

Damit erreicht die Rezidiv-Rate Werte wie bei den etablierten Behandlungsmethoden, Operation und Radiatio. Rezidive bzw. Tumorreste fanden sich nur bei großflächigen, in mehreren Feldern behandelten Basaliomen; besonders an den Feldgrenzen wurden diese gesehen. Bei großflächigen und bei knotigen Tumoren setzten wir nach und nach immer größere Behandlungszeiten ein, bei Verdacht auf tiefere Tumorinvasion ist außerdem eine Stanzbiopsie zur Levelbestimmung sinnvoll. Bei zu kurzer Behandlungszeit kann unter klinisch regulärem Kryoderm ein Tumorrest weiterwachsen. Wie bei den anderen Behandlungsverfahren sind auch nach Kryotherapie regelmäßige Nachkontrollen angezeigt. Bei Tumoren über 4 cm^2 ist eine Einteilung in Felder von jeweils ca. 2 bis 3 cm^2 nützlich: Um die Wundfläche zu begrenzen, wurde bei übergroßem Tumor in der ersten Sitzung die Hälfte bis ein Drittel der Fläche behandelt, der Rest nach 4- bis 6wöchigem Intervall. Eine Sicherheitszone am Rand von mindestens 5 mm wurde jeweils miteinbezogen.

Wirkungsmechanismen

Flüssiger Stickstoff hat eine Temperatur von – 196°C. Für die optimale Kryonekrose wird ein Kältewert im Gewebe von – 50°C angegeben. Dieser kann evtl. mit Thermonadeln kontrolliert werden (Zacarian 1985). Mit dem offenen Spray-Verfahren wird pro Zeiteinheit eine größere Nekrosetiefe als mit dem Kontakt-Verfahren erzielt (Breitbart 1985). Die erforderliche hohe Einfriergeschwindigkeit führt zur Koagulationsnekrose über mehrere Mechanismen (Tabelle 1). In Tierversuchen zur Dynamik der Wundheilung nach einer Kryotherapie läßt sich besonders in den ersten Tagen eine gesteigerte epidermale Mitosefrequenz der Basalzellen sehen: Diese führt zur Ulkusüberhäutung und Restitutio ad integrum (Yamada 1976). Dermal kommt es zu verstärkter Fibroblastenproliferation (Helpap 1980). Zellanalytische und zellkinetische Untersuchungen zeigen, daß Kältekoagulationsnekrosen – verglichen mit Hitzekoagulationsnekrosen – besser resorbierbar sind und daß es schneller zur Ausbildung eines makrophagenreichen Granulationsgewebes kommt. Im Gegensatz zu diathermischen Verfahren bleibt die Kontinuität der kollagenen und elastischen Fasern weitgehend erhalten und sichert damit gute funktionelle und kosmetische Ergebnisse.

Tabelle 1. Einige Mechanismen der erfolgreichen Kryonekrose

- intra- und extrazelluläre Eiskristallbildung (sog. homogene Nukleation)
- Dehydratisierung
- Membrandenaturierung

(Breitbart 1983, Zacarian 1985)

Komplikationen, Kontraindikationen

Zu den absoluten Kontraindikationen zählen: Kryoglobulinämie, Kryofibrinogenämie, Kälteurtikaria; eine detaillierte Aufzählung aller Kontraindikationen findet sich bei Zacarian (1985). Bei Tumoren der unteren Extremitäten können, besonders bei AVK oder CVI, Wundheilungsstörungen sowie Infekte häufiger auftreten (Zacarian 1985). Nach einer Kryotherapie laufen im Gewebe im Prinzip ähnliche Stadien ab wie bei jeder akuten Dermatitis: Rötung, Ödem, Exsudation, Blasenbildung (nur bei längerer Behandlungszeit), Krusten- und Schuppenbildung. Dem Abstoßen der Kruste nach 14 Tagen folgt das meist obligate Leukoderm, das nur bei kleinen Läsionen nicht erkennbar wird. Eine Zusammenstellung regulärer und möglicher Folgen einer Kryonekrose zeigt Tabelle 2. Das Leukoderm ist in der Regel irreversibel, im Gegensatz zur meist passageren Hyperpigmentierung (Zacarian 1985). Treten hypertrophe Narben auf (Breitbart 1985), bilden sie sich innerhalb eines halben Jahres spontan zurück und gehen nicht in Keloide über (ebd, Zacarian 1985). Ischämische Nervenschäden sind beschrieben worden (Zacarian 1985), traten aber bei den hier behandelten Patienten nicht auf. Zur Gewebeatrophie und Einsenkung unter das Hautniveau kommt es immer, wenn der Tumor bereits die tiefe Dermis oder obere Subcutis infiltriert hat und durch die Kryonekrose erfolgreich zerstört wird (Zacarian 1985). In dem hier behandelten Kollektiv traten außer bei sehr kleinen Läsionen jeweils Leukoderme auf, nur in einem Fall kam es zu einer kleinen hypertrophen Narbe (1,0 × 0,4 cm).

Tabelle 2. Übliche Folgen und mögliche Komplikationen einer Kryonekrose

- Hypopigmentierung (nahezu obligat)
- Hyperpigmentierung (häufig, vorübergehend)
- hypertrophe Narben (gelegentlich, passager)
- Atrophie (nur bei tiefer Tumorinvasion)
- Nervenläsionen (sehr selten)

Fazit

Zusammengefaßt bietet die Kryochirurgie der Basaliome mehrere entscheidende Vorteile: Auch in schwierigen Lokalisationen wie z. B. im Radioderm ist sie problemlos einsetzbar.

Bei multiplen oder großflächigen superfiziellen Basaliomen ist die Kryotherapie nach unserer bisherigen Erfahrung sehr geeignet (Tabelle 3). Sie ersetzt multiple Exzisionen oder plastische Operationen.

Tabelle 3. Spezielle Indikationen für die Basaliomkryochirurgie

- multiple Rumpfhautbasaliome
- großflächige Basaliome
- Keloidneigung
- Xeroderma pigmentosum
- Gorlin-Goltz-Syndrom
- Lokalanästhetikaunverträglichkeit

Literatur

Altmeyer P, Luther H (1987) Das Kryopseudorezidiv. Akt Dermatol 13:117–119

Breitbart EW, Schaeg G, Jänner M, Rehpenning W, Carstensen A (1975) Kryochirurgie I u. II. Zentralblatt Haut- und Geschlechtskrankheiten 151:1–12, 59–70

Breitbart EW (1983) Kryochirurgie: Methodik und Ergebnisse. Hautarzt 34:612–619

Fritzemeier CU (1978) Kontrollmöglichkeiten bei der Kryochirurgischen Behandlung von Hautneubildungen. Dissertation Hamburg

Graham GF, Clark LC (1985) Statistical update in cryosurgery for cancers of the skin. In: Zacarian SA: Cryosurgery. CV Mosby Co, St. Louis

Helpap B (1980) Der Kryochirurgische Eingriff und seine Folgen. Georg Thieme Verlag, Stuttgart New York

Hundeiker M, Ernst K (1987) Die Behandlung der Praecancerosen. In: Petres J: Fortschritte der operativen Dermatologie. Bd 3, Springer Verlag, Berlin Heidelberg New York

Kleine-Natrop HE, Sebastian G, Scholz A (1977) Kryochirurgie von Hauttumoren mit besonderer Berücksichtigung des Basalioms. Derm Mschr 163:272–282

Spiller WF, Spiller FS (1972) Cryosurgery in dermatologic office practice with special reference to basal cell carcinoma. Tex Med 68:84–88

Stewart RG, Graham GF (1978) A complication of cryosurgery in a patient with cryofibrinogenemia. J Dermatol Surg Oncol 4:743

Torre D (1971) Cryosurgery of premalignant skin lesions. Cutis 8:123–129

Yamada S, Tsubouchi (1976) Rapid cell death and cell population recovery in mouse skin epidermis after freezing. Cryobiology 13:312–327

Zacarian SA (1985) Cryosurgery, CV Mosby Co, St. Louis

Kryochirurgische Behandlung von Schleimzysten

K. Böhler-Sommeregger und G. Kutschera-Hienert

Mukoide Schleimzysten der Mundschleimhaut und mukoide Dorsalzysten im Bereich der Finger und Zehen haben ätiopathogenetisch nichts gemein. Was sie verbindet, ist, daß es sich in beiden Fällen um schleimgefüllte Pseudozysten handelt. Während die sogenannten Schleimretentionszysten der Mundschleimhaut in Folge einer traumatischen Ruptur des Schleimdrüsenausführungsganges mit anschließendem Schleimaustritt ins Gewebe entstehen, unterscheiden wir bei den mukoiden Dorsalzysten 2 Typen. Der eine Typ zeigt eine enge Assoziation zum distalen Interphalangealgelenk, welches meist gleichzeitig starke degenerative Gelenksveränderungen aufweist. Es handelt sich hier möglicherweise um eine Herniation von Sehnenscheiden. Gerade in diesen Fällen scheint doch häufiger eine Komunikation zwischen Zyste und Gelenkspalt vorzuliegen. Anders beim Typ 2 der mukoiden Dorsalzysten. Dieser tritt unabhängig vom Interphalangealgelenk auf und stellt eine umschriebene Funktionsstörung von Fibroblasten dar, in deren Folge es zu einer Hyaluronsäureüberproduktion kommt. Während die Diagnose dieser Zysten in der Regel keine Schwierigkeit darstellt, ist die Therapie doch häufig problematisch. Eine chirurgische Radikalsanierung von Dorsalzysten, vor allem der unter Punkt 1 beschriebenen Art, ist sehr häufig mit einer nachfolgenden Bewegungseinschränkung und Gelenksversteifung verbunden. Intraläsionale Steroidinjektionen sowie Mehrfachpunktionen der Zysten sind mit einer bekannt hohen Rezidivquote belastet.

In unseren Augen stellt die kryochirurgische Behandlung eine wertvolle Alternative dar. Die von uns in einem Beobachtungszeitraum von 7 Jahren gewonnenen Ergebnisse werden kurz vorgestellt.

Wir verwenden die mit flüssigem Stickstoff betriebene CS76-Einheit der Fa. Frigitronic im offenen Sprayverfahren. Es wurden 18 Patienten mit Dorsalzysten im Bereich der Finger bzw. Bereich der Zehen behandelt. Davon kam in 7 Fällen ein doppelter, in 11 Fällen ein einfacher Gefrier-Auftauzyklus zur Anwendung. Von den 18 behandelten Patienten konnten 17 im Durchschnitt nach 3 Jahren nachbeobachtet werden. Ein Rezidiv trat in 6 Fällen auf, und zwar in der Regel innerhalb eines Jahres. Es handelt sich dabei ausnahmslos um Patienten, die lediglich einen Gefrierauftauzyklus erhalten hatten, bei 1 Patient kam es trotz doppeltem Behandlungszyklus nach 26 Monaten zum neuerlichen Auftreten einer Läsion, welche jedoch eher im Sinne einer de novo Bildung zu deuten ist.

Bei den Schleimzysten haben wir 31 Patienten mit Zysten im wesentlichen im Bereich der Unterlippe behandelt, und zwar kam 11 × ein einfacher und 20 × ein doppelter Gefrierauftauzyklus zur Anwendung. Wir konnten 19 Patienten nachkontrollieren, ein Rezidiv fand sich lediglich bei 1 Patienten, und zwar nach 2 Monaten.

E. Haneke (Hrsg.)
Gegenwärtiger Stand der operativen Dermatologie

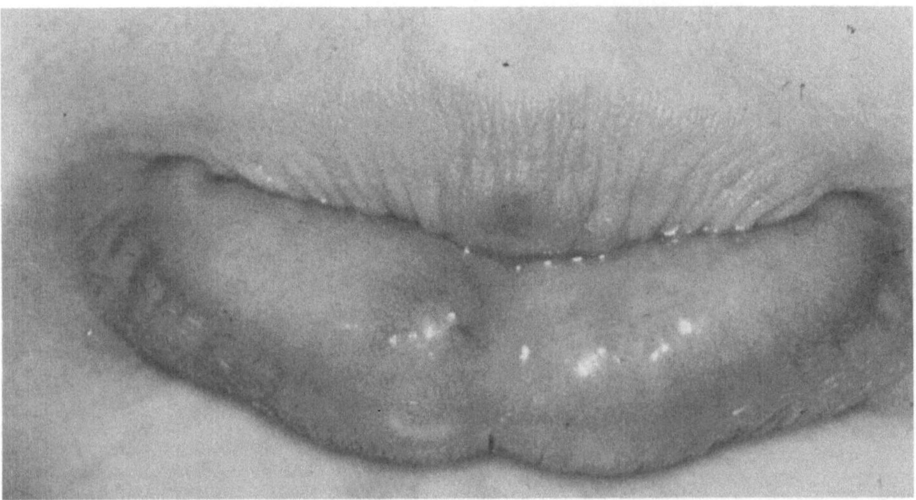

Abb. 1. Schleimzyste an der Lippe vor Behandlung

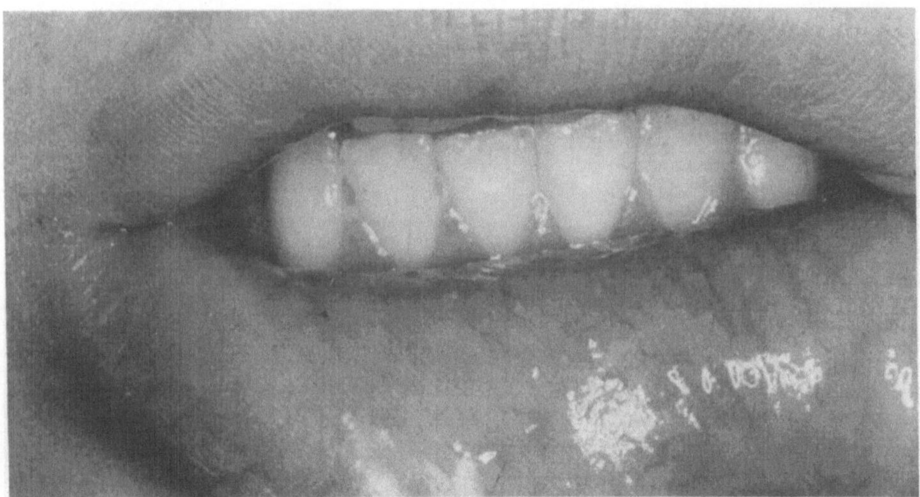

Abb. 2. Schleimzyste nach Behandlung mit Kryotherapie

Wie bereits von Bardach beschrieben, wurden die Dorsalzysten durch Punktion der Zyste und Exprimierung des schleimigen Materials vorbehandelt, was wir bei Schleimzysten der Mundschleimhaut unterlassen haben. Nach unseren Erfahrungen ist eine Lokalanästhesie, wenn überhaupt, so eher im Bereich der Mundschleimhaut wünschenswert. Die posttherapeutische Wundbehandlung bestand bei den Dorsalzysten in kalten Umschlägen sowie der lokalen Anwendung von Baneocin als Puder; sobald die Läsionen zu nässen begannen als Salbe. Bei den Schleimzysten im Bereich der Mundschleimhaut haben sich kalte Spülungen mit Salbeitee bewährt.

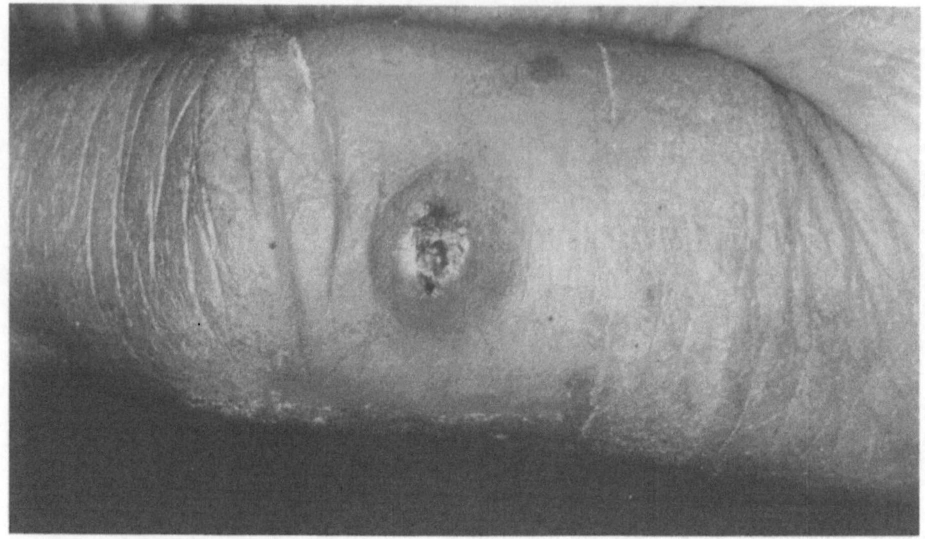

Abb. 3. Dorsalzyste vor Therapie

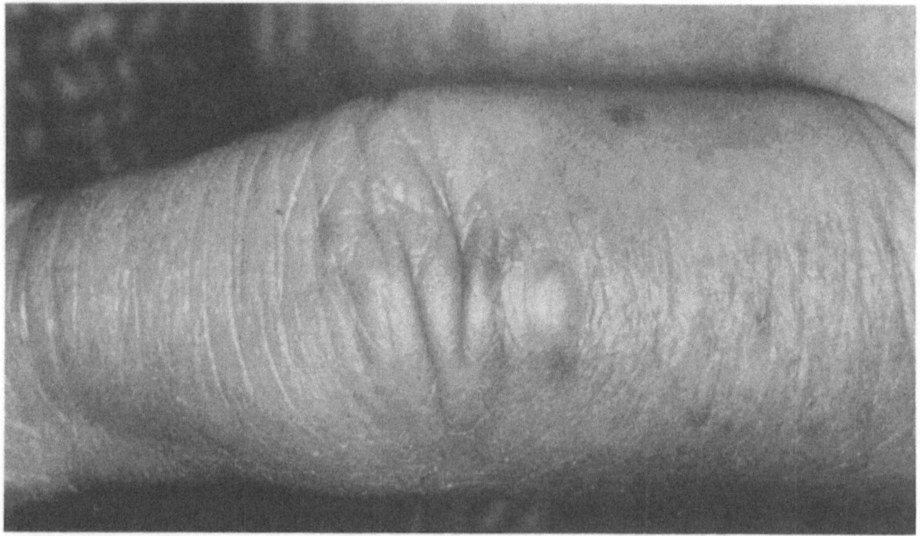

Abb. 4. Dorsalzyste nach Kryotherapie

Die Einfrierzeit betrug durchschnittlich 15–30 Sek., die klinische Auftauzeit 50–120 Sek. Die Wundheilung war innerhalb von 21–30 Tagen abgeschlossen, wobei sich der Großteil der Patienten in dieser Zeit durch die Wunde nicht wesentlich beeinträchtigt fühlte.

Zusammenfassend läßt sich anhand unserer Ergebnisse folgende Empfehlung ableiten: eine erfolgreiche Therapie von Dorsalzysten im Bereich der Finger und

Zehen scheint nur durch Anwendung eines doppelten Gefrier-Auftauzyklus gewährleistet, wobei durch vorhergehende Punktion und Expression des Zysteninhaltes möglicherweise die Frierzeit verkürzt wird. Im Bereich der Mundschleimhaut scheint der doppelte Behandlungszyklus nicht unbedingt erforderlich zu sein, da wir in beiden Fällen eine Heilungsquote von nahezu 100% erreichten.

Bedenkt man also die Einfachheit der Anwendung dieser Methode, die geringe postoperative Morbidität, die hohe Heilungsrate und das ausgezeichnete kosmetische und funktionelle Ergebnis, so kann man die Kryochirurgie als eine effekte Alternative in der Behandlung von Schleimzysten ansehen.

Kryotherapie des Fortner-Goldhamstermelanoms A Mel 3

G. SEBASTIAN und A. SCHOLZ

Zusammenfassung

Das Fortner A Mel 3 wurde bei 64 syrischen Goldhamstern am 5. Tag nach Implantation mit Kryokontakttherapie (3 × 30 s, IKG-3 mit von Stickstoff durchflossener Kryosonde, Durchmesser 20 mm) in Allgemeinanästhesie behandelt. Die Überlebenszeit dieser Tiere betrug durchschnittlich 22,6 ± 4,7 Tage, die einer unbehandelten Vergleichsgruppe von 35 Tieren 18,3 ± 3,3 Tage. Die Überlebenszeitverlängerung von 4,3 Tagen war signifikant.

Unsere Untersuchungen zur Wirksamkeit tiefer Temperaturen auf das Fortner A Mel 3 gestatten die Aussage, daß mit der Kryotherapie die Tumormasse passagär verkleinert und damit neben einem lokalen Effekt eine begrenzte Überlebenszeitverlängerung erreichbar ist.

Die Indikation zum Einsatz der Kryotherapie bei Präkanzerosen, Basaliomen und Spinaliomen ist auf Grund experimenteller Untersuchungen und klinischer Erfahrungen in den letzten Jahren abgegrenzt und von verschiedenen Arbeitsgruppen bestätigt worden [2, 3, 4]. Über die Anwendung der Kryotherapie als alleinige Behandlungsform des primären Melanoms besteht keine einheitliche Meinung. In einer tierexperimentellen Studie wollten wir versuchen zu klären, inwieweit tiefe Temperaturen den Verlauf der Melanomerkrankung beim Versuchstier beeinflussen. Als Melanomtyp im Tierexperiment benutzten wir das schnell wachsende amelanotische A Mel 3 Melanom, mit dem in der DDR seit 1970 experimentelle Erfahrungen existieren [1].

Material und Methode

Als Versuchstiere dienten ausschließlich syrische Goldhamster des Inzuchtstammes Z 3 beiderlei Geschlechts.

Im Rahmen der Voruntersuchung führten wir folgende Versuchsreihen durch.

- Zur Ermittlung einer ausreichenden Therapiezeit behandelten wir mit Kryokontakttherapie (IKG-3 mit durchflossener Kryosonde, Durchmnesser 20 mm) 10 Tiere am 5. Tag nach Tumorimplantation mit 3 × 15 s und 10 Tiere mit 3 × 30 s. Drei Tage danach töteten wir die Tiere, exzidierten die scharf begrenzte Kryonekrose und untersuchten sie histologisch. Die Kryokontakttherapie von 3 × 30 s erzeugte eine ausreichende Nekrose, die den experimentell gesetzten Tumor zerstörte, so daß wir diese Therapiezeit als einheitliche Behandlungsvorgabe wählten.
- Um eine durch die intensive Kryotherapie mögliche allgemeine Beeinträchtigung der Lebensfähigkeit der Versuchstiere auszuschließen, wurde bei einer Kontrollgruppe von 20 gesunden Inzuchthamstern eine Kryokontakttherapie von 3 × 30 s durchgeführt. Es ergab sich keine Veränderung der Überlebenszeit.

E. Haneke (Hrsg.)
Gegenwärtiger Stand der operativen Dermatologie

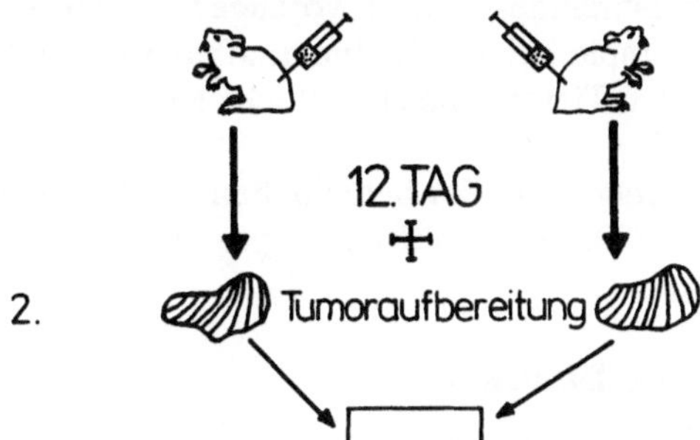

Abb. 1. Herstellungsweg einer standardisierten Tumorzellsuspension des A Mel 3 Melanoms

Versuchsablauf

Die als Tumorträger gehaltenen syrischen Goldhamster mit implantierten A Mel 3 Melanom wurden am 12. Tag nach Implantation getötet, der Tumor präpariert und eine standardisierte Tumorzellsuspension gewonnen, bei der 0,5 ml 10^6 lebende Tumorzellen enthielten (Abb. 1).

Von dieser Suspension erhielten die 6–8 Wochen alten, ca. 100 g schweren Hamster 0,5 ml Tumorzellsuspension in die rechte, hintere Flanken-Rücken-Region injiziert (Abb. 2).

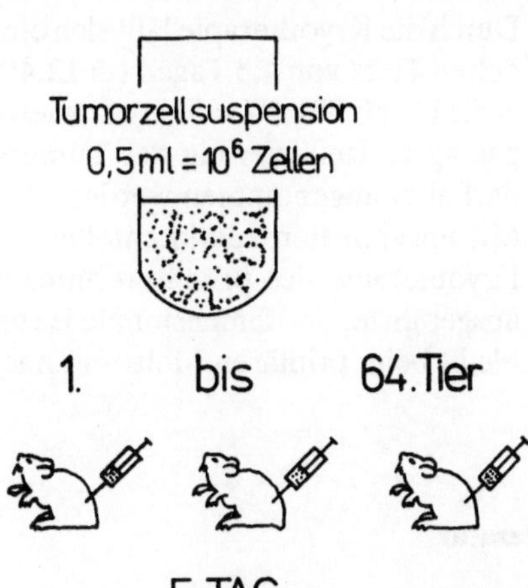

Abb. 2. Modell der Tumorimplantation mit Wachstumsphase für die behandelten Versuchstiere

- Bei 35 Tieren mit implantiertem Tumor wurde ohne weitere Behandlungsmaßnahmen die Überlebenszeit als Kontrolle ermittelt.
- Bei 64 Tieren wurde der am 5. Tag nach Implantation subkutan tastbare Tumor von ca. 5 mm Durchmesser nach vorangegangener Rasur mit der festgelegten Kryokontakttherapie behandelt. Innerhalb der ersten Behandlungswoche entwickelte sich bei allen Tieren eine einheitliche Kryonekrose.

Die Überlebenszeit aller behandelten 64 Tiere und der 35 unbehandelten wurde dokumentiert. Die Kontrollen erfolgten täglich 7,00 und 19,00 Uhr.

Ergebnisse und Diskussion

Der am 5. Tag nach Implantation tastbare Tumor wurde, wie die Ergebnisse der Voruntersuchungen zeigten, mit den gewählten Therapieparametern ausreichend zerstört.

Am 12. Tag nach Implantation begann peripher der scharf demarkierten Kryonekrose ein klinisch gut kontrollierbares Tumorwachstum. Als Überlebenszeit für die nicht behandelten 35 Melanomträger wurden 18,3 ± 4,7 Tage ermittelt.

Die Absterberate der 64 behandelten Goldhamster variierte vom 18.–32. Tag mit Häufung am 21.–23. Tag. Die durchschnittliche Überlebenszeit betrug 22,6 ± 3,3 Tage.

Die Ergebnisse der tierexperimentellen Studie gestatten folgende thesenhaften Schlußfolgerungen:

1. Die gewählten kryotherapeutischen Parameter reichen, wie eine Vorabstudie bewies, aus, um den experimentell gesetzten lokalen Tumor am 5. Tag nach Implantation ausreichend sicher zu zerstören.
2. Obwohl wir zur Geschwindigkeit des Melanomzellspreadings aus dem experimentell gesetzten Tumor keine Untersuchungen durchführten, spricht das gut zu verfolgende, rasche Tumorwachstum ab dem 12. Tag peripher der Kryonekrose für eine bereits vor der Kälteapplikation begonnene Tumorzellaussaat.
3. Durch die Kryotherapie läßt sich eine signifikante Lebensverlängerung der behandelten Tiere von 4,3 Tagen (≙ 12,4%) gegenüber den unbehandelten feststellen ($\hat{t} = 5{,}31 > t\,0{,}001; 97 = 3{,}40$). Inwieweit dabei die durch die Kryotherapie erreichte, passagäre Reduzierung der Tumormasse beigetragen hat, kann nicht bewiesen, darf aber angenommen werden.
4. Mit unseren tierexperimentellen Ergebnissen wollen und können wir nicht der Kryotherapie des primären humanen Melanoms das Wort reden. Die von uns ausgeführte, dreidimensionale Exzision mit einem Sicherheitsabstand von 3–5 cm bleibt beim primären Melanom nach wie vor die Behandlung der Wahl.

Literatur

1. Haneke E, Wohlrab W, Peker J (1972) Operability of Fortner's hamster melanoma A Mel 3. Dermatologica 144:92–96

2. Scholz A, Sebastian G (1980) Möglichkeiten und Grenzen der Kryotherapie in der Dermatologie. Dt Gesundh-Wesen 35:1024–1028
3. Sebastian G, Scholz A (1981) Methodik der Kryochirurgie des Basalioms. Promotion B, Medizinische Akademie „Carl Gustav Carus“ Dresden
4. Zacarian SA (1985) Cryosurgery for Skin Cancer and Cutaneous Disorders. St Louis – Toronto – Princeton: CV Mosby

Maligne Hauttumoren: Operation oder Bestrahlung?

H. TILKORN, K. ERNST und M. HUNDEIKER

Zusammenfassung

Zur Entscheidung zwischen den verschiedenen Möglichkeiten der Therapie tragen patienten- wie tumorabhängige Kriterien bei. Patientenabhängige sind z. B. Alter (unter 50 Jahren ist Strahlentherapie weniger günstig im Hinblick auf Strahlenspätfolgen), Beruf (in stark beanspruchten Hautarealen ist operative Behandlung günstiger) und Allgemeinzustand (bei hohem Operationsrisiko wird Strahlentherapie Methode der ersten Wahl).

Tumorabhängige Kriterien sind z.B. Geschwulstart (sehr gutes Ansprechen von Lymphomen, schlechtes mancher Sarkome auf Strahlentherapie), Lokalisation (bessere Strahlenverträglichkeit im Gesicht als an Rumpf und Extremitäten) und Tumorausdehnung (bei Verdacht auf Knorpel- oder Knocheninvasion ist Weichtstrahltherapie nicht mehr zweckmäßig, bei nicht sicher bestimmbarer Ausdehnung ist Operation mit mikroskopischer Kontrolle sicherer). Bei vielen schwierigen Befunden führt erst die Kombination operativer Methoden mit Kryotherapie oder Strahlentherapie zu bestmöglichen Spätergebnissen.

Die Frage nach Operation oder Bestrahlung maligner Hauttumoren kann man sinnvollerweise nur für solche Tumoren stellen, bei denen beide Behandlungsarten zu gleich guten Ergebnissen führen können. Dies trifft für einige der am häufigsten auftretenden malignen Veränderungen der Haut im Prinzip zu [4, 5, 6, 7, 14, 16, 18, 22].

An dieser Stelle sei nachdrücklich darauf hingewiesen, daß wir Strahlentherapie bei gutartigen Hautveränderungen, wie z. B. „Warzen“, Naevi flammei, Hämangiomen, Narbenhypertrophien und Narbenkeloiden, wegen der unnötigen Spätfolgen nicht für eine diskutierenswerte Behandlungsmöglichkeit halten [3, 15, 21].

Die Haut vergißt auch kleinste Strahlendosen nicht! Spätfolgen, wie z.B. Radioderme, Radioulzera und „Strahlenkarzinome“, sind ein zu hoher Preis für einen oft fraglichen Gewinn. Für gutartige Veränderungen der Haut gibt es bessere dermatologisch-konservative und plastisch-chirurgische Behandlungsmöglichkeiten [14–18].

Aus dem Krankengut der Fachklinik Hornheide an der Universität Münster, einer Spezialklinik zur Behandlung vor allem maligner sowie entstellender Hautveränderungen, wurden bis Mitte September 1987 neben anderen malignen wie gutartigen Hauttumoren insgesamt 11600 Basalzellkarzinome, 4380 Plattenepithelkarzinome und 4500 maligne Melanome erfaßt.

Beim Vergleich der oben genannten Behandlungsarten aus den letzten Jahren stellten wir fest, daß von 4689 Basalzellkarzinomen 50% nur operativ, 48% nur radiologisch und 2% kombiniert chirurgisch und radiologisch behandelt wurden.

E. Haneke (Hrsg.)
Gegenwärtiger Stand der operativen Dermatologie

Von 1660 Plattenepithelkarzinomen waren 48% nur chirurgisch, 44% nur strahlentherapeutisch und 8% kombiniert operativ und durch Bestrahlung behandelt worden.

Von 2929 malignen Melanomen der Haut wurden 97,5% chirurgisch, nur 2,5% radiologisch und 0,5% kombiniert operiert und bestrahlt.

In jahrelanger gemeinsamer Arbeit zwischen Dermato-Histologen, radiologisch tätigen Dermatologen und plastischen Chirurgen haben sich einige brauchbare Kriterien zur Beantwortung der eingangs gestellten Fragen herauskristallisiert. Zwei Arten solcher Kriterien sind zu unterscheiden:

1. tumorabhängige und
2. patientenabhängige.

Die wichtigsten tumorabhängigen Kriterien sind:

1. Tumorart,
2. Tumorlokalisation,
3. Tumorausdehnung.

Die wichtigsten patientenabhängigen Kriterien sind:

1. Alter des Patienten,
2. Allgemeinzustand,
3. Beruf und zu erwartende Belastung der Haut nach Therapie,
4. Hautzustand.

Tumorabhängige Kriterien

Tumorart

Basallzellkarzinome und Plattenepithelkarzinome sind im Prinzip gleich gut radiologisch wie chirurgisch zu behandeln [5, 9, 10, 11, 24].

Maligne Lymphome der Haut sind überwiegend sehr strahlensensibel, deshalb ist die Bestrahlung meist die Behandlung der ersten Wahl. Gelegentlich, je nach Lokalisation und Größe der Lymphommanifestation, kommt auch chirurgische Behandlung in Frage [8, 21, 22, 25]. Auch vaskuläre Tumoren sprechen oft gut auf Strahlentherapie an [17].

Maligne Melanome und manche mesenchymale Tumoren, wie aggressive Fibromatose, Dermatofibrosarcoma protuberans, maligne Histiozytome, sind im allgemeinen besser geeignet für die radikale operative Behandlung. In Ausnahmefällen kommt Strahlentherapie aber in Frage als „Methode der zweiten Wahl" [12, 13, 19, 20, 23].

Tumorlokalisation

Funktionell und ästhetisch besonders schöne Ergebnisse sind mit der Strahlentherapie bei Tumoren im Gesicht (Augeninnenwinkel, Augenlider, Nase (Abb. 1), Lippe, Ohrmuschel) zu erzielen. Hier ist in einigen Bereichen die Strahlentherapie der chirurgischen Behandlung, was therapeutische Sicherheit und funktionelles Ergebnis

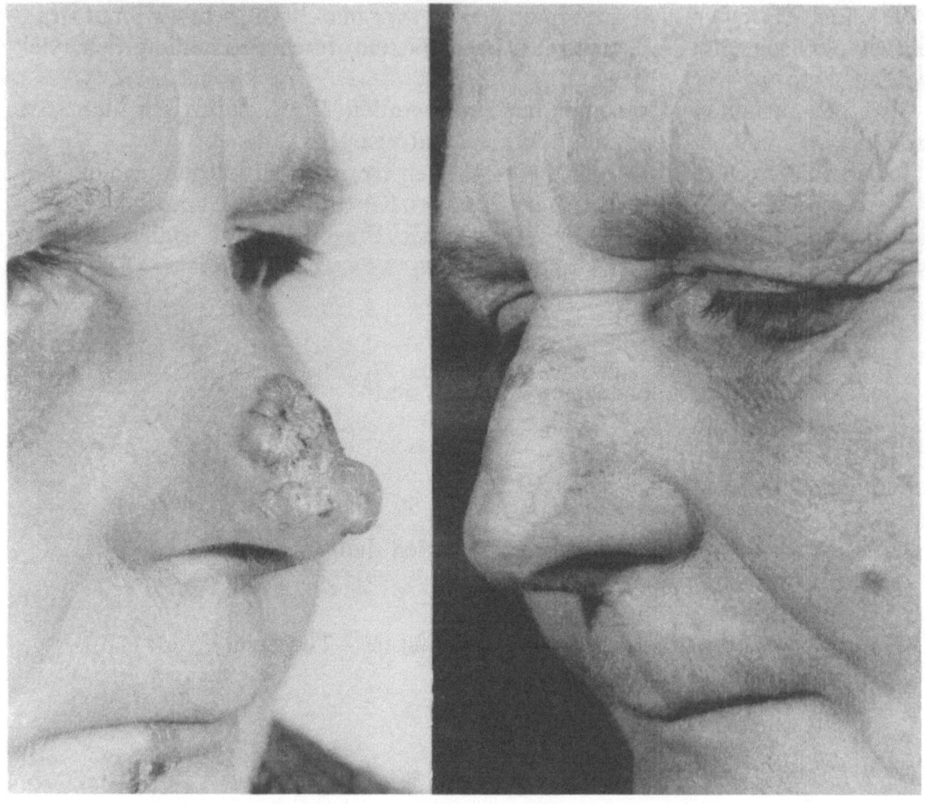

a b

Abb. 1a, b. Ausgedehntes Basaliom der Nasen. **a)** vor Therapie; **b)** nach Röntgentherapie

angeht, überlegen, z. B. bei Lidtumoren, z. T. auch bei Tumoren der Lippe oder der Nasenspitze. So schöne Ergebnisse sind chirurgisch häufig nur mit großer Mühe zu erreichen.

Während die Ergebnisse der Weichstrahltherapie im Gesicht besonders gut sind, führt die Bestrahlung an Rumpf und Extremitäten später oft zu sehr häßlichen Radiodermen. Deshalb werden prinzipiell bestrahlbare Tumoren in diesen Regionen lieber operiert und nur in Ausnahmefällen bestrahlt [1, 5, 19].

Radioderme können nicht nur ästetisch stören, sondern den Pateinten sehr belasten, wenn sie schon geringen Beanspruchungen unter Umständen nicht standhalten und ulzerieren.

Tumorausdehnung

Ein besonders wichtiges Kriterium für die Wahl der Therapie ist die klinisch exakte Beurteilung der Flächen- und Tiefenausdehnung des Primärtumors. Die Histologie ist im allgemeinen Voraussetzung einer gezielten Therapie! Je genauer der Primärtumor abgegrenzt werden kann, um so sicherer ist auch die radiologische Behandlung [21].

Andererseits gilt als Regel, daß bei unsicheren Tumorgrenzen, insbesondere bei Tumoren im Bereich des Nasenflügelansatzes, des medialen und lateralen Augenwinkels, des Mundwinkels, der Parotis-Gegend, wegen der Gefahr unbemerkt infiltrierenden Wachstums in die Tiefe die radikale Operation die sicherere Behandlungsmethode ist, da man den Tumor unter histologischer Kontrolle radikal genug entfernen kann. Bei allen Tumoren, die in diesen Bereichen auf der Unterlage unverschieblich festsitzen, sollte im Prinzip eher operiert als bestrahlt werden [1].

Bei der Operation infiltrierend wachsender, klinisch in ihrer Ausdehnung nicht sicher zu beurteilender Tumoren führen wir sehr häufig die zweizeitige Defektdekkung oder Wiederherstellung durch, da man mit Nachresektionen aufgrund des histologischen Befundes rechnen muß. Für diese Tumoren sind auch intraoperativ durchgeführte Gefrier- oder Schnellschnittuntersuchungen nicht so sicher, daß wir hieraufhin die endgültige Defektdeckung vornähmen.

Patientenabhängige Kriterien

Alter des Patienten

Aus folgenden Gründen ziehen wir die Operation der Bestrahlung bei Patienten unter 50 Jahren vor:
Die Haut jüngerer Patienten reagiert sehr stark auf die Bestrahlung, Erytheme laufen häufig sehr viel heftiger ab aufgrund der besseren Hautdurchblutung. Die Haut älterer Menschen verträgt die Strahlentherapie deutlich besser.

Je älter der Patient, um so weniger hat er mit schweren Spätfolgen der Strahlenbehandlung wie auffälligen Radiodermen, Radioulzera oder radiogen bedingten Tumoren zu rechnen.

Allgemeinzustand

Je höher das Narkose- und Operationsrisiko, um so eher ist eine Strahlenbehandlung angezeigt, obwohl gerade in den letzten 10 bis 15 Jahren auf dem Gebiet der Anästhesie und Intensivpflege enorme Fortschritte gemacht wurden, so daß das Alter des Patienten fast keine Narkoseeinschränkung mehr bedeutet. Parallel dazu wurden die operativen Möglichkeiten großflächiger Defektdeckungen, z. B. durch die myokutanen Plastiken, die mikrochirurgischen Gewebsübertragungen und die Hautexpandertechniken, wesentlich vereinfacht, so daß sich die Risiken der operativen Behandlung deutlich verringert haben.

Belastung der Haut

Dieses Kriterium scheint uns für das Abwägen für oder gegen eine der oben genannten Therapieformen von besonderer Bedeutung. Wenn zu erwarten ist, daß ein an sich radiologisch gut zu behandelnder Tumor in einem Hautareal liegt, daß durch aktinische, mechanische oder chemische Reize anschließend stark zusätzlich belastet wird, sollte man sich für eine chirurgische Behandlung entscheiden. Um ein krasses Beispiel zu nennen:

Bei einem Landwirt, Bergmann oder Chemiearbeiter ist es nicht sinnvoll, ein Plattenepithelkarzinom des Handrückens zu bestrahlen. Durch eine solche Behandlung würde evtl. der Patient berufsunfähig gemacht. Ein Radioulkus ist durch die nicht zu vermeidende mechanische oder auch chemische Belastung des Radioderms zu erwarten, auch wenn es häufig erst Jahre bis Jahrzehnte später auftritt. Die private und berufliche Situation des Patienten muß in die prätherapeutische Überlegung mit einbezogen werden.

Zustand der Haut im Behandlungsbereich

Die Therapieplanung muß vorausgegangene Belastungen und Veränderungen der Haut einbeziehen: Überschneidung mit früheren Strahlenfeldern führt an solchen Stellen zu Gesamtdosen, die nicht heilende Ulzera hervorrufen. Narbig veränderte Haut, z.B. bei Tumoren in Lupus- oder Verbrennungsnarben, bieten schlechtere Voraussetzungen für eine erfolgreiche Strahlentherapie [3, 4, 8, 15].

Kombinierte radiologisch-chirurgische Behandlung

Im Prinzip ist eine Monotherapie für Basalzellkarzinome, Plattenepithelkarzinome, Melanome und andere Tumoren ausreichend. Normalerweise ist es nicht sinnvoll, ein chirurgisch in toto entferntes Basalzellkarzinom oder Plattenepithelkarzinom anschließend noch zu bestrahlen. Ebenso leuchtet ein, daß man ein bestrahltes Karzinom anschließend nicht noch chirurgisch entfernt.

Kombinierte Therapie ist in folgenden Fällen sinnvoll und notwendig:

1. Bei nicht vollständig möglicher chirurgischer Entfernung eines Tumors ist die postoperative Bestrahlung eine logische Weiterführung der Therapie.
   Kombinationen können sich auch ergeben, wo zwar lokal die Weichstrahltherapie schönere Resultate erbringt, aber unter Umständen zusätzliche Lymphknotendissektion indiziert ist (Vgl. 2).
   In einer gemeinsamen Tumorkonferenz zwischen Histologen, Chirurgen und Radiologen wird nach der Operation das Strahlenfeld festgelegt. So lassen sich auch häufig noch verzweifelte Fälle sanieren.
2. „Planieren" ermöglicht bei manchen Tumoren eine Bestrahlung mit geringerer GHWT und geringerer Belastung des übrigen Gewebes („Tumorbettes").

Anhand dieser tumor- wie patientenabhängigen Kriterien läßt sich für den Kranken ein auf seine Krankheit wie aber auch auf seine persönliche Situation abgestimmte optimale Therapie entwickeln.

Literatur

1. Drepper H, Tilkorn H (1985) Lokalisationsbedingte Gesichtspunkte in der chirurgischen Behandlung von Hauttumoren. Vereinigung für operative Dermatologie, 8. Jahrestagung, Augsburg, 27.–29. September 1985. Zbl Haut- und Geschlechtskrankheiten 151:295
2. Eggert JH, Dumbach J, Steinhäuser EW (1986) Operative Therapie der regionären Lymphknoten bei Unterlippenkarzinomen. Hautarzt 37:444–449
3. Ehring F, Honda M (1967) Das Basalzellkarzinom auf röntgenbelasteter Haut. Strahlentherapie 133:198–207
4. Ehring F, Schumann J (1972) Bedeutsame „Kleinigkeiten" bei der dermatologischen Röntgentherapie. Z Hautkr 47:89–94
5. Ehring F, Gattwinkel U (1974) Die Strahlentherapie des Basalioms der Oberlippe. Hautarzt 25:368–372
6. Ehring F (1977) Die dermatologische Röntgentherapie. Dt Derm 25:250–255
7. Ehring F (1984) Dermatologische Strahlentherapie – Heute, gestern, morgen. Z Hautkr 59:139–147
8. Farina A, Leider M (1978) Treatment of complicated cutaneous malignant neoplasms by modern radiotherapy: principles, practice and results. J Derm Surg Oncol 4:759–763
9. Goldschmidt H (1983) Office radiotherapy of cutaneous carcinomas. I. Radiation techniques, dose schedules, and radiation protection. J Dermatol Surg Oncol 9:31–46
10. Goldschmidt H (1983) Office radiotherapy of cutaneous carcinomas. II. Indications in specific anatomic regions. J Derm Surg Oncol 9:47–76
11. Hundeiker M (1977) Indikationen zur chirurgischen Behandlung von Basaliomen und spinozellulären Karzinomen. In: Konz B, Burg G: Dermatochirurgie in Klinik und Praxis 65–71. Springer: Berlin Heidelberg New York
12. Hundeiker M (1984) Sarkome der Haut. Zbl Pathologie 98:797–807
13. Hundeiker M, Drepper H (1987) Therapie der malignen Melanome. Dtsch med Wschr 112:553–555
14. Kaufmann R, Landes W (1987) Dermatologische Operationen. Farbatlas und Lehrbuch der Hautchirurgie. G. Thieme: Stuttgart
15. Kühl M (1980) Alternative Röntgenbestrahlung oder operative Therapie. Dt Derm 28:307–320
16. Petres J, Hundeiker M (1978) Dermatosurgery. Springer: New York Heidelberg Berlin
17. Reichelt S, Wagner W, Böttcher HD, Haverkamp K (1987) Klinik und Therapie des Kaposi-Sarkoms. Strahlentherapie und Onkologie 163:144–147
18. Schulz H (1987) Operative Dermatologie im Gesicht. Praxisfähige Eingriffe. Diesbach Verlag: Berlin
19. Suter L (1986) Strahlentherapie von Gesichtshautmalignomen. Laryng Rhinol Otol 65:533–537
20. Suter L, Ernst K, Hundeiker M (1987) Radiotherapy of malignant melanoma. 10 congressus mundi dermatologiae, Berlin, 24.–29. Mai 1987. Vol of abstracts I., S 324. G Braun: Karlsruhe
21. Suter L (1987) Dermatologische Strahlentherapie. Dt Derm 35:976–985
22. Storck H (1978) Radiotherapy of cutaneous cancers and some other malignancies. J Derm Surg Oncol 4:573–584
23. Tepper JE, Suit HD (1985) Radiation therapy alone for sarcoma of soft tissue. Cancer 56:475–479
24. Wiskemann A, Lippert HD, Lotz GR (1976) Röntgentherapie der Basaliome, spinozellulären Karzinome und Keratoakanthome. In: Braun-Falco O, Marghescu S (Hrsg): Fortschr prakt Dermatol Venerol, Bd 8:63–68, Springer, Berlin Heidelberg New York
25. Wiskemann A (1984) Strahlentherapie der Mykosis fungoides und des Sézary-Syndroms. Zbl Haut- u Geschl-Kr 150:1–9

Behandlungsmöglichkeiten bei multiplen Hauttumoren

M. HUNDEIKER und K. ERNST

Zusammenfassung

Multiple behandlungsbedürftige Hauttumoren gehören im wesentlichen drei Hauptgruppen an: Systemkrankheiten mit primär multiplen Geschwülsten, successiv multipel auf dem Boden gleicher Vorschädigung entstehende und disseminiert cutan-epidermotrop metastasierende Geschwülste. Bei allen diesen Gruppen muß im Unterschied zu solitären Tumoren die Möglichkeit unmittelbar benachbarter Neumanifestationen bei der Therapie berücksichtigt werden. Dadurch bekommt die Früherkennung neuer Läsionen besondere Bedeutung, und Exzision und Strahlentherapie rücken in der Behandlung an die zweite Stelle hinter die speziell bei Frühbefunden einsetzbaren Verfahren, wie topische Cytostatica und nekrotisierende Mittel, Laserkoagulation und Elektrokaustik oder Kryochirurgie. Oft führt erst die Kombination verschiedener Verfahren zu bestmöglichen Ergebnissen.

Multiplizität behandlungsbedürftiger Tumoren der Haut muß im Vergleich zu solitär auftretenden nicht unbedingt zu besonderen therapeutischen Problemen führen. Schwierigkeiten treten aber meist dann auf, wenn simultan oder sukzessiv multipel das gleiche Hautgebiet befallen wird. Einige charakteristische Befundsituationen dieser Art, einige spezielle therapeutische Methoden und Gesichtspunkte für die Wahl des Behandlungsverfahrens sollen im Folgenden beschrieben und an Beispielen erläutert werden.

Ursachen und Formen multipler Tumoren

Gleichsinnige Einwirkung schädigender Noxen auf benachbarte Areale ist sicher eine der häufigsten dieser Ursachen. Ein Beispiel ist die extrem ausgeprägte „Landmannshaut" mit in lichtexponierten Arealen oft in nächster Nachbarschaft zahlreich aufschießenden Basaliomen, solaren Keratosen und Karzinomen [22].

Das Xeroderma pigmentosum zeigt eine exzessive Steigerung der solaren Schadenwirkungen durch Funktionsausfälle im „Dark-Repair-System", das sonst solare Schäden im genetischen Material der Basalzelle großenteils behebt [24].

Die Röntgenhaut weist ebenfalls im umschriebenen Bereichen eine erhöhte Tumorgefährdung auf – gefährdet sind hierdurch nicht so sehr Hautareale nach hochdosierter kurzzeitiger therapeutischer Strahlenanwendung wie solche, die wiederholten niedrigen Dosen ausgesetzt waren [20, 21].

Narben: Nach Verlust der schützenden Pigmentierung, u. U. aber auch durch karzinogene Wirkung der ursprünglichen Noxen, wie z. B. bei Lupusnarben, können

E. Haneke (Hrsg.)
Gegenwärtiger Stand der operativen Dermatologie

multiple Karzinome und gelegentlich auch Basaliome in enger räumlicher und zeitlicher Folge entstehen [18].

Öl- oder Pechhaut ist selten geworden: Bei dieser Krankheit wirkt frühere chronische Langzeiteinwirkung gegen externe chemische Karzinogene in entsprechenden Hautpartien (z. B. Genitale, Oberschenkel, Unterbauch) nach und führt zu multiplen präkanzerösen Keratosen und Plattenepithelkarzinomen [18].

Arsenhaut ist eine ebenfalls selten gewordene typische Manifestation systemischer, interner Karzinogeneinwirkung an der Haut. Exponiert sind vor allem Arbeiter im Kupferbergbau (viele Erze enthalten Arsen als Begleitstoff) und in der Buntmetallverhüttung. Gelegentlich wegen der langen Latenzzeiten noch anzutreffen, aber immer weniger häufig sind Patienten, die durch Verwendung arsenhaltiger Pflanzenschutzmittel vor allem im Weinbau exponiert waren oder Arsen (bis etwa 1965) iatrogen in therapeutischer Absicht verabreicht bekamen. Charakteristisch sind zwei Präkanzeroseformen, die zu multiplen Plattenepithelkarzinomen führen: Arsenkeratosen mit exzessiver Hyperkeratose in der „Leistenhaut" der Hände und Füße und Bowen-Herde in der „Felderhaut" des übrigen Körpers [18].

Systemkrankheiten mit multizentrischem Auftreten von Tumorknoten gehen vor allem vom Gefäßsystem (Morbus Kaposi, Kopfhautendotheliome, Stewart-Trèves-Syndrom) oder Immunsystem (Mykosis fungoides, andere T-Zell-Lymphome, Pseudolymphome) aus.

Genodermatosen mit multizentrischen Tumoren sind z.B. das Zylindrom-Syndrom Poncet-Spiegler, das damit genetisch verbundene Trichoepitheliom-Syndrom Jarisch-Brooke und die mit multiplen Basaliomen einhergehenden Syndrome, vor allem das Basalzellnaevussyndrom [8, 13, 30, 31, 41].

Kutan-epidermotrope multizentrische oder disseminierte Metastasen kommen ganz überwiegend bei malignen Melanomen vor, primär multiple Melanome betreffen dagegen selten die gleichen Hautareale [1, 25, 26, 28, 32, 36, 40].

Therapeutische Möglichkeiten

Speziell geeignete Behandlungsverfahren sind verfügbar für sehr zahlreiche Tumoren, insbesondere, wenn diese noch sehr klein und oberflächlich zur Behandlung kommen:

Lokalzytostatika: 5-fluorouracilhaltige Salben sind im Schrifttum immer wieder nicht nur für Präkanzerosen, sondern auch z. B. für Basaliome empfohlen worden [6]. Sie sind aber hierbei nur mit größter Kritik anzuwenden. Ausreichendes Eindringen ist praktisch nur unter Langzeit-Folienokklusionsverbänden zu erreichen. Eine Variante dieser Behandlung benutzt fluorouracilhaltige „Warzenlacke" (z. B. Verrumal) und darüber als nekrosierendes Agens Salicylsäurepflaster (Guttaplast). Das ist besonders geeignet für sehr kleine und kleinflächige Veränderungen, z. B. beginnend invasive Arsenkeratosen. Die nach Dauereinwirkung unter täglich erneuerten Pflasterverbänden entstehenden Ulzera heilen langsam, aber mit wenig Narben. Bei Keratosen genügen blasenbildende Verfahren [2].

Auch bei diesem Verfahren ist die Wirkung relativ schwer zu steuern. Der nicht speziell Erfahrene sollte die Gefahr von Tiefenrezidiven bei Basaliomen im Auge behalten [6, 11].

Kürettage: Mit der Kombination vorherigen Auskratzens mit dem scharfen Löffel und nachfolgender Verbandbehandlung mit 5-Fluorouracil-Paste (25%, hier nicht im Handel) konnte Epstein [6] bei multiplen Rumpfhautbasaliomen wesentlich bessere Ergebnisse erzielen als mit beiden Methoden allein (vgl. auch 4).

Photochemotherapie mit Oxypsoralen und UVA ist bei multiplen beginnenden Epitheliomen mit Erfolg versucht worden [27]. Dabei wurden die einzelnen Läsionen mit dem Lichtsensibilisator eingepinselt und mit 50 J/cm^2 bestrahlt; 10 Sitzungen waren erforderlich. Uns sind noch keine weiteren neueren Studien bekannt, die zu einer Übernahme dieses Verfahrens ermutigen.

PUVA-Therapie kommt ebenso in Betracht bei frühen Formen der Mycosis fungoides, deren spätere Knotenbildungen ebenso wie die anderer kutaner Lymphome und Pseudolymphome wegen ihrer hohen Strahlenempfindlichkeit eine der wenigen Indikationen einer Röntgenweichstrahltherapie bei multiplen Hauttumoren bilden.

Laser-Koagulation (bei kutan-epidermotropen Melanommetastasen, gefäßreichen Metastasenknötchen und Tumoren mit dem Argonlaser, sonst mit dem CO_2-Laser) ermöglicht Destruktion sehr kleiner Tumoren mit geringer Narbenfläche. Auch hier muß aber die notwendige Tiefe streng beachtet werden. Prinzipiell ähnlich ist die altbewährte Koagulation mit der elektrischen Kugel einzuschätzen, die bei Exophyten, wie Condylomata acuminata usw., guten Dienst leistet, bei unter dem Hautniveau liegenden Tumoren aber Schwierigkeiten hinsichtlich der vollständigen Koagulation in der Tiefe bereitet.

Kryochirurgie ist heute die wichtigste Methode zur Bekämpfung sehr zahlreicher superfizieller Tumoren. Ihr wesentlicher Vorteil ist die Wiederholbarkeit ohne über Narben und deren unmittelbare Komplikationen hinausgehende, weitere Spätfolgen. Wichtig ist eine ausreichende Destruktionstiefe [3, 7, 15, 16]. Die Anwendung findet Grenzen bei sehr großen Läsionen im Hinblick auf die Erträglichkeit, bei tiefreichenden im Hinblick auf die erforderliche Heilungszeit. Bei manchen Krankheiten, wie z. B. metastasierenden Melanomen, scheint über die bloße Destruktion der Knoten hinaus eine immunologische Wirkung zu längerfristiger Erscheinungsfreiheit beizutragen [20, 29, 30].

Wahl der Methode

Die Therapie muß bei multiplen nicht weniger als bei solitären Tumoren deren völlige Beseitigung zum Ziel haben, aber im Rahmen des Irgendmöglichen mehr als bei solitären die Umgebung schonen. Ein Weglassen der therapeutischen Sicherheitszone kann jedoch wegen des ersten Gesichtspunktes niemals in Betracht kommen. Hierdurch wird die Wiederholbarkeit einer Behandlung an gleicher Stelle zu einem wichtigen Kriterium [7].

Wiederholte Exzisionen können zu unübersichtlichen Narbenfeldern mit erschwerter Erkennung neuer Läsionen führen. Überlappende Strahlenfelder würden bei Gesamtdosen, wie sie bei Karzinomen oder Basaliomen benötigt werden, nicht heilende Ulzera entwickeln [22, 38]. Deshalb wird sich der Therapeut bemühen, von den jeweils für die Flächen- und Tiefenausdehnung der einzelnen Tumoren geeigneten Methoden diejenigen zu nutzen, die jeweils am folgenärmsten sind: Wo große Knoten Excision oder plastische Operation erfordern, genügt für kleine meist eine der „Oberflächenmethoden", unter denen die Kryochirurgie in den letzten Jahren zunehmend führend geworden ist. Gerade die Oberflächenmethoden sind demnach in ihrer Einsetzbarkeit abhängig von der Frühdiagnose der einzelnen Läsion – und damit von einer konsequenten, richtig organisierten Nachsorge.

Die Auswirkungen konsequenter Nachsorgeuntersuchung und Frühbehandlung auf das Schicksal der Patienten sollen im Folgenden an 3 Beispielen illustriert werden:

Beispiel 1:

Die jetzt 76jährige frühere Lehrerin wurde 1921, mit 10 Jahren, wegen eines fieberhaften Infektes durchleuchtet. Der danebenstehenden Mutter wurde der Befund sehr lange und ausführlich erklärt. Am folgenden Tage traten am Rücken der Patientin Erythem und Juckreiz auf. 1962, 41 Jahre später, wurden erstmals in diesem Bereich multiple Basaliome bemerkt und damals mit Röntgenweichstrahlen beseitigt. 1963 traten erneut multiple, noch sehr kleine Basaliome auf, die erfolgreich mit 5-Fluoruracilsalbe behandelt wurden. 1984 kam die Patientin erstmals zu uns mit 3 ausgedehnten, überwiegend superfiziell gewachsenen Basaliomen innerhalb eines 28×20 cm großen, von Teleangiektasien durchzogenen Radioderms. Diese Tumoren wurden exzidiert. Seither wurden bei halbjährlichen Nachuntersuchungen mehrfach immer jeweils noch kleine neu entdeckte weitere Tumoren kryochirurgisch zerstört. Die Heilung erfolgte mit kaum sichtbaren Narben. Im letzten Jahr wurden keine neuen Tumoren mehr gefunden.

Aus heutiger Sicht würde für diese Patientin in der Vergangenheit mehrfach ein anderes Vorgehen vorzuschlagen gewesen sein: die Weichstrahltherapie in einem bereits strahlenbelasteten Areal würde heute kaum noch erwogen werden. Am Rumpf hinterläßt sie unschöne Radioderme. Im vorliegenden Fall wurden diese später mit exzidiert. Die Exzision bei der Erstvorstellung hier 1984 wäre nicht erforderlich gewesen, wenn bereits nach dem Auftreten der ersten multiplen Tumoren konsequente regelmäßige Nachuntersuchungen zur Frühentdeckung aller neuauftretenden Tumoren geführt hätte. Wir hoffen jetzt, durch konsequentes Vorgehen und kryochirurgische Zerstörung jedes neuentdeckten kleinsten Tumors der Patientin jegliche weiteren größeren Maßnahmen ersparen zu können.

Beispiel 2:

Der 31jährige Angestellte mußte 1973, mit 17 Jahren, erstmals wegen Kieferzysten operativ behandelt werden. 1977 traten erstmals am Oberkörper multiple Basaliome auf. Sie wurden exzidiert. In der Universitäts-Hautklinik Köln wurde die Diagnose Basalzellnaevussyndrom gestellt und eine Tigason-Langzeitbehandlung begonnen. Diese nach einigen Literaturmitteilungen [5, 39] vielversprechende Therapie erfüllte jedoch die in sie gesetzten Erwartungen nicht:

1984 wurde der Patient nach erneuter Kieferzystenoperation wegen multipler, zum Teil sehr ausgedehnter Basalzellkarzinome vor allem an Kopf und Oberkörper an die Fachklinik Hornheide überwiesen. Nach ausgedehnten Operationen wurden seither ständig in stationären Kurzaufenthalten (dreimal 1985, einmal 1986, einmal 1987) größere Tumoren exzidiert und hunderte kleinerer Basaliome kryochirurgisch zerstört (beim ersten Male allein über 100!). Daneben wurden ambulant von Februar

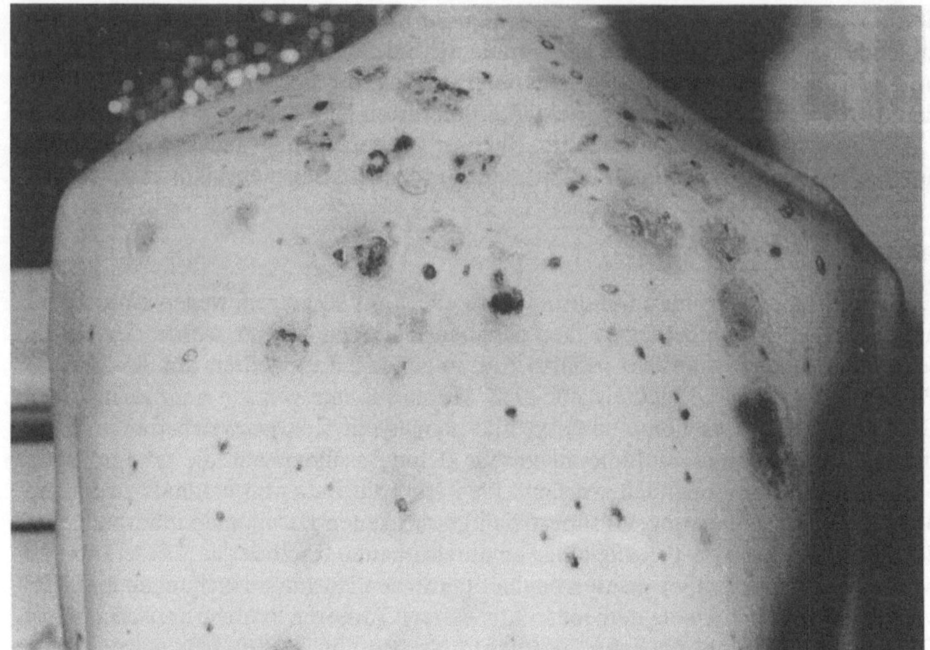

a

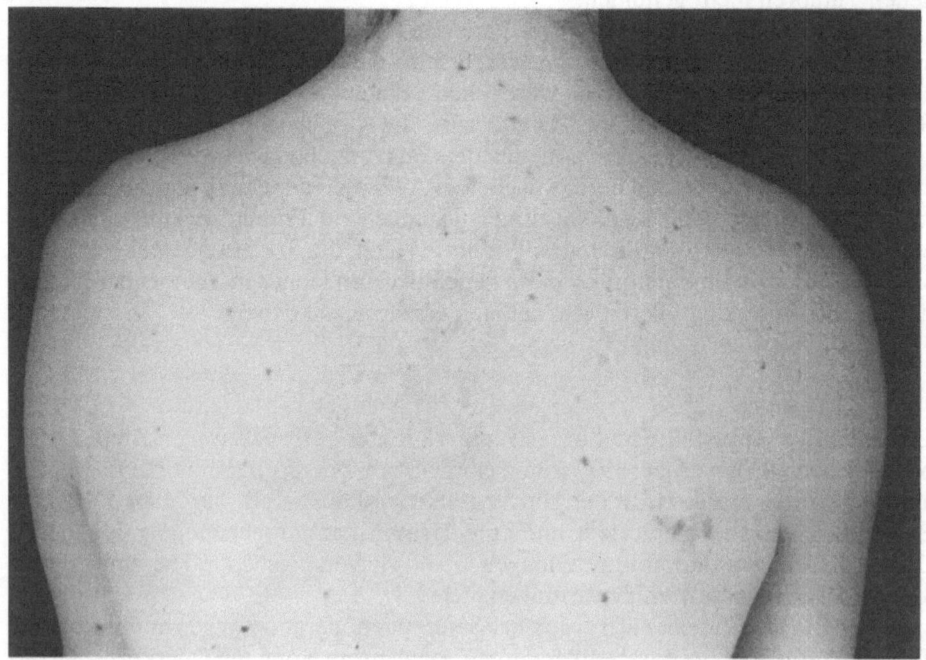

b

Abb. 1a, b. Nävobasaliom-Syndrom (Beispiel 2). **a)** 1985: zahllose „Rumpfhautbasaliome" sowie (vor allem auf der linken Schulter und dem rechten Schulterblatt) frische Kryoreaktionen; **b)** 1986: Weitgehende Erscheinungsfreiheit. Sichtbar sind gewöhnliche Naevuszellnaevi und bereits sehr unscheinbare Narben nach Kryochirurgie

1985 an in kleineren Sitzungen 206 Basaliome ambulant mit flüssigem Stickstoff im Sprayverfahren behandelt (Abb. 1a u. b).

Bei diesem Patienten lag ein Hauptproblem des Verlaufes darin, daß zwar Nachsorgeuntersuchungen bei den beteiligten Ärzten durchgeführt wurden, die wachsenden, immer größer werdenden Tumoren jedoch – möglicherwiese in Hoffnung auf eine mehr als protektive Wirkung der Retinoide – nicht schon bei geringer Größe exstirpiert wurden. Bei dreimonatlichen Kontrollen sind in letzter Zeit immer nur kleine Tumoren neu entdeckt und behandelt worden.

Beispiel 3:

Die 65jährige Hausfrau wurde erstmals im Dezember 1980 wegen eines malignen Melanoms der rechten Wade mit multiplen Satellitenmetastasen ambulant in der Fachklinik Hornheide vorgestellt. Nach hyperthermer isolierter Zytostatikaperfusion in Gießen und Exstirpation des Tumorkomplexes traten im Dezember 1981 erneut Satellitenmetastasen auf. Stationär wurden zuerst 17 kutan-epidermotrope Metastasen kryochirurgisch zerstört, dann ambulant 1982 171, 1983 581, 1984 1189, 1985 432, 1984 4 Metastasen. Seit Januar 1986 ist die Patientin nach 2400 kryochirurgischen Einzelbehandlungen bei regelmäßiger Nachuntersuchung rezidivfrei!

Bei dieser Patientin ist aufgrund weiterer ähnlicher Beobachtungen die Spekulation erlaubt, ob neben der destruktiven Wirkung der Kryochirurgie an Metastasen immunologische Zusatzeffekte wirksam werden und ob, unabhängig von der Frage eventuell bereits angelegter Organmetastasen mit anderen Zellklonen, die Möglichkeit besteht, solche Zellinien, die ihre Epidermotropie – Eigenschaft bewahrt haben, u. U. sogar völlig auszurotten.

Schlußfolgerungen für die Praxis

Das wichtigste aller bisherigen Mittel, Patienten mit sukzessiv multiplen Tumoren und mit familiären Tumorsyndromen nach Möglichkeit vor Defekten und Entstellungen zu bewahren, ist das Bemühen um Früherkennung sowohl gefährdeter Personen als auch der einzelnen Tumoren. Bei einmal bekannten Patienten ist durch regelmäßige Kontrolle die Früherkennung leichter. Das begünstigt die erfolgreiche Anwendung wenig invasiver „Oberflächenmethoden" wie Elektrodesikkation, lokalzytostatischer Therapie, Ätzmethoden und vor allem Kryochirurgie. Sie ermöglichen manchmal selbst bei an sich prognostisch unsicheren Befunden eine Beeinflussung des Verlaufes und Verbesserung der Lebensqualität.

Literatur

1. Baerdmore GL, Davis NC (1975) Multiple primary cutaneous melanomas. Arch Dermatol 111:603–609
2. Brehm K, Hundeiker M (1974) Eine Methode zur Behandlung von Praecancerosen der Haut. Z Hautkr 49:289–292
3. Breitbart EW, Schaeg G, Jänner M, Rehpenning W, Carstensen A (1985) Kryochirurgie. I. Kryochirurgie, Kryotechnik, Kryonekrose, ultrastrukturelle Morphologie, Kryoläsionen. Zbl Haut- u Geschlechtskrankheiten 151:1–12

4. Camisa C (1981) Nevoid basal-cell carcinoma syndrome. Simultaneous extirpation of numerous basal-cell carcinomas on the face by curettage and electrodesiccation under general anaesthesia. J Dermatol Surg Oncol 7:893–896
5. Cristofolini M, Zumiani G, Scappini P, Piscioli F (1984) Aromatic retinoid in the chemoprevention of the progression of nevoid basal-cell carcinoma syndrome. J Dermatol Surg Oncol 10:778–781
6. Epstein E (1985) Fluorouracil paste treatment of thin basal-cell carcinomas. Arch Dermatol 121:207–213
7. Ernst K, Hundeiker M (1988) Neue Aspekte der Kryochirurgie in der Dermatologie. In: Haneke E: Gegenwärtiger Stand der operativen Dermatologie. Fortschritte der operativen Dermatologie, Bd 4, Springer, Berlin Heidelberg New York, 69–77
8. Golitz LE, Norris DE, Luekens CA, Charles DM (1980) Nevoid basal-cell carcinoma syndrome. Multiple basal-cell carcinomas of the palms after radiation therapy. Arch Dermatol 116:1159–1163
9. Gross R (1987) Neurofibromatose. Dtsch Ärztebl 84:1663–1664
10. Groth W (1985) Hautmetastasen des malignen Melanoms unter dem klinischen Bild der Follikulitis. Z Hautkr 60:1682–1689
11. Gründer K, Leyh F (1972) Lokale Behandlung von Hauttumoren mit 5% Fluorouracil Salbe. Hautarzt 23:217–221
12. Haake N, Buhles N, Altmeyer P (1988) Lasertherapie von Haut- und Schleimhautläsionen bei Morbus Osler. In: Haneke E: Fortschritte der operativen Dermatologie, Bd 4, Springer, Berlin Heidelberg New York, 43–46
13. Happle R (1981) Genetik der Basaliome. In: Eichmann F, Schnyder UW (Hrsg) Das Basaliom, S 17–28. Springer: Berlin Heidelberg New York
14. Hundeiker M (1973) Multiple nicht eruptive Keratoakanthome im höheren Alter. Act Gerontol 3:339–343
15. Hundeiker M, Bonczkowicz H, Albohn H (1977) Kryotherapie beim Cylindrom-Syndrom. Z Hautkr 53:375–379
16. Hundeiker M (1977) Vereinfachte Kryotherapie. Verh Dtsch Dermat Ges, 31. Tagung, Köln 29.3.–2.4.1977; Hautarzt 28: Suppl 2, S 144–146
17. Hundeiker M (1980) Die histologische Variabilität der Basaliome. In: Eichmann F, Schnyder UW (Hrsg) Das Basaliom. S 41–54 Springer: Berlin Heidelberg New York
18. Hundeiker M (1981) Präkanzerosen und Pseudokanzerosen. In Korting GW (Hrsg) Dermatologie in Klinik und Praxis, Bd 4:41.49–41.80 G Thieme: Stuttgart New York
19. Hundeiker M (1983) Die Keratoakanthome. Hautarzt 34 Suppl 6: 65–68
20. Hundeiker M, Ernst H (1987) Therapie der Praekanzerosen. In: Petres J (Hrsg) Aktuelle Behandlungsverfahren. Fortschritte der operativen Dermatologie, Bd 3, S 8–59. Springer Verlag: Berlin Heidelberg New York Tokyo
21. Hundeiker M, Drepper H (1987) Therapie der malignen Melanome. Dtsch med Wschr 112:553–555
22. Hundeiker M (1987) Klinik der Strahlenfolgen an der Haut. 27. Jahrestagung der Vereinigung Deutscher Strahlenschutzärzte e. V., Münster. In: Schütz W, Börner W, Messerschmidt O (Hrsg) Strahlenschutz nach Tschernobyl, – Strahlenschutz in Forschung und Praxis Bd 28, S 160–164. G Thieme: Stuttgart New York
23. Jablonski KP, Sterry W, Glöckner WM, Tritsch H (1981) Multiple kutane Malignome und Haarzell-Leukämie. Z Hautkr 56:1566–1571
24. Kraemer KH, Lee MM, Scotto J (1987) Xeroderma pigmentosum. Cutaneous, ocular, and neurologic abnormalities in 830 published cases. Arch Dermatol 123:241–250
25. Korting GW, Bork K, Schneider S (1976) Zur Frage der primären Melanomatose. Med Welt 27:17
26. Korsch A, Gartmann H, Steigleder GK (1976) Primär multiple maligne Melanom mit ungewöhnlich langem Verlauf. Z Hautkr 51:949–956
27. Lane-Brown MM, Fortlot P (1984) Photo-onco-therapie (POT) une alternative pour le traitement des cancers cutanés superfiels. Ann Dermatol Venereol 111:851
28. Lancer HA, Bronstein BR, Sober AJ: Multiple cutaneous melanoma metastases of an extremity resembling. Kaposi's sarcoma: use of regional perfusion. J Dermatol Surg Oncol 10:196–199

29. Matthäus W, Sebastian G, Scholz A (1977) Die Kryotherapie des Basalioms. Arch Geschwulstforsch 47:412–420
30. Mc Lean DJ, Haynes HH, Mc Carthy PL (1978) Cryotherapy of basal-cell carcinoma by a simple method of standardized freezethaw cycles. J Dermatol Surg Oncol 4:175–177
31. Nomland R (1984) Multiple basal-cell epitheliomas originating from congenital pigmented basal-cell nevi. Arch Dermatol Surg Oncol 10:778–781
32. Rodriguez-Sains RS (1980) Are concurrent or subsequent malignant melanomas in the skin and eye related or coincidental? J Dermatol Surg Oncol 6:915–918
33. Salfeld K (1981) Die klinische Vielfalt der Basaliome. In: Eichmann F, Schnyder UW (Hrsg) Das Basaliom, S 1–15. Springer: Berlin Heidelberg New York
34. Schubert GE, Günther M (1984) Neurofibromatosis von Recklinghausen und maligne Tumoren. Internist Prax 24:705–722
35. Schulz H (1987) Operative Dermatologie im Gesicht. Praxisfähige Eingriffe. Diesbach: Berlin
36. Schwanitz H, Suter L (1985) Multiple primäre maligne Melanome. Hautarzt 36:639–641
37. Seipp W, Haina D, Justen V, Waidelich W (1978) Laserstrahlen in der Dermatologie. Dt Dermatol 26:557–575
38. Suter L (1987) Dermatologische Strahlentherapie. Dt Dermatol 35:976–985
39. Vogt E (1983) Arsenbasaliome bei Morbus Darier, Tigason zur Darier-Therapie, Tumor-Therapie und Tumor-Prophylaxe. Akt Dermatol 9:36–40
40. Wemmer U (1984) Multiple primäre maligne Melanome bei Psoriasis vulgaris unter einer Langzeit-Therapie mit Methotrexat. Z Hautkr 59:665–668
41. Zaun H (1981) Basalzellnävussyndrom mit ungewöhnlicher Begleitsymptomatik. Hautarzt 32:455–458

Funktionelle und ästhetische Spätergebnisse nach operativer Behandlung von Unterlippentumoren

G. Sebastian

Zusammenfassung

1985 und 1986 wurden 23 primäre Spinaliome der Unterlippe in Lokalanästhesie quadratisch bzw. kastenförmig exstirpiert und die Defekte primär rekonstruiert. Nach der TNM-Klassifikation (1978) ergab sich folgende Tumorgrößenverteilung:
14 × $T_1N_0M_0$, 3 × $T_2N_0M_0$ und 6 × $T_3N_0M_0$. 16 Defekte wurden mit der von Johanson und Mitarb. inaugurierten step technique wiederhergestellt. Bei 7 ausgedehnten Defekten wurden zusätzlich zur step technique der fan flap nach Gillies und Millard oder die Methode der Lippenneubildung nach Fries herangezogen.

Im Rahmen der engmaschigen Tumornachsorge ermittelten wir sechs Monate postoperativ das funktionelle und ästhetische Ergebnis bei allen Patienten. Die mit der step technique versorgten Defekte ergaben bei allen 16 Patienten gute funktionelle und ästhetische Ergebnisse. Im Gegensatz dazu erreichten die Operationsresultate, die eine teilweise Ausbildung der Unterlippe aus der Oberlippe bzw. Wange erforderten, nicht die exzellenten Scores. Nach unseren Erfahrungen ist für ausgedehnte Unterlippenspinaliome die Kombination der step technique mit dem flan flap oder mit der Methode nach Fries trotz der ästhetischen Beeinträchtigung optimal.

Einleitung

Zwei Merkmale kennzeichnen die Leitlinien der Spinaliombehandlung der Unterlippe:

1. Radikalität bei der Tumorentfernung und
2. Wiederherstellung einer funktionell und ästhetisch befriedigenden Unterlippe.

Um eine genügende Radikalität zu erreichen, exstirpieren wir seit 1975 Spinaliome von mehr als 5 mm Ausdehnung grundsätzlich quadratisch bzw. kastenförmig. 1983 begannen wir, Defekte der medialen und lateralen Unterlippe bis maximal eine halbe Unterlippenlänge mit der von Johanson und Mitarb. 1974 inaugurierten Methode der Treppenplastik zu rekonstruieren [6, 7]. Bei größeren Defekten kombinieren wir diese step technique entweder mit dem flan flap nach Gillies und Millard [4] oder mit der Methode nach Fries [2, 3].

Patientengut

Nachuntersucht wurden von uns 23 primäre Unterlippenspinaliome der Jahre 1985 und 1986, die nach den erwähnten Kriterien behandelt wurden. 14 Tumoren waren bis 2 cm, 3 Tumoren 2–4 cm und 6 Tumoren mehr als 4 cm groß. Die Mehrzahl der

E. Haneke (Hrsg.)
Gegenwärtiger Stand der operativen Dermatologie

Spinaliome wies einen betont seitlichen Sitz auf und beeinflußte damit die Wahl der Rekonstruktionsmethode.

Wir führten die Rekonstruktion der Defekte bei unseren 50 bis 81jährigen Patienten (Durchschnittsalter 68 Jahre, 21 Männer, 2 Frauen) stets in Infiltrationsanästhesie mit einem Gemisch von Xylocitin 1% und POR-8 aus. Infiltriert wurde entsprechend der Operationsplanung.

Die einseitige Treppenverschiebelappentechnik wurde bei 11 mehr lateral gelegenen, die doppelseitige bei 5 zentraleren Defekten zur Rekonstruktion eingesetzt. Das häufigere Vorkommen lateral lokalisierter Spinaliome in unserem Material favorisierte damit automatisch die unilaterale step technique, beschränkte sie aber wie die bilaterale auf $T_1N_0M_0$ und $T_2N_0M_0$ Tumoren [5].

Überschritten die Defekte eine halbe Unterlippenlänge, mußte für die Rekonstruktion der Unterlippe Lippenrotkörper von der Oberlippe herangeholt bzw. neu gebildet werden. Aus diesem Grunde kombinierten wir die unilaterale step technique in drei Fällen mit dem einseitigen fan flap nach Gillies und Millard, in vier Fällen wurde zur Neubildung des Lippenrotkörpers bei subtotalen Defekten die bilaterale step technique mit der Methode nach Fries kombiniert (Tabelle 1).

Tabelle 1. Häufigkeit der Rekonstruktionsmethoden entsprechend der TNM-Klassifikation (1978)

Rekonstruktionsmethoden	T1 NoMo	T2 NoMo	T3 NoMo	Σ
unilaterale step technique	9	2		11
bilaterale step technique	5			5
unilaterale step technique und fan flap		1	2	3
bilaterale step technique und Fries			4	4
Σ	14	3	6	23

Ergebnisse

Im Rahmen der engmaschigen Tumornachsorge ermittelten wir sechs Monate postoperativ das funktionelle und ästhetische Ergebnis bei allen Patienten. Als Parameter gingen in die Beurteilung ein:

1. Die aktive Beweglichkeit der Unterlippe und eine normale Sensibilität auch im neugeformten Lippenrot.
2. Die neugeformte Lippe muß genügend lang sein, die Mundspalte entsprechend weit – Voraussetzungen für unbehinderte Nahrungsaufnahme, Eingliederung der Prothese und gut artikulierte Sprache.
3. Die rekonstruierte Lippe muß einen vollständigen Lippenschluß und eine ausreichend gleiche Lippenhöhe gewährleisten – Voraussetzungen für einen gut gestalteten Mundvorhof.
4. Die Mundspalte muß symmetrisch wiederhergestellt sein.

Die 16 mit der uni- bzw. bilateralen Treppenplastik versorgten Defekte ergaben bei allen Patienten gut funktionelle und ästhetische Ergebnisse (Tabelle 2). Anfängliche Sensibilitätsstörungen waren sechs Monate nach dem Eingriff nicht mehr nachweis-

Tabelle 2. Funktionelle und ästhetische Spätergebnisse von 16 Fällen nach Rekonstruktion mit der step technique (Johanson und Mitarb.)

Parameter	gut	befriedigend
aktive Beweglichkeit	16	
Weite der Mundspalte	14	2
Lippenschluß	16	
Lippenhöhe	16	
Sensibilität/Lippenrot	16	
Symmetrie der Mundspalte	16	

bar. Die Mundwinkel waren symmetrisch und in gleicher Höhe, die Lippenkontur und -höhe gleichmäßig. Die Beweglichkeit der wiederhergestellten Unterlippe entsprach annähernd Normalwerten.

„Spitzen" der Lippen war als Ausdruck der ungestörten Funktion des M. orbicularis oris allen Patienten möglich. Entscheidend für das gute funktionelle Ergebnis dürfte sein, daß die Unterlippe praktisch aus gleichem Gewebe rekonstruiert wird. Die in den Unterlippenstümpfen liegenden, durchtrennten Muskelbündel des Orbicularis oris und der Depressor labii inferioris werden bei der step technique ohne Richtungsänderung wieder vereinigt. Die breite Lappenbasis garantiert eine gute Innervation der Muskulatur und damit eine normale postoperative Funktion ohne Atrophiegefahr. Außerdem entstehen durch die treppenartig angelegte Schnittführung längere freie Wundränder, die eine günstigere Verteilung der Wundrandspannung als bei üblicher gerader Schnittführung gestatten. Deutlicher als bei anderen Verschiebelappentechniken bleibt die Schnittführung auf das Lippen-Kinnfeld beschränkt, Voraussetzung dafür, daß die Mundwinkel intakt bleiben. Die Methode schont betont die für die Ausdruckskraft des Gesichtes so entscheidenden kleinen, zu den Mundwinkeln ziehenden mimischen Muskeln wie Mm. zygomaticus major, risorius und depressor anguli oris.

Damit erfüllt die Treppentechnik die an sie gestellte Forderung eines optimalen funktionellen und ästhetischen Ergebnisses (Abb. 1–6).

Legt man zur Beurteilung der Rekonstruktionsergebnisse nach dem kombinierten Vorgehen für unsere sieben Fälle die gleichen strengen Kriterien an, sind die funktionellen Ergebnisse befriedigend bis gut (Abb. 7–12). Nicht befriedigen kann die Symmetrie der Mundspalte nach Anwendung des fan flaps. Die Verlegung des Mundwinkels durch Bildung und Drehen des Fächerlappens ist dafür verantwortlich (Tabelle 3). Die Technik der Lippenrotkörperneubildung nach Fries in sinngemäßer

Tabelle 3. Funktionelle und ästhetische Spätergebnisse von 7 Fällen nach kombinierter Rekonstruktion mit der step technique und dem fan flap (Gillies und Millard) bzw. der Methode nach Fries

Parameter	gut	befriedigend	nicht befriedigend
aktive Beweglichkeit	2	5	
Weite der Mundspalte		7	
Lippenschluß		7	
Lippenhöhe	3	4	
Sensibilität/Lippenrot	3	4	
Symmetrie der Mundspalte		4	3

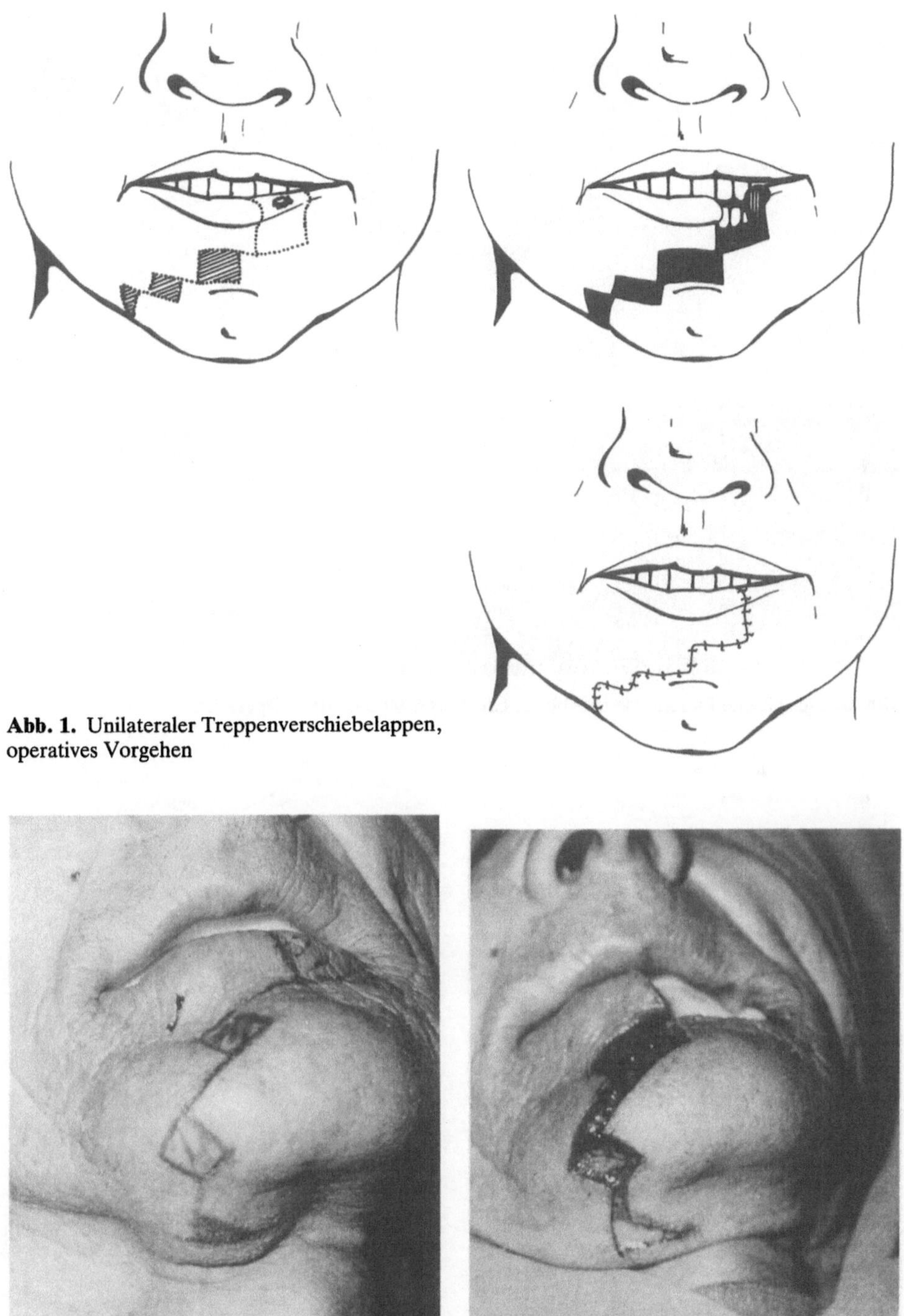

Abb. 1. Unilateraler Treppenverschiebelappen, operatives Vorgehen

Abb. 2. Das Spinaliom im linken, lateralen Unterlippenanteil wird kastenförmig exstirpiert und der Defekt mit einem nach der Gegenseite verlaufenden unilateralen Treppenverschiebelappen verschlossen

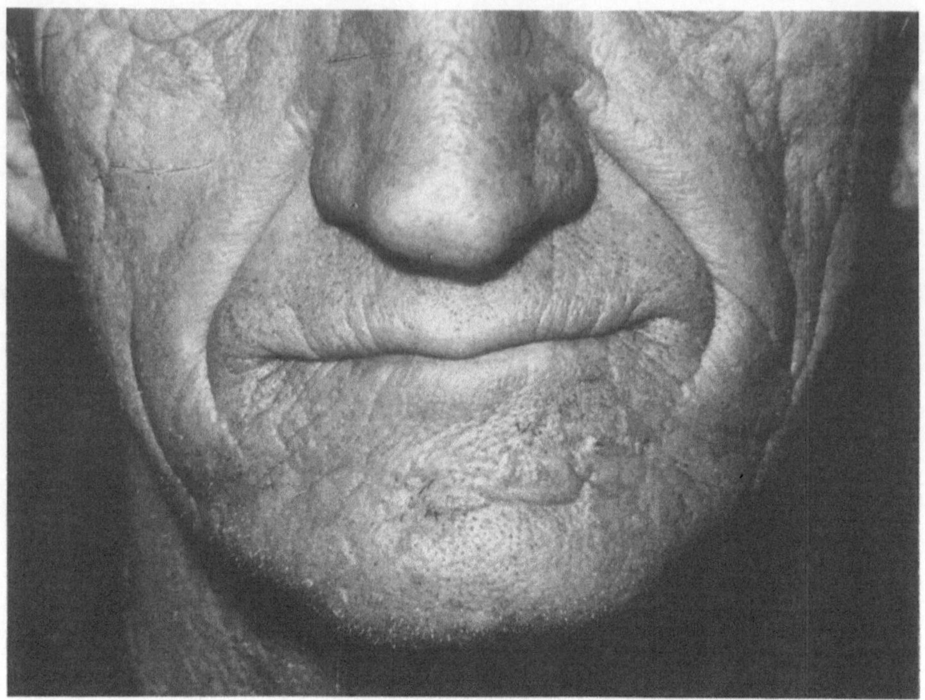

Abb. 3. Der gleiche Patient wie in Abb. 2. Ergebnis 6 Monate nach Operation

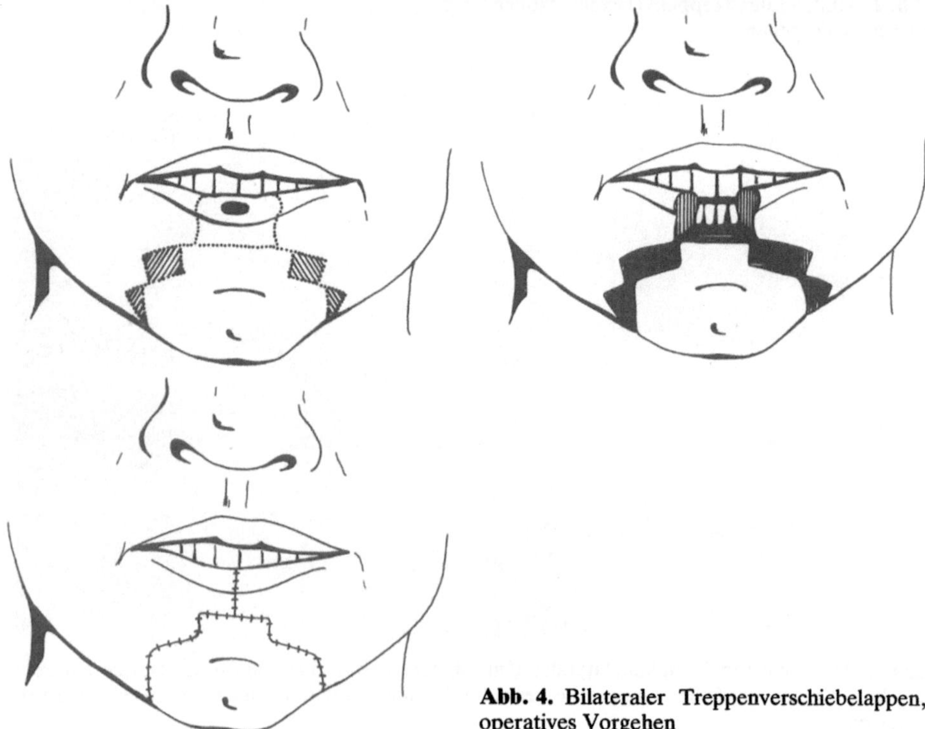

Abb. 4. Bilateraler Treppenverschiebelappen, operatives Vorgehen

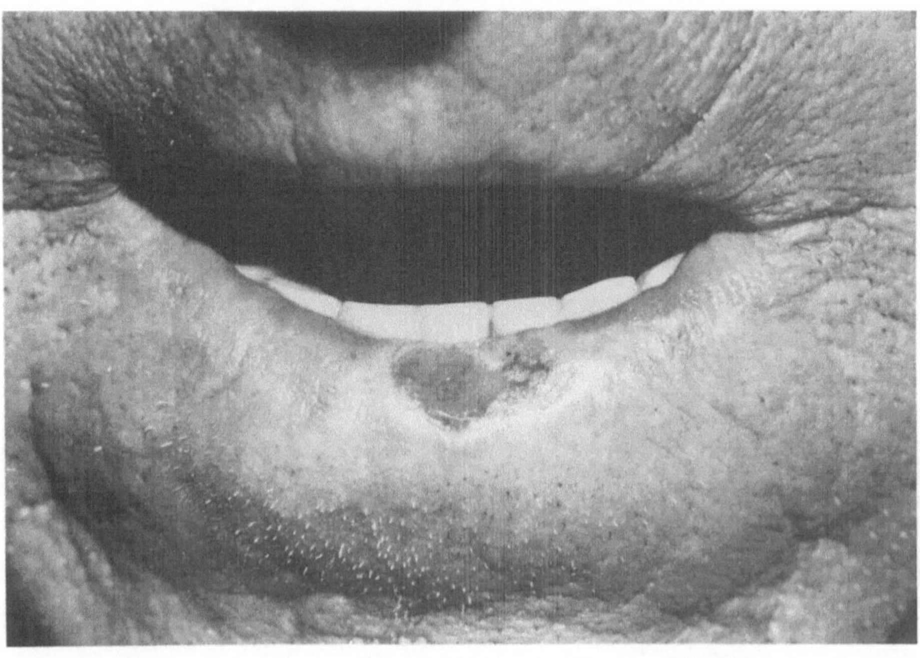

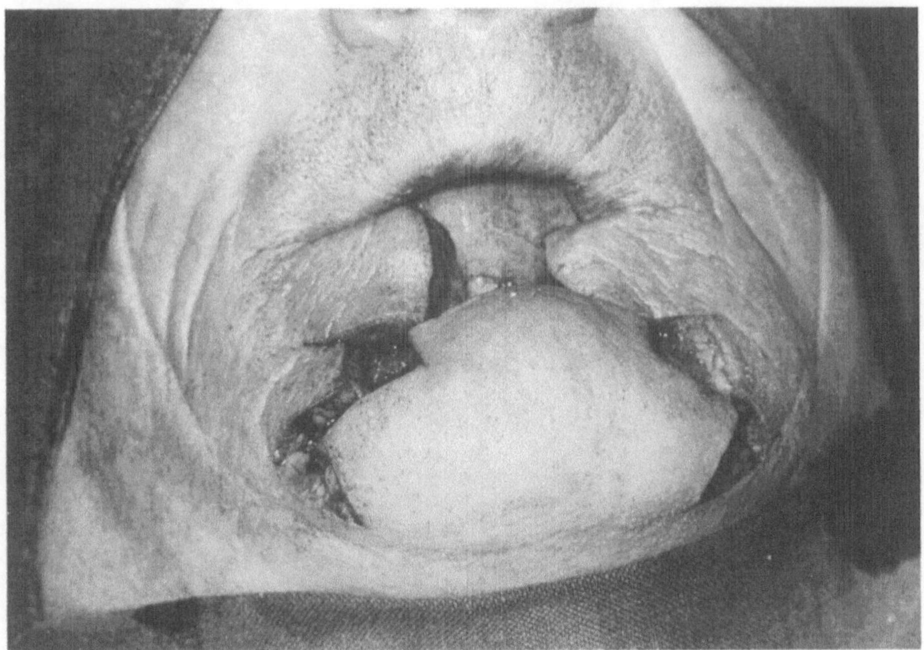

Abb. 5. Quadratische Exstirpation eines Spinalioms in Unterlippenmitte und Verschluß mit Hilfe der bilateralen Treppentechnik

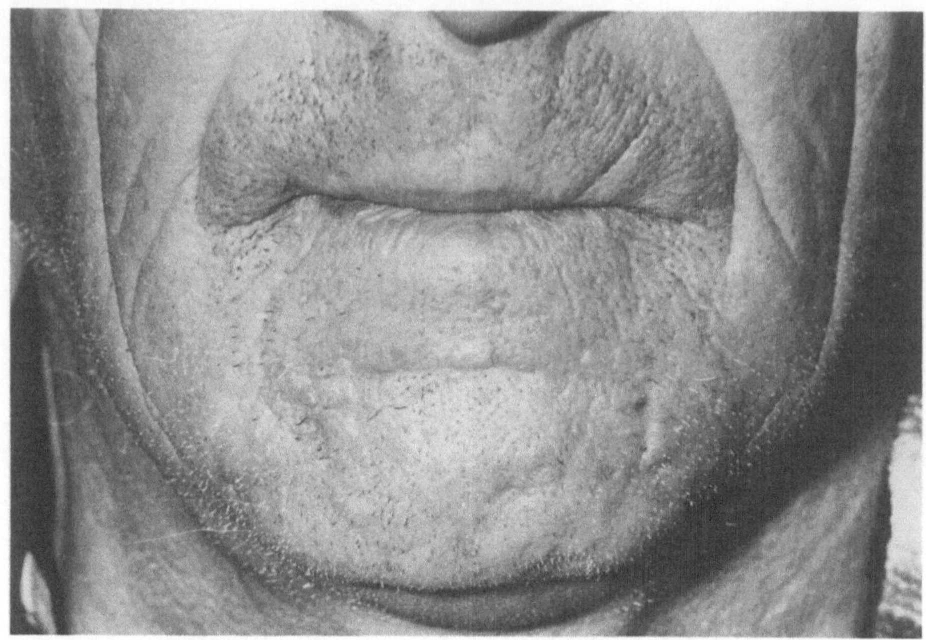

Abb. 6. Der gleiche Patient wie in Abb. 5. Ergebnis 6 Monate postoperativ

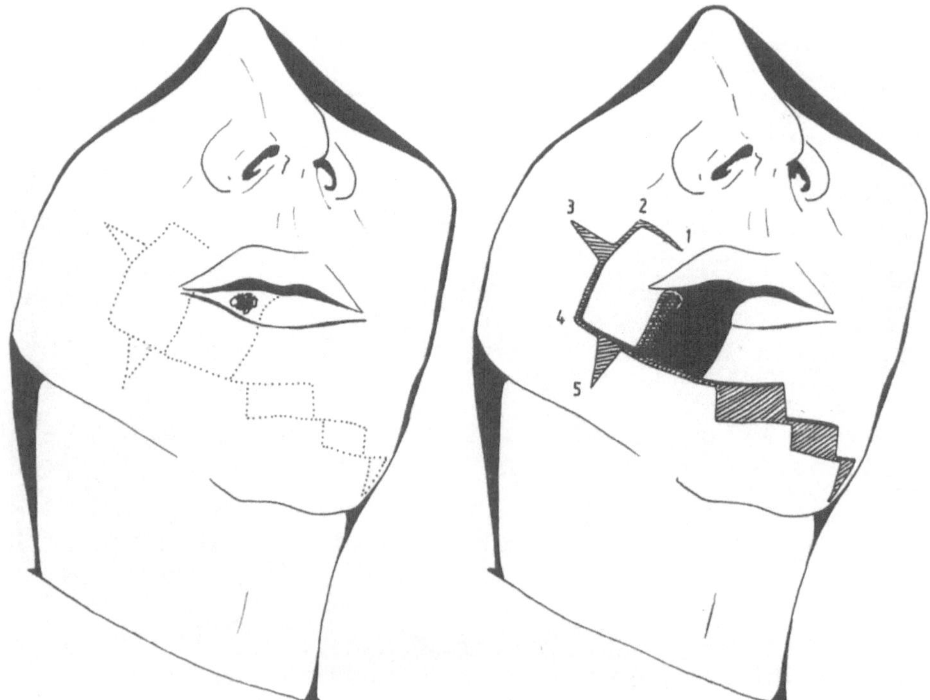

Abb. 7. Unilateraler Treppenverschiebelappen und fan flap, operatives Vorgehen

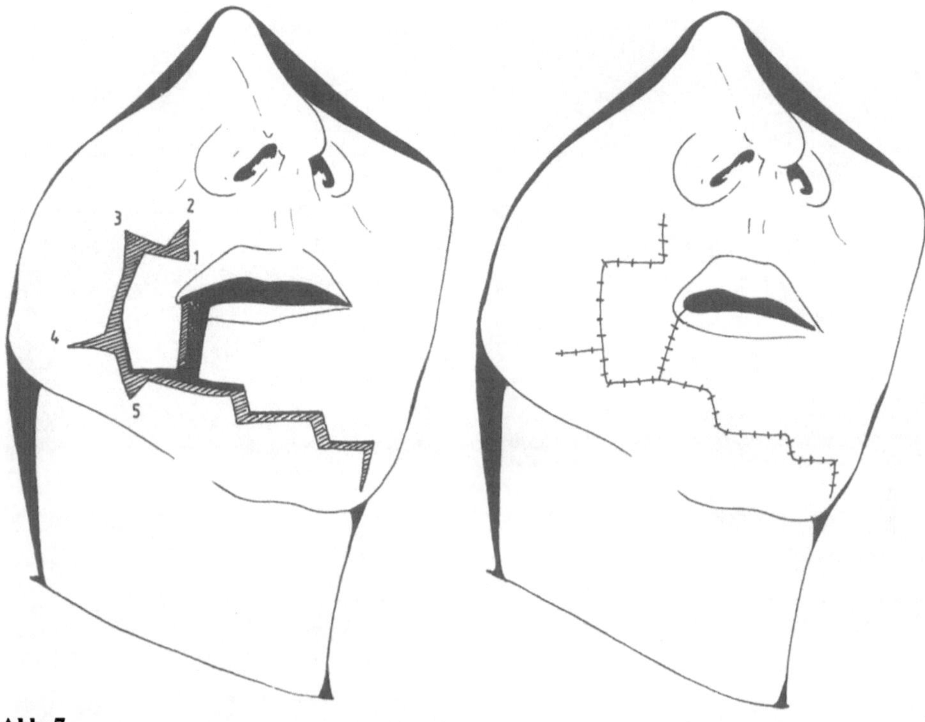

Abb. 7

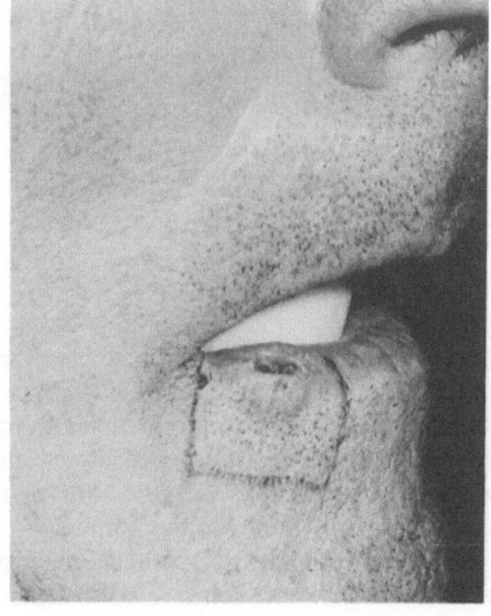

Abb. 8. Kastenförmige Exstirpation eines Spinalioms der rechten Unterlippenseite. Defektverschluß durch Kombination von unilateralem Treppenverschiebelappen und fan flap

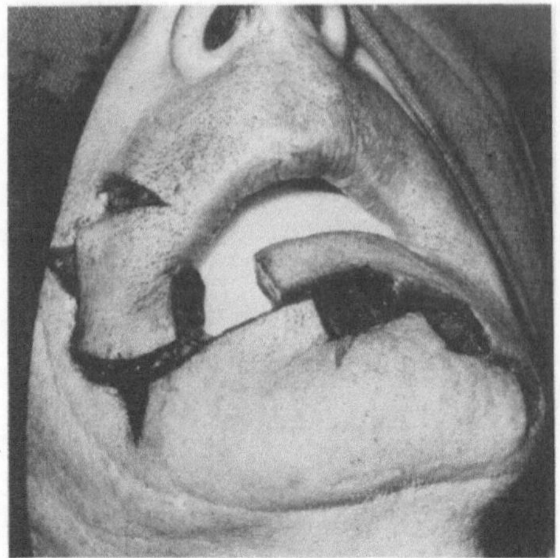

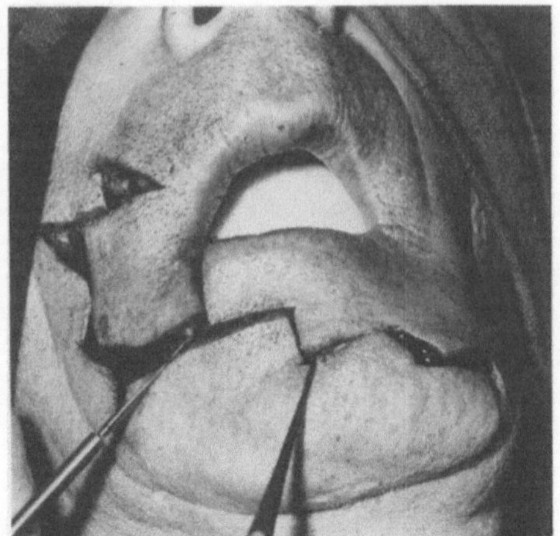

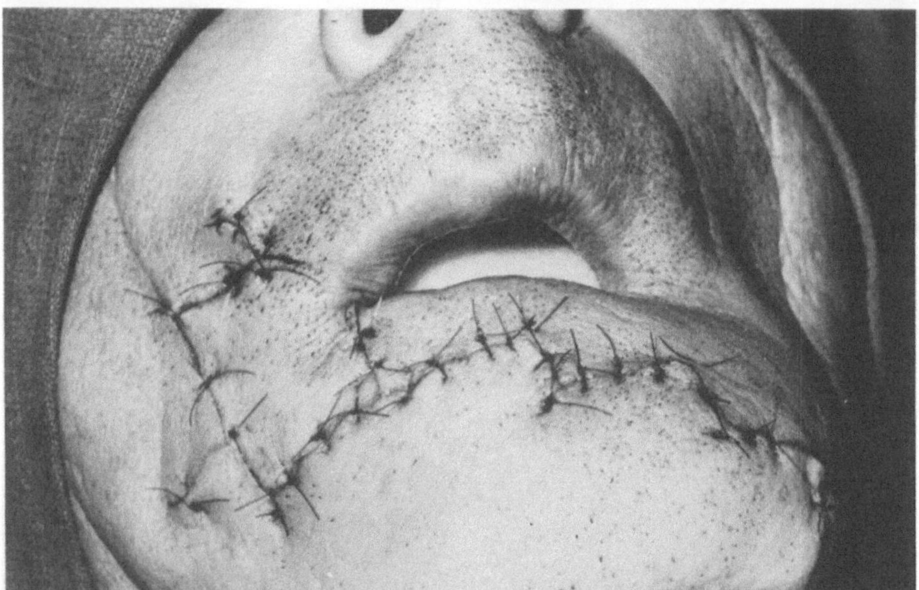

Abb. 8

Weiterentwicklung der Bernardschen Methode [1] in Kombination mit der bilateralen step technique gestattet den Aufbau einer neuen Unterlippe. Die Nachteile in ästhetischer Hinsicht kann Fries nicht umgehen, da bei der Schnittführung *nicht* die für die Ausdruckskraft des Gesichtes so entscheidenden kleinen zu den Mundwinkeln ziehenden mimischen Muskeln (M. zygomaticus major, M. risorius, M. depressor anguli oris) geschont werden können.

Die step technique nach Johanson und Mitarb. geht vom kastenförmigen Unterlippendefekt aus, der sichersten Exstirpationsmethode für Spinaliome. Defekte bis

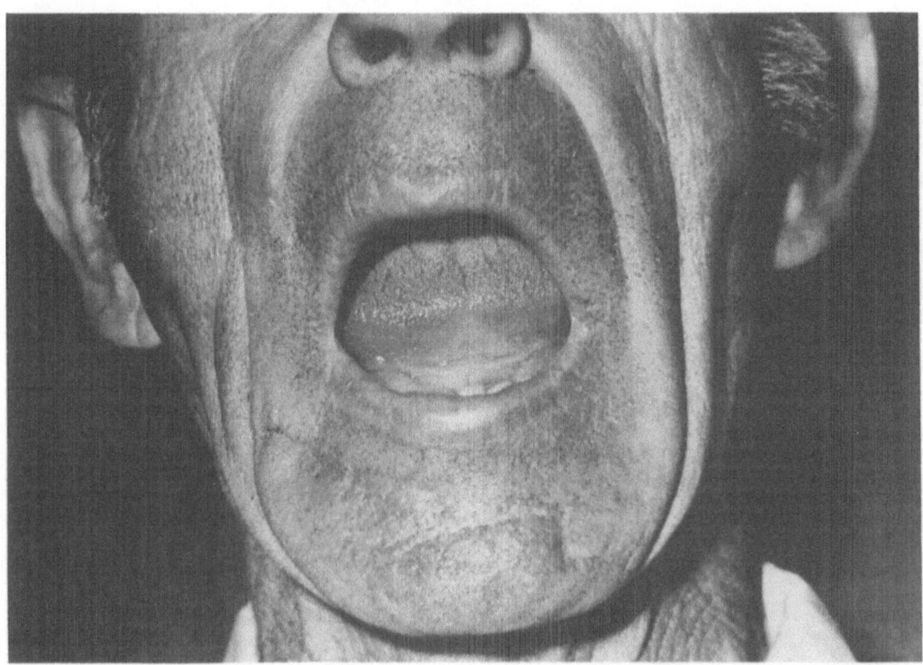

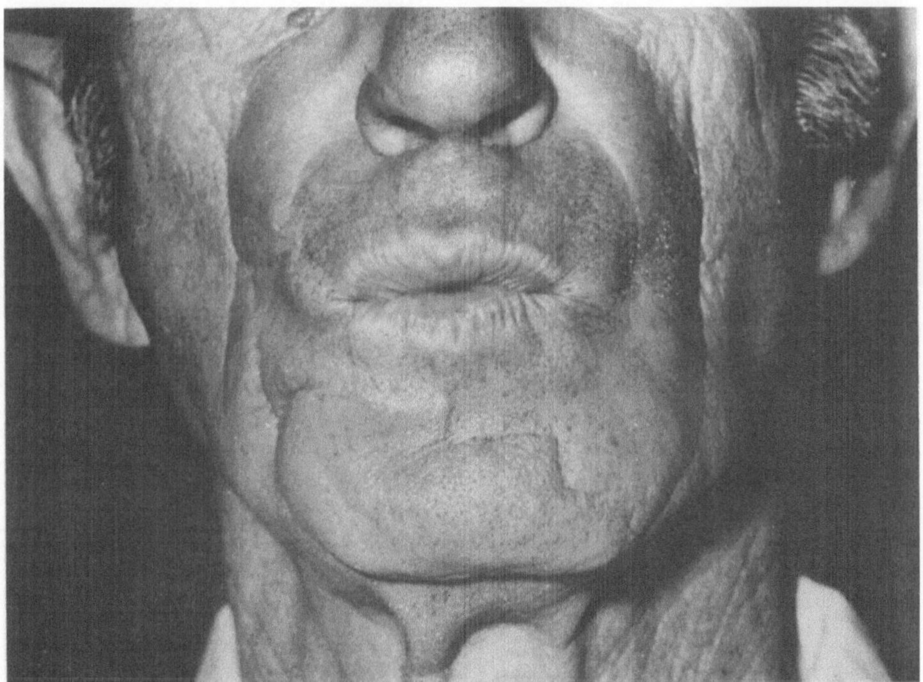

Abb. 9. Der gleiche Patient wie in Abb. 8. Ergebnis 6 Monate postoperativ

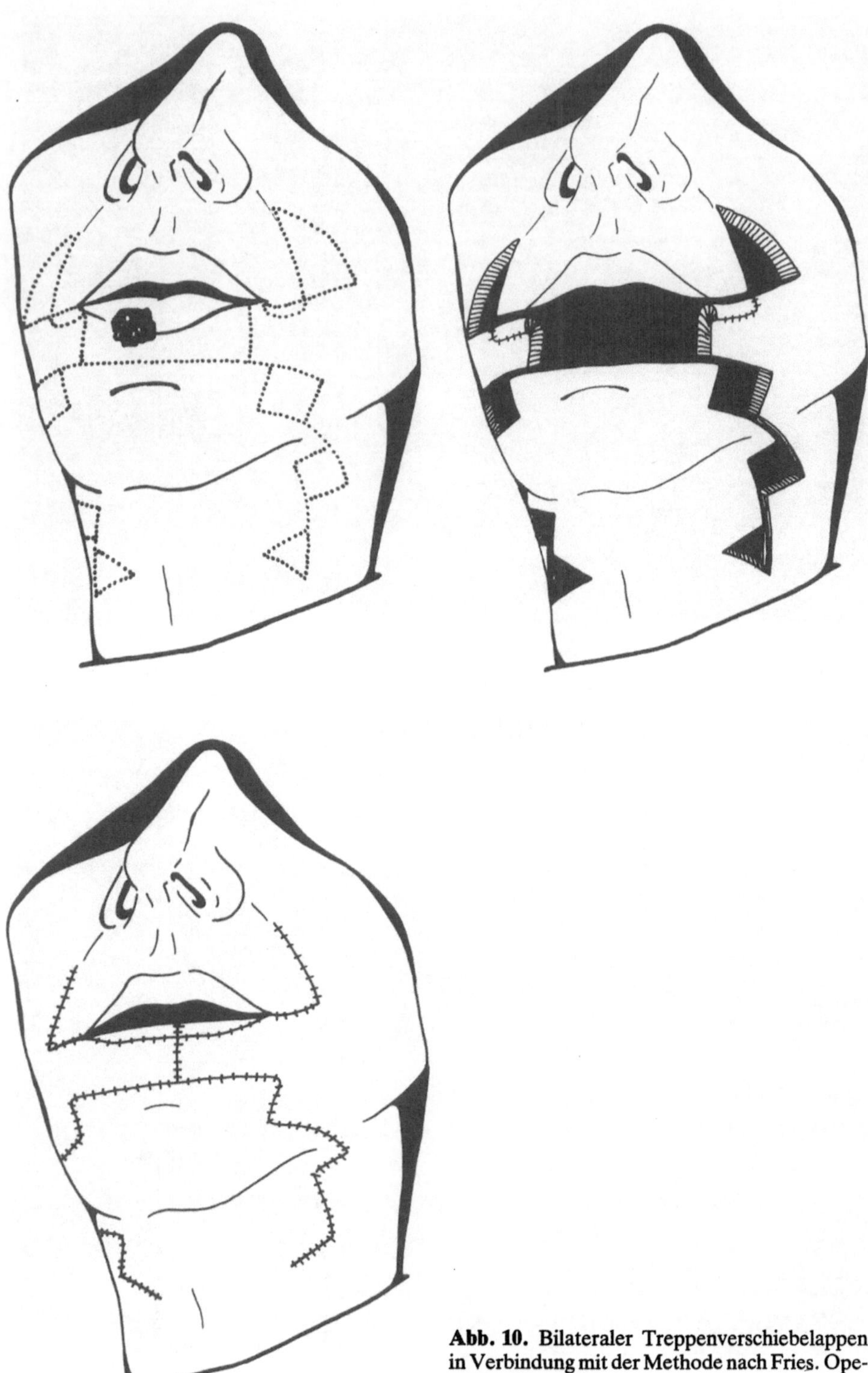

Abb. 10. Bilateraler Treppenverschiebelappen in Verbindung mit der Methode nach Fries. Operatives Vorgehen

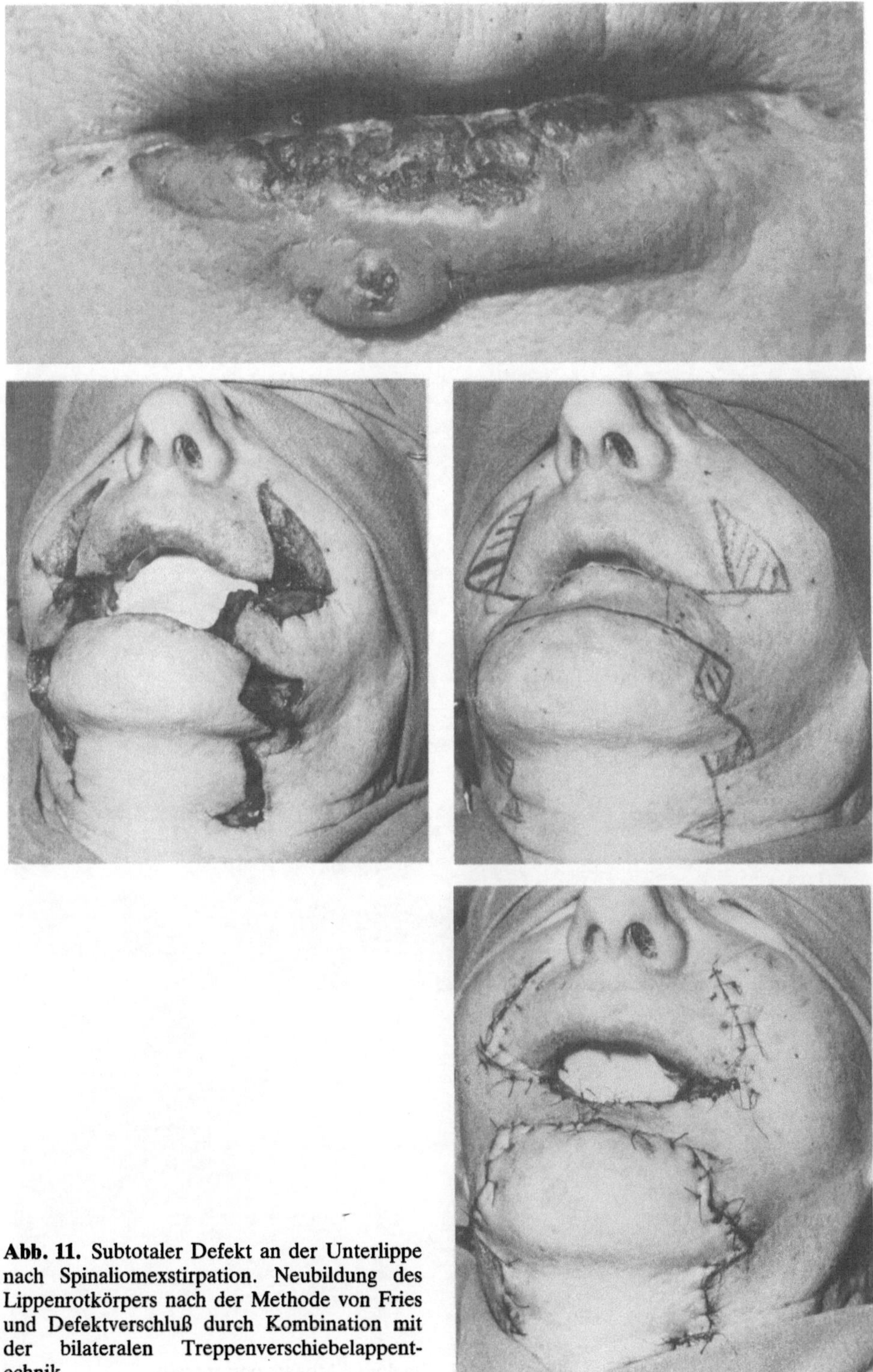

Abb. 11. Subtotaler Defekt an der Unterlippe nach Spinaliomexstirpation. Neubildung des Lippenrotkörpers nach der Methode von Fries und Defektverschluß durch Kombination mit der bilateralen Treppenverschiebelappentechnik

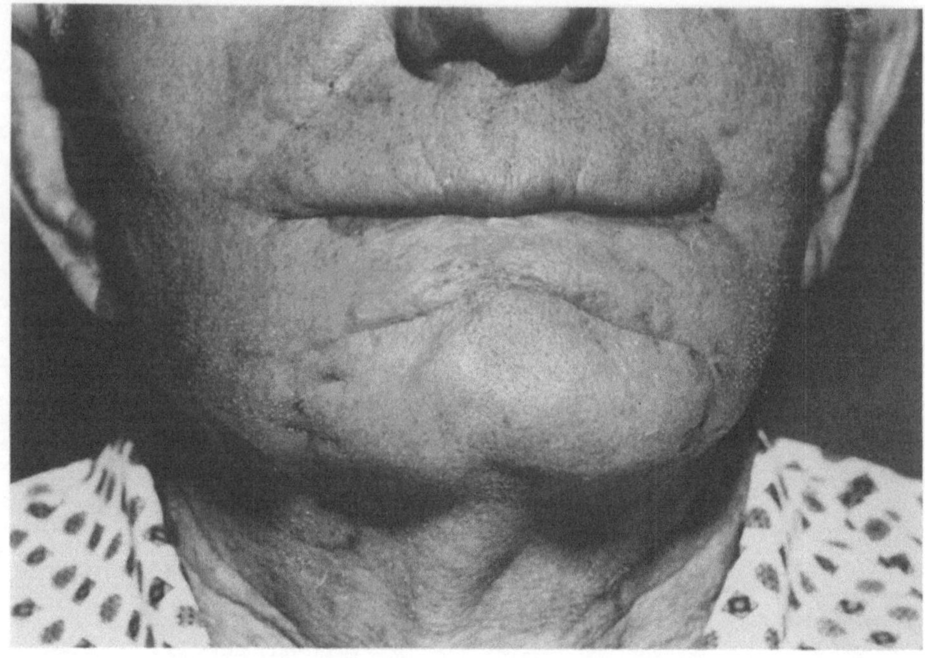

a

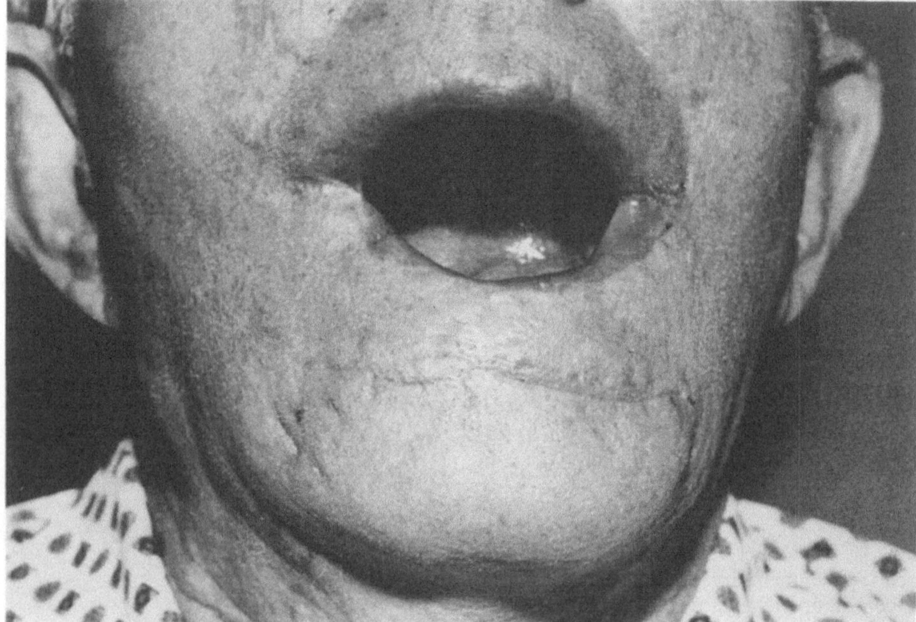

b

Abb. 12a, b. Der gleiche Patient wie in Abb. 11. Ergebnis 6 Monate postoperativ

maximal einer halben Unterlippenlänge ließen sich in unserem Material damit rekonstruieren und ergaben gute funktionelle und ästhetische Spätergebnisse. Größere Defekte bis hin zu subtotalen Unterlippendefekten erforderten die Kombination der Treppenplastik mit dem fan flap nach Gillies und Millard bzw. mit der Methode nach Fries. Nach unseren Erfahrungen sind diese kombinierten Rekonstruktionsverfahren für ausgedehnte Unterlippenspinaliome trotz der ästhetischen Beeinträchtigung optimal.

Literatur

1. Bernard C (1852) Cancer de la lèvre inférieure; restauration à l'aide de lambeaux quadrataires latéraux. Skalpel 5:162–165
2. Fries R (1962) Über eine neue Methode der primären Wiederherstellung des Mundwinkels nach Karzinomexstirpation. Österr Z Stomat 59:366
3. Fries R, Platz H (1975) Systematik der primären Rekonstruktion der Mundspalte nach Karzinomexstirpation. Acta Stomat Belg 72:443–455
4. Gillies H, Millard DR (1957) The principles and art of plastic surgery. Vol II. Boston and Toronto: Little Brown und Co.
5. Harmer MH (Hrsg) (1980) TNM-Klassifikation maligner Tumoren. 3. Ausgabe Genf 1978. Berlin: Akademie-Verlag
6. Johanson B, Aspelund E, Breine U, Holmström H (1974) Surgical treatment of nontraumatic lower lip lesions with special reference to the step technique. Scand J Plastic Reconstr Surg 8:232–240
7. Sebastian G, Horn K, Hackert I (1986) Der Treppen-Verschiebelappen zur Wiederherstellung der Unterlippe nach Spinaliomresektion. Dermatol Monschr 172:145–152

Primäre oder sekundäre Defektdeckung? Darstellung der Vor- und Nachteile des zweizeitigen operativen Procedere

D. NEUKAM

Zusammenfassung

Zur Erzielung einer optimalen Versorgung hinsichtlich des kosmetisch-ästhetischen Ergebnisses wurde die herkömmliche Methode der einzeitigen plastischen Deckung großer Entnahmedefekte zugunsten eines zweizeitigen Procedere verlassen. Bei diesem Verfahren wird das Intervall zwischen Tumorexstirpation und Defektverschluß zur Konditionierung des Wundgrundes genutzt, was unter Umständen zwar mehrere Wochen erfordert, aber eine günstigere Beschaffenheit des Transplantatbettes zur Folge hat. Beeinträchtigende Mulden- und Taschenbildungen können durch die erzielte Wundbettgranulation umgangen werden. Die Einheilung des Transplantates gestaltet sich insgesamt komplikationsloser.

Im Rahmen der radikalen Tumorchirurgie oder bei der operativen Entfernung kongenitaler Riesennävi sowie großflächiger Schmucktätowierungen werden zwangsläufig große Defekte gesetzt, die in der Regel mit freien Hauttransplantaten gedeckt werden. Bei der Defektdeckung ergeben sich im Hinblick auf das Procedere zwei Möglichkeiten:

Die sofortige bzw. einzeitige und die verzögerte bzw. zweizeitige Transplantation.

Bei der einzeitigen Transplantation wird im Anschluß an die radikale oder großflächige Exzision des Tumors, Nävus oder auch der Schmucktätowierung in gleicher operativer Sitzung der entstandene Defekt mit Spalthaut gedeckt. Das bedeutet, daß z. B. im Rahmen der radikalen Tumorchirurgie, wie sie das maligne Melanom erfordert, entsprechend der Lokalisation des Defektes mehr oder weniger große Anteile des Fettgewebes freigelegt werden. Die seitlich begrenzenden Fettgewebsanteile bedingen eine entsprechend größere Fläche, die bei der sofortigen Defektdeckung zu berücksichtigen ist. Das heißt, daß zu dem Exzisionsradius von z. B. 5 cm zusätzlich weitere 2–3 cm, je nach Tiefe des Defektes, an zu deckender Exzisionsfläche zu rechnen sind, was bei der Spalthautentnahme berücksichtigt werden muß. Es ist aber nicht nur eine Defektvergrößerung zu berücksichtigen, sondern es ergibt sich aufgrund des weniger vaskularisierten Fettgewebes auch eine erschwerte Einheilung des Transplantates. Gleiche Schwierigkeiten stellen sich bei der großflächigen Exzision kongenitaler Riesennävi oder Schmucktätowierungen dar. Diese werden hinsichtlich der Tiefenausdehnung weniger radikal behandelt, so daß die Transplantation im Bereich des Fettgewebes und nicht vorwiegend im Faszienbereich erfolgt [2].

Anders gestaltet sich das Procedere bei der zweizeitigen Defektdeckung. Hierunter versteht man den zeitlichen Ablauf von Exzision und Transplantation mit einem Intervall von einer bis mehreren Wochen, in dem die Konditionierung stattfindet.

E. Haneke (Hrsg.)
Gegenwärtiger Stand der operativen Dermatologie

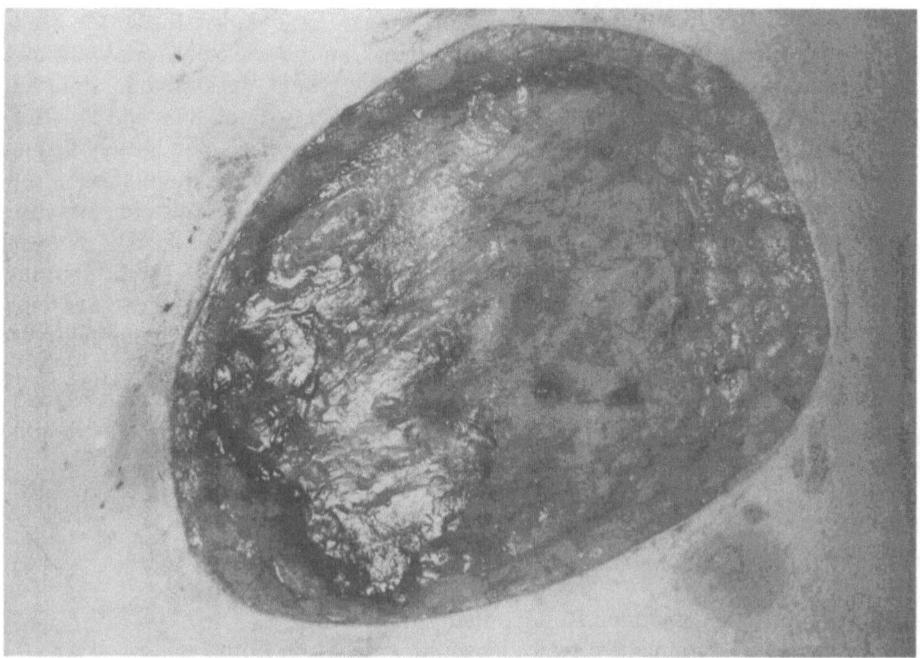

Abb. 1. Defektvergrößerung durch seitlich begrenzende Fettgewebsanteile

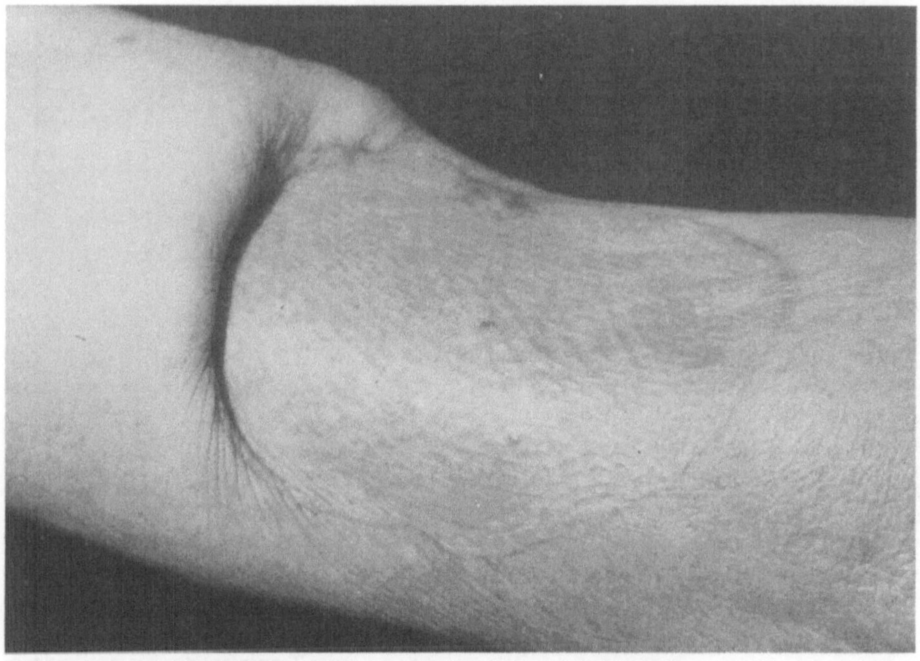

Abb. 2. Gefahr der störenden Taschenbildung bei einzeitigem Procedere

Die Konditionierung beinhaltet desinfizierende und granulationsfördernde Maßnahmen, zum Beispiel Desinfektion mit wäßrigen Externa wie Polyvidonjodlösung oder Mercurochrom Tct., enzymatische Reinigung z. B. mit Varidase oder anderen handelsüblichen Externa, Einsatz granulationsfördernder Materialien wie Polyurethanschaumstoffe (z. B. Syspurderm, Epigard, Lyomousse). Unter Durchführung dieser Maßnahmen kommt es zur Bildung frischer Wundgrundgranulationen annähernd im Hautniveau; im Idealfall, aber das ist von der Lokalisation des Defektes abhängig, bis zum Hautniveau. Im Rahmen der Konditionierung kann es je nach der „Lockerheit“ des umgebenden Gewebes zu einer Defektschrumpfung bis zu 60% des Ausgangsbefundes kommen [3, 4]. Das bewirkt nicht nur eine Verkleinerung des Ausgangsdefektes, sondern auch die Wahl eines kleineren Spalthautlappens.

Der entscheidende Vorteil ist jedoch der durch die Granulation erzielte Niveauausgleich mit zugleich einhergehender Umgehung von unschönen Taschenbildungen.

Im folgenden sollen die einzelnen Schritte des zweizeitigen Procedere der plastischen Deckung dargestellt werden [1].

- Exzision
- Konditionierung
- Abtragung der beginnenden Randepithelisation
- Anfrischung des Granulationsgewebes mit dem scharfen Löffel

und schließlich

- plastische Deckung mittels eines freien Spalthauttransplantates.

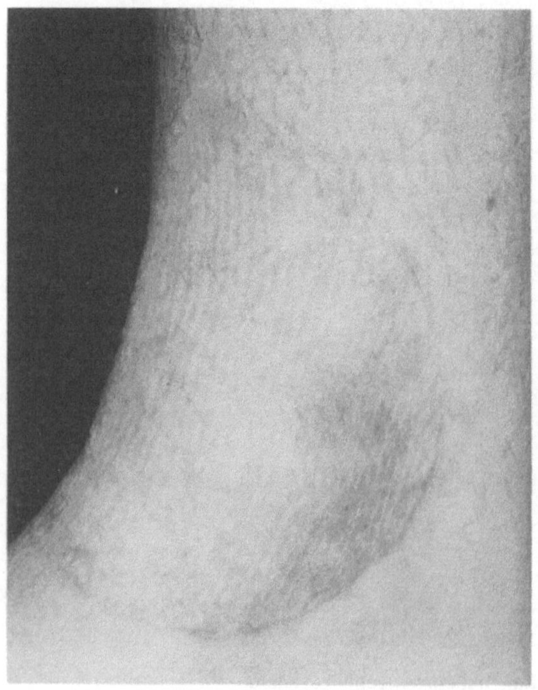

Abb. 3. Stufenlose Einheilung des Transplantates bei zweizeitigem Procedere

Tabelle 1

Einzeitig	Zweizeitig
– Operativer Eingriff in einer Narkose	– Doppelte Narkosebelastung
– Sofortige Defektdeckung	– Langzeitiger großer Wunddefekt
	– Erhöhte Infektionsgefahr
– Störendes Fettgewebe im Transplantatbett	– Granulationsgewebe
– Großer Defekt	– Defektverkleinerung
– Gefahr der Taschenbildung	– Einheilung fast und bis in Hautniveau

Beim Vergleich der postoperativen Ergebnisse des Ein- und zweizeitigen Vorgehens ergibt sich hinsichtlich des kosmetisch-ästhetischen Effektes ein deutlicher Vorteil für das zweizeitige Vorgehen.

Als nachteilig muß bei diesem Procedere der zeitliche Aufwand beurteilt werden. Ferner ist im allgemeinen eine zweite Narkose erforderlich, die eine zusätzliche Belastung für den Patienten darstellt. Das längere Vorliegen eines großen Wunddefektes stellt zudem eine erhöhte Gefahr der Keimkontamination dar (Tabelle 1).

Rückblickend auf die in den letzten 1½ Jahren durchgeführten Eingriffe konnte die Konditionierung mit Unterstützung der zuweisenden Kollegen größtenteils ambulant durchgeführt werden. Auf diese Weise wurde die zeitliche Belastung für den Patienten reduziert. Die Durchführung der Zweitnarkose erwies sich für das Gros der Patienten als unproblematisch. In zwei Fällen stellte sich bei den mittlerweile 100 behandelten Patienten 2× eine Infektion ein, die durch den Einsatz von Antibiotika schnell beherrscht werden konnte.

Nach Abwägung der Risiken und Organisation des zeitlichen Ablaufs ziehen wir an unserer Klinik das zweizeitige Procedere aufgrund der überzeugenderen postoperativen Ergebnisse vor.

Literatur

Köhnlein HE (1981) Die Hauttransplantation. In: Implantate und Transplantate in der plastischen und Wiederherstellungschirurgie. Hrsg: Cotta H, Martini AK, Springer, Berlin Heidelberg, 40–44

Neukam D (1985) Eine zeitsparende Technik zur plastischen Deckung großflächiger Defekte. In: Fortschritte der operativen Dermatologie, Bd 2, Fehlbildungen Naevi Melanome. Hrsg: Wolff HH, Schmeller W. Springer, Berlin Heidelberg, 156–158

Stegmann SJ (1982) Basics of Dermatologic Surgery. Year Book Medical Publishers, Inc Chicago London

Zoltán J (1984) Atlas der Hautersatzverfahren, S Karger, Basel München

Das „gemeshte“ umgedrehte Koriumtransplantat

R. Pleier, H. Schwantes und B.-R. Balda

Das umgedrehte Koriumtransplantat hat sich zur Defektdeckung auf problematischem Wundgrund bewährt. Der zellarme bradytrophe Lappen geht selbst am Knochen ohne Periost gut an, die Schrumpfungstendenz ist aufgrund des hohen Faseranteils gering. Angewandt wird das Koriumtransplantat u. a. auch zur Deckung tiefer Defekte, zur Deckung palmoplantarer Defekte und zur Defektdeckung in der Mundhöhle. Da der Koriumlappen nur eine geringe Dehnbarkeit aufweist und somit zur Deckung größerer Defekte ein ausgedehntes Spenderareal erfordert, schlagen wir in solchen Fällen die Aufbereitung als Maschentransplantat vor.

Zur Demonstration der Technik stellen wir das operative Vorgehen bei einer Patientin mit einem ausgedehnten Melanom am Kapillitium vor (Abb. 1). Die notwendige großzügige Exzision hatte uns folgende Alternativen zur Defektdeckung diskutieren lassen:

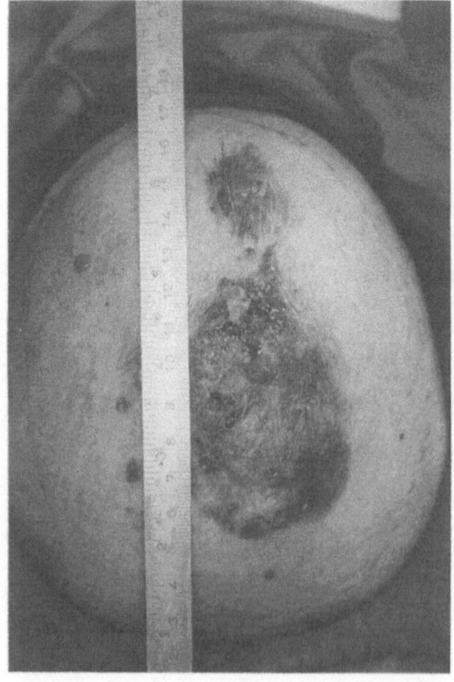

Abb. 1. Ausgedehntes Melanom am Kapillitium

E. Haneke (Hrsg.)
Gegenwärtiger Stand der operativen Dermatologie

1. Sofortige Deckung mit mesh graft in einer Sitzung – verworfen wegen ungenügender Polsterung der Kalotte.
2. Deckung mit Spalthaut oder mesh graft nach Wundgrundkonditionierung in einer zweiten Sitzung – verworfen, weil langwierig und wenig stabil.
3. Freie oder gestielte Lappenplastik, auch nach eventueller Gewebeexpandervordehnung, – in dieser Situation nicht möglich und nicht sinnvoll.
4. Vollhauttransplantat – verworfen wegen zu großen Hebedefekts und Gefahr des Nichtangehens.
5. Der „anspruchslose" Koriumlappen, aufbereitet als mesh graft 1 : 1,5 auf Grund des ausgedehnten Defekts.

Operatives Vorgehen

Nach Exzision bis zur Galea mißt der Defekt 14 × 19 cm (Abb. 2). Das Koriumtransplantat wird vom Oberschenkel entnommen. In einem ersten Schritt wird Spalthaut mit einer Dicke von 0,3 mm mit dem Dermatom angehoben und proximal stehen gelassen (Abb. 3). Danach wird ebenfalls mit dem Dermatom Korium in einer Stärke von 1,5 mm entnommen. Die proximal stehen gelassene Spalthaut wird geschlitzt und auf die freiliegende Subkutis im Hebedefekt aufgelegt (Abb. 4).

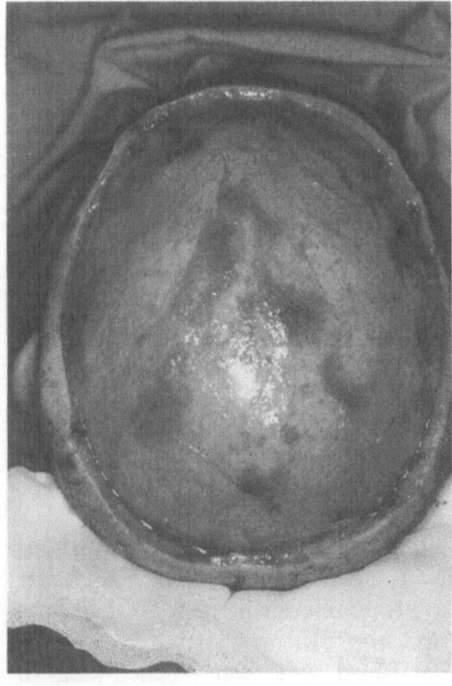

Abb. 2. Freiliegende Galea in einem Defekt von 14 × 19 cm

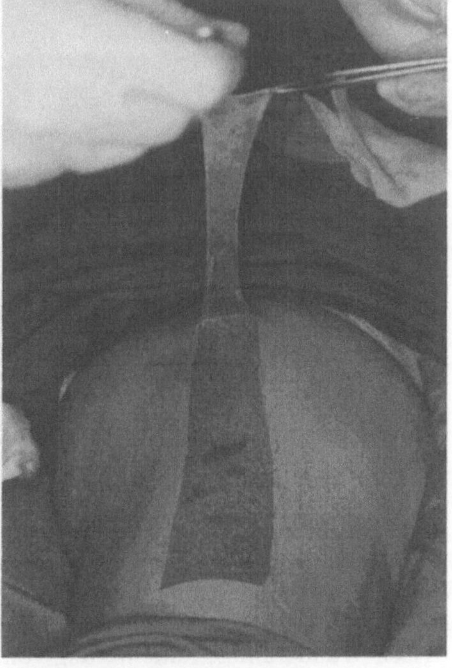

Abb. 3. Die angehobene Spalthaut wird proximal stehen gelassen

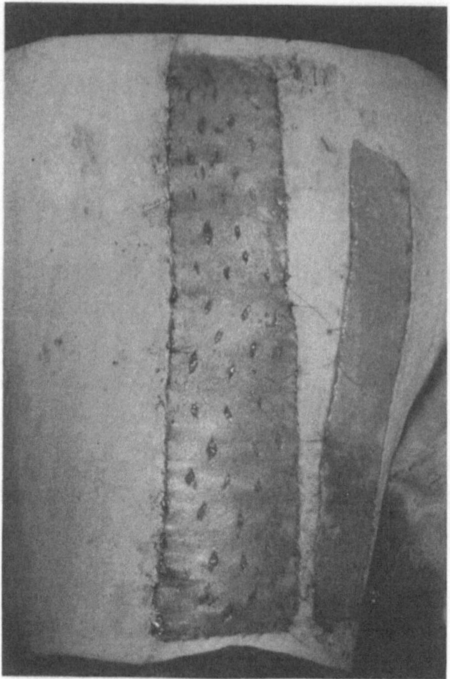

Abb. 4. Verschluß des Hebedefektes mit der geschlitzten stehen gelassenen Spalthaut

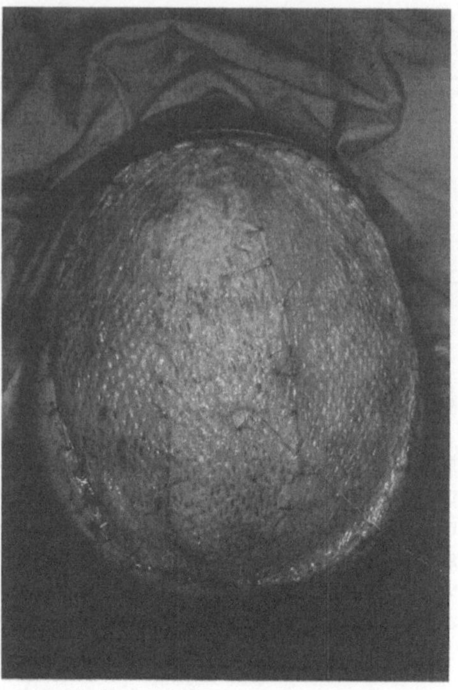

Abb. 5. Das eingepaßte umgedrehte Koriumtransplantat, aufbereitet als mesh graft 1:1,5

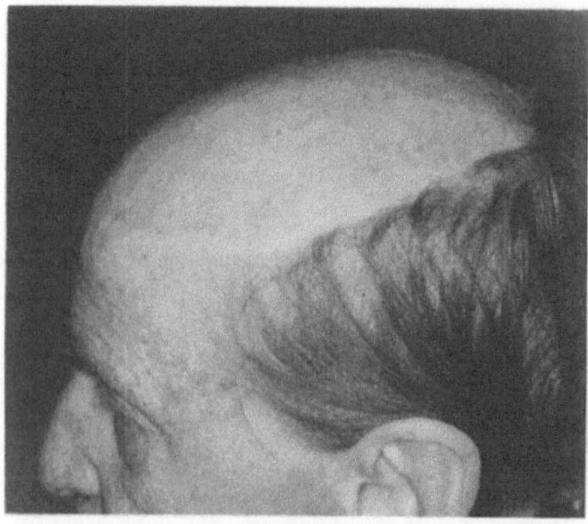

Abb. 6. Das Ergebnis sechs Monate postoperativ

Der Koriumlappen wird maschinell als meh graft 1:1,5 aufbereitet. Das Koriumtransplantat wird umgedreht, so daß das feine superfizielle Gefäßnetz auf dem Wundgrund zu liegen kommt und die Revaskularisation erleichtert. Man sieht jetzt auf die Übergangszone von Dermis zu Subkutis (Abb. 5).

Nach Wundgrundkonditionierung von in der Regel etwa zwei Wochen kann in einer zweiten Sitzung die endgültige Defektdeckung durchgeführt werden. In diesem Fall deckten wir mit 1:1,5 „gemeshter" Spalthaut, die vollständig anging. Abschließend zeigen wir das Ergebnis sechs Monate postoperativ (Abb. 6). Es besteht ein stabiler Defektverschluß, das Transplantat liegt im Hautniveau, die Kalotte ist gut gepolstert. Die Patientin trägt jetzt eine Perücke.

Literatur

1. Andina F (1970) Die freien Hauttransplantationen. Springer: Berlin Heidelberg New York
2. Haneke E (1986) Das umgedrehte Koriumtransplantat. Zbl Haut GeschlKr 152:565

Zum Problem der Keratoakanthome im Lidbereich

V. VOIGTLÄNDER und P. PFIESTER

Zusammenfassung

Es wird über eine 68jährige Patientin mit einem rezidivierenden, destruierend wachsenden Keratoakanthom im Bereich des linken Oberlides berichtet. Erst die großzügige, mikroskopisch kontrollierte Exzision im Gesunden und Defektdeckung mit einem freien Vollhauttransplantat erbrachte Rezidivfreiheit. Die Beobachtung unterstreicht, daß Kürettage, unvollständige Exzision oder abwartendes Verhalten angesichts eines Keratoakanthoms in funktionell und kosmetisch wichtiger Lokalisation unvertretbar sind.

Das beunruhigend rasche Wachstum des Keratoakanthoms ist gewöhnlich selbstlimitiert. In frühen Stadien kann eine so erhebliche Kern- und Zellpolymorphie bestehen, daß die Abgrenzung gegenüber einem Plattenepithelkarzinom histologisch unmöglich ist und klinische Kriterien wie Wachstumsdynamik und Lokalbefund den diagnostischen Ausschlag geben müssen. In unzweifelhaften Fällen und unbedenklicher Lokalisation wird gewöhnlich die Kürettage für ausreichend gehalten oder die Selbstheilung abgewartet. Dieses Verhalten ist jedoch bei Keratoakanthomen im Gesicht und vor allem im Lidbereich nicht zu vertreten, wie die folgende Beobachtung unterstreicht.

Kasuistik

68jährige Patientin. Exzision eines histologisch gesicherten Xanthelasma am linken Oberlid (10/85). Nach 5 Monaten Exzision einer innerhalb kurzer Zeit entstandenen derben Papel im Narbenbereich. Histologie: Hochdifferenziertes molluskoides Plattenepithelkarzinom. 2 Probeexzisionen aus der Nahtzone ergeben zellreiches Narbengewebe ohne Tumorrestanteile. Bereits 3 Wochen später rasch wachsender, erbsgroßer, halbkugeliger Tumor in gleicher Lokalisation. Bei der Exzision entleert sich zentral käseartiges Material. Defektverschluß mit einem Vollhauttransplantat vom rechten Oberlid. Histologie: Hochdifferenziertes, molluskoides Plattenepithelkarzinom mit Infiltration in die quergestreifte Lidmuskulatur, Entfernung nicht sicher in toto. Keine unmittelbare Nachexcision, da klinisch kein Zweifel an der Diagnose „Keratoakanthom". 6 Wochen später Probebiopsie aus einer suspekten höckrigen Zone: Narbengewebe und Anteile einer zerfallenen Epidermiszyste. Schon nach weiteren 4 Wochen wieder Tumorrezidiv von ca. Erbsgröße (Abb. 1). Erneut Exzision, diesmal mit Anteilen der Lidmuskulatur, Interimsdeckung mit

E. Haneke (Hrsg.)
Gegenwärtiger Stand der operativen Dermatologie

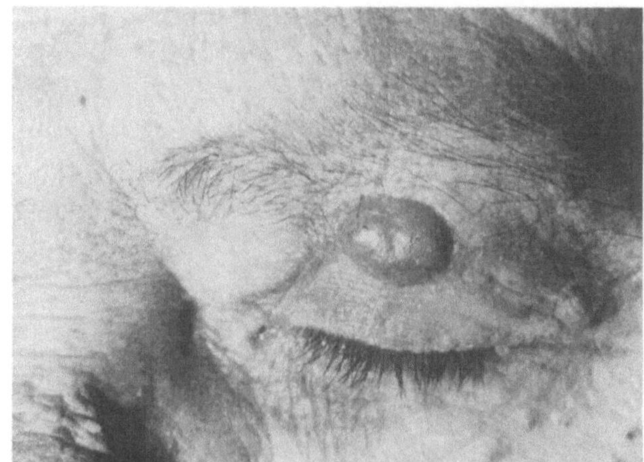

Abb. 1. Keratoakanthom am linken Oberlid. Rezidiv nach 3 inkompletten Exzisionen. Halbkugeliger, scharf begrenzter Tumor mit glatter Oberfläche

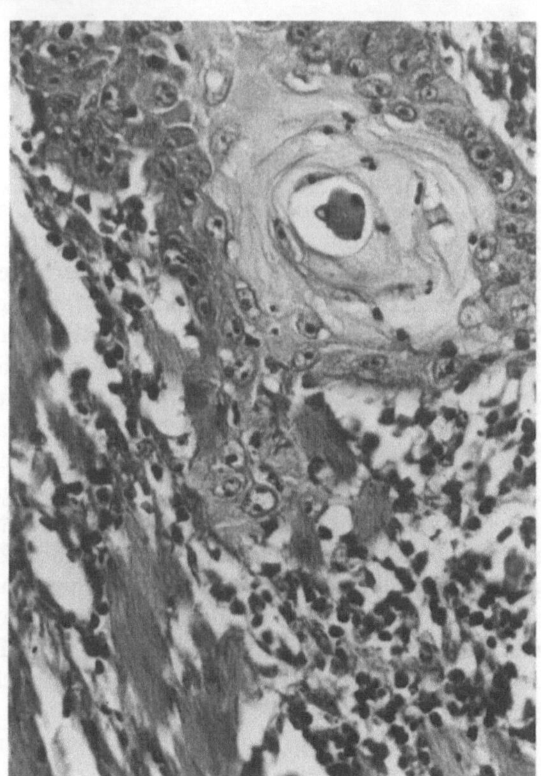

Abb. 2. Keratoakanthom. Infiltrativ-dissoziierendes Wachstum in die quergestreifte Lidmuskulatur. × 100

synthetischem Hautersatz. Histologie: Hochdifferenziertes molluskoides Plattenepithelkarzinom (Abb. 2). Nach mikroskopischer Schnittrand- und Wundgrundkontrolle Defektdeckung mit einem Vollhauttransplantat von rechts präaurikulär. Nach komplikationslosem Heilverlauf kein Rezidiv seit über einem Jahr.

Die Lidmotorik funktioniert ungestört, das kosmetische Ergebnis ist akzeptabel (Abb. 3).

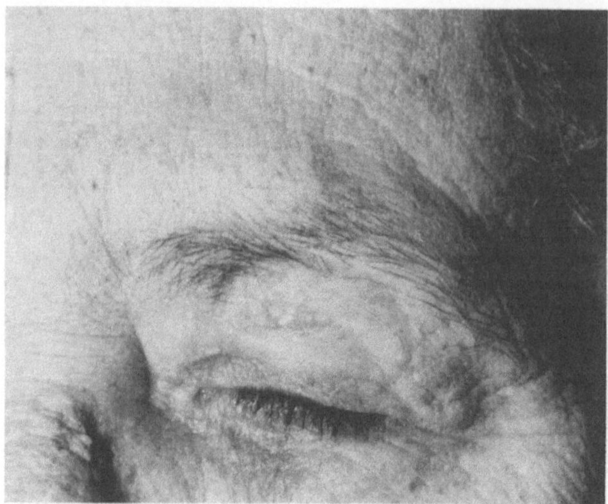

Abb. 3. Zustand 1 Jahr nach mikroskopisch kontrollierter Exzison und Defektdeckung mit einem Vollhauttransplantat

Diskussion

Keratoakanthome sind pseudomaligne Hyperplasien, die im Gegensatz zum spinozellulären Karzinom nicht aus einer präkanzerös veränderten Epidermis hervorgehen, sondern sich vom supraseboglandulären Areal der Haarfollikel (sog. Zimmermannscher Kragen) ableiten [3]. Hervorragende klinische Kennzeichen sind das rasche Wachstum und die Fähigkeit zur Selbstheilung. Die histologische Abgrenzung gegenüber einem hochdifferenzierten Plattenepithelkarzinom kann große Schwierigkeiten bereiten, selbst wenn man über Querschnitte durch den ganzen Tumor verfügt [1, 5]. Im vorliegenden Fall wurde ein Keratoakanthom diagnostiziert, weil die folgenden Merkmale gegeben waren: rasches Wachstum innerhalb weniger Wochen, kurze Latenz bis zum Rezidiv und halbkugelige Konfiguration des Tumors mit „unbeteiligt" erscheinender Oberfläche auf nicht präkanzerösem Terrain. Histologisch war eine klare Entscheidung nicht möglich. Zwar sprachen molluskoide Makroarchitektur, follikulärer Ausgang der Geschwulst und die bandförmige Entzündungsreaktion mit Eosinophilenbeteiligung für ein Keratoakanthom, andererseits erlaubte aber das dissoziiert-infiltrative Wachstum weit über die Haarfollikelgrenze hinaus und die Existenz pathologischer Mitosen sowie schwerer Zellatypien den Ausschluß eines Plattenepithelkarzinoms nicht.

Was die Behandlung der Keratoakanthome betrifft, so sind die Ansichten über die verschiedenen Möglichkeiten nicht einheitlich und bewegen sich zwischen radikaler Exzision nach den Gesetzen der Tumorchirurgie und dem Warten auf Spontanheilung (Tabelle 1). Epstein und Epstein (1978) zitieren mehrere Studien, wonach die tangentiale Abtragung mit dem Skalpell bzw. die Kürretage des Tumors mit anschließender elektrokaustischer Blutstillung in 95% der Fälle (n = 582) zu einer Heilung führte.

Dennoch setzt sich zunehmend die Ansicht durch, daß semikonservative Verfahren nur noch bei eindeutiger Diagnose und in unkritischer Lokalisation vertretbar sind.

Tabelle 1. Keratoakanthom – Therapiemöglichkeiten

- Exzision mit Sicherheitsabstand
- Kürettage mit/ohne Elektrodesikkation
- Röntgentherapie (Karzinomdosis)
- Kryotherapie
- Laser
- 5-Fluorouracil topisch, oder intraläsional
- Kortikoid-Kristallsuspension intraläsional
- Abwarten

Besonders im Gesicht dürfen Keratoakanthome nicht ihrer Eigengesetzlichkeit überlassen werden. An den Augenlidern kann ihre Fähigkeit zu destruierendem Wachstum schwerwiegende Folgen haben. Ein eindrucksvolles Beispiel wurde von Obermayer (1966) mitgeteilt. Ein mittels Kürettage und Touchierung mit Podophyllin behandeltes, fulminant wachsendes Keratoakanthom führte innerhalb weniger Wochen zu einer vollständigen Zerstörung des Oberlids. Der Autor weist mit Recht darauf hin, daß Keratoakanthome „an solch heikler Stelle außerordentlich selten" seien, wenn aber vorhanden, so stelle dieser Tumor „für den Dermatologen einen Alptraum dar". Er schließt seine Beobachtung mit der Bemerkung, daß, „sich auf die im allgemeinen beschränkte Wachstumskapazität der Keratoakanthome zu verlassen, verheerende Folgen nach sich ziehen kann".

Zusammenfassend ergibt sich die Forderung, daß jede rasch wachsende, Keratoakanthom-verdächtige Effloreszenz im Lidbereich sofort und radikal exzidiert werden muß.

Literatur

1. Berger H (1986) Keratoakanthom. Z Hautkr 61:535–538
2. Epstein EH jr, Epstein EH (1978) Keratoacanthoma recurrent after surgical excision. J Dermatol Surg Oncol 4:524–525
3. Hundeiker M (1978) Klinische Varianten der Keratoakanthome. Z Hautkr 53:563–571
4. Obermayer ME (1964) Das Keratoakanthom: seine zur Gewebsdestruktion führende Wachstumskapazität. Hautarzt 15:628–630
5. Wade TR, Ackerman AB (1978) The many faces of keratoacanthomas. J Dermatol Surg Oncol 4:498–501

Das Carcinoma cuniculatum am distalen Unterschenkel – Zur Diskussion individueller Therapiemaßnahmen

S. Sollberg, W. Ch. Marsch und H. Holzmann

Das Carcinoma (Epithelioma) cuniculatum ist nach heutiger Auffassung ein hochdifferenziertes spinozelluläres Karzinom von niederem Malignitätsgrad und geringer Metastasierungstendenz (siehe Tab. 1) [1, 2, 3, 4, 5]. Sein endophytisches Wachstum mit Kaninchenbau-artig verzweigten zentralen Hornkanälen begründet seine Sonderstellung im Rahmen des verrukösen Karzinoms (Ackerman) [1].

Über die Häufigkeit des Carcinoma cuniculatum liegen keine verläßlichen Angaben vor. Ursachen hierfür sind seine bislang umstrittene nosologische Entität und die daraus resultierende diagnostische Problematik.

Betroffen werden vorwiegend Patienten in höherem Lebensalter, etwa in der 5. bis 6. Lebensdekade. Das männliche Geschlecht scheint bevorzugt zu sein.

Lokalisationsschwerpunkte dieses Karzinom-Typs sind mechanisch beanspruchte Regionen, wie z. B. die unteren Extremitäten. Daneben ist aber auch das Auftreten an Schleimhäuten beobachtet worden [1].

Tabelle 1. Daten des Carcinoma (Epithelioma) cuniculatum

– hochdifferenziertes spinozelluläres Karzinom	
– niedriger Malignitätsgrad	
– Manifestationsalter: 5.–6. Lebensdekade	
– Männer > Frauen	
– Lokalisationen:	
Kopf	Hand
Ohrmuschel	Sinus pilonidalis
Lippen	Gesäß
Mundhöhle	*Bein*
Oropharynx	*Fußsohle*
Kehlkopf	
– Terrainfaktoren:	
Trauma (Narbe)	Genuß von Kautabak
chronische Irritation	chronisch-venöse Insuffizienz
aktinische Schädigung	
– Histologie:	
Kaninchenbau-artig verzweigte Gangsysteme	
Auskleidung durch gut differenziertes Plattenepithel	
abgeschilferte Keratinlamellen	
– Metastasierungsneigung: gering (Ausnahme: nach Strahlentherapie)	
– Therapie: Exzision mit histologischer Schnittrandkontrolle	

E. Haneke (Hrsg.)
Gegenwärtiger Stand der operativen Dermatologie

Als lokalisationsbestimmende Faktoren werden bislang Traumen (Narben), chronische Irritationen und aktinische Schädigungen sowie die chronisch-venöse Insuffizienz angenommen.

Klinisch imponiert das Carcinoma cuniculatum als nicht heilendes Ulkus oder als Knoten mit polypösem Rand bzw. Oberfläche. Die Läsionen zeigen je nach Lokalisation mehr oder weniger tiefreichende Gangsysteme, aus denen sich auf Druck schmierige Massen entleeren.

Histologisch finden sich von relativ gut differenziertem Plattenepithel ausgekleidete, Kaninchenbau-artig verzweigte Gangsysteme, die abgeschilferte Keratinlamellen enthalten.

Die Ausbreitung der Läsionen erfolgt endophytisch und verdrängend-expansiv. Ein echtes disseminiertes invasives Wachstum ist selten [3]. Eine ätiopathogenetische Rolle von Papillomaviren konnte immunhistologisch bislang nicht bestätigt werden [3].

Die Abschätzung der Metastasierungsneigung des Carcinoma cuniculatum ist problematisch. Eine ossäre Infiltration durch lokales Wachstum des Karzinoms ist möglich, eine Metastasierung, z.B. in die regionalen Lymphknoten, ist dagegen wenn überhaupt selten. Man nimmt sogar an, daß Lymphknotenmetastasierungen nur nach Strahlenbehandlungen des Primärtumors auftreten [5]. Darüberhinaus muß bei kritischer Wertung der Fälle in der Literatur angenommen werden, daß es sich im Falle einer Metastasierung eher um spinozelluläre Karzinome höheren Malignitätsgrades gehandelt hat als um Carcinomata cuniculata im eigentlichen Sinne.

Als Therapie der Wahl wird die Exzision des Tumors im Gesunden, nach Möglichkeit mit histologischer Kontrolle des Schnittrandes, angegeben [5]. In Unkenntnis der Dignität des Carcinoma cuniculatum wurden je nach Lokalisation auch radikalere Operationsverfahren bis hin zur Amputation durchgeführt. Chemotherapien und Strahlenbehandlungen auch mit geringen Einzeldosen sollten vermieden werden, da sie zu einer anaplastischen Transformation mit konsekutiv erhöhter Metastasierungstendenz führen können [4, 5]. Neuere Therapieformen, wie z.B. die Kryo- oder Lasertherapie, können aufgrund niedriger Fallzahlen noch nicht endgültig beurteilt werden.

Kasuistik

Ein 84jähriger Patient stellte sich Anfang 1987 mit einem vor 2 Jahren nach einem Bagatelltrauma aufgetretenen und weitgehend therapierefraktäres Ulcus cruris an der rechten Unterschenkelinnenseite vor. Auswärts war eine Stammvarikose der V. saphena magna und eine Insuffizienz der V. v. perforantes beidseits gesichert worden. Periphere arterielle Durchblutungsstörungen konnten ausgeschlossen werden, der Patient war außerdem Nichtraucher.

Bei der Untersuchung sahen wir auf dem Boden einer straffen Atrophie ein handflächengroßes Ulcus cruris an der rechten Knöchelinnenseite (Abb. 1). Der Rand war blumenkohlartig aufgetrieben. Außerdem fanden sich randständige Knoten, die von klinisch normaler Haut bedeckt waren. Durch Druck ließen sich aus den Gangsystemen schmierige, fötide riechende Hornmassen exprimieren. Der zentrale Ulkusgrund zeigte vereinzelte Epithelialisierungen. Bezüglich der straffen Atrophie

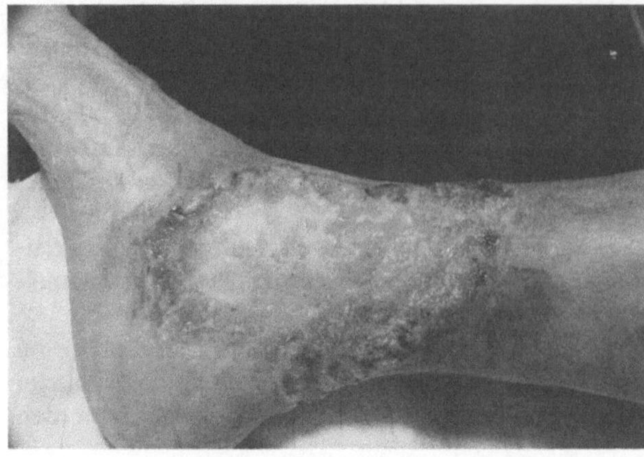

Abb. 1. Klinisches Bild des Carcinoma cuniculatum vor Therapie (Erläuterungen im Text)

ist anamnestisch noch zu erwähnen, daß etwa 15 Jahre zuvor eine Acrodermatitis chronica atrophicans diagnostiziert, aber nicht behandelt worden war. Klinisch fanden sich keine weiteren Hinweise für das Vorliegen einer Acrodermatitis bzw. für die Abgrenzung der straffen Atrophie von einer Dermatosklerose bei chronisch-venöser Insuffizienz. Laborchemisch fiel allerdings ein signifikant erhöhter Wert für Borrelien-IgG-Antikörper im ELISA auf.

In der Abb. 2 ist ein schematischer Längsschnitt durch das Ulkus mit dem exophytischen Randwall und durch einen randständigen Knoten dargestellt.

Histologie aus dem nicht-verrukösen Randbereich der Läsion (Abb. 3): Unter einer reaktiv hyperplastischen Epidermis stellt sich ein Kaninchenbau-artiges Gangsystem dar, das mit einem schichtentypischen Epithel ausgekleidet ist. Die begrenzende Basalmembranzone ist glatt. Das Gangsystem enthält teilweise parakeratotisches Keratin. Es finden sich keine keratinozytäre Dysplasien oder atypische Mitosen. Das Stroma reagiert mit einer Infiltration, bestehend aus Lymphozyten, eosinophilen Granulozyten und Plasmazellen.

Mit Hilfe der molekularen Hybridisierungstechnik konnten keine HPV-verwandten DNS-Sequenzen nachgewiesen werden.

Wir stellten die Diagnose eines Carcinoma cuniculatum und hatten bei der Planung der Therapiemaßnahmen zusammenfassend die folgenden krankheits- und patientenbezogenen Gesichtspunkte zu berücksichtigen: zum einen die Charakteristika des Carcinoma cuniculatum, nämlich sein niedriger Malignitätsgrad, seine prinzipiell geringe Metastasierungsneigung und die mögliche anaplastische Transformation durch Strahlenbehandlungen; andererseits die patientenbezogene Problematik mit der großen Befundausdehnung an einer für operative Interventionen heiklen Lokalisation, ferner das hohe Alter des Patienten und die besonderen Terrainfaktoren, die in ihrem Zusammenwirken die autonome Proliferation initiiert haben können.

Wir entschlossen uns deshalb zu folgendem Vorgehen. Der Tumor wurde mehrfach in Lokalanästhesie kürretiert. Gleichzeitig begannen wir mit dem Ziel der Modulation der epidermalen Differenzierung und der Hemmung der Tumor-Promotion eine systemische Etretinat-Therapie mit 35 mg Tigason/Tag [4]. Den entstandenen Haut-

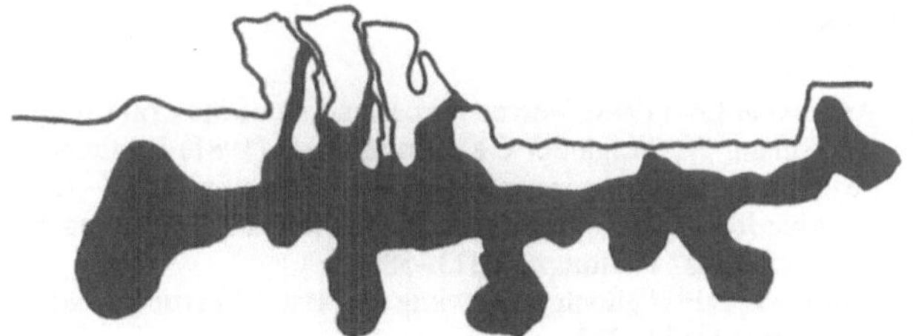

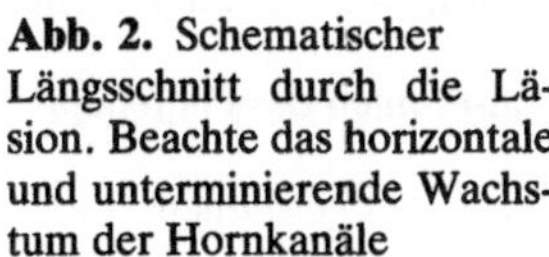

Abb. 2. Schematischer Längsschnitt durch die Läsion. Beachte das horizontale und unterminierende Wachstum der Hornkanäle

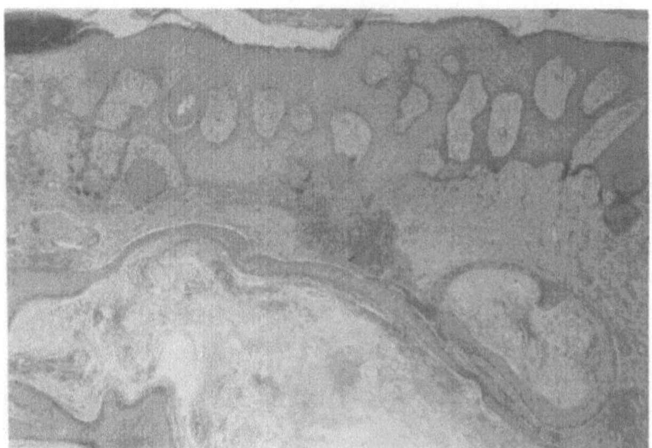

Abb. 3. Histologisches Bild des Carcinoma cuniculatum (Erläuterungen im Text)

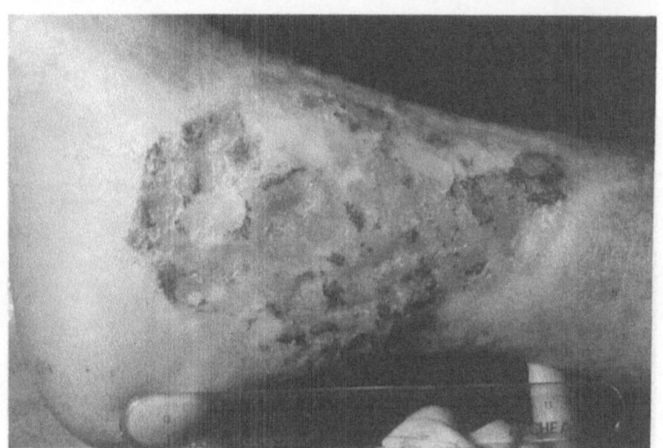

Abb. 4. Klinisches Bild des Carcinoma cuniculatum 4 Monate nach Therapiebeginn

defekt versuchten wir durch Spalthautläppchen zu decken. Abb. 4 zeigt das klinische Bild etwa 4 Monate nach Therapiebeginn. Wir beobachteten im weiteren Verlauf eine rasche Granulation mit einer allerdings labilen Reepithelialisierung. Es traten jedoch klinisch keine verrukösen Randformationen mehr auf, und auch histologisch konnte bis heute kein Tumorrezidiv nachgewiesen werden. Unter einer antibiotischen Therapie war der initial erhöhte Wert für die Borrelien-IgG-Antikörper von über 1200 E auf zuletzt 400 E deutlich zurückgegangen.

Literatur

1. Ackerman LV (1948) Verrucous carcinoma of the oral cavity. Surgery 23:670–678
2. Brinkmann W, Steigleder GK, Pullmann H (1981) Epithelioma cuniculatum – Eine Sonderform des Plattenepithelkarzinoms der Haut. Z Hautkr 56:717–727
3. Burkhardt A (1986) Verruköses Karzinom und Carcinoma cuniculatum-Formen des Plattenepithelkarzinoms? Hautarzt 37:373–383
4. Czarnecki DB, Tulloch J, Dowling JP (1987) Verrucous carcinoma treated with etretinate. Int J Dermatol 26:322–323
5. Nguyen KQ, McMarlin SL (1984) Verrucous carcinoma of the face. Arch Dermatol 120:383–385

Terminologie melanozytärer Hautveränderungen – Korrelation von Klinik, Histologie und Prognose

E. Haneke

Zusammenfassung

Seit knapp 10 Jahren finden dysplastische und auch kongenitale Nävuszellnävi mehr Beachtung, weil sie als mögliche Melanom-Vorstufen, in jedem Fall aber als Marker für ein erhöhtes Melanomrisiko gelten. Die histologische Diagnose kann beim Patienten und seinem behandelnden Hautarzt Unruhe hervorrufen, weil die neuere Terminologie der Histologen noch im Fluß ist und nicht einheitlich gebraucht wird. Die vorliegende Arbeit soll die Bedeutung dieser neuen Bezeichnungen für Klinik und Prognose klarstellen.

Die Erkenntnis, daß es unterschiedliche Melanom-Typen mit charakteristischem klinischem Bild, unterschiedlichem Wachstumsverhalten und davon abgeleitet auch durchaus differenter Prognose gibt, hat die klinisch orientierte Melanom-Forschung enorm vorangetrieben. Das maligne Melanom hat in den letzten Jahren eine außerordentliche Zunahme erfahren, die nur noch vom Lungenkarzinom bei Frauen übertroffen wird [11, 16, 27]; man spricht von einer regelrechten Melanom-Epidemie [10]. Die Melanom-Häufigkeit hat sich von 1950–1970 verdreifacht, die Mortalität verdoppelt [9]. Das Melanom ist somit der am häufigsten zum Tode führende Hauttumor. Heute soll bereits einer von 150 US-Amerikanern am Melanom erkranken, bis zum Jahre 2000 rechnet man mit einem auf 100 [10, 33]. Nach wie vor gilt weltweit, daß Früherkennung und operative Entfernung gut im Gesunden die wirksamste Behandlung darstellen [11, 22, 27] (Abb. 1).

Die Früherkennung maligner Melanome ist oft sehr schwierig. Das Problem ist auch durch die Erkenntnis, daß es klinische Melanomvorläufer und Melanom-Marker gibt, nicht einfacher geworden [34, 35]. Insbesondere die in den letzten Jahren eingeführte Nomenklatur der Histologen, die wiederum nicht einheitlich gebraucht wird, hat unter den Empfängern solcher Histologiebefunde – häufig niedergelassene Dermatologen – Unsicherheit hervorgerufen.

Etwa seit 1980 spricht man vom Syndrom dysplastischer Nävi [7]. Die Bezeichnung Dysplasie ist in diesem Zusammenhang unglücklich, weil sie nicht mit dem in der Pathologie gebräuchlichen Dysplasiebegriff übereinstimmt; gemeint ist lediglich das Auftreten klinisch und histologisch ungewöhnlicher erworbener Nävuszellnävi. Die dysplastischen Nävi unterscheiden sich von den „gewöhnlichen" Nävuszellnävi durch ihre größere Fläche, Unregelmäßigkeit von Farbe, Form, Oberfläche und Begrenzung, Auftreten an vorwiegend bedeckter Haut, größere Anzahl und Entwicklung neuer dysplastischer Nävi auch noch nach der Adolcszcnz [14, 33] (Tabelle 1). Es ist hervorzuheben, daß die dysplastischen Nävi per se nicht maligne sind, und ob sie

E. Haneke (Hrsg.)
Gegenwärtiger Stand der operativen Dermatologie

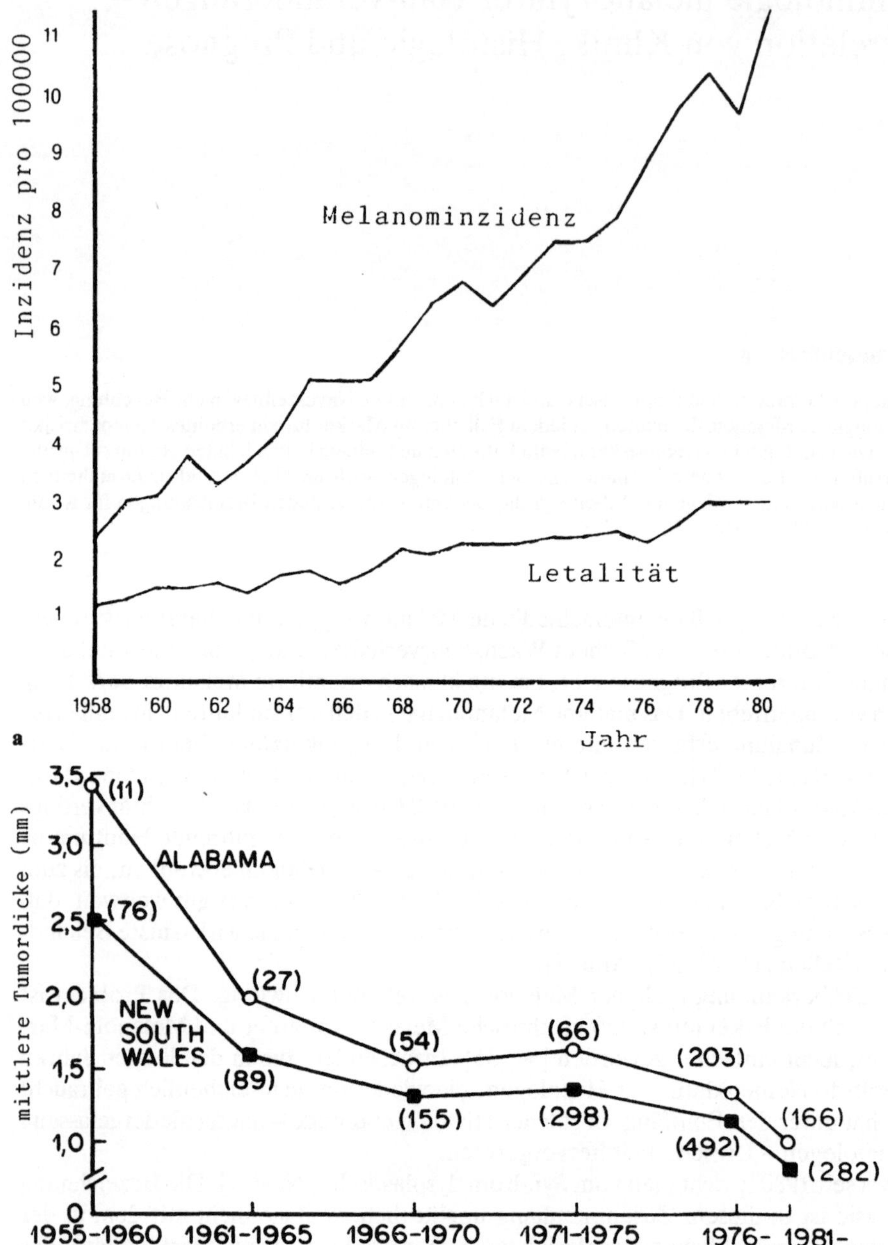

Abb. 1a, b. Anstieg der Melanominzidenz am Beispiel von Schweden (Abb. 1a), Alabama/USA und New South Wales (Abb. 1b); die frühere Diagnose (Abb. 1b) führt trotz zunehmender Melanominzidenz (Abb. 1a, b) nur zu einem wesentlich geringeren Anstieg der Melanomletalität (Abb. 1a), (aus Balch CM (1987) Changing trends in melanoma. Melanoma Letter 5/1:1). **a)** Jährliche Inzidenz und Letalität des malignen Melanoms der Haut in Göteborg/Schweden von 1958 bis 1980; **b)** Veränderung der mittleren Tumordicke der von 1955 bis 1982 behandelten Melanome in Alabama/USA und New South Wales/Australien (Anzahl der Patienten)

Tabelle 1. Differentialdiagnose zwischen banalen akquirierten Nävuszellnävi und dysplastischen Nävi [21, 26, 28, 32, 33]

	Gewöhnliche Nävi	Dysplastische Nävi
Lokalisation	Sonnenexponierte Haut, vorzugsweise oberhalb der Gürtellinie; selten an behaartem Kopf, Mammae und Gesäß	Rücken, Arme, Gesicht; häufig an behaartem Kopf, Mammae, Gesäß und unterhalb der Gürtellinie
Anzahl	beim Erwachsenen 10–40	einige bis weit über 100
Größe	2–6 mm	6–15 mm
Form	rund, regelmäßig, flach oder erhaben, scharf begrenzt	unregelmäßig, ev. mit Ausläufern, unscharf begrenzt, zentral erhaben mit langsam ins Hautniveau auslaufendem Rand
Farbe	gleichmäßig hell- bis dunkelbraun, Nävi ähneln sich untereinander sehr	inhomogen, hellbraun bis schwarz, oft mit Rosa- und Grautönen, sehen sehr unterschiedlich aus
Entwicklung	Auftreten nach der Geburt in den ersten Lebensjahren, größte Häufigkeitszunahme bei jungen Erwachsenen, treten nach 35 Jahren kaum noch auf Entwicklungsstadien: Fleck (Lentigo 1–2 mm) → Fleck (nävoide Lentigo) → Junktionsnävus (4–6 mm) → pigmentierte Papel (Compoundnävus) → nicht pigmentierte Papel (dermaler Nävus) → Involution	Auftreten nach der Geburt ab Alter von 5–6 Jahren mit unauffälligem klinischen Aspekt, Anzahl 20–40; erneute Proliferation in Adoleszenz, einige werden klinisch atypisch; volle Ausprägung ab Alter von 25–30 Jahren; atypische Nävi treten noch nach dem Alter von 35 Jahren auf

echte Vorstufen maligner Melanome sind und tatsächlich maligne entarten können, ist noch umstritten [5]. Unzweifelhaft können sich aber Melanome im Bereich dysplastischer Nävi entwickeln [6].

Inzwischen werden 5 Typen des Syndroms dysplastischer Nävi unterschieden, wobei das Melanom-Risiko vom Typ A zu Typ D 2 stark zunimmt [16] (Tabelle 2). Histologisch sind dysplastische Nävi durch eine oft atypische Melanozytenhyperplasie, lamelläre oder konzentrische Bindegewebshyperplasie im Stratum papillare und perivaskuläre lymphohistiozytäre Infiltrate, häufig auch eine den dermalen Nävusanteil überlappende junktionale Komponente, lentiginöse Hyperplasie und unregelmäßige junktionale Nävuszellnester mit Überbrückung von Reteleisten gekennzeichnet [8, 14, 34].

Tabelle 2. Syndrom dysplastischer Nävi

Typ A	Patient hat dysplastische Nävi, Familienanamnese leer für dysplastische Nävi und maligne Melanome
Typ B	Mehrere Familienmitglieder haben dysplastische Nävi, in der Familie sind keine Melanome aufgetreten.
Typ C	Patient hat dysplastische Nävi und ein Melanom, Familienanamnese leer
Typ D1	In der Familie sind dysplastische Nävi bekannt, einer hat ein Melanom
Typ D2	Zwei oder mehr Familienmitglieder haben dysplastische Nävi und Melanome

Da dysplastische Nävi wohl eher Anzeichen für ein allgemein erhöhtes Melanom-Risiko als direkte Vorstufen oder gar Frühformen eines Melanoms sind, ist die Entfernung aller dysplastischer Nävi nicht erforderlich, wegen der Entwicklung neuer dysplastischer Nävi in jedem Alter wohl auch sinnlos [2]. Folgendes Vorgehen wird daher empfohlen [16]: Die gesamte Haut einschließlich behaartem Kopf, Ohren, Genitoanalregion, Handteller und Fußsohlen muß genau inspiziert werden. 3 oder mehr repräsentative dysplastische Nävi sollen für die histologische Diagnose exzidiert werden. Eine genaue Familienanamnese und nach Möglichkeit Untersuchung der Blutsverwandten sind erforderlich. Photographische Dokumentation mittels Übersichts- und Detailaufnahmen soll mögliche Veränderungen erkennen lassen, wenn der Patient zu den mindestens halbjährlichen Kontrollen zum Dermatologen kommt. Der Patient sollte sich regelmäßig selbst untersuchen, Sonnenschutz betreiben [21] und hormonelle Kontrazeptiva vermeiden [23]. Dysplastische Nävi des behaarten Kopfes und Genitales sowie alle sich verändernden oder nur im geringsten Melanomverdächtigen sollten entfernt werden, ebenso dysplastische Nävi bei Patienten mit Kanzerophobie, unter immunsuppressiver Therapie oder bei immunsupprimierenden Krankheiten, wie z. B. malignen Lymphomen. Insbesondere die Erkennung und Überwachung von Patienten mit familiären Formen des Syndroms dysplastischer Nävi dürfte durch die frühere Diagnosestellung sich entwickelnder Melanome eine wesentliche Verbesserung der Überlebenschancen dieser Patienten bedeuten.

In dysplastischen Nävi wird nicht selten eine atypische oder schwere atypische Melanozytenhyperplasie beobachtet [15]. Diese Begriffe besagen, daß in der junktionalen Komponente des Nävus atypische Melanozyten proliferieren, die noch nicht die zytologischen Charakteristika von Melanomzellen aufweisen und die Epidermis auch nicht pagetoid durchsetzen wie beim Melanoma in situ. Hingegen ist die schwere Melanozytendysplasie durch ausgeprägt atypische Melanozyten gekennzeichnet, die die Epidermis in allen Schichten durchsetzen und besonders auch in der suprapapillären Epidermis proliferieren [15], somit also als Melanoma in situ anzusehen sind. Im amerikanischen Schrifttum wird allerdings seit einigen Jahren die Bezeichnung "atypical melanocytic hyperplasia" (auch) als Synonym für Melanoma in situ gebraucht [4], oder die Randpartie eines malignen Melanoms wird so bezeichnet [1]. Damit dürften atypische Melanozytenhyperplasie im amerikanischen Sprachgebrauch und schwere Melanozytendysplasie in unserem Sprachgebrauch etwa identisch sein.

Als nävoide Lentigo wird ein meist sehr kleines Pigmentmal bezeichnet, das histologisch durch Proliferation von Reteleisten mit erheblicher Vermehrung von Melanozyten, überwiegend in Form der einfachen Melanozytenhyperplasie, gelegentlich auch mit atypischer Melanozytenhyperplasie, gekennzeichnet ist [12, 20]. Sie ist vermutlich die Vorstufe des Junktionsnävus, der zum Compound- und („ruhenden") dermalen Nävuszellnävus wird, bevor er sich schließlich im Alter ganz zurückbilden kann [26, 33]. Ob sich aus einer nävoiden Lentigo mit atypischer Melanozytenhyperplasie ein malignes Melanom entwickeln kann, ist nicht erwiesen; vermutlich handelte es sich in einem solchen Fall wohl von Anfang an um ein Melanom.

Das benigne juvenile Melanom wird heute allgemein als Spitz-Nävus bezeichnet. Es handelt sich um einen vorwiegend bei Kindern und Jugendlichen im Gesicht und an den Extremitäten auftretenden, halbkugeligen, rötlich-braunen Tumor mit glatter Oberfläche, der histologisch epitheloid- oder spindelzellig ist und sehr unregelmäßige Zell- und Kernkonfiguration aufweisen kann, die unter Umständen ein malignes

Melanom histologisch vortäuschen. Eine besondere Variante ist der von Reed [28] beschriebene pigmentierte Spindelzelltumor, der tiefbraun bis schwarz ist und häufig, aber nicht ausschließlich, bei jüngeren Frauen an den Beinen beobachtet wird. Wegen der stark pigmentierten Spindelzellen ist er gelegentlich als Melanom verkannt worden [13, 27].

Kongenitale Nävi sind angeborene oder kurz nach der Geburt auftretende Nävuszellnävi, die sehr unterschiedlich groß, gewöhnlich dunkel pigmentiert und kräftig behaart sind. Sie haben ein charakteristisches histologisches Muster mit Durchsetzung des ganzen Koriums, junktionalen Zellkomplexen in Haarfollikeln, Schweißdrüsen und Musculi arrectores pilorum und einzeln liegende, nicht pigmentierte Zellen in der Tiefe [25]. Dieses histologische Muster können aber offensichtlich auch Nävuszellnävi aufweisen, die erst nach dem 1. Lebensjahr aufgetreten sind [23, 28]; sie werden dann gewöhnlich vom Histologen, der die klinische Anamnese nicht kennt, auch als „kongenitale" Nävi bezeichnet. Klinisch bedeutungsvoll sind kongenitale Nävi, weil sie ein gewisses Melanomrisiko aufweisen, das bei den Riesennävi, auf das gesamte Leben berechnet, bei etwa 6% liegt [24, 29], aber auch für die kleinen und mittleren kongenitalen Nävi wird ein beträchtlich höheres Melanomrisiko angenommen, das, auf die entsprechend kleine Fläche normaler Haut berechnet, 4- bis 13000mal höher sein soll [16, 29].

Das Melanoma in situ bezeichnet ein rein intraepidermales Melanom mit der Potenz zum invasiven Wachstum. Nach der TNM-Klassifikation ist es ein pTis oder Level I-Melanom [17]. Bekanntestes Beispiel eines Melanoma in situ ist die Melanosis circumscripta praeblastomatosa Dubreuilh, heute einfacher als Lentigo maligna (Hutchinson) bezeichnet. Die pagetoide Prämelanose ist ein superfiziell spreitendes Melanoma in situ, während eine Zuordnung zum späteren Melanom-Typ bei der schweren Melanozytendysplasie im allgemeinen noch nicht möglich ist [15].

Sehr flache Melanome können durch Spontanregression vorgetäuscht werden. Daher sollte eine an frische Narben erinnernde subtumorale Bindegewebs- und Gefäßproliferation, oft in Verbindung mit entzündlicher Infiltration und Melanophagen, vom Histologen im Befund erwähnt werden, weil damit im allgemeinen eine ungünstigere Prognose verbunden ist [31, 32]. Hingegen haben neueste Untersuchungen ergeben, daß eine bei Melanomen auftretende Hypopigmentierung doch ein prognostisch günstiger Faktor ist [3] (Tabelle 3).

Die UICC hat in der jüngsten Ausgabe der TNM-Klassifikation die Klassifikationsregeln des Melanoms der Haut überarbeitet [17] und trägt damit insbesondere der

Tabelle 3. Prognostische Bedeutung der Hypopigmentierung beim malignen Melanom

	Patienten, die 5 Jahre überlebt haben (%)				
	Patienten n	(%)	tatsächlich	voraus-berechnet	P
Melanom mit Halo	34	(3)	83,4	70,3	0,04
Melanom mit tumorferner Hypopigmentierung	15	(1,3)	93,1	77,2	0,01
Alle Melanome mit Hypopigmentierung	46*	(4,1)	86,3	74,8	0,03

* 3 Patienten hatten gleichzeitig einen Halo und eine tumorferne Pigmentierung

Tatsache Rechnung, daß pT3- und besonders pT4-Melanome häufig bereits subklinische Metastasen gesetzt haben (Tabelle 4).

Schließlich soll noch kurz die lokalisationsabhängige Prognose des Melanoms erwähnt werden. Die Lokalisation an oberem Rücken (upper *b*ack), Oberarmrückseite (posterior *a*rm), Nacken (*n*eck) und Hinterkopf (posterior *s*calp) wird als BANS bezeichnet. BANS-Melanome haben, unabhängig vom Melanom-Typ, eine schlechtere Prognose als non-BANS-Melanome [19] (Tabelle 5).

Tabelle 4. TNM-Klassifikation maligner Melanome [17]

Tumorausdehnung des Melanoms (wird histologisch bestimmt: pT)			
pT	1	< 0,75 mm	Level II
pT	2	= 0,75–1,5 mm	Level III
pT	3	= 1,5–4 mm	Level IV
pT	3a	= 1,5–3 mm	
pT	3b	= 3–4 mm	
pT	4	> 4 mm	Level V
Bei Diskrepanz zwischen Tumordicke (pT) und Clark-Level gilt der jeweils ungünstigere Befund			

Fernmetastasen beim Melanom		
M	X	Fernmetastasierung nicht beurteilbar
M	O	Keine Fernmetastasen
M	1	Fernmetastasen
M	1a	Haut-, Subkutis- und Lymphknotenmetastasen jenseits der regionären Lymphknoten
M	1b	Viszerale Metastasen

Regionäre Lymphknotenmetastasierung		
N	0	Keine regionären Lymphknotenmetastasen
N	1	Regionäre Lymphknotenmetastase(n) ≤ 3 cm Durchmesser
N	2	Regionäre Lymphknotenmetastase(n) 3 cm Durchmesser oder In-transit-Metastase
N	2a	Regionäre Lymphknotenmetastase ≤ 3 cm
N	2b	In-transit-Metastase(n)
N	2c	Regionäre Lymphknoten und In-transit-Metastasen

Stadieneinteilung des Melanoms			
Stadium I	pT 1, 2	NO	MO
Stadium II	pT 3	NO	MO
Stadium III	pT 4	NO	MO
	jedes pT	N1, 2	MO
Stadium IV	jedes pT	jedes N	M1

TNM-Klassifikation maligner Tumoren (4. Aufl. 1987) [17]

Tabelle 5. Lokalisationsabhängige Prognose des Melanoms

	Überlebenszeit 5 Jahre		10 Jahre	
	SSM	NM	SSM	NM
BANS	54%	57%	33%	44%
non-BANS	81%	65%	63%	55%

BANS: B: upper Back
A: posterior Arm
N: Neck
S: posterior Scalp
NM noduläres Melanom SSM superfiziell spreitendes Melanom

Literatur

1. Alper JC, Bogaars H, Sober AJ, Schoenfeld E (1982) The surgical management of "in situ" melanoma. J Dermatol Surg Oncol 8:771–773
2. Barnes LM, Nordlund JJ (1987) The natural history of dysplastic naevi. Arch Dermatol 123:1059–1061
3. Bystryn JC, Rigel D, Friedman RJ, Kopf A (1987) Prognostic significance of hypopigmentation in malignant melanoma. Arch Dermatol 123:1053–1055
4. Clark WH jr, Ainsworth AM, Bernadino EA, Yang CH, Mihm MC, Reed RJ (1975) The developmental biology of primary malignant melanoma. Semin Oncol 2:83–103
5. Cockerell CJ, Berson DS (1985) A retrospective look at dysplastic naevi. What were they in 1978 and how have they fared since. 12th SCUR Ann Meet and 6th Int Dermatopathol Coll, Florenz
6. Duray PH, Ernstoff MS (1987) Dysplastic nevus in contiguity with acquired nonfamilial melanoma. Arch Dermatol 123:80–84
7. Elder DE, Goldman LI, Goldman SC, Greene MH, Clark WH jr (1980) Dysplastic nevus syndrome. Cancer 46:1787–1794
8. Elder DE, Greene MH, Bondi EE, Clark WH (1981) Acquired melanocytic nevi and melanoma. The dysplastic nevus syndrome. In: Ackerman AB (ed) Pathology of Malignant Melanoma. Masson Publ, New York
9. Fitzpatrick TB (1982) Early recognition of primary cutaneous melanoma. Hosp Pract 17:67–75
10. Fitzpatrick TB, Rhodes AR, Sober AJ (1985) Prevention of melanoma by recognition of its precursors. N Engl J Med 312:115–116
11. Garbe C, Bertz J, Orfanos CE (1987) Das maligne Melanom im deutschsprachigen Raum in den 80er Jahren. Erste Ergebnisse des Zentralregisters malignes Melanom der Deutschen Dermatologischen Gesellschaft in Verbindung mit dem Bundesgesundheitsamt. Hautarzt 38:639–644
12. Gartmann H (1978) Zur Dignität der naevoiden Lentigo. Z Hautkr 53:91–100
13. Gartmann H (1981) Der pigmentierte Spindelzellentumor (PSCT). Z Hautkr 56:862–876
14. Gartmann H (1984) Was sind dysplastische Nävi? Hautarzt 35:3–6
15. Gartmann H, Pullmann H (1981) Vorläufer und Frühformen der malignen Melanome der Haut aus histologischer Sicht. Z Hautkr 56:509–534
16. Greene MH, Clark WH jr, Tucker MA et al. (1985) Acquired precursors of cutaneous malignant melanoma: The familial dysplastic nervus syndrome. N Engl J Med 312:91–97
17. Hermanek P, Scheibe O, Spiessl B, Wagner G (eds) (1987) TNM Klassifikation maligner Tumoren. Springer, Berlin, S 95–98
18. Illig L, Weidner F, Hundeiker M, Gartmann H, Biess B, Leyh F, Paul E (1985) Congenital nevi ≧ 10 cm as precursors to melanoma. Arch Dermatol 121:1274–1281
19. Jones SK, Pocock P, Briggs JC (1987) Prognostic significance of the type and site of malignant melanoma. Br J Dermatol 117, Suppl 32:11
20. Kietzmann H, Goos M, Christophers E (1983) Les lentigines éruptives post-photochimiothérapeutiques. Ann Dermatol Venereol 110:63–67

21. Kopf AW, Lindsay AC, Rogers GS et al. (1985) Relationship of nevocytic nevi to sun exposure in dysplastic nevus syndrome. J Am Acad Dermatol 12:656–662
22. Kopf AW, Rodríguez-Sains RS, Rigel DS, Friedman RJ, Bart RS, Grier RN, Mintzis MM, Postel AH (1982) "Small" melanomas. J Dermatol Surg Oncol 8:765–770
23. Kraemer KH, Greene MH (1985) Dysplastic nevus syndrome: familial and sporadic precursors of malignant melanoma. Dermatol Clin 3:225–237
24. Kühnl-Petzold C, Kunze J, Petres J, Volk B (1983) Histologische und ultrastrukturelle Befunde bei kongenitalen Nävi im Säuglingsalter. Hautarzt 34, Suppl VI:355
25. Mark GH, Mihm MC, Liteplo MG, Reed RJ, Clark WH (1973) Congenital melanocytic nevi of the small and garment type. Human Pathol 4:395–418
26. Nicholls EM (1973) Development and elimination of pigmented moles, and the anatomical distribution of primary malignant melanoma. Cancer 32:191–195
27. Orfanos CE, Garbe C, Bertz J (1985) Epidermiologie des malignen Melanoms der Haut im internationalen Vergleich. Hautarzt 36, Suppl VII:81–84
28. Reed RJ, Ichinose H, Clark WH, Mihm MC (1975) Common and uncommon melanocytic nevi and borderline melanomas. Sem Oncol 2:119–147
29. Rhodes AR, Melski JW (1982) Small congenital nevocellular nevi and the risk of cutaneous melanoma. J Pediat 100:219–224
30. Rhodes AR, Silverman RA, Harrist TJ, Melski JW (1985) A histologic comparison of congenital and acquired nevomelanocytic nevi. Arch Dermatol 121:1266–1273
31. Ronan SG, Eng AM, Briele HA, Shioura NN, Das Gupta TK (1987) Thin malignant melanomas with regression and metastases. Arch Dermatol 123:1326–1330
32. Sagebiel R (1985) Regression and other factors of prognostic interest in malignant melanoma. Arch Dermatol 121:1125–1126
33. Torres PM (1986) Dysplastic naevus syndrome – a new approach to malignant melanoma. Skin Cancer 1:177–182
34. Vakilzadeh F (1986) Malignes Melanom: Klassifikation und Frühdiagnose. Med Klin 81:365–369
35. Welkovich B, Schmoeckel C, Landthaler M, Braun-Falco O (1987) Dysplastic nevus syndrome. Arch Dermatol 123:1280

Verbesserung der präoperativen Diagnostik von pigmentierten Hautläsionen durch die Epilumineszenzmikroskopie

A. Steiner, H. Pehamberger und K. Wolff

Das maligne Melanom der Haut ist heilbar, wenn der Tumor in frühen Stadien erkannt und exzidiert wird. Da nicht alle pigmentierten Läsionen aufgrund ihrer klinischen Kriterien exakt diagnostiziert werden können, vor allem wenn es sich um kleine Läsionen handelt, wurden neue Methoden zur Verbesserung der klinischen Diagnose von pigmentierten Hautläsionen gesucht. 1971 beschrieb Rona MacKie [1] die Möglichkeit, Oberflächenstrukturen mittels Epilumineszenzmikroskopie besser zu erkennen. Fritsch und Pechlaner [2] wiesen erstmals 1980 auf die Bedeutung dieser Technik in der Unterscheidung von benignen und malignen melanozytären Hautläsionen hin. Im Folgenden berichten wir über unsere Erfahrungen mit der Epilumineszenzmikroskopie an mehr als 3000 pigmentierten Hautläsionen (PHL), und beschreiben die Kriterien zur Differenzierung der einzelnen Pigmentläsionen.

Material und Methoden

Die Epilumineszenzmikroskopie (ELM) wurde mit einem Wild M 650 (Wild Heerbrugg, Schweiz) Operationsmikroskop durchgeführt. Die Vergrößerung beträgt 6, 10, 16, 25 und 40x. Bei allen PHL wird zuerst die Oberflächenstruktur beurteilt. Anschließend erfolgt die Untersuchung mit Immersionsöl, wobei die PHL mit einem Tropfen Öl und einem Objektträger bedeckt wird. Durch die Immersionstechnik wird die Epidermis translucent und eine Beurteilung der pigmentierten Strukturen im Bereich der dermo- epidermalen Junktionszone möglich. Eine angeschlossene Photoeinrichtung mit einer Olympus CM 10-Kamera ermöglicht die gleichzeitige photographische Dokumentation. Im Anschluß daran werden alle Hautläsionen exzidiert und die Präparate in Serienschnitten für die histologische Untersuchung aufgearbeitet. In einem Zeitraum von 4 Jahren wurden 3000 PHL untersucht [3].

Ergebnisse

Die erstellten Kriterien für die Unterscheidung der Pigmentläsionen waren das generelle Aussehen und die Oberfläche der PHL sowie das Pigmentmuster. Das Pigmentmuster, das sich nach Anwendung der Ölimmersionstechnik darstellte, setzt sich zusammen aus.

a) Pigmentnetz
b) "radial streaming"

E. Haneke (Hrsg.)
Gegenwärtiger Stand der operativen Dermatologie

c) "brown globules"
d) "black dots" und
e) Depigmentierung.

Pigmentnetz

Bei höherer Vergrößerung mit Ölimmersion erkennt man ein Netzwerk von feinen braunen Linien, das anatomisch dem Melaninpigment in den basalen Anteilen der Epidermis entspricht. Bei benignen PHL ist das Pigmentnetz regulär, ein irreguläres Pigmentnetz ist ein Hinweis für Malignität.

"radial streaming"

In malignen PHL ist der Rand irregulär, und es finden sich pseudopodienartige Ausläufer des Pigmentnetzes. Radiär angeordnete Pseudopodien werden als "radial streaming" bezeichnet. Das "radial streaming" entspricht der radiären Wachstumsphase von Melanomen und ist ein Hinweis für Malignität.

"brown globules"

Nester von Melanin-enthaltenden Zellen in den tieferen Epidermisschichten entsprechen "brown globules". Diese sind in gutartigen PHL gleich groß und regelmäßig angeordnet und in dysplastischen oder malignen Läsionen ungleich groß und unregelmäßig angeordnet.

"black dots"

"Black dots" stellen Ansammlungen von Melaninpigment im Stratum corneum der Epidermis dar. Das Vorhandensein von "black dots" in unregelmäßiger Anordnung in der Peripherie von PHL kann ein Hinweis für Malignität sein.

Depigmentierung

Depigmentierung entspricht einem Fehlen von Pigment oder ist Ausdruck von Regression. In benignen PHL können regelmäßig depigmentierte Areale im Zentrum gefunden werden. Unregelmäßig depigmentierte Areale an der Peripherie der PHL sind ein Hinweis für Malignität.

Diskussion

Die ELM ermöglicht einerseits eine exakte Beobachtung der Oberflächenstruktur, andererseits eröffnet die Transluzenz der Ölimersionstechnik, die die pigmentierten

Strukturen der dermoepidermalen Junktionszone der klinischen Untersuchung zugänglich macht, eine neue Dimension der Hautmorphologie. In den letzten 4 Jahren haben wir mehr als 3000 PHL mit der ELM untersucht und das ELM-Muster mit der Histopathologie korreliert. Dadurch konnten neue Kriterien für die Differentialdiagnose von PHL gefunden werden. Kein Kriterium war per se diagnostisch, sondern nur die Kombination war für eine PHL charakteristisch. Mit den ELM-Kriterien konnten vor allem kleine, klinisch nicht eindeutig diagnostizierbare PHL korrekter diagnostiziert werden. In einer Studie [4], die 318 PHL umfaßt, konnte mit Hilfe der ELM-Technik die Treffsicherheit der klinischen Dioagnose bei klinisch nicht eindeutig diagnostizierbaren PHL von 61 auf 85% verbessert werden.

Literatur

1. MacKie RM (1971) An aid to the preoperative assessment of pigmented lesions of the skin. Brit J Dermatol 85:232–238
2. Fritsch P Pechlaner R (1981) Differentation of benign from malignant melanocytic lesions using incident light microscopy. P 301–312. In: Ackermann AB. Pathology of malignant melanoma, Masson Publishing Inc, USA
3. Pehamberger H, Steiner A, Wolff K (in press) Epiluminescence microscopy I. Pattern analysis of pigmented skin lesions. J Am Acad Dermatol
4. Steiner A, Pehamberger H, Wolff K (in press) Epiluminescence microscopy. II. Diagnosis of small pigmented skin lesions and early detection of malignant melanoma. J Am Acad Dermatol

Die Bedeutung der Lymphabstromszintigraphie für die Melanomchirurgie

H. WINTER, N. SÖNNICHSEN, K. BUCHALI und H.-J. BLESIN

Zusammenfassung

Durch Weiterentwicklung der lymphoszintigraphischen Untersuchungstechnik ist es uns 1984 erstmals gelungen, den detaillierten Verlauf der sehr variablen ableitenden Lymphbahnen des Tumorgebietes zu erkennen und mit Farbstofflösung auf der Haut zu markieren.

Diese neuartige präoperative Untersuchungsmethode, die als Lymphabstromszintigraphie bezeichnet wurde, gehört inzwischen zum diagnostischen Routineprogramm bei allen Patienten mit Melanomen im Kopf-Halsbereich, am Rumpf sowie am Oberarm und Oberschenkel. In den zurückliegenden 3 Jahren konnten nach Lymphabstromszintigraphie 165 individuell angepaßte, lymphabstromgerechte Tumoroperationen durchgeführt werden. In mehr als der Hälfte aller operativen Eingriffe handelte es sich dabei um Kontinuitätsdissektionen, besonders bei Tumorlokalisation am Rumpf. Nach topographischen Gesichtspunkten geordnet werden ausgewählte Standardbeispiele vorgestellt und operationstechnische Besonderheiten besprochen.

Durch die Lymphabstromszintigraphie wird die präoperative Diagnostik erweitert und die Therapieplanung verbessert. Sie ist deshalb für ein gezieltes lymphabstromgerechtes operatives Vorgehen von entscheidender Bedeutung. Durch die erstmals mögliche exakte Entfernung aller ableitenden Lymphbahnen des Tumorgebietes verbunden mit der Beseitigung evtl. vorhandener Transitmetastasen sowie ektoper Lymphknotenmetastasen ist besonders bei Tumoren mit hohem Metastasierungsrisiko eine Verbesserung der Prognose zu erwarten.

Beim malignen Melanom der Haut handelt es sich um einen Tumor, der frühzeitig und in 75 bis 85% der Fälle primär lymphogen metastasiert [5, 8, 11, 14]. Übereinstimmend ist dabei dem metastatischen Befall der regionalen Lymphknotenstation eine prognostisch entscheidende Schlüsselposition zuzuordnen. Demgegenüber wird die Möglichkeit der Ansiedlung von Metastasen innerhalb der Lymphdrainagestrecke zwischen dem Primärtumor und der regionalen Lymphknotenstation bei der Therapieplanung noch zu wenig berücksichtigt. Nach Auswertung der örtlichen und zeitlichen Metastasierungsmuster zeigt sich, daß häufiger als erwartet mit derartigen Transitmetastasen gerechnet werden muß, die besonders für Spät-Remanifestationen des Turmorleidens verantwortlich sind [21]. Der Verlauf der ableitenden Lymphbahnen und auch der Abstrom in regionale Lymphknotenstationen ist, insbesondere bei Tumorlokalisation am Stamm, einer großen individuellen Variabilität unterworfen. Die bisherigen nach topographisch-anatomischen Richtlinien beschriebenen Lymphdrainagegebiete [10, 15, 16] sind in ihrer schematischen Darstellung ungenau und deshalb als Grundlage für ein gezieltes tumorchirurgisches Vorgehen unzureichend.

Aus diesen Gründen war es von besonderer klinischer Bedeutung, nach diagnostischen Methoden zu suchen, die geeignet sind, Hinweise auf die Lymphabflußverhältnisse aus dem Tumorgebiet zu geben. Ein wesentlicher Fortschritt war die

E. Haneke (Hrsg.)
Gegenwärtiger Stand der operativen Dermatologie

Einführung der Lymphoszintigraphie beim Melanom. Während Zum Winkel und Mitarb. 1972 die Lymphoszintigraphie noch für die Suche nach Lymphknotenmetastasen empfahlen, benutzten spätere Arbeitsgruppen [1, 7, 12, 13] diese Methode ausschließlich zur Identifizierung der entsprechenden regionalen Lymphknotenstation. Die Auswertung ihrer Untersuchungsergebnisse zeigte, daß die Voraussetzungen für eine Metastasendiagnostik nicht erfüllt sind. Durch lymphoszintigraphische Untersuchung ist es somit erstmals gelungen, die regionale Lymphknotenstation exakt zu bestimmen. Angaben über die sehr variable Lymphdrainageteilstrecke vom Tumor bis zur entsprechenden regionalen Lymphknotenstation sind jedoch mit dieser Methode nicht möglich. Gerade die Kenntnis dieser Teilstrecke ist aber für ein individuell angepaßtes und lymphabstromgerechtes operatives Vorgehen von besonderer Bedeutung.

Untersuchungsmethode

Durch Weiterentwicklung der lymphoszintigraphischen Untersuchungstechnik ist es uns 1984 gelungen, den detaillierten Verlauf der ableitenden Lymphbahnen des Tumorgebietes zu erkennen und mit Farbstofflösung auf der Haut zu markieren. Dieses neuartige Verfahren wurde als Lymphabstromszintigraphie bezeichnet. Verwendet wird ein standardisiertes ^{99m}Tc-markiertes Antimonsulfid-Mikrokolloid eigener Herstellung. Davon werden 6–8 intrakutane Quaddeln (0,05–0,1 ml; 15–40 M Bq pro Aktivitätsdepot) kreisförmig in ca. 1 cm Abstand vom Tumorrand gesetzt. Der Injektionsbereich wird mit einer 4 mm dicken Bleiplatte abgedeckt. Die Registrierung erfolgt mittels Gammakamera, sofort nach der Injektion beginnend. Meist läßt sich der Lymphabstrom innerhalb der ersten 10–15 Minuten eindeutig nachweisen. Mit Hilfe einer Punktquelle werden die dargestellten Lymphbahnen auf die Haut projiziert und mit Farbstofflösung der Abstrom markiert. Die Lokalisation erfolgt in 2 Ebenen. Zusätzlich wurde bei allen Patienten eine abschließende Fotodokumentation vorgenommen.

Krankengut

Im Zeitraum von 3 Jahren – vom 1.9.1984 bis zum 31.8.1987 – wurden nach Lymphabstromszintigraphie bei insgesamt 165 Melanompatienten der Universitäts-Hautklinik der Charité individuell angepaßte, lymphabstromgerechte Tumoroperationen durchgeführt. Es handelte sich um 76 Männer und 89 Frauen. Bei 141 dieser Patienten konnte die Lymphabstromszintigraphie präoperativ durchgeführt werden. Demgegenüber war bei 24 Patienten zum Zeitpunkt der Untersuchung der Primärtumor bereits entfernt. Darunter waren meist Patienten, die uns aus anderen Einrichtungen zur Nachoperation überwiesen worden waren.

Die Tabelle 1 gibt einen Überblick über die unterschiedlichen Tumorlokalisationen. Am häufigsten waren Patienten mit Tumoren am Rumpf (95 Patienten; 58%) zu finden, gefolgt von Lokalisationen an der unteren Extremität (40 Patienten; 24%) und an der oberen Extremität (25 Patienten; 15%). Relativ gering war die Zahl der Patienten mit Tumorsitz im Kopf-Halsbereich (5 Patienten; 3%).

Tabelle 1. Lokalisation des Primärtumors bei 165 Melanompatienten mit Lymphabstromszintigraphie

Lokalisation	n	%
Kopf/Hals	5	3
Rumpf	95	58
obere Extremität	25	15
untere Extremität	40	24

Ergebnisse

Der Abstrom des Radiopharmakons begann meist innerhalb der ersten Minuten. Eindeutige Abflußbahnen konnten bei 152 Patienten markiert werden. Nur bei 12 Patienten mit Tumorlokalisation in unmittelbarer Nähe der regionalen Lymphknoten sowie bei einem Patienten mit einem Narbenfeld an der rechten Brustseite nach unradikaler Tumorexzision war die Markierung der ableitenden Lymphbahnen unzureichend.

Der Verlauf der auf der Haut mit Farbstoff markierten primären Lymphdrainagestrecke zwischen Primärtumor und regionaler Lymphknotenstation war von einer großen individuellen Variabilität geprägt. Häufiger als erwartet konnten langstrekkige, oft bogenförmig verlaufende Lymphabstrombahnen nachgewiesen werden. Im Bereich des Unterarms, besonders aber am Unterschenkel zeigten sich je nach Tumorlokalisation unterschiedliche, teilweise auch mehrfache Abflußwege. Bei Sitz des Tumors an den Außenseiten der Oberarme aber auch der Oberschenkel war es möglich, anteriore und/oder posteriore Abflußwege nachzuweisen.

Die Tabelle 2 veranschaulicht die Lymphabstromverhältnisse der ausgewerteten 165 Tumorpatienten. Bei Tumorsitz im Kopf-Halsbereich und an den Extremitäten erfolgte die Lymphdrainage überwiegend bzw. ausschließlich nur in eine regionale Lymphknotenstation. Demgegenüber zeigten sich bei Melanomen am Rumpf sehr variable Abflußverhältnisse. In 65 von 95 Fällen wurde nur eine einzige Lymphknotenstation beschrieben, darunter bei einer Patientin zur kontralateralen Seite. Für die Therapieplanung von besonderem Interesse waren die Lymphabstromszintigramme von 30 Patienten, bei denen ein Abstrom in 2 Lymphknotenstationen beobachtet wurde. Somit konnte bei Tumorlokalisationen am Rumpf in nahezu einem Drittel der

Tabelle 2. Lymphabstromverhältnisse unterschiedlicher Körperregionen nach Lymphabstromszintigraphie bei 165 Melanompatienten

Tumorlokalisation	1 Lymphknotenstation		2 Lymphknotenstationen	
	unilateral	kontralateral	unilateral	bilateral
Kopf/Hals	4	0	0	1
Rumpf	64	1	10	20
obere Extremität	25	0	0	0
untere Extremität	40	0	0	0
	133	1	10	21

Fälle eine bivalente Lymphdrainage nachgewiesen werden. Bei 10 Patienten handelte es sich um einen Abstrom in die axillären und inguinalen Lymphknotengruppen der einen Seite, während bei 20 Patienten ein bilaterales Abstromverhalten in die linken und rechten axillären bzw. inguinalen Lymphknotenstationen festgestellt wurde.

Bei 45 Patienten (27%) wurde nach Lymphabstromszintigraphie lediglich eine lymphabstromgerechte Tumorexzision bzw. Nachexzision ohne regionale Lymphonodektomie durchgeführt. Überwiegend handelte es sich um Patienten, bei denen die histologische Schnellschnittdiagnostik ein Melanom mit niedrigem Metastasierungsrisiko ergab. Aber auch bei Patienten mit eingeschränkter Belastbarkeit, die einen Tumor mit mittlerem Metastasierungsrisiko hatten, wurde bewußt auf die Lymphknotenausräumung verzichtet. Bei 120 der 165 Patienten überwiegend mit High risk-Melanomen wurde zusätzlich die Ausräumung der regionalen Lymphknotenstation bzw. von zwei regionalen Lymphknotenstationen vorgenommen. Nur in 5 Fällen handelte es sich dabei um therapeutische Lymphknotenentfernungen, da bereits präoperativ klinisch suspekte Lymphknotenveränderungen festgestellt werden konnten.

Demgegenüber wurden bei insgesamt 115 Patienten elektive (prophylaktische) Lymphonodektomien durchgeführt. Zumeist (97 Patienten) handelte es sich um Kontinuitätsdissektionen (En-bloc-Dissektionen). Somit waren mehr als die Hälfte aller Tumoroperationen Kontinuitätsdissektionen. Nur bei 23 Patienten wurde eine diskontinuierliche Lymphknotendissektion vorgenommen.

Die histologische Untersuchung der Operationspräparate ergab 77 oberflächlich spreitende Melanome, 74 noduläre Melanome und 12 Lentigo maligna-Melanome. Bei einer Patientin handelte es sich um ein desmoplastisches Melanom und bei einem Patienten um einen malignen blauen Naevus. Bei der Untergliederung in Risikogruppen zeigte sich ein Überwiegen der Tumoren mit hohem Metastasierungsrisiko (118 Patienten; 72%). 25 Tumoren (15%) wurden in die Gruppe mit mittlerem und nur 22 Tumoren (13%) in die Gruppe mit niedrigem Risiko eingeordnet. Innerhalb der exzidierten Lymphabstrombahn konnten bei 3 Patienten schon präparatorisch Transitmetastasen festgestellt werden, die präoperativ klinisch nicht nachweisbar waren. Bei der histologischen Untersuchung der exstirpierten Lymphknoten ließ sich in 26 Fällen ein metastatischer Befall nachweisen, der nur bei 5 Tumorpatienten bereits präoperativ vermutet wurde. Somit waren bei 21 der 115 Patienten mit elektiver Lymphonodektomie die entfernten Lymphknoten bereits befallen. Das entspricht einem Anteil von 18%.

Schwerwiegende postoperative Komplikationen wurden nicht beobachtet. Bis auf 9 Patienten, die inzwischen an ihrem Tumorleiden verstorben sind, befinden sich die restlichen 156 Patienten in regelmäßiger Kontrolle in unserer Dispensairesprechstunde. Lediglich bei 3 dieser Patienten sind gegenwärtig Hautmetastasen nachweisbar. Von den 9 verstorbenen Patienten hatten 4 Patienten zum Zeitpunkt der Operation bereits einen Befall der regionalen Lymphknoten. Bei den restlichen 5 Patienten handelte es sich um ein metastasierendes desmoplastisches Melanom sowie um 4 High risk-Melanome, die frühzeitig hämatogen metastasierten.

Operationstaktische Hinweise

In jedem Fall ist es empfehlenswert, schon vor Operationsbeginn die geforderten Sicherheitsabstände, evtl. auch die geplante Schnittführung, unter Beachtung der markierten Lymphabflußbahnen exakt aufzuzeichnen. Die endgültige Entscheidung über die Art des operativen Vorgehens wird vom Ergebnis der histologischen Schnellschnittuntersuchung abhängig gemacht, um unnötige Ausweitungen des operativen Eingriffs zu vermeiden. Low risk-Melanome werden mit einem definitiven Sicherheitsabstand von 2–3 cm und High risk-Melanome mit einem von 3–5 cm exzidiert. Bei der Schnittführung ist darauf zu achten, daß der größte Sicherheitsabstand in Richtung des markierten Lymphabflusses gemessen wird. Handelt es sich um High risk-Melanome, so wird zusätzlich die Muskelfaszie mitentfernt. Grundsätzlich wird bei dieser Tumorgruppe eine Ausräumung der regionalen Lymphknotenstation durchgeführt. Auch bei Tumoren mit mittlerem Metastasierungsrisiko sollte, falls hohes Alter oder ernsthafte Begleiterkrankungen keine Kontraindikation darstellen, eine Lymphonodektomie in Übereinstimmung mit Gall und Tonak [8] sowie Petres und Müller [14] angestrebt werden. Das gilt auch für die Fälle, bei denen klinisch keine suspekten Lymphknotenveränderungen nachweisbar sind. Von klinischer Bedeutung sind in diesem Zusammenhang die axillären, inguinoiliakalen sowie die zervikalen Lymphknotengruppen. Bei Lokalisation des Tumors im Kopf-Halsbereich, am Rumpf sowie am Oberarm und Oberschenkel ist stets in Abhängigkeit vom Lymphabstromszintigramm die Möglichkeit einer lymphabstromgerechten Kontinuitätsdissektion zu prüfen. Dabei wird der Tumor weit im Gesunden zusammen mit seiner lymphabstromszintigraphisch bestimmten und auf der Haut markierten Lymphabstrombahn exzidiert und gleichzeitig die Ausräumung der regionalen Lymphknotenstation vorgenommen. Bei der Exzision der markierten Lymphabstrombahnen sollte ein Sicherheitsabstand von 1–2 cm nicht unterschritten werden. Handelt es sich um Melanome mit bivalenten Abstromverhältnissen, so kann bei Patienten mit eingeschränkter Belastbarkeit der Eingriff auch mehrzeitig durchgeführt werden, um das Operationstrauma zu reduzieren und die primäre Operationszeit zu verkürzen. In der ersten Sitzung werden dann nur der Tumor und die markierten Lymphabstrombahnen mit entsprechendem Sicherheitsabstand en bloc entfernt. Evtl. kann noch zusätzlich eine der regionalen Lymphknotengruppen ausgeräumt werden. Die Ausräumung der zweiten regionalen Lymphknotenstation erfolgt schließlich in einer späteren Sitzung. Ein derartiges individuell angepaßtes Vorgehen hat sich nach unseren Erfahrungen bewährt.

Klinische Beispiele

Nach topographischen Gesichtspunkten geordnet werden ausgewählte Standardbeispiele und operationstechnische Besonderheiten vorgestellt.

Beispiel für lymphabstromgerechte operative Behandlung von Melanomen mit niedrigem Metastasierungsrisiko:

Es handelt sich um einen 60jährigen Patienten mit einem Lentigo-maligna-Melanom (Level II, Tumordicke 0,75 mm) an der rechten Wange (Abb. 1). Lymphabstromszintigraphie: bogenförmig verlaufende Lymphabstrombahn zu den zervikalen Lymphknoten rechts. Schon vor Operationsbe-

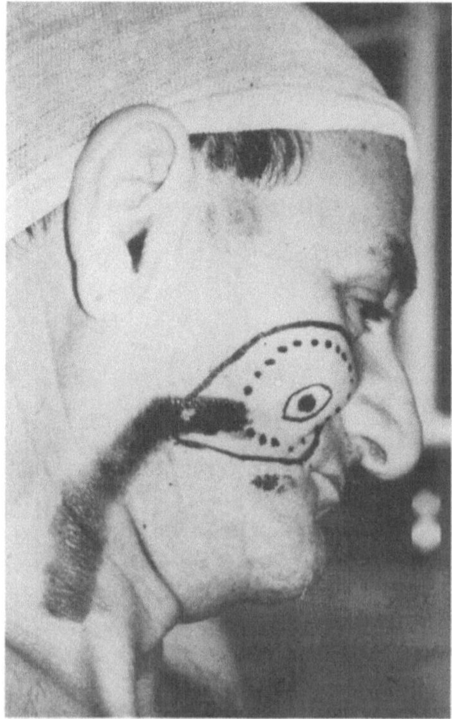

Abb. 1. 60jähriger Patient mit Lentigo maligna-Melanom (Level II, Tumordicke 0,75) an der rechten Wange. Lymphabstromszintigraphie: markierte Lymphabstrombahn bogenförmig zu den zervikalen Lymphknoten rechts verlaufend. Eingezeichnete Sicherheitsabstände

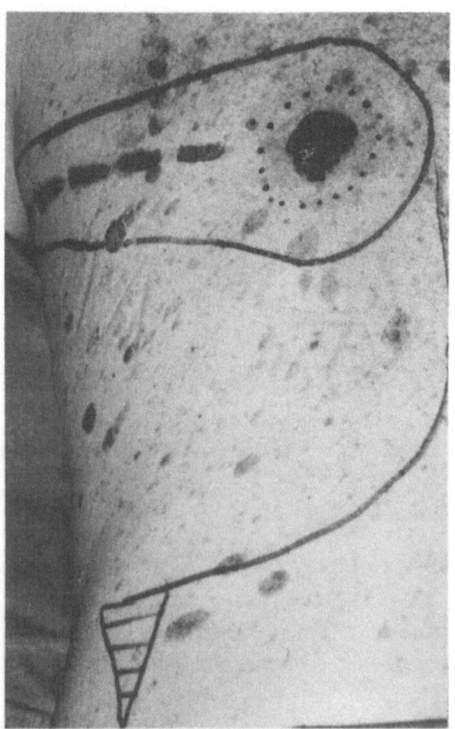

Abb. 2. 61jähriger Patient mit nodulärem Melanom (Level IV, Tumordicke 2,3 mm) am Rücken über der linken Skapula. Lymphabstromszintigraphisch markierter Abstrom in die linken axillären Lymphknoten. Eingezeichnetes Exzisionsgebiet (Kontinuitätsdissektion) und geplante Schnittführung zwecks Bildung eines Rotationslappens zur Defektdeckung

ginn wurden auf der Haut die erforderlichen Sicherheitsabstände aufgezeichnet. Nach diagnostischer Exzision und Schnellschnittuntersuchung wurde die Exzision mit einem definitiven Sicherheitsabstand von 2 cm bzw. 3 cm in Richtung Lymphabfluß vorgenommen. Die Defektdeckung erfolgte mittels Wangenrotation. Der postoperative Verlauf war komplikationslos.

Beispiele für lymphabstromgerechte operative Behandlung von Melanomen mit mittlerem und hohem Metastasierungsrisiko:

Bei einem 61jährigen Patienten mit nodulärem Melanom (Level IV, Tumordicke 2,3 mm) am Rücken über der linken Skapula ergab die Lymphabstromszintigraphie einen unilateralen Lymphabfluß in die axillären Lymphknoten links (Abb. 2). Nach Einzeichnen der Schnittführung diagnostische Exzision und Schnellschnittuntersuchung. Entschluß zur Kontinuitätsdissektion. Der langstreckige Weichteildefekt wurde mittels Rotationslappenplastik gedeckt. Die histologische Untersuchung der exstirpierten axillären Lymphknoten ergab keinen metastatischen Befall. Der postoperative Verlauf war komplikationslos.

In etwa einem Drittel der Fälle muß bei Tumorlokalisation am Rumpf mit einer bivalenten Lymphdrainage gerechnet werden.

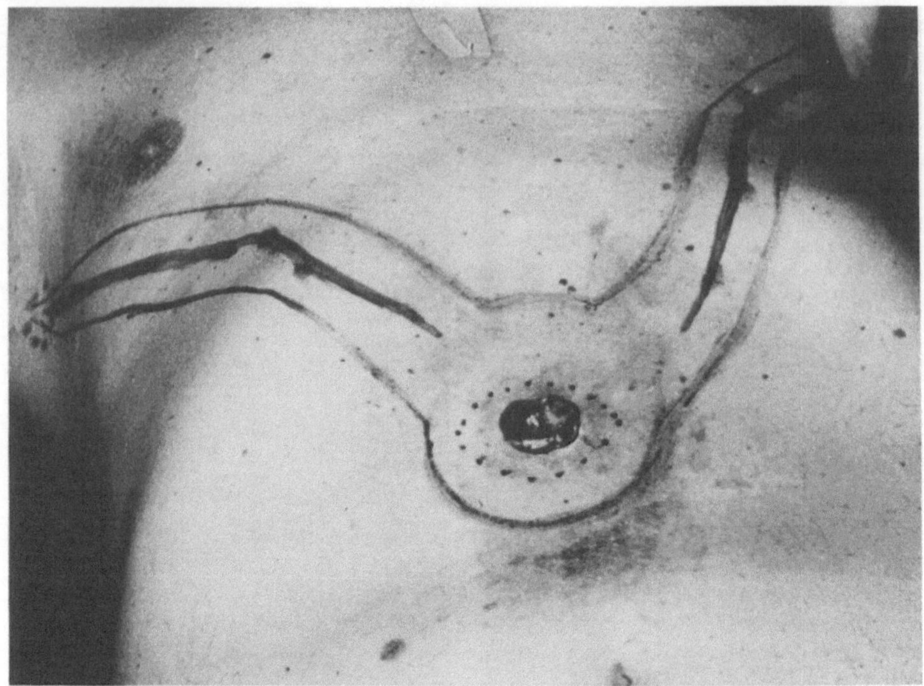

Abb. 3. 65jähriger Patient mit nodulärem Melanom (Level IV, Tumordicke 9 mm) im Bereich des mittleren Oberbauchs. Bilaterale bogenförmig verlaufende Lymphabstrombahnen zu der linken und rechten axillären Lymphknotenstation. Eingezeichnete Schnittführung

Die Lymphabstromszintigraphie erbrachte bei einem 65jährigen Patienten mit einem nodulären Melanom (Level IV, Tumordicke 9 mm) im Bereich des mittleren Oberbauches bilateral bogenförmig verlaufende Abflußbahnen in die axillären Lymphknoten der linken und rechten Seite (Abb. 3). Wegen eingeschränkter Belastbarkeit des Patienten erfolgte in der ersten Sitzung nach diagnostischer Exzision und Schnellschnittuntersuchung nur die Tumorexzision zusammen mit der Entfernung beider Abstrombahnen en bloc. Der langstreckige Weichteildefekt konnte nach Wundrandmobilisation verschlossen werden. In zwei nachfolgenden Sitzungen, 12 bzw. 22 Wochen nach der Primäroperation, wurde die radikale axilläre Lymphknotenausräumung links, später auch rechts durchgeführt. In beiden axillären Lymphknotengruppen waren Metastasen nachweisbar. Die postoperativen Verläufe waren ohne Komplikationen.

Bei einer 44jährigen Patientin mit einem oberflächlich spreitenden Melanom (Level III, Tumordicke 0,9 mm) links unterhalb des Nabels ließen sich nach Lymphabstromszintigraphie bilaterale, bogenförmig verlaufende Lymphabflußbahnen zu den linken und rechten Lymphknotengruppen nachweisen (Abb. 4). Nach diagnostischer Exzision und Schnellschnittdiagnostik wurde in einer Sitzung die doppelseitige Kontinuitätsdissektion mit Ausräumung der Becken- und Leistenlymphknoten links und rechts durchgeführt. Die Defektdeckung erfolgte mittels Verschiebelappen- und doppelter Rotationslappenplastik. Histologische Untersuchung der exstirpierten Lymphknoten: keine Metastasen. Der postoperative Verlauf war komplikationslos. Lymphödembildungen und funktionelle Störungen traten nicht auf.

Bei Melanomen des Rumpfes mit bivalenter Lymphdrainage konnten mittels Lymphabstromszintigraphie auch unilaterale, meist langstreckige Abstrombahnen zu der axillären und inguinalen Lymphknotenstation nachgewiesen werden.

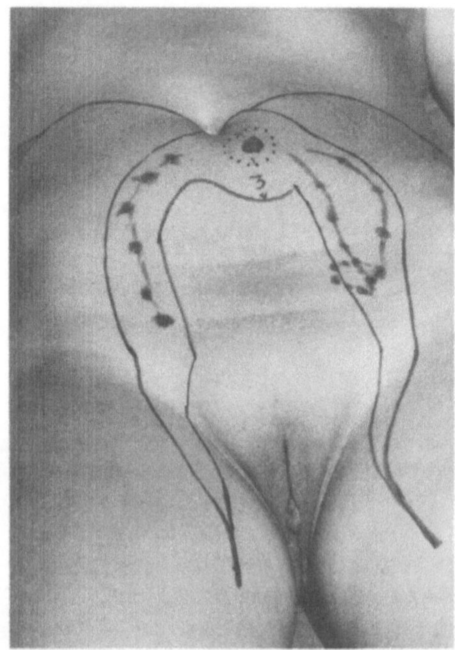

Abb. 4. 44jährige Patientin mit oberflächlich spreitendem Melanom (Level III, Tumordicke 0,9 mm) links unterhalb des Nabels. Lymphabstromszintigraphie: markierte Lymphabstrombahnen bilateral und bogenförmig zu den inguinalen Lymphknoten links und rechts verlaufend. Eingezeichnetes Exzisionsgebiet und geplante Schnittführung zwecks Bildung von 2 Rotationslappen zur Defektdeckung

Nach Auswertung von Lymphabstromszintigrammen zeigte sich, daß die markierten Lymphdrainagebahnen die sog. vordere und hintere „lymphatische Wasserscheide" sowie die Sappeysche Horizontallinie kreuzen können. In solchen Fällen kann es zum Abstrom in unerwartete regionale Lymphknotenstationen kommen. So ließ sich beispielsweise bei einer 66jährigen Patientin mit High risk-Melanom am Rücken paramedian links nur eine Lymphabstrombahn nachweisen, die kontralateral zur rechten axillären Lymphknotenstation verlief (Abb. 5). Deshalb wurde folgerich-

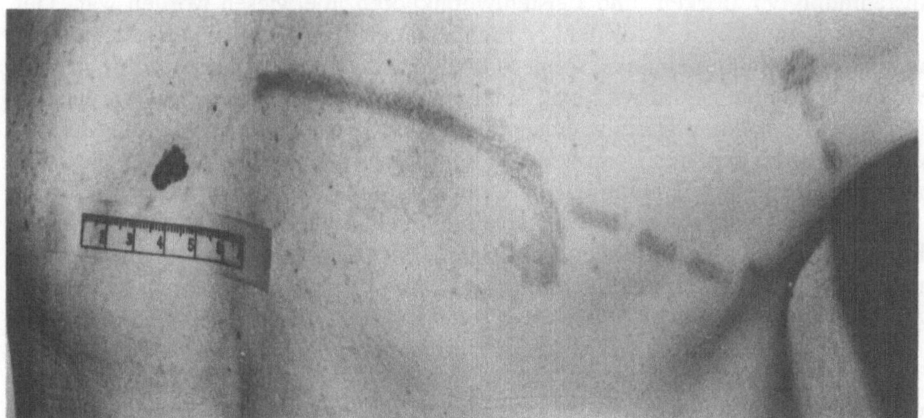

Abb. 5. 66jährige Patientin mit oberflächlich spreitendem Melanom (Level IV, Tumordicke 0,8 mm) am Rücken paramedian links. Lymphabflußszintigraphie: Darstellung nur einer kontralateral zur rechten axillären Lymphknotenstation verlaufenden Lymphabstrombahn (durchgezogene Linie: anterior-posterior; gepunktete Linie: seitlich)

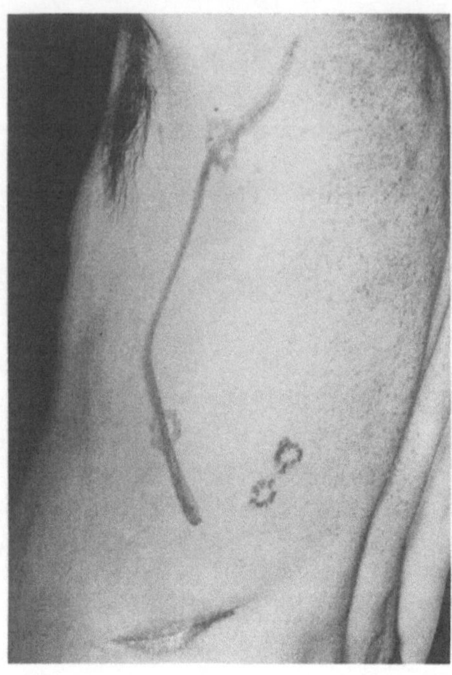

Abb. 6. 51jähriger Patient mit Operationsnarbe oberhalb des linken Beckenkamms nach nicht radikaler Exzision eines nodulären Melanoms (Level V, Tumordicke 7,5 mm). Lymphabstromszintigraphie: Lymphdrainage aus dem Narbengebiet nur über eine lange, leicht bogenförmig zu den axillären Lymphknoten links verlaufende Lymphbahn

tig bei dieser Patientin die lymphabstromgerechte Kontinuitätsdissektion mit Ausräumung der rechten axillären Lymphknoten durchgeführt. Von Interesse sind in diesem Zusammenhang auch die Abflußverhältnisse bei einem 51jährigen Patienten, der nach unradikaler Exzision eines High risk-Melanoms oberhalb des linken Beckenkammes in einem auswärtigen Krankenhaus mit der Bitte um Nachexzision und Ausräumung der Becken- und Leistenlymphknoten überwiesen worden war. Der markierte Lymphabstrom aus dem Narbengebiet erfolgte nicht wie erwartet zu den inguinalen Lymphknoten links, sondern in einer langen, leicht bogenförmig verlaufenden Abstrombahn nur zu den axillären Lymphknoten links (Abb. 6). Dem Befund der Lymphabstromszintigraphie entsprechend wurde eine Nachexzision en bloc mit Ausräumung der axillären Lymphknoten links vorgenommen. Somit konnte diesem Patienten die unnötige inguinoiliakale Lymphonodektomie erspart werden.

Für den Wert der individuell angepaßten Exzision der lymphabstromszintigraphisch markierten Lymphdrainagebahnen bzw. der lymphabstromgerechten Kontinuitätsdissektion sprechen der Nachweis von klinisch okkulten Transit- bzw. ektopen Lymphknotenmetastasen.

Bei einem 22jährigen Patienten mit exophytisch wachsendem nodulärem Melanom (Level III, Tumordicke 4 mm) in der linken Lendenregion verlief die markierte Lymphabstrombahn entlang der lateralen Thoraxwand zu den axillären Lymphknoten links (Abb. 7a). Bei der Exzision der Lymphabstrombahn mit erforderlichem Sicherheitsabstand im Rahmen der Kontinuitätsdissektion zeigte sich epifaszial zwischen Tumorgebiet und Axilla gelegen eine linsengroße Transitmetastase (Abb. 7b). Die histologische Untersuchung der axillären Lymphknoten erbrachte keinen metastatischen Befall. Der postoperative Verlauf war komplikationslos.

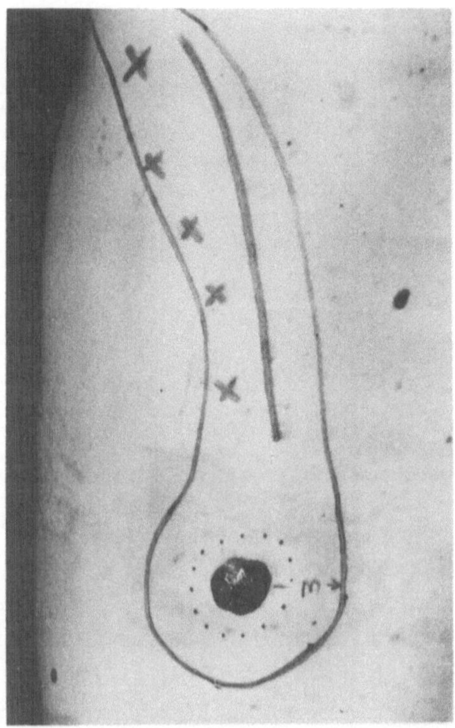

Abb. 7a. 22jähriger Patient mit nodulärem Melanom (Level III, Tumordicke 4,0 mm) in der linken Lendenregion. Lymphabflußszintigraphisch markierte Abstrombahn an der lateralen Thoraxwand zu den axillären Lymphknoten verlaufend (durchgezogene Linie: seitlich; gekreuzte Linie: anteriorposterior). Geplante Kontinuitätsdissektion mit eingezeichneter Schnittführung

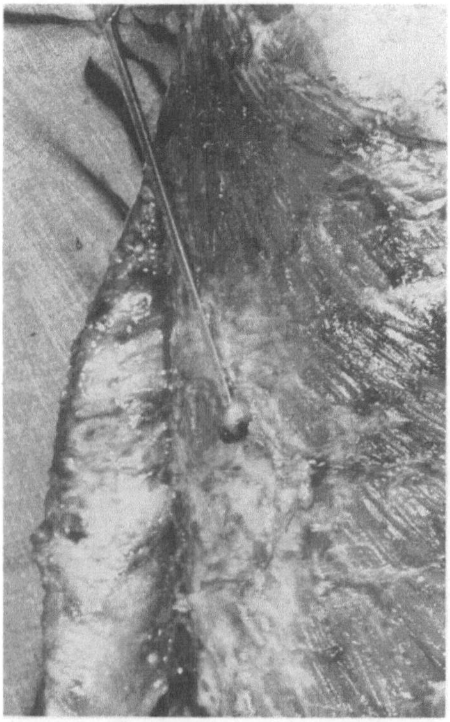

Abb. 7b. Linsengroße, klinisch okkulte Transitmetastase (Sondenspitze!) epifaszial im Bereich der Transitstrecke zwischen Tumorgebiet und axillärer Lymphknotenstation links gelegen

Nach Lymphabstromszintigraphie verlief die markierte Lymphabstrombahn bei einem 51jährigen Patienten mit oberflächlich spreitendem Melanom (Level IV, Tumordicke 3,2 mm) an der unteren lateralen Thoraxwand rechts zu den axillären Lymphknoten rechts. Im Bereich der Lymphabstrombahn konnten mehrere Aktivitätsdepots nachgewiesen werden (Abb. 8a). Bei der Kontinuitätsdissektion wurden im Exzisionspräparat dementsprechend 4 ektope Lymphknoten gefunden, von denen 3 metastatisch befallen waren (Abb. 8b). Auch hier bestand kein Anhalt für eine Metastasierung im Bereich der exstirpierten axillären Lymphknoten. Der postoperative Verlauf war komplikationslos.

Die Lymphabstromszintigraphie sollte präoperativ auch bei allen Patienten mit Tumorlokalisation am Oberarm und Oberschenkel durchgeführt werden, da die Operationsplanung wesentlich erleichtert und durch ein individuell angepaßtes operatives Vorgehen die Radikalität erhöht wird.

Als Beispiel dient eine 45jährige Patientin mit oberflächlich spreitendem Melanom (Level IV, Tumordicke 1 mm) an der Streckseite des distalen Oberschenkels links (Abb. 9). Mittels Lymphabstromszintigraphie ließen sich zwei Lymphabstrombahnen auf der Haut markieren, die zu den inguinalen Lymphknoten links verliefen. Nach diagnostischer Exzision und Schnellschnittuntersuchung erfolgte die lymphabstromgerechte Kontinuitätsdissektion mit Ausräumung der Becken- und

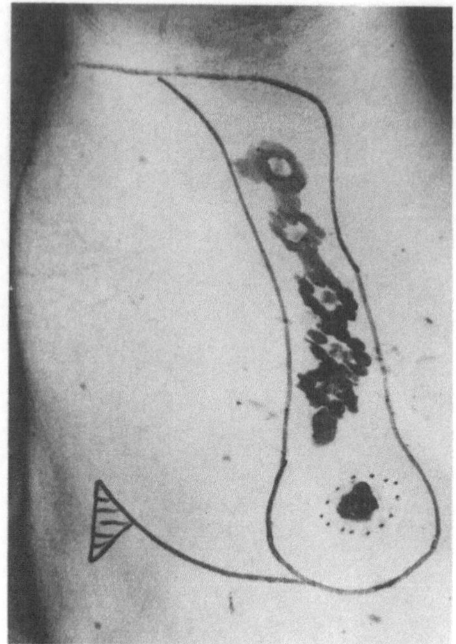

Abb. 8a. 51jähriger Patient mit oberflächlich spreitendem Melanom (Level IV, Tumordicke 3,2 mm) an der unteren lateralen Thoraxwand rechts. Markierte Lymphabstrombahn zur rechten axillären Lymphknotenstation verlaufend. Darstellung mehrerer Aktivitätsdepots im Bereich der Abstrombahn. Geplante Kontinuitätsdissektion mit eingezeichneter Schnittführung

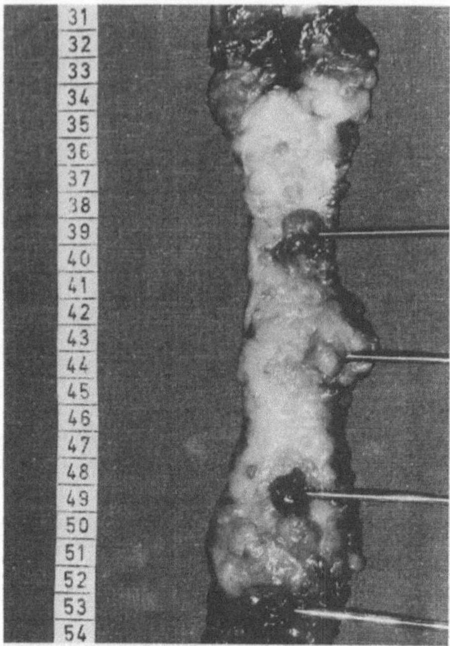

Abb. 8b. Nachweis von 4 ektopen Lymphknoten (Sondenspitzen!) im Bereich der Transitstrecke nach lymphabstromgerechter Kontinuitätsdissektion. Die beiden oberen und der untere Lymphknoten metastatisch befallen

Leistenlymphknoten links. Der langstreckige Weichteildefekt konnte durch Verschiebelappenplastik verschlossen werden. Die exstirpierten Lymphknoten waren histologisch frei von metastasierenden Veränderungen. Der postoperative Verlauf gestaltete sich komplikationslos. Eine geringfügige Ödembildung im Ober- und Unterschenkelbereich konnte durch konsequente Kompressionstherapie und manuelle Lymphdrainage weitgehend beseitigt werden.

Bei Tumorlokalisation an der Außenseite des Oberarms und Oberschenkels sind unterschiedliche Abflußwege möglich, die nur durch die Lymphabstromszintigraphie exakt bestimmt werden können. So war bei einem 54jährigen Patienten mit einem Melanom an der Außenseite des linken Oberarms sowohl eine anteriore als auch eine posteriore Lymphabstrombahn nachweisbar.

Diskussion

Bei der von uns 1984 entwickelten und 1985 sowie 1986 erstmals publizierten Lymphabstromszintigraphie [3, 4] handelt es sich um eine Weiterentwicklung der bisher bekannten Lymphoszintigraphie. Diese Untersuchungsmethode könnte auch als

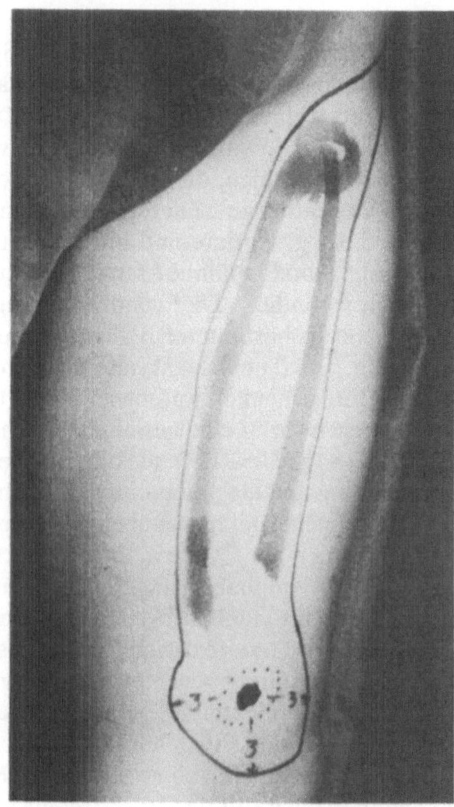

Abb. 9. 45jährige Patientin mit oberflächlich spreitendem Melanom (Level IV, Tumordicke 1 mm) an der Streckseite des distalen Oberschenkels links. Lymphabstromszintigraphie: 2 markierte Lymphabstrombahnen vom Tumorgebiet zu den inguinalen Lymphknoten links verlaufend. Geplante Kontinuitätsdissektion mit eingezeichneter Schnittführung

Rheo-Lymphoszintigraphie bezeichnet werden. Neben der Identifizierung der entsprechenden regionalen Lymphknotenstation ist es mit dieser Methode zuverlässig möglich, den detaillierten Verlauf der sehr variablen primären Lymphdrainageteilstrecke zwischen Tumorgebiet und regionaler Lymphknotenstation zu erkennen und mit Farbstofflösung auf der Haut zu markieren. Entscheidend für den Erfolg waren die Verwendung eines ^{99m}Tc-markierten Antimonsulfid-Mikrokolloids eigener Herstellung, die intrakutane Applikation des Radiopharmakons, das Abdecken des Injektionsortes mit einer Bleiplatte und die sofortige Registrierung des Abstroms meist innerhalb der ersten 10 bis 15 Minuten. Nach Auswertung der Lymphabstromszintigramme von 165 Melanompatienten konnten bei 152 Patienten eindeutige Abflußbahnen beschrieben werden. Nur bei Tumorlokalisation in unmittelbarer Nähe der regionalen Lymphknotenstation war auf Grund von Überlagerungsphänomenen die diagnostische Aussage eingeschränkt. Da die nachfolgenden Tumorexzisionen weit im Gesunden durchgeführt wurden, dürften besonders bei Kontinuitätsdissektionen klinisch keine nachteiligen Auswirkungen zu befürchten sein. Auch bei unradikaler Primäroperation sollte vor der erforderlichen Nachoperation eine Lymphabstromszintigraphie versucht werden, da in der Mehrzahl der Fälle eindeutige Lymphabflußverhältnisse aus dem Narbengebiet dargestellt werden konnten.

Der Verlauf der ableitenden Lymphbahnen und auch der Abstrom in die entsprechende regionale Lymphknotenstation zeigte, besonders bei Tumorlokalisation am Rumpf, eine große individuelle Variabilität. Bivalente Drainagegebiete wurden am Stamm in etwa einem Drittel aller Fälle gefunden. Selbst einseitig zur kontralateralen Seite verlaufende Lymphabstrombahnen waren nachweisbar. Häufiger als erwartet konnten langstreckige, oft bogenförmig verlaufende Abflußbahnen dargestellt werden. Im Gegensatz zu früheren Vorstellungen [10, 15, 16] können diese markierten Bahnen die sog. vordere und hintere „lymphatische Wasserscheide" und auch die Sappeysche Horizontallinie kreuzen und zu unerwarteten regionalen Lymphknotenstationen verlaufen. Die lymphabstromgerechte Kontinuitätsdissektion erfolgte gezielt, und in bestimmten Fällen wurden unnötige Lymphknotenausräumungen vermieden. Bei Tumorlokalisationen an distalen Extremitätenabschnitten, besonders am Unterschenkel, waren vielfältige, teilweise auch tiefe Abflußwege nachweisbar. Da gegenwärtig eine gezielte Entfernung dieser Bahnen noch nicht vorgenommen wird, waren diese Befunde ohne größere klinische Relevanz. Deshalb verzichten wir neuerdings auf die präoperative Lymphabstromszintigraphie bei derartigen Tumorlokalisationen. Demgegenüber ist die präoperative Untersuchung der Patienten mit Melanomen am Oberarm und Oberschenkel von besonderer klinischer Bedeutung für eine lymphabstromgerechte Kontinuitätsdissektion, zumal anteriore und auch posteriore Lymphabstrombahnen existieren können.

Bei alleiniger Tumorexzision bzw. bei diskontinuierlicher Dissektion wurde bei der Schnittführung darauf geachtet, daß der größte Sicherheitsabstand in Richtung des markierten Lymphabflusses gemessen wurde. Somit ist nach Lymphabstromszintigraphie eine gezielte lymphabstromgerechte Exzision des Primärtumors möglich. Handelt es sich um Melanome mit hohem Metastasierungsrisiko, wurde generell und bei Tumoren mit mittlerem Risiko möglichst die Ausräumung der regionalen Lymphknotenstation vorgenommen, auch bei klinisch negativem Metastasennachweis. Nach Meinung führender Fachvertreter und nach eigener Erfahrung ist bei sorgfältiger elektiver Ausräumung der regionalen Lymphknotenstation eine Verbesserung der Prognose des Tumorleidens zu erwarten [2, 5, 6, 8, 9, 11, 13, 14, 17–23]. So waren auch in dem ausgewerteten Krankengut 18% der elektiv entfernten Lymphknotengruppen bereits metastatisch befallen. In Übereinstimmung mit anderen Autoren [2, 5, 6, 8, 9, 11, 14, 17] sollte bei entsprechendem Tumortyp, Invasionstiefe und Tumordicke sowie bei bestimmter Lokalisation des Tumors möglichst eine Kontinuitätsdissektion durchgeführt werden [22, 23]. Durch die zusätzliche Entfernung der Transitstrecke wird die Radikalität des tumorchirurgischen Eingriffes erhöht. Diesem optimalen operativen Vorgehen waren aber durch die Lokalisationsverhältnisse sowie durch den individuell sehr variablen und präoperativ nicht darstellbaren Verlauf der Lymphdrainageteilstrecke zwischen Tumor und regionaler Lymphknotenstation bislang gewisse Grenzen gesetzt.

Nach Einführung der Lymphabstromszintigraphie ist erstmals eine individuell angepaßte und lymphabstromgerechte Kontinuitätsdissektion mit exakter Entfernung der ableitenden Lymphbahnen des Tumorgebietes, verbunden mit der Beseitigung evtl. vorhandener Transitmetastasen sowie ektoper Lymphknotenmetastasen, möglich geworden. Der Nachweis von Transitmetastasen bzw. ektopen Lymphknotenmetastasen bei insgesamt 3 Patienten, die präoperativ klinisch nicht nachweisbar waren, spricht für die Bedeutung der Entfernung gerade dieser primären Lymphdrainagestrecke. Durch eine derartige gezielte lymphabstromgerechte Kontinuitätsdissektion können im Vergleich zu der bisher geübten Operationstechnik [22, 23] die Exzisionsgebiete kleiner gewählt werden. Im Gegensatz zu früher sind unabhängig von der Distanz zwischen Primärtumor und regionaler Lymphknotenstation nach Auswertung lymphabstromszintigraphischer Befunde Kontinuitätsdissektionen bei Tumorlokalisation im Kopf-Halsbereich, am Rumpf sowie am Oberarm und Oberschenkel erfolgversprechend. Dementsprechend ist die Zahl der Kontinuitätsdissektionen erheblich gestiegen. So waren im Berichtszeitraum mehr als die Hälfte aller Tumoroperationen Kontinuitätsdissektionen. Patienten mit Melanomen am Rumpf hatten dabei den größten Anteil. Bei zwei Drittel aller Patienten mit Rumpfmelanomen (64 von 95 Tumorpatienten) wurden dementsprechend Kontinuitätsdissektionen durchgeführt.

Durch die routinemäßig durchgeführte Lymphabstromszintigraphie bei Patienten mit Melanomen im Kopf-Halsbereich, am Rumpf sowie am Oberarm und Oberschenkel wird die präoperative Diagnostik erweitert und die Therapieplanung verbessert. Sie ist deshalb für ein individuell angepaßtes, lymphabstromgerechtes operatives Vorgehen von entscheidender klinischer Bedeutung. Darüber hinaus können bei postoperativen Kontrolluntersuchungen im Rahmen der Dispensairebetreuung lymphabstromszintigraphische Befunde eine wertvolle diagnostische Hilfe sein. Wie erste Erfahrungen zeigen, wird die Lymphabstromszintigraphie zukünftig auch bei anderen malignen Tumoren mit hoher lymphogener Metastasierungstendenz zunehmend an Bedeutung gewinnen.

Literatur

1. Altmeyer P, Munz D, Steinhoff W, Hör G, Holzmann H (1981) Szintigraphische Identifizierung der Lymphdrainage maligner Rumpfmelanome. Act Derm 7:127–130
2. Balch CM (1980) Surgical management of regional lymph nodes in cutaneous melanoma. J Am Acad Dermatol 3:511–524
3. Buchali K, Winter H, Blesin HJ, Schürer M, Sydow K (1985) Scintigraphy of lymphatic vessels in malignant melanoma of the skin before operation (en bloc excision). Eur Nucl Med 11:88–89
4. Buchali K, Blesin HJ, Schürer M, Winter H (1986) Lymphabstromszintigraphie in der präoperativen Diagnostik bei malignem Melanom. Nuc Compact 17:120–122
5. De Vita jr VT, Fisher RI (1976) Natural history of malignant melanoma as related to therapy. Cancer Treat Rep 60:153–157
6. Encke A, Steinau U (1982) Prophylaktische und therapeutische Lymphadenektomie beim malignen Melanom der Haut. In: Encke A, Jungbluth KH, Röher HD, Trede U (Hrsg) Aktuelle chirurgische Onkologie. Springer, Berlin Heidelberg New York
7. Fee HJ, Robinson DS, Sample WF, Graham LS, Homes CE, Morton DL (1978) The determination of lymph shed by colloidal gold scanning in patients with malignant melanoma. A preliminary study. Surgery 84:626–632
8. Gall FP, Tonak J (1981) Die chirurgische Therapie des malignen Melanoms. In: Weidner F, Tonak J (Hrsg) Das maligne Melanom der Haut. Perimed, Erlangen pp 103–113
9. Konz B (1981) Operative Behandlung maligner Melanome. Münch med Wschr 123:1918–1922
10. Kubik St (1981) Chirurgische Anatomie des Lymphsystems. In: Hennigsen B (Hrsg) Lymphologische Probleme in der Chirurgie. EBM, München
11. McBride CM (1979) Melanoma. Surg 3:251–257
12. Meyer CM, Lecklitner ML, Balch ChM, Bessey PO, Tauxe WN (1979) Technetium-99-m-colloid cutaneous lymphoscintigraphy in the management of truncal melanoma. Radiology 131:205–209
13. Munz D, Altmeyer P, Hör G, Holzmann H, Chilf G (1984) Identifizierung der Lymphdrainage durch Lymphoszintigraphie. In: Petres J, Kunze J, Müller RPA (Hrsg) Onkologie der Haut. Grosse, Berlin pp 119–123

14. Petres J, Müller RPA (1987) Strategie der operativen Therapie des malignen Melanoms. In: Petres J (Hrsg) Aktuelle Behandlungsverfahren. Fortschr Operat Dermatol Bd 3, Springer, Berlin Heidelberg New York Tokyo, pp 119–133
15. Sappey MPC (1843) Injection, préparation et conservation des vaisseaux lymphatiques. Thèse pour le doctorat en médicine, N 241, Rignoux Imprimeur de la Faculté de Médicine, Paris
16. Sugarbaker EV, McBride CM (1976) Melanoma of the trunk. The results of surgical excision and anatomic guidelines for predicting nodal metastasis. Surgery 80: 22–30
17. Tonak J, Gall FP, Hermanek P (1983) Die chirurgische Therapie von Lymphknotenmetastasen: Hals, Axilla, Leiste. Chirurg 54: 561–586
18. Tritsch H (1985) Die prophylaktische Lymphknotenentfernung beim Melanom. In: Wolff HH, Schmeller W (Hrsg) Fehlbildungen, Nävi, Melanome. Fortschr Operat Dermatol Bd 2. Springer, Berlin Heidelberg New York Tokyo, pp 254–257
19. Voigt H, Kleeberg UE (1986) In: Voigt H, Kleeberg UR (Hrsg) Malignes Melanom. Springer, Berlin Heidelberg New York Tokyo, pp 173–201
20. Wanebo HJ, Woodbruff J, Fortner IG (1975) Malignant melanoma of the extremities: a clinicopathologic study using levels of invasion (microstage). Cancer 35: 666–676
21. Weidner F, Altendorf A, Neumüller G (1981) Metastasierungsmuster. In: Weidner F, Tonak J (Hrsg) Das maligne Melanom der Haut. Perimed, Erlangen, pp 75–86
22. Winter H, Sönnichsen N, Lehnert W (1985) Kontinuitätsdissektion beim malignen Melanom. In: Wolff HH, Schmeller W (Hrsg) Fehlbildungen, Nävi, Melanome. Fortschr Operat Dermatol Bd 2, Springer, Berlin Heidelberg New York Tokyo, pp 258–267
23. Winter H, Lehnert W (1986) Kontinuitätsdissektion beim malignen Melanom – operationstechnische Möglichkeiten. In: Wozniak KD, Lübbe D (Hrsg) Malignes Melanom. Wissenschaftliche Beiträge Martin Luther Universität Halle Bd 4, pp 23–25
24. Zum Winkel K, Priwitzer U, Jancke T, Schnyder UW (1972) Lymphoszintigraphie beim malignen Melanom. Hautarzt 23:394–399

Entartungsrisiko und Therapie kongenitaler Nävuszellnävi

M. Steger und G. Plewig

Kongenitale Nävuszellnävi (NZN) sind pränatal angelegte Nävi aus Nävuszellen, die bei Geburt oder in der frühen Kindheit (engl. = congenital-nevus-like nevi) erkennbar sind [2]. Etwa 0,8% aller Neugeborenen weisen bereits einen kongenitalen NZN auf [18]; möglicherweise werden diese in einem noch höheren Prozentsatz erst später sichtbar [10]. Davon abzugrenzen sind unter anderem Naevi spili und Café-au-lait-Flecke.

Typische, aber nicht obligatorische klinische Merkmale sind unregelmäßige Oberfläche, vermehrte Pigmentierung mit unterschiedlichen Brauntönen und Hypertrichose. Als histologische Kennzeichen gelten Nävuszellen im unteren Drittel der Dermis und gelegentlich in der Subkutis, zwischen Kollagenbündeln und in und um die Adnexstrukturen der Haut sowie den Nerven, Lymph- und Blutgefäßen [2, 16]. Aufgrund der histologischen Kriterien können kongenitale NZN offenbar nicht sicher von erworbenen unterschieden werden [2, 3, 6].

Kongenitale NZN wie auch Melanome und dysplastische NZN zeigten in einer begrenzten Studie im Gegensatz zu erworbenen NZN eine deutlich erhöhte Zahl von Östrogen- und Progesteronrezeptoren an Nävuszellen [4].

1983 wurde zur Vereinheitlichung und besseren Vergleichbarkeit eine Einteilung kongenitaler NZN in kleine bis 1,5 cm, mittelgroße von 1,5 bis 20 cm und große mit einem Durchmesser über 20 cm vorgeschlagen [2]. Zu den letztgenannten zählen auch die kongenitalen Riesennävi. Unberücksichtigt bleiben bei dieser Einteilung die altersabhängige Relation zur Körperoberfläche und die histologische Eindringtiefe.

Die klinische Größe eines NZN im Erwachsenenalter läßt häufiger keine sichere Aussage auf die kongenitale Genese zu. Ein NZN mit über 16 mm Durchmesser bei einem Kind ist stets angeboren, während sich das bei einem Erwachsenen nicht mehr sicher sagen läßt [6].

Die mögliche maligne Potenz kongenitaler NZN wird am deutlichsten bei der durch hohe Letalität gekennzeichneten Melanosis neurocutanea (Virchow-Rokitansky-Touraine), in deren Verlauf Melanome der Haut und des Zentralnervensystems auftreten können. Aber auch eine spontane Regression eines großen kongenitalen NZN, allerdings mit späterer Melanomentstehung, wurde beschrieben [7]. Bei kongenitalen Riesennävi mit neuroider Differenzierung wurden neurosarkomatöse maligne Melanome beobachtet [6].

Die statistisch zu erwartende Wahrscheinlichkeit gleichzeitigen Vorkommens von Melanomen auf großen kongenitalen NZN wurde mit der tatsächlichen Inzidenz verglichen.

E. Haneke (Hrsg.)
Gegenwärtiger Stand der operativen Dermatologie

Danach wurden für große kongenitale NZN Lebenszeitentartungsrisiken von 4,6% [11] und 6,3% [15] und für die ersten 15 Lebensjahre ein Entartungsrisiko von 8,5% errechnet. Daraus ist auf ein besonders erhöhtes Risiko schon während der Kindheit zu schließen [13]. Diese Zahlen sind wegen der Seltenheit großer kongenitaler NZN möglicherweise ungenau.

Zur Berechnung des Entartungsrisikos bis zum 60. Lebensjahr bei kleinen und mittleren kongenitalen NZN wurde deren Häufigkeit mit der von Melanomen auf solchen Nävi verglichen. Unter Berücksichtigung der anamnestisch kongenitalen Nävuszellnävi mit Melanom ergab sich ein Risiko von 4,9%, unter Verwendung der histologischen Kriterien ein Risiko von 0,8 bis 2,6%. In keinem Fall war ein Melanom vor der Pubertät aufgetreten [16]. Diese Angaben sind nicht allgemein anerkannt, weil anamnestische Angaben gerade bei kleinen kongenitalen NZN vorsichtig zu bewerten sind und die histologischen Kriterien ebenfalls keine präzise Aussage zur Differenzierung in kongenital und erworben erlauben.

Bei Erwachsenen treffen etwa 1500 erworbene NZN auf einen kongenitalen NZN. Würde man versuchen anhand der histologischen Kriterien die kongenitalen NZN aus der Gesamtzahl der Nävi zu identifizieren und hätte eine falsch positive Rate von nur 1%, so kämen absolut 15 falsch positive kongenitale NZN auf einen kongenitalen NZN. Der Aussagewert der Untersuchung wäre dann nur sehr gering. Die gleiche Untersuchung bei Neugeborenen durchgeführt würde ein wesentlich besseres Ergebnis erbringen, da das Verhältnis von erworbenen zu kongenitalen NZN hier viel kleiner ist [3].

Eine weitere Untersuchung ergab histologisch bei 2,8% von 570 Melanomen Erwachsener den Nachweis von Anteilen kongenitaler Nävi. In fünf Kliniken wurden die Photos der behandelten Melanome auf eine Assoziation mit kongenitalen Nävi durchgesehen und diese histologisch nachbefundet. Dabei fanden sich 47 invasive Melanome, zwei In-situ-Melanome und drei schwere fokale Melanozytendysplasien auf einem großen, 34 mittleren und 17 kleinen kongenitalen NZN. Histologisch wurden fünf kongenitale NZN vom tiefen und 47 vom oberflächlichen Typ gefunden [9].

Kongenitale NZN vom tiefen Typ zeichnen sich durch unregelmäßige dunkle Pigmentierung, verstärkte Behaarung und papillomatös verändertes Oberflächenrelief aus. Histologisch findet man eine Durchsetzung des Koriums, oft auch der Subkutis, mit Nävuszellen [8].

Die Untersuchungen zeigen, daß Melanome sogar auch auf kleinen und mittleren kongenitalen NZN entstehen, wenn auch das Risiko nicht exakt definiert werden kann [17].

Wahrscheinlich steigt das Entartungsrisiko mit der horizontalen *und* vertikalen Ausdehnung der Nävi.

Nachfolgend werden zunächst drei Beobachtungen von Melanomen auf kongenitalen NZN mitgeteilt.

Sieben Monate alte Patientin mit einem 9 × 7 cm großen kongenitalen korialen Nävuszellnävus vom tiefen Typ mit multifokalem Melanom am linken Handrücken (Level IV, Tumordicke 16 mm; Level III, Tumordicke 0,86 mm; Level III, Tumordicke 0,82 mm). Die Patientin ist jetzt neun Monate postoperativ erscheinungsfrei (aus der Fachklinik Hornheide) (Abb. 1 und 2).

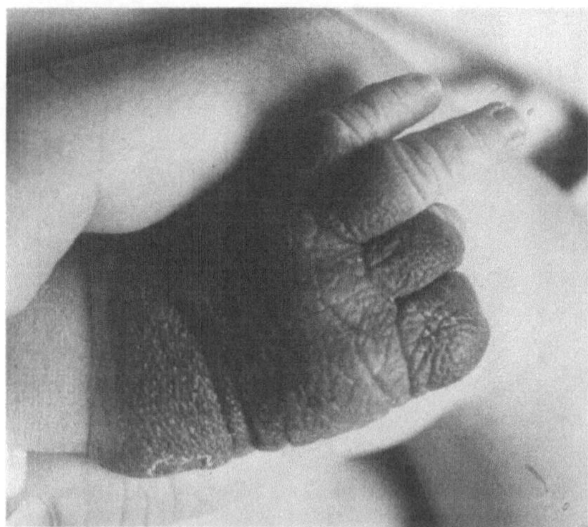

Abb. 1. Mittelgroßer kongenitaler NZN am zweiten Lebenstag

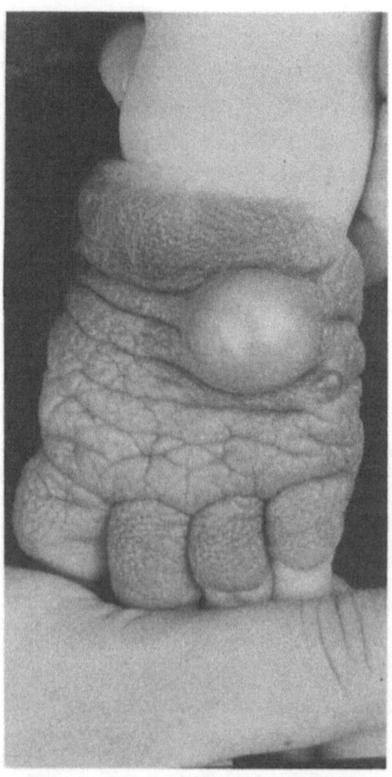

Abb. 2. Multifokales Melanom auf kongenitalem NZN im Alter von sieben Monaten

63jährige Patientin mit einem 7 × 23 cm großen kongenitalen Riesennävus mit nodulärem Melanom (Level IV, Tumordicke 9 mm) am rechten Fuß. Die Patientin verstarb neunzehn Monate postoperativ [5].

13jährige Patientin mit einem 1 × 1,5 cm großen sekundär knotigen oberflächlich spreitendem Melanom (Level III, Tumordicke 2,5 mm) in Rückenmitte, anamnestisch und klinisch auf einem kongenitalen NZN bei Verdacht auf hereditäres dysplastisches Nävuszellnävussyndrom. Die Patientin verstarb vier Jahre und vier Monate nach der Operation.

Kongenitale NZN sind vor allem bei unregelmäßiger Begrenzung mit einigen Millimetern Sicherheitsabstand zur Seite und zur Tiefe bis ins Fettgewebe zu entfernen. Auch die tiefliegenden Nävuszellen sollten erfaßt werden, da eine Melanomentstehung in der Dermis, Subkutis und Muskulatur möglich ist [15].

Das operative Vorgehen muß in jedem Fall individuell geplant werden [1, 12, 14]. Bei einzeitiger Entfernung kann der Defekt primär mit einer Rotations- oder Verschiebelappenplastik sowie mit freien Transplantaten verschlossen werden. Die Defektdeckung nach Vordehnung der Haut mit Hautexpandern erfordert ein zweitzeitiges Vorgehen. Weiter kommen mehrmalige Teilexzisionen in Frage.

Die Behandlung mit Laser oder Dermabrasion kann kosmetisch günstiger sein, ermöglicht aber keine ausreichende histologische Kontrolle der Exzisionsränder.

Nachfolgend werden zwei Beispiele der Defektdeckung vorgestellt.

16jährige Patientin mit einem 13 × 8 cm großen kongenitalen dermalen Kompoundnävus mit melanozytischer Hyperplasie und dysplastischen Zellen an der

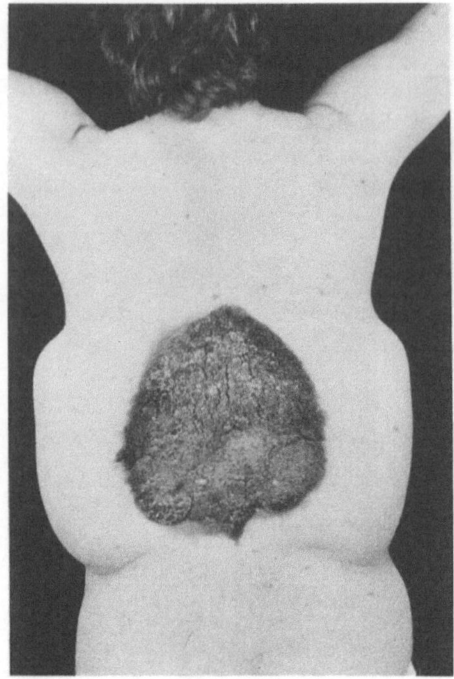

Abb. 3. Großer kongenitaler NZN nach Implantation und Auffüllung von zwei Hautexpandern

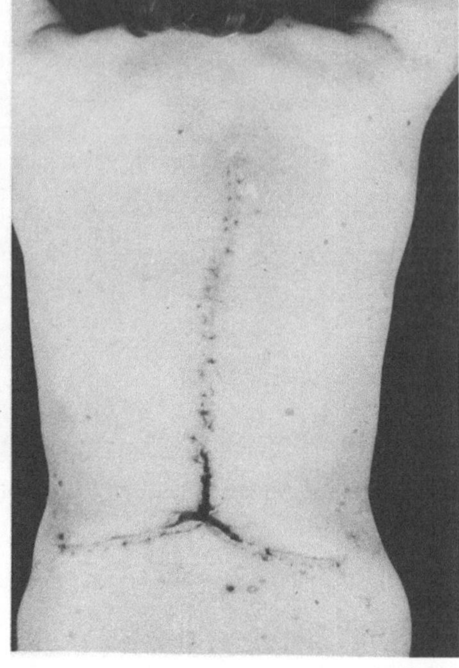

Abb. 4. Zustand nach Entfernung der Hautexpander und doppelter Rotationslappenplastik

Wade. Exzision und Defektdeckung mit Vollhauttransplantaten aus beiden Leistenbeugen.

25jährige Patientin mit einem 23 × 16 cm großen kongenitalen korialen Nävuszellnävus, bis ins Fettgewebe reichend, in Rückenmitte. Entfernung drei Monate nach Implantation von zwei Hautexpandern mit je 1000 ml Fassungsvermögen beidseits und entsprechender Vordehnung der Haut (aus der Fachklinik Hornheide) (Abb. 3 und 4).

Zusammenfassend wird therapeutisch eine möglichst frühzeitige Entfernung aller großen kongenitalen Nävuszellnävi oder zumindest der klinisch tiefen Anteile empfohlen. Mittlere und kleine kongenitale NZN sollten ausnahmsweise frühzeitig exzidiert werden, wenn klinisch eine Ausdehnung des Nävus bis in das untere Drittel der Dermis oder in die Subkutis zu erwarten ist. Ist auch die exakte Angabe des Entartungsrisikos mittlerer und kleiner kongenitaler NZN umstritten, sind sie doch bei Abwägung des bisherigen Kenntnisstandes bis zur Pubertät zu entfernen. Bei sehr oberflächlichen kongenitalen NZN kann ausnahmsweise regelmäßige Kontrolle verantwortet werden [2, 6, 8].

Herrn Dr. med. Dr. med. dent. H. Drepper, leitender Arzt der Fachklinik Hornheide, Münster, sei besonders gedankt für die freundliche Überlassung der Abbildungen.

Literatur

1. Andrae J, Wilhelm K, Feldmeier Ch (1984) Tierfellnävi an der Hand. Handchirurgie 16:39–43
2. Consensus Development Conference of the National Institutes of Health (1984) Precursors to malignant melanoma. JAMA 251:1864–1866
3. Elder D (1985) The blind men and the elefant. Different views of small congenital nevi. Arch Dermatol 121:1263–1265
4. Elis DL, Wheeland RG, Solomon H (1985) Estrogen and progesterone receptors in congenital melanocytic nevi. J Am Acad Dermatol 12:235–244
5. Eversheim U, Küster W, Plewig G (1986) Malignes Melanom auf angeborenem Riesennävus. Akt Dermatol 12:161–164
6. Gartmann H (1986) Nävuszellnävi vom kongenitalen Typ als mögliche Vorläufer maligner Melanome. Z Hautkr 61:763–765
7. Hasegawa Y-I, Maeda N, Kanzaki T, Mizuno N (1987) Spontaneous regression of congenital giant cell pigmented nevus with malignant melanoma. In: Wilkinson DS, Mascaró JM, Orfanos CE (eds) (1987) Clinical dermatology: the CMD case collection/-World congress of dermatology, Berlin, May 24–29, 1987. Schattauer, Stuttgart New York, pp 46–47
8. Hundeiker M (1987) Diagnose und Therapie der kongenitalen Pigmentzellnävi. Dtsch Med Wochenschr 112:807–809
9. Illig L, Weidner F, Hundeiker M, Gartmann H, Biess B, Leyh F, Paul E (1985) Congenital nevi ≥ 10 cm as precursors to melanoma. 52 cases, a review, and a new conception. Arch Dermatol 121:1274–1281
10. Kopf AW, Levine LJ, Rigel DS, Friedman RJ,Levenstein M (1985) Prevalence of congenital-nevus-like nevi, nevi spili and café au lait spots. Arch Dermatol 121:766–769
11. Lorentzen M, Pers M, Bretteville-Jensen G (1977) The incidence of malignant transformation in giant pigmented nevi. Scand J Plast Reconstr Surg 11:161–167
12. Marchac D, Weston J (1985) Abdominoplasty in infants for removal of giant congenital nevi: a report of three cases. Plast Reconstr Surg 75:155–158
13. Quaba AA, Wallace AF (1986) The incidence of malignant melanoma (0 to 15 years of age) arising in "large" congenital nevocellular nevi. Plast Reconstr Surg 78:174–179
14. Radovan C (1984) Tissue expansion in soft tissue reconstruction. Plast Reconstr Surg 74:482–490
15. Rhodes AR, Wood WC, Sober AJ, Mihm MC (1981) Nonepidermal origin of malignant melanoma associated with a giant congenital nevocellular nevus. Plast Reconstr Surg 67:782–790
16. Rhodes AR, Melski JW (1982) Small congenital nevocellular nevi and the risk of cutaneous melanoma. J Pediatr 100:219–224
17. Rigel DS, Friedman RJ, Kopf AW, Rogers GS, Heilman ER (1985) Precursors of malignant melanoma. Problems in computing the risk of malignant melanoma arising in dysplastic and congenital nevocytic nevi. Dermatologic Clinics 3:361–365
18. Walton RG, Jacobs AH, Cox AJ (1976) Pigmented lesions in newborn infants. Br J Dermatol 95:389–396

Koinzidenz von Nävuszellnävi und blauen Nävi

S. Füzesi, I. Antal und J. Petres

Zusammenfassung

Der blaue Nävus stellt eine lokale Proliferation dendritischer dermaler Nävozyten im mittleren Korium dar. Nävuszellnävi sind dagegen weiter oberflächlich bis zur Epidermis-Korium-Grenze lokalisiert. Sie bestehen meistens aus nesterförmig angeordneten Nävozyten. Sind beide Nävus-Typen in enger räumlicher Verbindung kombiniert, können sie differentialdiagnostische Schwierigkeiten in Bezug auf eine Abgrenzung zum malignen Melanom bereiten.

Durch den histochemischen Nachweis des S 100-Proteins in beiden Nävus-Typen wird deren gemeinsame neurogene Herkunft deutlich.

Nävuszellnävi (NZN) und blaue Nävi stellen lokale Proliferationen nävogener Zellen dar [2]. Obwohl keine exakten Zahlen über die Häufigkeit dieser Fehlbildungen beim Menschen vorliegen [10], dürfte es sich bei den NZN um die häufigsten Tumoren am Integument handeln, während blaue Nävi wesentlich seltener sind [3].

Feingeweblich sind die Nävozyten des NZN in der Epidermis und/oder dem oberen Korium lokalisiert. Eine völlige melanozytäre Ausreifung erfolgt jedoch nicht. Auch dem blauen Nävus liegt ursächlich eine lokale Vermehrung dendritischer dermaler Nävozyten zugrunde, wobei diese jedoch im Gegensatz zu dem üblichen NZN im mittleren und tiefen Korium lokalisiert sind [2].

Der Melanin-Gehalt der Nävozyten ist verantwortlich für den Farbton von NZN, der wiederum für die Beurteilung der Dignität eines Pigmentmales von großer Bedeutung ist [1, 5]. Eine unregelmäßige inhomogene Pigmentierung kann Ausdruck einer junktionalen Aktivität des NZN sein, aber auch auf das Vorliegen eines malignen Melanoms oder des gemeinsamen Vorkommens eines NZN und eines blauen Nävus hinweisen [3, 9].

In diesem Zusammenhang scheint es uns von Interesse zu sein, über zwei Patienten mit histologisch nachgewiesener enger räumlicher Verbindung von dermalen NZN und blauen Nävi zu berichten.

Kasuistik

Pat. 1: 30jährige Frau, bei der an der linken Stirnhälfte seit der Kindheit ein solitärer Pigmenttumor bestand, dessen Farbe sich während der letzten Monate verändert hatte. Auffallend war, daß innerhalb eines heller pigmentierten Areals in wenigen Monaten ein exzentrisch gelegener bläulicher Fleck entstanden war (Abb. 1).

E. Haneke (Hrsg.)
Gegenwärtiger Stand der operativen Dermatologie

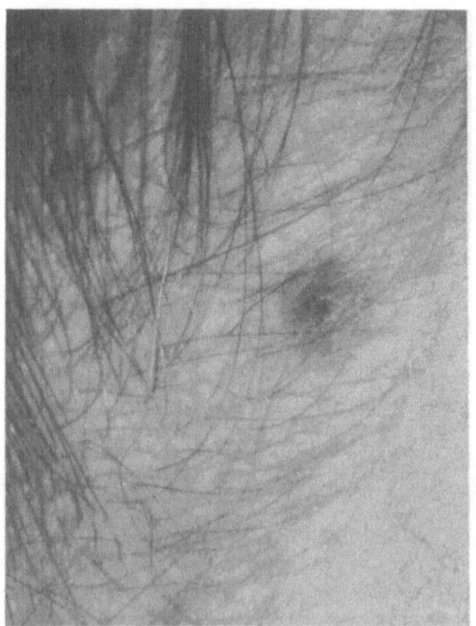

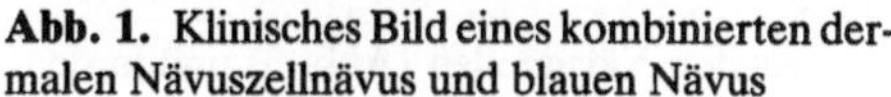

Abb. 1. Klinisches Bild eines kombinierten dermalen Nävuszellnävus und blauen Nävus

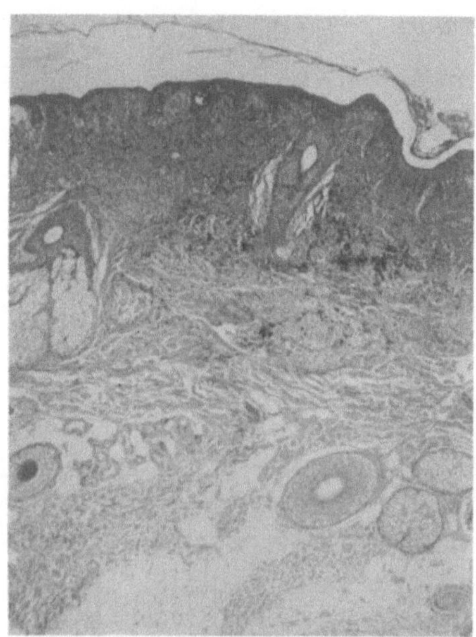

Abb. 2. Histologische Bestätigung des klinischen Befundes durch den Nachweis typischer Nävuszellnester im oberen Korium sowie heller spindelförmiger Zellen mit dichter Pigmentierung im mittleren Korium. HE Färbung, 12,5 × Vergr.

Histologie

Im oberen Korium finden sich in enger Verbindung zur Epidermis die für einen NZN charakteristischen Nester nävoider Zellen. Unmittelbar darunter sind länglich gestaltete dendritische Zellen in kleineren Bündeln erkennbar. Diese Zellen sind im mittleren Korium lokalisiert (blauer Nävus). Melaninpigment wird in grobscholliger Form extrazellulär und z. T. feinkörning intrazellulär, bevorzugt in den tieferen Schichten des Nävus, gefunden (Abb. 2). Das S 100-Protein ist in sämtlichen Zellagen nachweisbar (Abb. 3, 4).

Diagnose: Kombination von Compound-Nävus und blauem Nävus.

Pat. 2: 36jähriger Mann, bei dem seit der Kindheit unverändert ein brauner Tumor im Bereich der linken Wange bestand. Auffallend war die relativ unscharfe Begrenzung des Pigmentherdes (Abb. 5).

Histologie

Es finden sich typische Nävuszellnester im oberen Korium und fischzugartig gebündelte Züge von dendritischen Zellen im mittleren bis tieferen Korium. Beide Zellty-

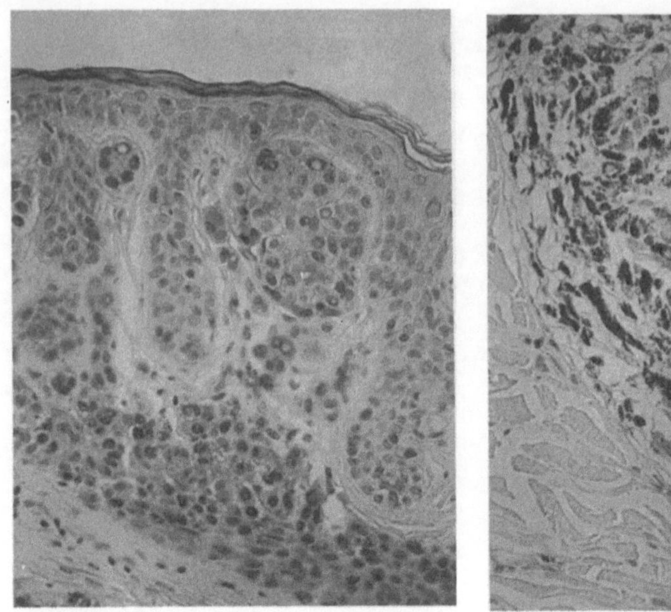

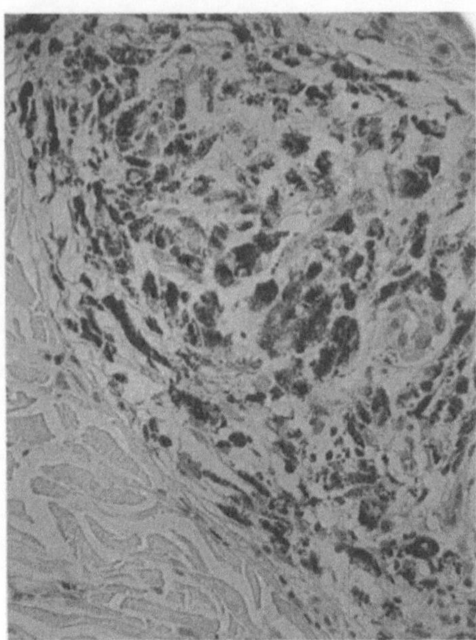

Abb. 3 **Abb. 4**

Abb. 3, 4. Der S 100-Protein-Nachweis in den subepidermalen Nävuszellen (Abb. 3) und in den dendritischen Zellen des tieferen Koriums (Abb. 4). S. 100-Protein-Reaktion, 80 × Vergr.

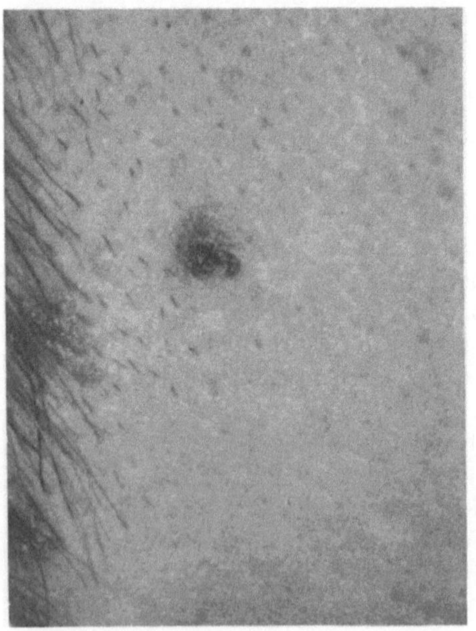

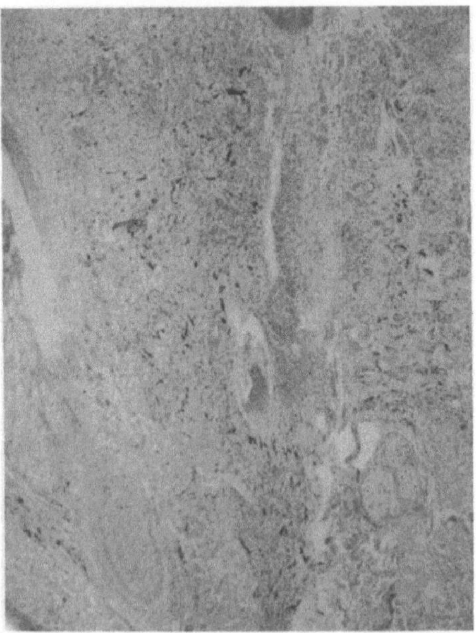

Abb. 5 **Abb. 6**

Abb. 5, 6. Kombination dermaler NZN und blauer Nävus (Abb. 5). Durch Nachweis typischer Nävuszellnester im oberen Korium sowie fischzugartig gebündelter Nester dentritischer Zellen im tieferen Korium Bestätigung der klinischen Diagnose. Auch in diesem Fall weisen die tieferen Schichten des Nävus die stärkere Pigmentierung auf. HE, 12,5 × Vergr. (Abb. 6)

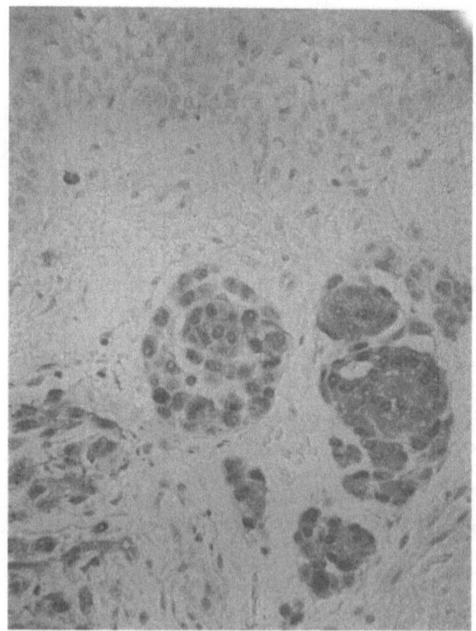

Abb. 7

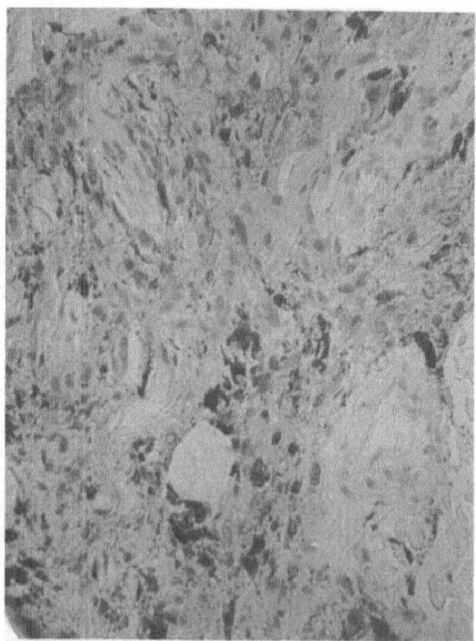

Abb. 8

Abb. 7, 8. Positive S 100-Protein-Reaktion sowohl im Bereich des oberflächigen dermalen NZN (Abb. 7) als auch im Bereich des tiefer gelegenen blauen Nävus (Abb. 8). 80 × Vergr.

pen sind in enger räumlicher Nachbarschaft lokalisiert. Reichlich grobscholliges Melanin-Pigment wird in den tieferen Schichten der Läsion nachgewiesen (Abb. 6). Die S 100-Protein-Färbung ergibt positive Reaktionen in sämtlichen Zell-Lagen (Abb. 7, 8).

Diagnose: Kombination von Compound-Nävus und blauem Nävus.

Diskussion

Die inhomogene Pigmentierung eines Pigmentmales wird häufig als Hinweis auf eine maligne Transformation angesehen [5]. Wie die Beschreibung unserer Krankenbeobachtungen zeigt, sollte in die erforderlichen differentialdiagnostischen Erwägungen aber auch die nicht seltene Kombination eines NZN und eines blauen Nävus einbezogen werden. Dabei ist der NZN in der oberen und der blaue Nävus in der mittleren bis tiefen Schichten des Koriums lokalisiert. Das Maximum der Pigmentierung liegt im Bereich des blauen Nävus. Durch den histochemischen Nachweis des S 100-Proteins in beiden Nävi wird deren gemeinsame embryonale Abstammung aus der Neuralleiste deutlich [3, 4, 6, 7, 8].

Literatur

1. Bahmer FA, Rohrer C (1985) Ein Beitrag zur Abgrenzung früher Melanome mittels einer einfachen Methode der hochauflösenden Hautoberflächen-Fotografie. Akt Dermatol 11: 149–153
2. Caro WA, Bronstein BR (1985) Tumors of the skin. In: Moschella SL, Hurley HJ (ed): Dermatology. WB Saunders Comp Vol 2:1568 u. 1581
3. Gartmann H, Müller HD (1977) Über das gemeinsame Vorkommen von blauem Nävus und Nävuszellnävus in ein und derselben Geschwulst ("combined nevus"). Z Hautkr 52:389–398
4. Kawamura T (1956) Über die Herkunft der Nävuszellen und die genetische Verwandtschaft zwischen Pigmentzellnävus, blauem Nävus und Recklinghausenscher Phakomatose. Hautarzt 7:7–14
5. Kunze J (1984) Klinik und prognostische Kriterien. In: Petres J, Kunze J, Müller RPA (Hrsg): Onkologie der Haut. Grosse Verlag Berlin, S. 106
6. Nakai T, Rappaport (1963) A study of the histogenesis of experimental melanotic tumors resembling cellular blue nevi: the evidence supporting of their neurogenic origin. Am J Pathol 43:175–200
7. Masson P (1951) My conception of cellular nevi. Cancer 4:9–37
8. Pfeiffer J (1984) In: Remmele W (Hrsg): Pathologie, Band 4, S. 250 Springer Verlag, Berlin Heidelberg New York Tokyo
9. Tièche, M. (1906) Über maligne Melanome („Chromatophorome") der Haut – „blaue Nävi". Virch Arch A 186:212-229
10. Toppe F, Haas N (1987) Zur Klinik des blauen Nävus und seiner Sonderformen. Z Hautkr 62:1214–1223

Dermatologisch-kosmetische Gesichtspunkte einer modernen Varizenchirurgie – eigener Beitrag zur Weiterentwicklung und Optimierung der Operationsmethode

K. Salfeld

Zusammenfassung

Das vor 2½ Jahrzehnten noch geübte operative Verfahren zur Sanierung der oberflächlichen Varikosis war trotz Verbesserung des funktionellen Zustandes nicht geeignet, den Anforderungen des aufgeschlossenen Patienten hinsichtlich des kosmetischen Ergebnisses zu genügen. Dieses wird entscheidend von der Narbenbildung beeinflußt, so daß besonderes Gewicht auf Schnittzahl und Schnittgröße gelegt werden muß.

Die an unserer Klinik geübten 3 Varianten der totalen Venenexhairese werden dargestellt und die Ergebnisse einer Nachuntersuchungsstudie über einen Zeitraum von 17 Jahren post operationem kurz erläutert. Es ist gelungen, das kosmetische Ergebnis zu optimieren bei sehr guten funktionellen Ergebnissen und einem Minimum an Nachbehandlungsnotwendigkeiten.

Die operative Sanierung venöser Durchblutungsstörungen der unteren Extremitäten war bis vor etwa 2½ Jahrzehnten eine Domäne ausschließlich der großen Chirurgie. Die Dermatologen und praktischen Ärzte versuchten sich bis zu dieser Zeit mit mehr oder weniger großem Erfolg in der Sklerotherapie. Die Ergebnisse dieser Behandlung konnten weder den kritischen Arzt noch den erwartungsvollen Patienten zufriedenstellen. Häufig notwendig werdende Sklerosierungen führten schließlich zu dem sattsam bekannten klinischen Bild der „gestauten Varikose" mit zahlreichen, meist retikulären Varizen. Aber auch die bis dahin geübten operativen Verfahren zur Beseitigung der oberflächlichen Varikosis konnten den Anforderungen des aufgeschlossenen Patienten nicht genügen. Bei aller Verbesserung des funktionellen Zustandes ließ das kosmetische Ergebnis sehr zu wünschen übrig, so daß letzlich auch das operative Vorgehen nicht die erwartete Akzeptanz durch die Patienten erfuhr (Abb. 1).

Es war deshalb nicht verwunderlich, daß sich dermatologischerseits Aktivitäten auf diesem Gebiet etablierten mit dem Ziel, das postoperative kosmetische Resultat deutlich zu verbessern, denn die Mehrzahl phlebologischer Patienten sucht aus rein ästhetischen Gründen den Arzt auf. Aber auch jene, die über Beschwerden klagen, stehen dem kosmetischen Endresultat nicht gleichgültig gegenüber. Das kosmetische Resultat einer chirurgischen Krampfaderbehandlung wird entscheidend von der Narbenbildung beeinflußt. Es ist deshalb bei jedem Eingriff besonderes Gewicht auf Schnittzahl und Schnittgröße zu legen. In der postoperativen Phase sollte die Wundbehandlung so durchgeführt werden, daß Infekte um jeden Preis vermieden werden [2].

E. Haneke (Hrsg.)
Gegenwärtiger Stand der operativen Dermatologie

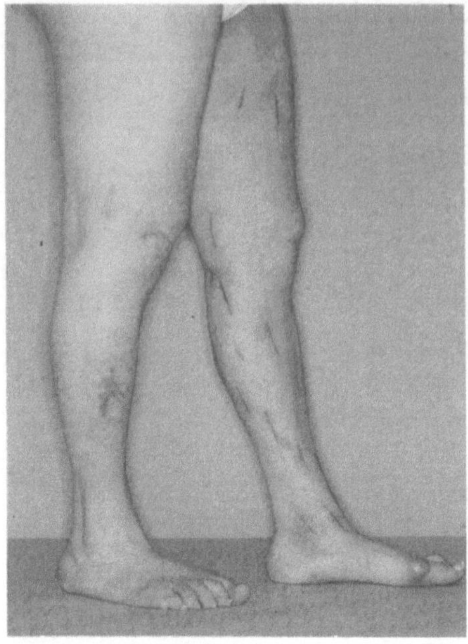

Abb. 1. Narbenbildung nach Varizenexhairese andernorts

Die Schnittzahl hängt naturgemäß ab vom Ausmaß der varikösen Veränderungen. Sie kann und sollte recht klein gehalten werden, ist aber nicht entscheidend bei der postoperativen Kosmetik. Auf die Größe des Einzelschnittes kommt es an. Dabei hat es sich uns bewährt, Hautschnitte nur bis zu 0,6 cm Länge zu setzen. Bei dieser Schnittlänge ist ein narbenloses oder weitgehend narbenloses Abheilen zu erwarten, wenn die Schnittränder bei der Präparation pfleglich behandelt werden. Mit einiger Übung sind aus solchen Schnittgrößen durchaus großvolumige Krampfadern abschnittsweise zu entfernen.

Auch die Venae perforantes können durch nur geringfügig größere Schnitte dargestellt und genügend tief ligiert werden. Das gleiche gilt für die Präparation der Vena saphena magna im Knöchelbereich. Der für eine einwandfreie Präparation des Vena-saphena-magna-Sterns und die Unterbindung sämtlicher Seitenäste sowie des Hauptstammes notwendige längere Inguinalschnitt heilt mit einer manchmal nicht auffindbaren Narbenbildung ab. Die Extraktion der Vene erfolgt von cranial nach distal. Inguinal läßt sich der Sondenkopf ohne Vergrößerung der Wunde leicht einführen. Überdies wird der Sondenkopf im Bereich der Schienbeinkante durch die sich vorherschiebende Vene abgepolstert. Der Sondenkopf wird nach Entfernung der extrahierten Vene im Knöchelbereich wieder über den Inguinalschnitt entfernt. Nur auf diese Weise ist es möglich, die Schnitte sehr klein zu halten. Der Wundverschluß erfolgt durch Knopfnaht. Ausschließlich Klebeverbände, wie sie Fischer [1] bevorzugt, werden bei uns nur sporadisch angewandt. Besonderer Wert wird auf die postoperative Wundbehandlung gelegt. Sekundäre Infekte sollten in jedem Fall vermieden werden, die Fäden so rasch wie möglich entfernt und die Einstichstelle von pfropfartigen Ablagerungen gesäubert. Die Narbenbildung ist dann einwandfrei.

Operatives Vorgehen

1. Das operative Vorgehen bei voll ausgebildeter Varikosis ohne Sekundärschädigung in einem nicht zu hohen Alter:

In Regionalanästhesie werden einzeitig Stammvarizen und Seitenäste sowie oberflächliche Verbindungsvenen und Vv. perforantes operativ angegangen (Abb. 2). Bei ausgeprägter Konvolutbildung im Quellgebiet der Vena saphena parva sehen wir häufig davon ab, die kleine Stammvene in der gleichen Sitzung unter Periduralanästhesiebedingungen zu beseitigen (Abb. 3). Es hat sich uns bewährt, zwei oder drei Tage später in Lokalanästhesie den Ursprung dieser Vene im äußeren Knöchelbereich innerhalb der Konvolutbildungen zu präparieren und darzustellen, die Quellvenen zu ligieren, die Vene selbst zu sondieren und nach Unterbindung der Vena saphena parva im Kniebereich die Extraktion unter lokalanästhetischen Bedingungen durchzuführen. Auf diese Weise ist beim Aufsuchen der Vena saphena parva ein Kontakt oder gar eine Beschädigung der Begleitnerven in diesem Bereich absolut vermeidbar. Wir haben nach Einführung dieses operativen Vorgehens noch in keinem Fall eine Nervenläsion, die zu einer Hypästhesie und zum Pelzigwerden des entsprechenden Versorgungsgebietes führt, beobachtet. Da die Vena saphena parva meist intakt ist, erübrigt sich der zweite Operationsgang in den meisten Fällen. Selbst bei sog. totaler operativer Sanierung eines oberflächlichen Varizenleidens verbleibt so ein zur Herzkranzgefäßtransplantation notwendiges Gefäß in der entsprechenden Qualität.

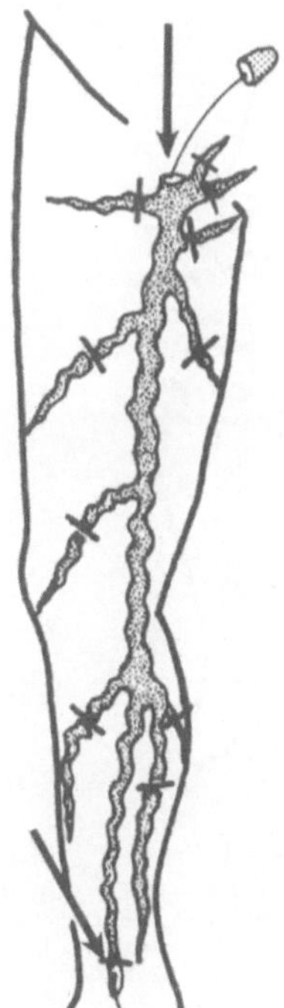

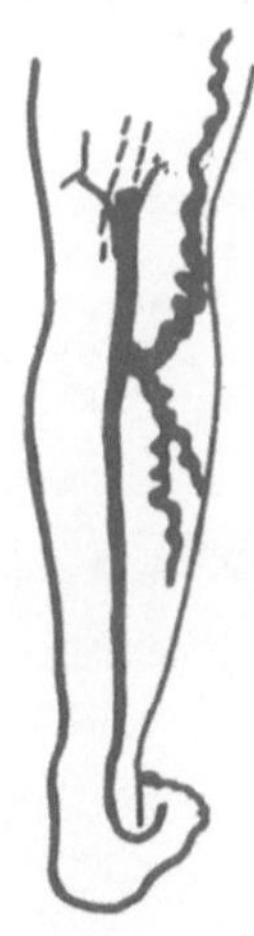

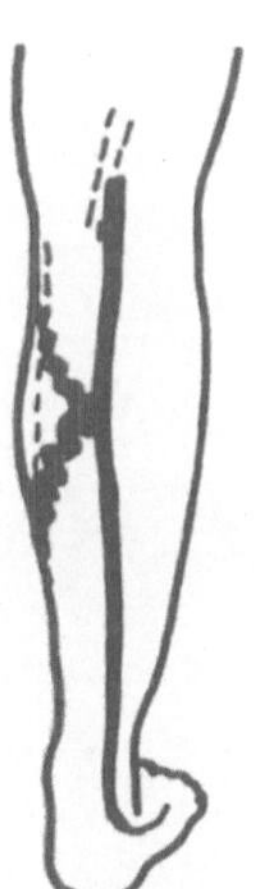

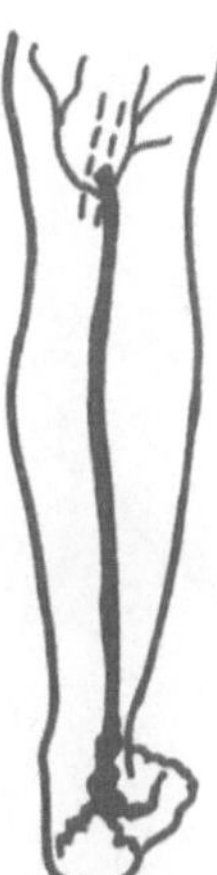

Abb. 3. Schematische Darstellung der möglichen Lokalisation einer Teilvarikosis im Vena saphena parva-Stromgebiet

Abb. 2. Darstellung der Schnittzahl bei normal ausgeprägter Stamm- und Astvarikosis der Vena saphena magna

2. Das operative Vorgehen bei voll ausgebildeter Varicosis und gleichzeitigem Vorliegen von Sekundärerscheinungen im distalen Unterschenkelbereich in Form von Dermatosklerose und Ulcus cruris (Abb. 4):

Ebenfalls in Periduralanästhesie wird die Extraktion vorgenommen, aber nur vom Inguinalbereich bis oberhalb des Wundgebietes; die Gefäße werden oberhalb des Hautdefektes aufgesucht und ligiert. Bei genügendem Abstand des Operationsgebietes von den leicht sekundär infizierten Veränderungen kommt es nicht zu Komplikationen post operationem in Form von Sekundärinfekten der Wunden oder Erysipelen. Einige Tage später wird dann in einer gesonderten Sitzung in Lokalanästhesie auch der untere Abschnitt saniert, wobei bemerkenswert ist, daß dann viele Gefäße, die man vorher meinte angehen zu müssen, sich bereits wegen des mangelnden Venendruckes zurückgebildet haben. Die Eingriffe sind deshalb meist nur geringfügig.

3. Das operative Vorgehen bei Patienten in höherem Alter [4]:

Die Eingriffe sollten – wenn irgend möglich – in Lokalanästhesie durchgeführt werden. Es muß in jedem Fall verhindert werden, daß eine Immobilisation, wie sie nach einer periduralen Anästhesie für mindestens einen Tag gegeben ist, eintritt. Die Lokalanästhesie hat darüber hinaus den Vorteil, daß durch Begrenzung des Anästhesierungsmittels der Umfang des operativen Eingriffes eingeschränkt wird. In der Regel gelingt es, die insuffizienten Varizen vom Inguinalbereich bis in Höhe der Cockettschen blow-outs und der Vena gastrocnemia beiderseits zu entfernen (Abb. 5). Nur in seltenen Fällen ist es notwendig, in einer zweiten Sitzung im distalen

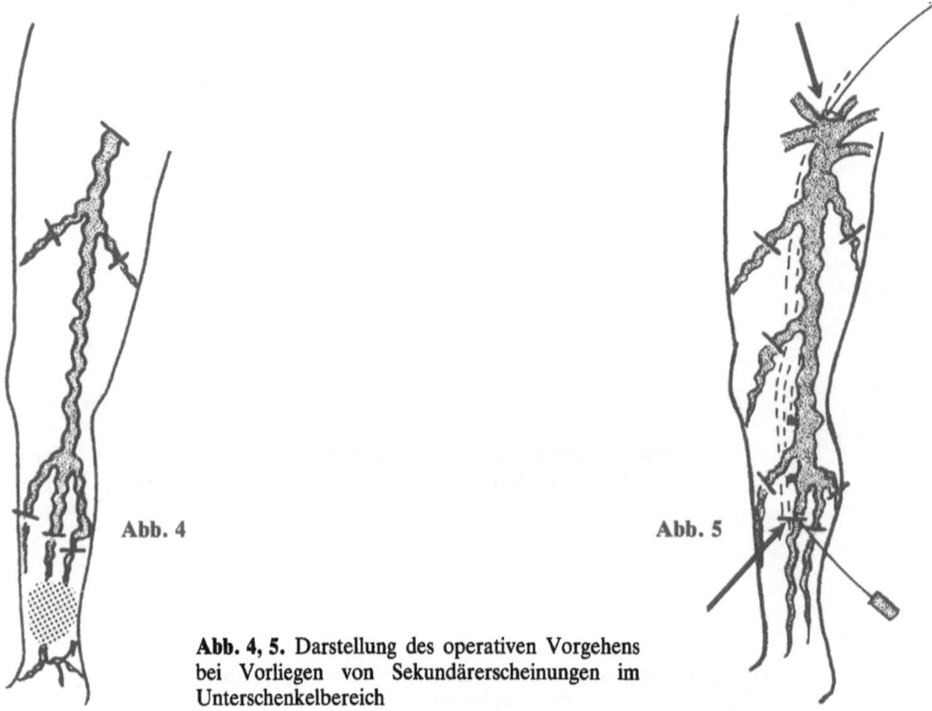

Abb. 4, 5. Darstellung des operativen Vorgehens bei Vorliegen von Sekundärerscheinungen im Unterschenkelbereich

Unterschenkelbereich noch Gefäße zu ligieren oder zu unterbinden. Der ältere Patient legt nicht mehr einen solchen Wert auf ein restloses Beseitigen oberflächlicher Varizen, die funktionell ohne Bedeutung sind.

4. Das operative Vorgehen bei Teilvaricosis [3] – in welcher Form auch immer – ist auf die befallenen Gefäßbezirke zu beschränken (Abb. 6 u. 7). Hierdurch ist gewährleistet, daß gesunde Gefäßabschnitte für spätere operative Maßnahmen, z.B. zur Herzkranzgefäßversorgung, verbleiben.

Die bei uns durchgeführte Varizenexhairese zeitigt nicht nur bei normal ausgeprägter Stamm- und Astvaricosis der Vena saphena magna (Abb. 8 u. 9), sondern auch bei Sekundärveränderungen im Unterschenkelbereich und bei Teilvaricosis im Vena saphena magna- und parva- (Abb. 10 u. 11) Stromgebiet gute kosmetische und funktionelle Ergebnisse.

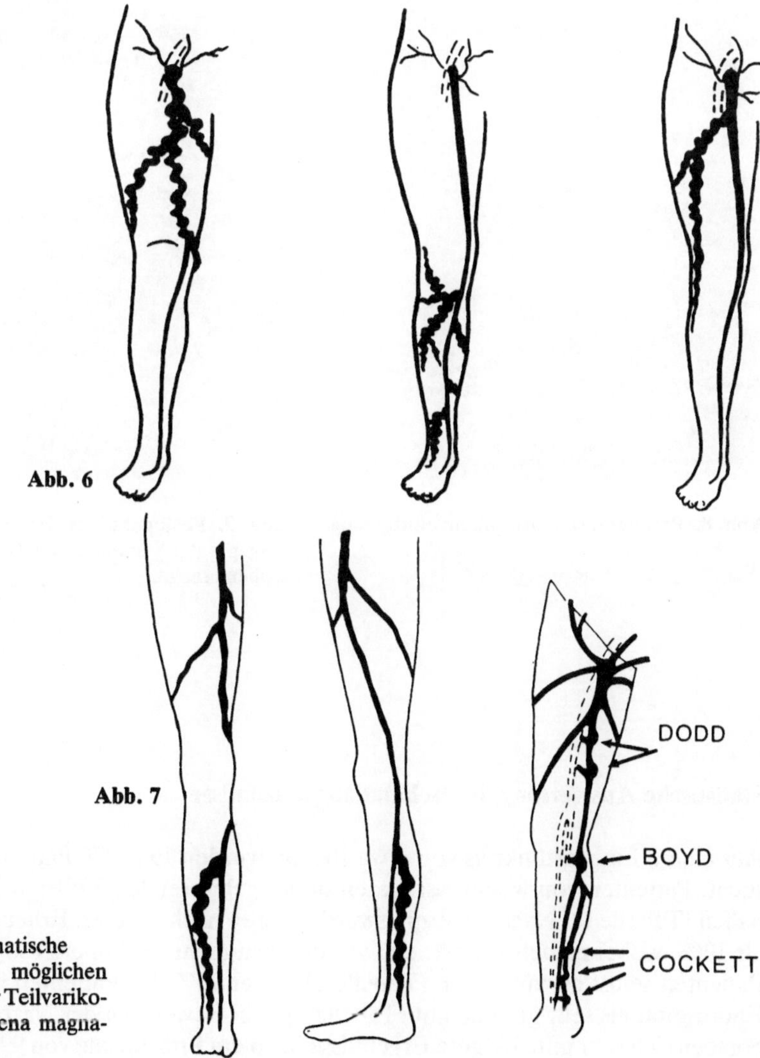

Abb. 6, 7. Schematische Darstellung der möglichen Lokalisation einer Teilvarikosis im Vena saphena magna-Stromgebiet

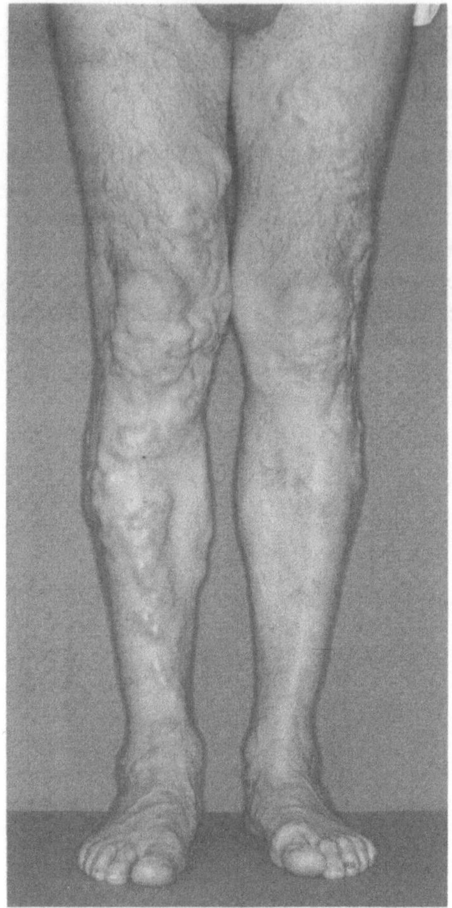

Abb. 8. Präoperative Varizenkonvolutbildung

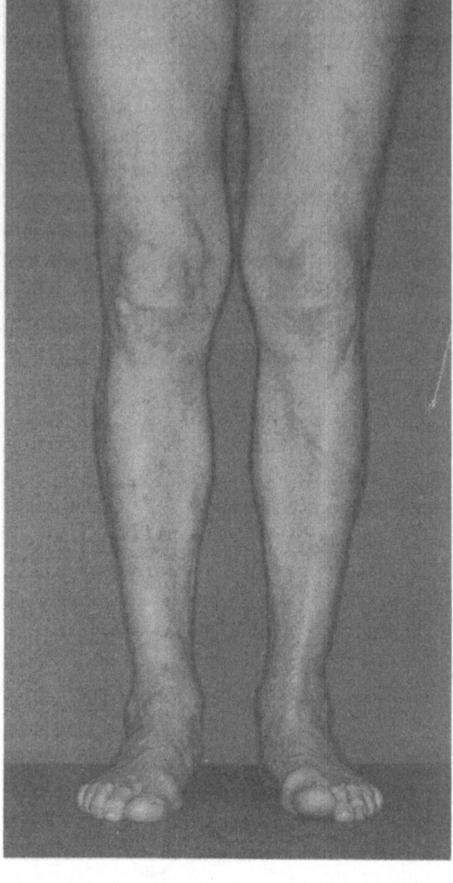

Abb. 9. Postoperatives Ergebnis bei normal ausgeprägter Stamm- und Astvarikosis der Vena saphena magna

Statistische Auswertung der Behandlungsergebnisse

Aus einem Einzugsumkreis von etwa 100 km wurden 1987 770 Patienten nachuntersucht. Patienten von weiter her waren in der gebührenden Vollständigkeit nicht zu haben (Tabelle 1). Nachbesserungswürdig waren nach unseren Erhebungen weniger als 10%, wobei zu betonen ist, daß wir deutlich mehr nachoperieren wollten als die Patienten selbst es wünschten (Tabelle 2). Über 90% der Patienten bewerteten das Endresultat als sehr gut und gut (Tabelle 3). Bei Bewertung der Narbenverhältnisse ergaben sich sehr gute bis gute Ergebnisse in einem Prozentsatz von 99,4 (Tabelle 4).

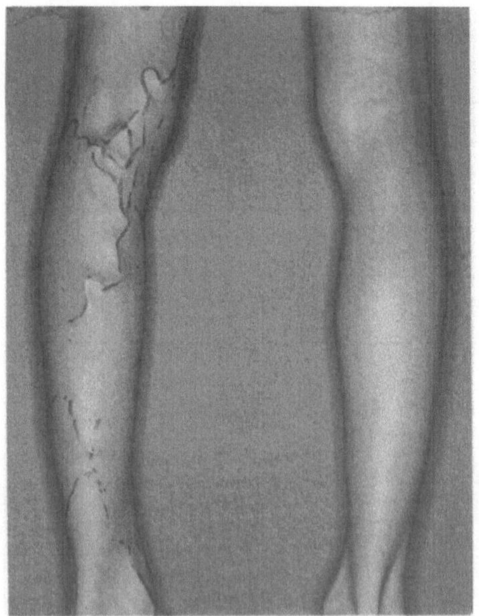

Abb. 10. Präoperatives klinisches Bild einer Teilvarikosis im Vena saphena parva-Stromgebiet (operative Verlaufsplanung)

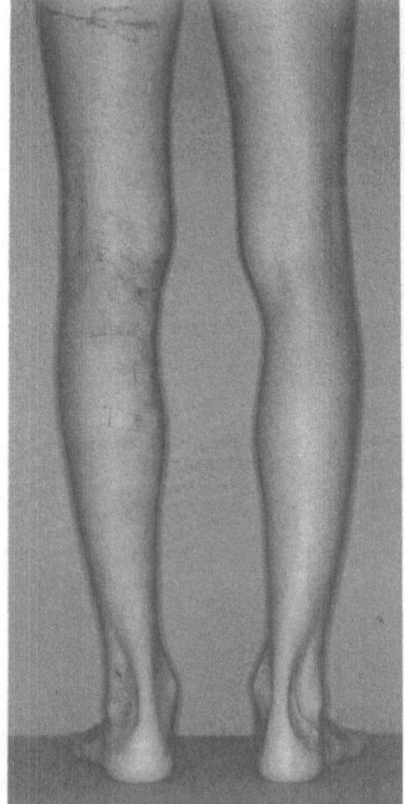

Abb. 11. Postoperatives Ergebnis bei Teilvarikosis im Vena saphena parva-Stromgebiet

Tabelle 1. Gesamtzahl der nachuntersuchten Patienten

Zeitraum p.o.	♀	♂
3– 5 Jahre	100	52
6–10 Jahre	240	94
11–17 Jahre	239	45
	579	191

Tabelle 2. Prozentualer Anteil der nachoperationsbedürftigen Patienten, gemessen an der Gesamtzahl der Nachuntersuchten

Zeit nach Erstoperation	♀	♂
3–5 Jahre	11,0	9,6
6–10 Jahre	9,2	8,5
11–17 Jahre	12,6	19,9

Tabelle 3. Bewertung des postoperativen Zustandes aus der Sicht des Patienten

Zeit nach Erstoperation (Jahre)	Geschlecht	Note				
		1	2	3	4	5
3–5	♀	71,0	19,0	8,0	1,0	1,0
	♂	77,0	19,2	3,8	–	–
6–10	♀	75,4	17,9	4,2	2,5	–
	♂	80,8	13,8	4,3	–	1,1
11–17	♀	75,3	15,5	6,3	2,1	0,8
	♂	73,4	20,0	2,2	4,4	–

Tabelle 4. Bewertung der Narbenverhältnisse

sehr gut	92,9%
gut	6,5%
schlecht	0,65%

Literatur

1. Fischer R (1984) Wie soll man die kleinen Schnitte bei der Varizenoperation verschließen? Vasa, Bd 13, 251–253
2. Hohlbaum, GG (1975) Sogenannte radikale Operationen und Narbenkosmetik in der Varizenchirurgie. Phlebol Proktol 4:37–41
3. Salfeld K (1979) Die partielle Varizenexhairese als Alternative zur Verödungsbehandlung der Varikosis. In: Operative Dermatologie (Hrsg K. Salfeld) 180–184 Springer, Berlin Heidelberg New York
4. Salfeld, K (1987) Varizenoperationen beim älteren Menschen. Z Hautkr 62:103–107

Operative Therapie der primären Varikose unter besonderer Berücksichtigung der prä- und postoperativen LRR-Untersuchung

W. Schippert, H. Breuninger und B. Rahmel

Seit etwa 3 Jahren legen wir bei der präoperativen Diagnostik der primären Varikose einen Schwerpunkt auf die Licht-Reflexions-Rheographie. Die Wertigkeit dieser Methode zur Erkennung einer venösen Abflußstörung und zur Beurteilung ihres Schweregrades ist inzwischen unbestritten. Aufbauend auf den Arbeiten von Maier und Deichmann war unser Interesse, die Wertigkeit der LRR zur Indikationsstellung und zur prospektiven Beurteilung des zu erwartenden OP-Erfolges festzustellen.

Methodik

Im Anschluß an die normale Diagnostik werden bei unseren Venenpatienten die LRR-Messungen mit Tourniquets unterhalb der Leiste und unterhalb des Knies wiederholt. Dopplersonographisch oder phlebographisch festgestellte insuffiziente Perforansvenen werden ggf. mit zusätzlichen Tourniquets ausgeschaltet. 6 Wochen postoperativ wurden die Patienten zur Kontrolle wieder einbestellt, die dopplersonographische Untersuchung sowie die LRR-Messungen werden wiederholt.

Auswertbar aus einem Patientengut von ca. 100 Patienten blieben 64 mit insgesamt 90 operierten Beinen. Bewußt wurden alle Schweregrade der primären Varikosis, von der isolierten Perforansveneninsuffizienz bis zur Stammvarikosis der V. saphena magna Grad IV nach Hach, gleich erfaßt. Es erfolgte jedoch eine Differenzierung insofern, als eine Gruppe mit nur einem Insuffizienzpunkt vom Rest mit 2 oder mehr Insuffizienzpunkten abgetrennt und gesondert ausgewertet wurde.

Ergebnisse

Im Gesamtkollektiv betrug die durchschnittliche venöse Wiederauffüllzeit präoperativ 20,3 sek., t_h war 6,3 sek. Mit entsprechenden Tourniquets stiegen diese Werte auf 43,5 bzw. 15,0 sek. an. Die postoperativen Werte 45,5 bzw. 15,4 sek. entsprechen

Tabelle 1. Gesamtkollektiv, n = 90. Durchschnittswerte t_o und t_h

präoperativ		mit Tourniquets		postoperativ	
t_o	20,3 sec.	t_o	43,5 sec.	t_o	45,5 sec.
t_h	6,3 sec.	t_h	15 sec.	t_h	15,4 sec.

E. Haneke (Hrsg.)
Gegenwärtiger Stand der operativen Dermatologie

Tabelle 2. Durchschnittswerte t_o und t_h unterteilt nach der Anzahl der Insuffizienzpunkte

	präoperativ ohne Tourniquets		mit Tourniquets		postoperativ	
	1 Insuff. Pkt.	2 oder mehr Insuff. Pkte.	1 Insuff. Pkt.	2 oder mehr Insuff. Pkte.	1 Insuff. Pkt.	2 oder mehr Insuff. Pkte.
t_o	23,5	15	45,3	40	46,6	43,6
t_h	7,5	4,5	16,2	12,9	15,4	15,2

nach den Durchschnittszahlen recht exakt den präoperativ simulierten Werten. In der Tabelle 2 werden die Ergebnisse der Patienten mit einem Insuffizienzpunkt denen mit 2 und mehr Insuffizienzpunkten gegenübergestellt. Es verdeutlicht, daß in der 2. Gruppe, ausgehend von schon präoperativ deutlich schlechteren Werten, auch der postoperative Wert im Durchschnitt nicht im gleichen Maße ansteigt.

Bei der Einzelauswertung aller Extremitäten zeigte sich unter Berücksichtigung einer Differenz von ± 5 sek. bei 48 operierten Extremitäten eine Übereinstimmung von Prognose und postoperativem Kontrollwert t_o, das entspricht einem Prozentsatz von 53%.

Von besonderem Interesse sind naturgemäß Patienten bei denen die postoperative LRR-Untersuchung drastisch abweichende Werte von den präoperativen Tourniquet-Werten aufweisen. So fanden wir bei 4 operierten Extremitäten postoperativ Wiederauffüllzeiten, die den präoperativ ohne Tourniquets gemessenen entsprachen und weit hinter dem zu erwartenden Erfolg zurückgeblieben waren. Eine intensive Nachuntersuchung ergab in 3 Fällen eine präoperativ nicht erfaßte insuffiziente Perforansvene in unmittelbarer Nachbarschaft zum Meßareal am medialen Innenknöchel, in einem Fall war das schlechte postoperative Ergebnis hämodynamisch nicht zu erklären. Nach einer isolierten Perforansligatur stiegen auch bei diesen 3 Patienten die Wiederauffüllzeiten bis dicht unter Normalwerte an. Im umgekehrten Fall fanden wir bei 9 Patienten, das entspricht 10%, postoperativ Verlängerungen der Wiederauffüllzeit t_o, die um 30 sek. oder mehr über die vorher mit Tourniquets erzielten Werte hinausgingen. Wir gehen davon aus, daß in diesen Fällen durch den Eingriff (es waren allesamt Patienten, bei denen eine Stripping-Operation nach Babcock durchgeführt wurde) Insuffizienzpunkte beseitigt wurden, die wir präoperativ nicht erfaßt hatten. Diese Fälle sind für uns ein Hinweis darauf, daß streng genommen die präoperative angiologische Diagnostik gar nicht sorgfältig genug durchgeführt werden kann, will man der Komplexität der möglichen Kombinationen und Variationen von Insuffizienzen im venösen System gerecht werden.

Zusammenfassend läßt sich sagen, daß die Licht-Reflexions-Rheographie in unserer präoperativen Diagnostik, sowohl was Indikationsstellung angeht, als auch was Operationsplanung betrifft, sowie zur Kontrolle des Operationserfolges nicht mehr wegzudenken ist. Wir sind, mit ermutigt durch diese Ergebnisse, auch dazu übergegangen, bei unkomplizierten primären Varikoseformen mit dopplersonographisch sicher durchgängigem tiefem Venensystem und ohne anamnestischen Anhalt für Thrombosen auf die früher obligate präoperative phlebographische Darstellung der Venen zu verzichten, wenn darüberhinaus auch die LRR keinen Anhalt für postthrombotische Veränderungen ergibt und nach Anlegen von Tourniquets eine deutliche Funktionsverbesserung festzustellen ist.

Literatur

1. Deichmann B (1984) Die Indikation zur Varizenoperation. Erarbeitung mit Hilfe der LRR. In: Die Licht-Reflexions-Rheographie; May R, Stemmer R, Perimed, Erlangen
2. Mayer W (1984) LRR vor und nach der Operation von Babcock. Die Licht-Reflexions-Rheographie; May R, Stemmer R, Perimed, Erlangen
3. Hach W (1983) Spezielle Diagnostik der primären Varikose. Demeter Verlag, Gräfelting

Ulcus cruris – Therapeutische Möglichkeiten in der operativen Dermatologie

R. Kaufmann

Einleitung

Die historische Entwicklung der Ulcus cruris-Behandlung wurde seit der Zeit des Wundarztes im Altertum geprägt von den vielfältigen und teilweise kontroversen Methoden der Wundversorgung. Noch im vergangenen Jahrhundert, als die Techniken der freien Hauttransplantation begründet und erprobt wurden, hieß es in einem naturheilkundlichen Medizinerbuch mit dem Untertitel „und wie man Operationen verhüten kann“: ... was sind die bekannten Beingeschwüre anders als ein Kanal, den sich die Natur gräbt, um faule Stoffe auszuscheiden. Nach einem Geschwüre strömen stets alle faulen Körpersäfte, so wie die schmutzigen Gebirgsbäche alle nach einer Stelle strömen ... [17].

Demgegenüber steht heute das Bemühen um eine kausal orientierte Ulkustherapie. Gerade der Dermatologe kann hier neben allgemeinmedizinischen Aspekten auch allergologische, phlebologische und dermatochirurgische Kenntnisse sinnvoll integrieren. Etwaige Grunderkrankungen und ulkusbegünstigende Faktoren sind weitmöglichst zu eliminieren. Hierbei sind auch extrem seltene Ursachen in den differentialdiagnostischen Überlegungen zu berücksichtigen, so metabolisch-nutritive Störungen, endokrinologische oder myeloproliferative Erkrankungen, wo bei Unkenntnis der Diagnose oft wiederholt erfolglos transplantiert wird und sich die Ulcera als therapieresistent präsentieren [6, 16]. Eine geeignete angiologische Funktionsdiagnostik schafft die Grundlage zur Indikationsstellung möglicher korrektiver Eingriffe am Gefäßsystem.

Trotz aller modernen diagnostischen und therapeutischen Möglichkeiten büßt das Ulcus cruris jedoch als Gewebedefekt im Gefolge meist multifaktorieller Auslöser in seiner Problematik, Langwierigkeit und sozialmedizinischen Bedeutung wenig ein. So weisen Patienten auch nach mehrmonatiger stationärer Betreuung nicht selten noch Restdefekte, auf und schließlich versagen aufwendige Bemühungen auch dort, wo eine adäquate Nachsorge nicht mit der angezeigten Disziplin und Konsequenz zu gewährleisten ist.

Dermatochirurgische Möglichkeiten

Adjuvant zur konservativen Ulcus cruris-Behandlung, welche in erster Linie neben der Kontrolle systemischer Störungen eine Wundreinigung, Granulationsanregung

E. Haneke (Hrsg.)
Gegenwärtiger Stand der operativen Dermatologie

und im Falle der chronisch venösen Insuffizienz vordergründig die Ödembeseitigung anzustreben hat [18], können unterstützend operative Maßnahmen zur Anwendung gelangen. Diese beinhalten vor allem das Wundgrunddebridement mit dem Skalpell oder dem scharfen Löffel sowie die radiäre Inzision oder Umschneidung kallöser Ulkusränder.

Ein insuffizientes epifasziales Venensystem ist bei frei durchgängigen tiefen Venen und funktionsdiagnostisch erwiesener hämodynamischen Relevanz mit besserbaren Druckverhältnissen alternativ zum sklerotherapeutischen Vorgehen operativ zu sanieren [12]. Von dermatochirurgischem Interesse sind hierbei in erster Linie die Crossektomie mit Stripping der insuffizienten Venenabschnitte, die Seitenastexhairese respektive Phlebektomie sowie die verschiedenen Perforantesoperationen (Abb. 1a–b). Erwähnenswerte Varianten konventioneller Techniken beinhalten die

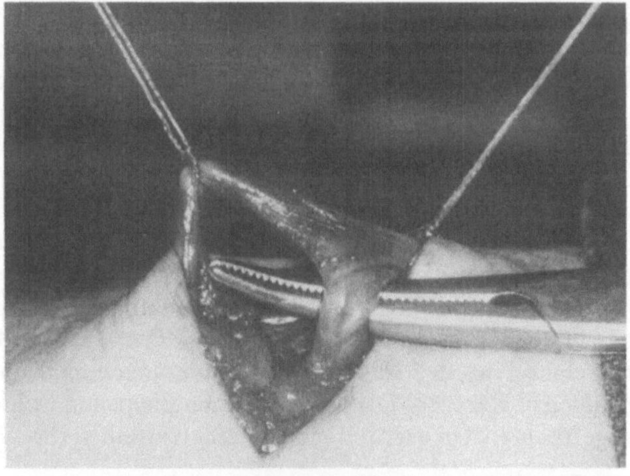

Abb. 1a. Freigelegte Cockettsche Perforansvene mit hautoberflächenparalleler epifaszialer hinterer Bogenvene und T-förmigem Abgang zum Tiefvenensystem. Am Oberschenkel ist eine selektive epi- oder subfasziale Ligatur der Perforansvene mit Fasziennaht zu bevorzugen, im Unterschenkelbereich genügt meist das einfache durchreißen derselben mit dem stumpfen Haken oder einer Klemme

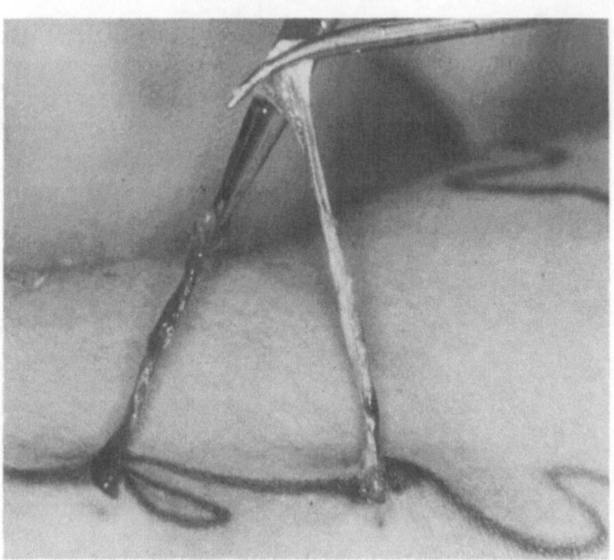

Abb. 1b. Phlebektomie von kleineren Seitenastvarizen alternativ zur Sklerotherapie

von Hach und Mitarbeitern propagierte paratibiale Fasziotomie [14] zur Ausschaltung aller Cockettschen Perforansvenen bei dermatosklerotischer Ulkusumgebung sowie das Vorgehen nach Junod mit simultaner Entnahme einer Hautspindel während der Crossektomie und Ulkustransplantation [5].

Erst wenn unter Berücksichtigung und dem Einzelfall angepaßter Ausschöpfung der genannten diagnostischen und therapeutischen Maßnahmen ein transplantationswürdiges Ulkusbett mit sauberen Granulationen und reizloser Umgebung erzielt wurde, haben defektdeckende operative Techniken Aussicht auf Erfolg. Von den zahlreich beschriebenen Modifikationen der Hauttransplantation (Übersicht bei 1) sind zur Ulkusdeckung anspruchslose Varianten der Spalthautübertragung zu bevorzugen (Übersicht bei 9, 11). Zu nennen sind hier in erster Linie die Braunsche Hautpfropfung, die Reverdinplastik, die Briefmarkenplastik (postage-stamp-Methode) und das Maschenlappenverfahren (mesh-graft). Sämtliche Eingriffe sind einfach in Lokalanästhesie und meist auch unter ambulanten Bedingungen durchzuführen. Zielsetzung jeder operativen Defektdeckung bleibt die Abkürzung der langwierigen Epithelisierungsphase und die Schaffung eines höherwertigen, resistenteren Wundverschlusses, selbst wenn dieser nur partiell gelingen sollte.

Die 1920 von Braun [3] beschriebene Methode der Hautpfropfung beinhaltete eine Thierschlappenentnahme mit Anfertigung kleinster Hautpartikel, die im Ulkusboden in eingeritzte Miniaturschlitze versenkt werden. Hieraus entwickeln sich Epithelinseln nach etwa 1–3 Wochen. Um die kleinen Implantate beim Zerschneiden nicht unnötig zu traumatisieren, entnehmen wir die Transplantate durch tangentiale Skalpellabtragung winziger, mit der Kanülenspitze angehobener Hautpartien [9].

Ebenso anspruchslos und einfach praktikabel ist die 1869 von Reverdin [15] beschriebene Transplantationsmethode. Die Haut wird hierbei im Entnahmeareal mit einer Pinzette, Nadel oder Kanüle angehoben und möglichst dünn mit dem Skalpell abgetragen. Die entnommenen Läppchen werden auf dem durch Curettage angefrischten Ulkusgrund gleichmäßig verteilt (Abb. 2a, b). Nach Anlegen eines

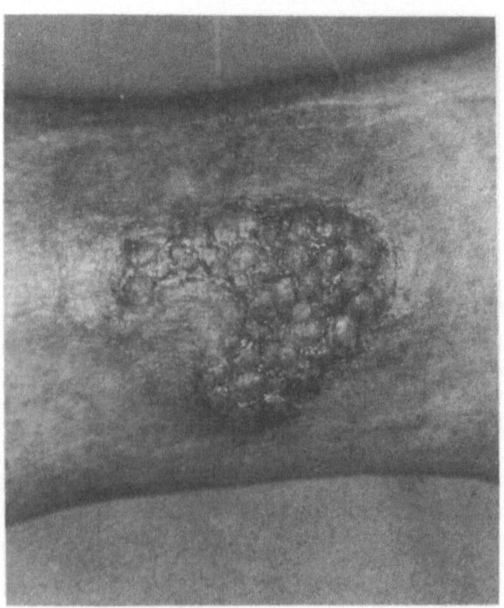

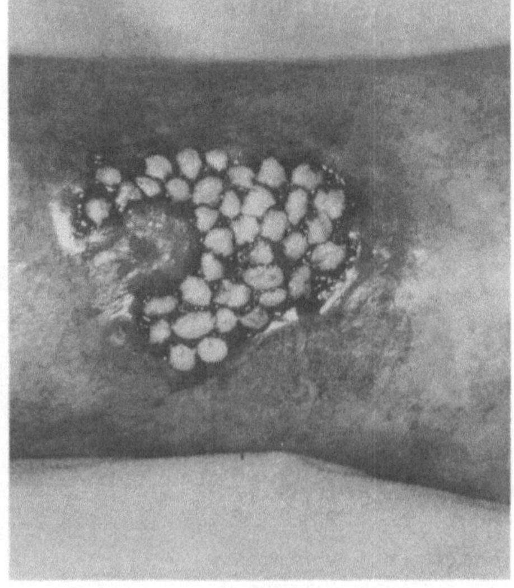

Abb. 2a, b. a) Frisch transplantierte Reverdinläppchen. **b)** Befund 6 Tage postoperativ

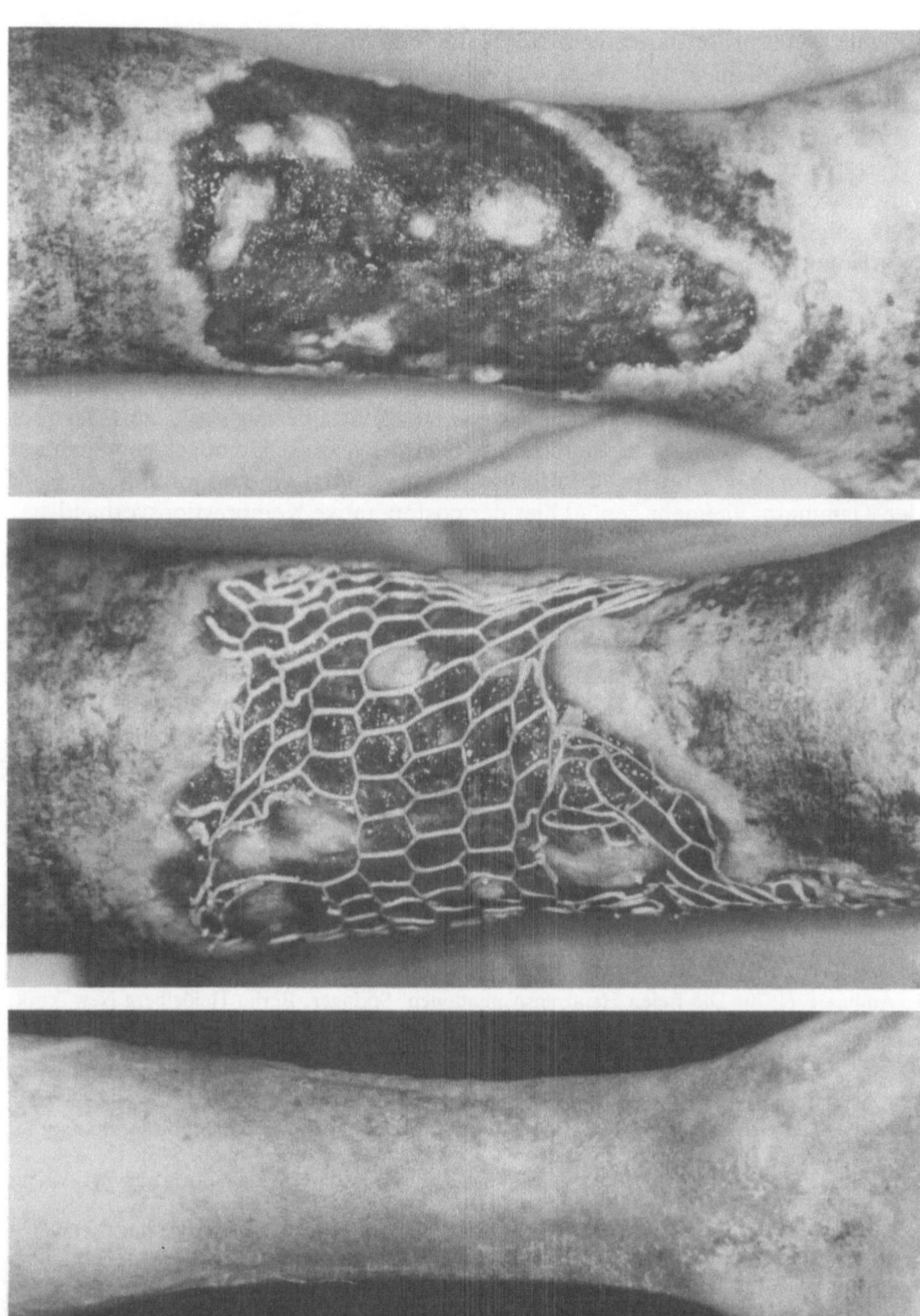

Abb. 3a–c. a) Patient S., G., 79jährig. Seit 27 Jahren bestehendes therapieresistentes Ulcus cruris bei chronisch venöser Insuffizienz manschettenförmig in der gesamten Unterschenkelzirkumferenz; **b)** Deckung mit 6:1 gemeshtem Spalthautlappen. Konsequente postoperative Kompressionstherapie; **c)** Befund 3 Monate postoperativ mit bereits vollständig epithelisiertem Defekt

Verbandes mit steriler Vaselinegaze sollte die Extremität für etwa drei Tage ruhiggestellt werden. Beim ersten Verbandswechsel erscheint dann oft nur ein Teil der Transplantate vital. Ist ein Kompressionsverband kontraindiziert, so kann in solchen Ausnahmefällen auch eine Läppchenfixation durch Aufkleben semipermeabler Polyurethanmembranen [10] versucht werden. Diese auch zur Versorgung der Entnahmestelle geeigneten Folien werden bis zur Transplantatanheilung belassen und bieten aufgrund ihrer Transparenz jederzeit die Möglichkeit zur Wundinspektion.

Varianten der Spalthautübertragung für multiple Ulzerationen oder großflächige Defekte stellen die Briefmarkenplastik mit Zerschneiden des Spalthautlappens in multiple quadratische bis rhomboide Stücke dar, ferner die Maschenlappenplastik. Bei letzterer wird in Abhängigkeit vom verwendeten Schneidesystems eine unterschiedliche Lappenvergrößerung erzielt. Das Meshdermatom II (Fa. Zimmer) läßt mit variabler Schablonenbasis beispielsweise eine Vergrößerung von 1.5 bis 9fach zu, so daß auch größere Manschettenulzera mit vergleichsweise kleinflächigen Spaltlappen zu decken sind (Abb. 3a–c). Zur Fixation verzichten wir auf Fibrinkleber, Naht oder Klammern, vielmehr genügt hier der postoperative Kompressionsverband.

Abschließend zu nennen bleibt schließlich die seltene operative Notwendigkeit zur Ulkussexzision mit primärer oder sekundärer Defektdeckung. Diese erlangt Bedeutung in der Therapie maligne entarteter chronischer Ulzera oder primärer Unterschenkelmalignome unter dem Bilde eines Ulcus cruris [7, 13].

Zukunftsperspektiven der Defektdeckung eröffnen sich wahrscheinlich durch die Möglichkeiten einer Übertragung autologer kultivierter Epithelverbände („Transplantat aus der Retorte"). Solche für die Verbrennungschirurgie [2, 4] interessanten Problemlösungen sind allerdings zur Epithelisation eines Ulcus cruris weniger relevant, da hier das Spenderareal kaum je einen limitierenden Faktor darstellen dürfte, so daß die Transplantationsmethoden des vergangenen Jahrhunderts durchaus Überlebenschancen besitzen.

Literatur

1. Andina F (1970) Die freien Hauttransplantationen. Springer, Berlin Heidelberg New York, S 1–6
2. Bonnekoh B, Thiele B, Mahrle G, Steigleder GK (1986) Epidermiszellkulturen – Bedeutung für die Defektdeckung beim Menschen. Z Hautkr 61:1433–1442
3. Braun (1920) Zur Technik der Hautpfropfung. Zbl Chir 47:1555
4. Green H, O'Connor NE (1984) Cultured cells for the regeneration of epidermis by grafting. In: Wise DL (Hrsg) Burn wound coverings volume I, CRC Press, Boca Raton, S 39–45
5. Junod JM (1978) Die Behandlung von Beingeschwüren durch Hautlappendeckung. VASA 7:429–435
6. Kaufmann R, Landes E (1984) Beinulzera bei essentieller Thrombozythämie. Hautarzt 35:259–262
7. Kaufmann R (im Druck) Ulcus cruris und maligne Tumoren. Referateband 8. VOD Tagung „Operative Dermatologie der Altershaut", Augsburg 1985
8. Kaufmann R, Landes E (im Druck) Stellenwert bewährter Techniken der freien Hauttransplantate. Referateband 9. VOD Tagung „Wundheilung, Defektdeckung", Gmunden 1986
9. Kaufmann R, Vranes M, Landes E (1986) Dermatochirurgische Behandlungsmöglichkeiten des Ulcus cruris. Z Hautkr 61:923–939
10. Kaufmann R (1986) Einsatzmöglichkeiten von Polyurethanmembranfolien in der konservativen und operativen Dermatologie. In: Rüping KW, Stary A, Tronnier H (Hrsg) 1. Dermatologisches Forum – Neues in der Therapie. medical concept, Neufahrn, S 130–139

11. Kaufmann R, Landes E (1987) Dermatologische Operationen. Thieme, Stuttgart New York, S 141–143
12. Kaufmann R (1987) Dermatochirurgie in der phlebologischen Ambulanz. Z Hautkr 62:158–165
13. Kaufmann R, Schunter M, Weber L (1987) Ulcus cruris neoplasticum. Dermatologie im Bild 2:18–23
14. Langer CH (1985) Operationsmethoden der Perforansvarikose und paratibiale Fasziotomie. Referateband Fortbildungskongress für Phlebologie „Die Chirurgie der primären Varikose", Frankfurt, S 123–129
15. Reverdin JL (1869) Greffe épidermique. Bull Soc Imp Chir Paris 10:493
16. Vanscheidt W, Wokalek H, Willmer J, Niedner R (1987) Das therapieresistente Ulcus cruris venosum – eine Untersuchung zur Bedeutung des Faktor XIII. Zbl Haut 153:647
17. Walser (1893) Die neue Naturheilmethode. Katholische Buchhandlung, Posen, S 67
18. Wuppermann T (1986) Varizen, Ulcus cruris und Thrombose. Springer, Berlin Heidelberg New York Tokyo, S 190–233

Das therapieresistente Ulcus cruris venosum – eine Untersuchung zur Bedeutung des Faktors XIII

W. VANSCHEIDT, H. WOKALEK, J. WILMER und R. NIEDNER

Bei der chronisch-venösen Insuffizienz kommt es infolge einer chronisch-venösen ambulatorischen Hypertonie zur Erweiterung der endothelialen Interzellularfugen – streched pore Phänomen [10]. Fibrinogen tritt vermehrt über diese Endothelzellükken in das perikapilläre Gewebe aus und wird als perikapilläre Fibrinmanschette abgelagert [23]. Nach den Untersuchungen von Burnand [3] sollen diese perikapillären Fibrinmanschetten die Sauerstoffdiffusion bei Patienten mit einer Lipodermatosklerose behindern. Diese Hypothese könnte die niedrigen transkutanen Sauerstoffspannungen an der unteren Extremität von Patienten mit einer Lipodermatosklerose erklären [4].

Faktor XIII, der fibrinstabilisierende Faktor, bildet den Abschluß der plasmatischen Gerinnung und ist essentiell für die Wundheilung [1, 5, 7]. Der nichtaktivierte Faktor XIII wird im Blut an einen thermolabilen, nicht dialysierbaren Komplex an Fibrinogen gebunden und wandert in der α_2-Globulinfraktion [9]. Im Plasma wird Faktor XIII in der Gegenwart von Thrombin und Calcin aktiviert [6]. Das zunächst harnstofflösliche Fibrin wird zu einem unlöslichen Fibringerinnsel transformiert über Ausbildung von γ-Glutamyl-ε-Lysinbrücken zwischen zwei Alphaketten und mehreren Gammaketten des Fibrins. Faktor XIII bindet gleichfalls Fibronektin an Kollagenfibrillen und an die Alphakette des Fibrins [3]. Erniedrigte Faktor XIII-Konzentrationen verursachen Wundheilungsstörungen.

Ziel dieser Untersuchung war es, die möglichen Auswirkungen einer vermehrten Fibrinogenextravasation bei der chronisch-venösen Insuffizienz auf den Fibrin-stabilisierenden Faktor XIII zu untersuchen.

Material und Methode

In die Studie eingeschlossen wurden Patienten mit einem Ulcus cruris venosum, das innerhalb 6 Monate ambulant nicht zur Abheilung gebracht werden konnte. Durch eine gründliche dopplersonographische Untersuchung wurden epifasziale, subfasziale und transfasziale Refluxe dokumentiert. Zusätzlich wurde eine Lichtreflexionsrheographie durchgeführt. In diagnostisch unklaren Fällen wurde eine Phlebographie durchgeführt. Zum Ausschluß einer arteriellen Komponente wurde der Dopplerverschlußdruck an der Arteria dorsalis pedis und Arteria tibialis posterior bestimmt.

Patienten mit schweren Leber- und Nierenerkrankungen, die mit einem Faktor XIII-Mangel assoziiert sein können, wurden von der Studie ausgeschlossen. Gleich-

E. Haneke (Hrsg.)
Gegenwärtiger Stand der operativen Dermatologie

falls wurden solche Patienten ausgeschlossen, die gerinnungsaktive Medikamente wie Acetylsalicylsäure, Heparin oder Marcumar einnehmen mußten. 5 ml Zitratblut wurde aus der Kubitalvene entnommen. Die Faktor XIII-Aktivität wurde über einen Gerinnselstabilitätstest gemessen: Die Gerinnselbildung mit einem Kalziumkoalinthrombinreagens wurde bei 37° C in einer Verdünnungsserie mit 5% Monochloressigsäure bestimmt.

Ergebnisse

20 Ulcera crurum bestanden auf dem Boden einer primären Varikosis der Vena saphena magna mit Perforanteninsuffizienz. Nur 3 dieser Patienten hatten einen Faktor XIII-Mangel. 14 Patienten entwickelten ein Ulcus cruris im Rahmen eines postthrombotischen Syndroms. 10 von 14 Patienten hatten einen erheblichen Faktor XIII-Mangel (≤ 50%).

Zusätzlich wurde bei 26 Patienten eine planimetrische Wundheilungsverlaufskontrolle durchgeführt. Hierbei zeigte sich eine tendenziell verlangsamte Wundheilung bei Patienten mit einem Faktor XIII-Mangel im Vergleich zu Patienten mit normalen Faktor XIII-Werten.

Diskussion

In dieser Studie zeigten 10 von 14 Patienten mit einem Ulcus cruris im Rahmen eines postthrombotischen Syndroms einen Faktor XIII-Mangel. Dagegen wiesen nur 3 von 20 Patienten mit einem Ulcus cruris auf dem Boden einer primären Perforanteninsuffizienz einen Faktor XIII-Mangel auf. Dies könnte dadurch erklärt werden, daß der Abfall der peripheren Venendruckes unter Belastung bei Patienten mit postthrombotischen Syndromen in der Regel geringer ist. Der infolgedessen erhöhte chronischvenöse ambulatorische Kapillardruck könnte zu einer ausgeprägteren Erweiterung der Endothelzellfugen und zu einem verstärkten Austritt von Fibrinogen führen. Quantitative Untersuchungen der Fibrinogenextravasation bei Ulcera crurum verschiedenster Ätiologie sind in der Literatur bisher nicht bekannt.

Durch den Faktor XIII-Mangel wird ein Fortbestehen der Ulcera crurum begünstigt, so daß ein Circulus vitiosus eingeleitet wird.

Durch eine Faktor XIII-Bestimmung und ggf. Substitution könnte dieser Circulus vitiosus unterbrochen werden. Entsprechende Studien sind derzeit in Vorbereitung.

Literatur

1. Beck E, Duckert F, Vogel A, Ernst M (1962) Der Einfluß des fibrinstabilisierenden Faktors (FSF) auf Funktion und Morphologie von Fibroblasten in vitro. Z Zellforsch 57:327–334
2. Browse NL, Burnand KG (1982) The cause of venous ulceration. Lancet, 243–245
3. Burnand KG, Whimster I, Naidoo A, Browse NL (1982) Pericapillary fibrin in the ulcer-bearing skin of the leg: the cause of lipodermatosclerosis and venous ulceration. Brit med J 285:1071–1072
4. Franzek UK, Bollinger A, Huch R, Huch A (1984) Transcutaneous oxygen tension and capillary morphology and density in patients with chronic venous incompetence. Circulation 70:806–811

5. Gierhake FW, Volkmann W, Becker W, Schwarz H, Schwick HG (1970) Faktor XIII-Konzentration und Wundheilung. Dtsch med Wschr 95:1472–1478
6. Lorand L, Konishi K (1964) Activation of the fibrin stabilizing factor of plasma by thrombin. Arch Biochem 105:58–63
7. Markth W, Rudas B (1974) The effect of factor XIII on wound granulation in the rat. Diathes haemorrh 32:578–580
8. Mosher DF, Schach PE, Kleinmann HK (1979) Cross-linking of fibronectin to collagen by blood coagulation factor XIII a. J clin Invest 64:781
9. Rasche H (1975) Blutgerinnungsfaktor XIII und Fibrinstabilisierung. Klin Wschr 53:1137
10. Shirley HH, Wolfram CG, Wasserman K (1957) Capillary permeability to macromolecules: stretched pore phenomenon. J Physiol 190:189–193

Behandlungskonzept bei verruköser Elephantiasis

W. Schmeller

Zusammenfassung

Selbst bei ausgeprägten Formen des Lymphödems, wie der verrukösen Elephantiasis, kann man durch eine konsequent durchgeführte konservative Therapie (komplexe physikalische Entstauungsbehandlung) eine deutliche Besserung des Befundes erreichen. Operative Maßnahmen sind primär nicht indiziert, können jedoch in Einzelfällen als adjuvante Maßnahmen den Heilungserfolg verbessern.

Unter Elephantiasis versteht man eine durch lymphatische Stauung bedingte Vergrößerung eines – meist distal gelegenen – Körperteils. Eine lymphatische Stauung (Lymphödem) entsteht durch eine Insuffizienz der Transportkapazität des Lymphgefäßsystems. Diese Insuffizienz kann angeboren oder erworben sein.

Bei den angeborenen (primären) Lymphödemen besteht eine Hypo- oder Hyperplasie der Lymphgefäße, die sich im jugendlichen Alter klinisch noch nicht bemerkbar macht. Kommt es durch hormonelle Faktoren (Menstruation, Schwangerschaft) zu einer vermehrten Gefäßpermeabilität mit Zunahme des extrazellulären Flüssigkeitsvolumens, dann dekompensiert das bis dahin am Rande der Kompensation arbeitende Lymphdrainage-System, und es entsteht ein Lymphödem.

Die erworbenen (sekundären) Lymphödeme entstehen durch eine extralymphatisch bedingte Abflußbehinderung. Hierbei spielen Infektionen (Lymphangitis), Kompression durch Tumoren oder operative und radiotherapeutische Eingriffe mit sekundärer Schädigung des Lymphgefäßsystems die entscheidende Rolle. Auch im Rahmen einer chronischen Veneninsuffizienz, insbesondere in Kombination mit Immobilität, kann sich ein ausgeprägtes Lymphödem entwickeln. (Diese Konstellation fand sich bei der hier vorgestellten Patientin). Aufgrund prognostischer Kriterien kann auch zwischen benignen und malignen Lymphödemen differenziert werden [8, 9].

Bei einer Lymphdrainage-Insuffizienz kann die lymphpflichtige Eiweißlast des Körpers – d. h. sowohl die die gesunden Blutkapillaren kontinuierlich verlassenden Plasmaproteine als auch die Lymphflüssigkeit selbst – nicht mehr ausreichend abtransportiert werden. Die Ansammlung von Plasmaproteinen im Extrazellulärraum führt auf Grund der osmotischen Wirkung zunächst zur Ausbildung eines Lymphödems (Stadium I).

Bleibt dieses eiweißreiche Ödem über längere Zeit bestehen, so führen die rückgestauten Plasmaproteine auf Grund einer Fibroblastenproliferation zu einer zunehmenden Bindegewebsverhärtung (Stadium II). Rezidivierende Entzündungen bewirken einerseits über eine Permeabilitätsvergrößerung der Blutgefäße eine Zunahme

E. Haneke (Hrsg.)
Gegenwärtiger Stand der operativen Dermatologie

der penetrierenden Eiweiße, andererseits über eine Lymphangitis eine Verringerung der lymphatischen Drainagekapazität. So kommt es zu einer weiteren Volumenvergrößerung mit knorpelartiger Verhärtung der Haut, der lymphostatischen Elephantiasis (Stadium III) [11]. Die Bindegewebszunahme kann zu zylindrischen, tumorösen oder verrukösen Formen der Elephantiasis führen.

Kasuistik

Bei einer 66jährigen Patientin fand sich eine groteske Umfangsvermehrung beider Unterschenkel und Füße mit ausgeprägten verrukösen, superinfizierten Veränderungen (Abb. 1a und 2a). Bei ihr bestand ein chronischer Alkoholabusus und eine neurotische Depression mit Wesensveränderung, die zu einer völligen Apathie und Vernachlässigung geführt hatte. Die Patientin hatte die letzten 3 Jahre weitgehend immobil im Rollstuhl verbracht.

Die klinischen Untersuchungen ergaben eine extra- und intrafasziale Veneninsuffizienz und zusätzlich eine Stenose der linken Oberschenkelarterien. Letztere hatte im Zusammenhang mit der Immobilität zu einem handflächengroßen, tiefen, schmierigen Ulkus an der linken Ferse geführt. Zusätzlich bestand eine kontrakte Spitzfußstellung von 15 Grad beidseits. Die Patientin war nicht in der Lage, zu stehen oder zu laufen. Durch bakterielle Zersetzung des Hornmaterials (Nachweis von Staphylococcus aureus, Pseudomonas und E. coli) bestand ein penetranter Fötor.

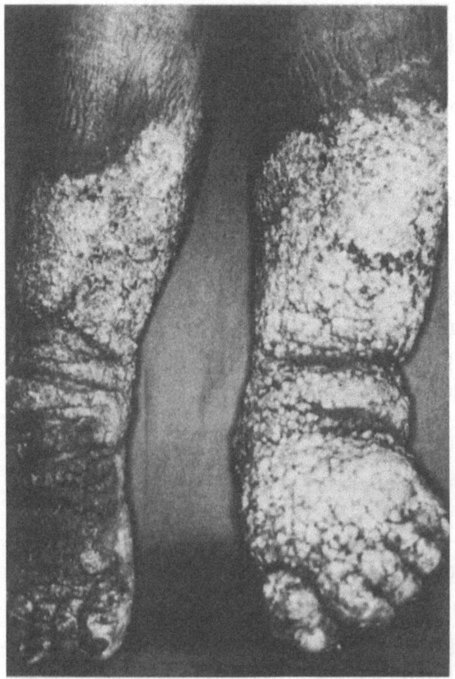

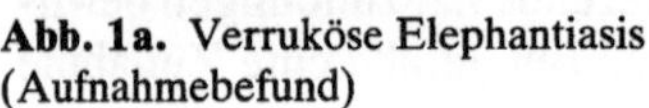

Abb. 1a. Verruköse Elephantiasis (Aufnahmebefund)

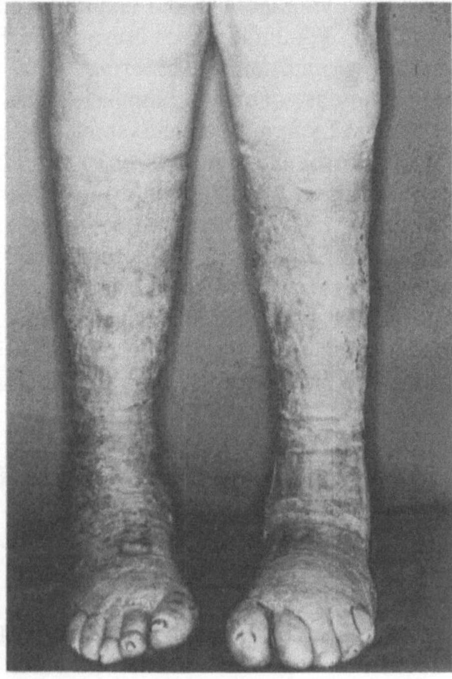

Abb. 1b. Zustand nach 6 Monaten

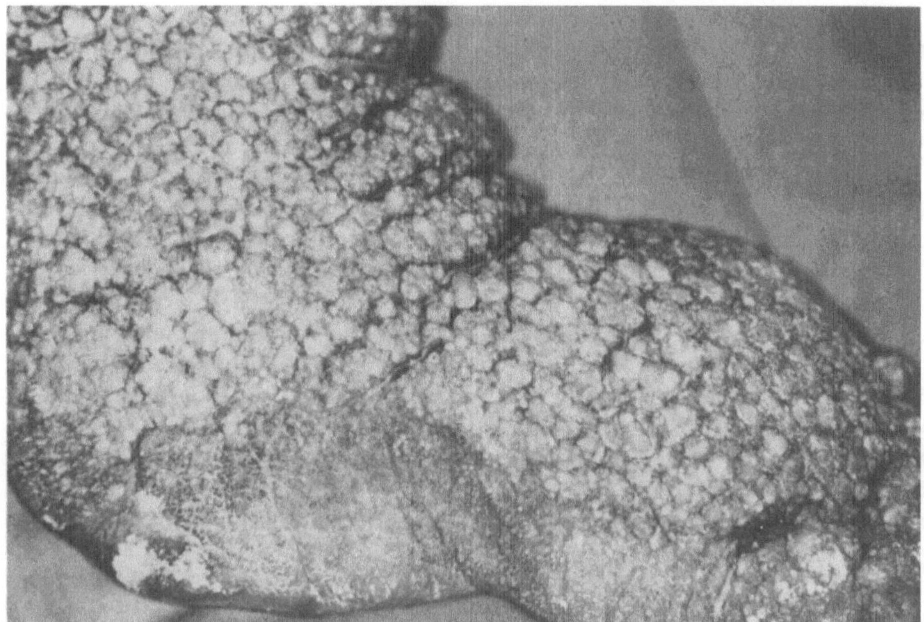

Abb. 2a. Linker Fuß (Aufnahmebefund)

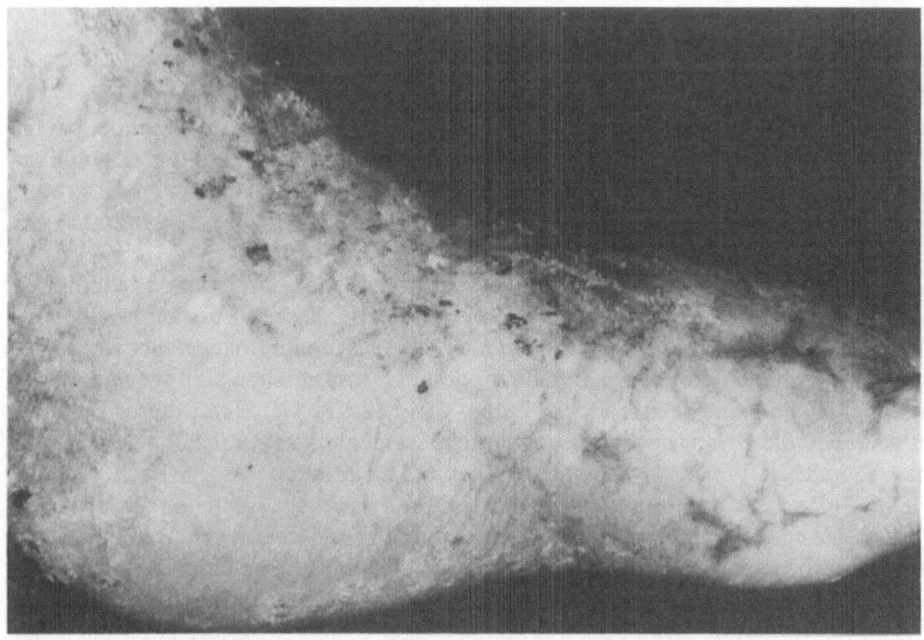

Abb. 2b. Zustand nach 6 Monaten

Bis auf eine BSG von 96/117 mm n. W. und eine mäßige Eisenmangelanämie (Hb = 114 g/l) fanden sich keine pathologischen Laborwerte. Die histologische Untersuchung der papillomatösen Veränderungen ergab eine ausgeprägte Orthohyperkeratose und ein massives interzelluläres Ödem des Koriums mit zahlreichen erweiterten Lymphkapillaren.

Therapeutisch wurde – nach Ausschluß eines malignen Lymphödems – mit einer konservativen Lymphödem-Therapie begonnen. Zusätzlich zur Beinhochlagerung wurde eine manuelle Lymphdrainage und eine krankengymnastische Behandlung mit Kompression der Beine durchgeführt. Lokal wurde antiseptisch behandelt.

4 Wochen später wurde – bei weitgehendem Abschwellen der Extremitäten und Austrocknung eines großen Teils der papillomatösen Veränderungen – mit einer chirurgischen Abtragung der verrukösen Restherde begonnen. Innerhalb von 2 Monaten wurden in 4 Sitzungen sämtliche papillomatösen Veränderungen an den Unterschenkeln und Füßen in Spinalanästhesie mit dem Handdermatom entfernt. Die verrukösen Herde ließen sich problemlos und zusammenhängend beseitigen. Das Ulkus der Ferse konnte mit Spalthaut (Meshgraft) gedeckt werden. Während und nach der Epithelisierung der großflächigen Wunden wurde eine intensive krankengymnastische Behandlung durchgeführt. Bei Entlassung nach insgesamt 4 Monaten war die Patientin in der Lage, mit orthopädischen Schuhen selbständig zu gehen. Wenige Wochen später – nach einer Anschlußheilbehandlung in der geriatrischen Tagesklinik Lübeck – konnte die bei Aufnahme völlig immobile Frau mit einem Gehstock einen Kilometer laufen.

Besprechung

Als verruköse Elephantiasis bezeichnet man eine Form des Lymphödems im Stadium III. Synonyme sind Elephantiasis nostras verrucosa, Lymphostasis verrucosa, lymphostatische Hyperkeratose, lymphostatische Elephantiasis und mossy foot [1, 11, 16]. Diese massive Vergrößerung der unteren Extremitäten kann sowohl bei benignen als auch bei malignen Formen des Lymphödems auftreten. Häufige Komplikation dieser Erkrankung sind rezidivierende Wundinfektionen und selten Ulzerationen [19]. Die Entwicklung eines Hämangiosarkoms (Steward-Treves-Syndrom) soll in bis zu 10% der Fälle auftreten [11].

Therapeutisch sind bei allen Formen des Lymphödems konservative Maßnahmen angezeigt. Diese bestehen aus einer komplexen physikalischen Entstauungsbehandlung und setzen sich zusammen aus einer manuellen Lymphdrainage, einer Kompression der lymphödematösen Gliedmaßen, krankengymnastischen Übungen und einer anschließenden Kompressionsbehandlung [3, 10, 12, 13, 17]. Unter dieser Behandlung können die Umfangsvermehrung und die warzenartige Verdickung der Haut in oft erstaunlicher Weise zur Rückbildung gebracht werden.

Die Anfang des Jahrhunderts – oft auf Grund falscher Vorstellungen über die Physiologie des Lymphödems – initiierten großen chirurgischen Verfahren sind heute verlassen worden [3]. Dazu zählen die Lymphangioplastie (subkutane Implantation von Kunststoffschläuchen), Schwenklappen, welche im Sinne eines Überbrückungsverfahrens vermutete Lymphobstruktionen umgehen sollten, große Exzisionen der tiefen Faszie, die eine Verbindung zwischen oberflächlichen und tiefen Lymphgefäßen schaffen sollten als auch die radikale Dekortikation (Entfernung von Haut, Subkutis und Faszie mit nachfolgender Deckung der Muskulatur durch Spalthautlappen) [19, 20].

Demgegenüber kann die chirurgische Behandlung als adjuvantes Verfahren nach erfolgter konservativer Therapie in ausgesuchten Einzelfällen eine sinnvolle Ergänzung sein [3]. Dies bezieht sich auf Veränderungen, die durch die Entstauungsbehandlung nicht vollständig zu beseitigen sind, wie z. B. hartnäckige Hyperkeratosen oder Wammen [6]. Es ist von großer Wichtigkeit, den richtigen Zeitpunkt für die chirurgischen Maßnahmen abzupassen. Diese sollten so gewebeschonend wie möglich sein, um nicht noch zusätzlich intakte Lymphgefäße zu zerstören.

Das hier vorgestellte Beispiel zeigt, daß selbst bei aussichtslos erscheinenden Fällen – es war sogar einmal eine beidseitige Amputation erwogen worden – die Kombination von konservativen therapeutischen Maßnahmen mit anschließender operativer Abtragung von Restherden ein gutes funktionelles und kosmetisches Ergebnis herbeiführen kann.

Literatur

1. Allen RK, Leveck TW (1980) Elephantiasis nostras verrucosa. J Dermatol Surg Oncol 6:65–68
2. Casley-Smith JR, Gaffney RM (1981) excess plasma proteins as a cause of chronic inflammation and lymphoedema: Quantitative electron microscopy. Pathology 133:243–272
3. Clodius L (1982) Die Rolle der physikalischen Entstauungstherapie in der Chirurgie des Lymphödems. Phlebol Proktol 11:288–290
4. Deri G (1986) Das Druckwellen-Therapiegerät.Eine wertvolle Hilfe bei der Behandlung des Lymphödems. Physiotherapie 7:354–356
5. Edwards EA (1963) Recurrent febrile episodes and lympedema. JAMA 184:858–862
6. Fischer H (1975) Chronisch-venöse Insuffizienz mit Papillomatose. Anfragen aus der Praxis. Hautarzt 26:341
7. Földi M, Clodius L (1980) Beidseitige Oberschenkelamputation wegen fehlerhafter Lymphödembehandlung. Zbl Chirurgie 105:1216–1219
8. Földi E, Földi M (1983) Das Lymphödem. Gustav Fischer, Stuttgart New York
9. Földi E (1985) Pathogenese des Lymphödems. In: Holzmann H, Altmeyer P, Hör G, Hahn K (Hrsg) Dermatologie und Nuklearmedizin. Springer, Berlin Heidelberg New York Tokyo, S 395
10. Földi M (1986) Die Therapie des Lymphödems – was lehren uns Anatomie, Physiologie und Pathophysiologie? Phlebol Proktol 15:90–92
11. Földi E, Földi M, Clodius L (1987) Das Lymphödemchaos. Phlebol Proktol 16:89–98
12. Herpertz U (1986) Lymphdrainage. Eine wenig bekannte physikalische Therapieform. Dt Ärzteblatt 15:1032–1035
13. Kubik S (1986) Anatomische Grundlagen zur Lymphödemtherapie. Phlebol Proktol 15:149–153
14. Marsch WC (1987) Das Steward-Treves-Syndrom: ein Hämangiosarkom bei chronischem Lymphödem. Hautarzt 38:82–87
15. Partsch H, Mostbeck A, Leitner G (1980) Experimentelle Untersuchungen zur Wirkung einer Druckwellenmassage (Lymphapress) beim Lymphödem. Phlebol Proktol 9:124–128
16. Reiss F (1954) Lymphostatis verrucosa (letter to the editor). JAMA 156:274
17. Rünzi M, Hübner K (1985) Das Lymphödem, eine vergessene Erkrankung. Therapiewoche 35:4226–4233
18. Stöberl C, Partsch H (1987) Erysipel und Lymphödem – Ei oder Henne? Z Hautkr 62:56–62
19. Taylor GW (1965) Surgical management of primary lymphoedema. Proc R S Med 58:1024–1026
20. Thompson N (1965) Surgical treatment of primary and secondary lymphoedema of the extremities by lymphatic transposition. Proc R S Med 58:1026–1031

Rhinophym bei Rosazea: Kombinationstherapie mit 13-cis-Retinsäure und Dermabrasion

O. Rödder und G. Plewig

Die Rosazea kann in drei Schweregrade eingeteilt werden. Das erste Stadium ist durch persistierende Erytheme und Teleangiektasien gekennzeichnet. Im zweiten Stadium treten einzeln oder gruppiert stehende Papeln, Papulopusteln und Pusteln mit zentrofazialer Betonung hinzu. Es finden sich keine Komedonen. Die einzelnen Schübe häufen sich. Das dritte Stadium ist durch großflächige Knoten und Platten charakterisiert, die über die zentrofaziale Begrenzung hinweg reichen können. Die Patienten haben eine grob-porig entzündlich verdickte Haut («peau d'orange») mit Talgdrüsenhyperplasien, Bindegewebsvermehrung und weitgestellten Gefäßen. Auf dieser Basis kann sich schließlich ein Rhinophym entwickeln [2, 3]. Das Rhinophym tritt fast ausschließlich bei älteren Männern auf und kann groteske Ausmaße annehmen. In seltenen Fällen ist das Rhinophym stark, die Rosazea jedoch nur gering ausgeprägt. Differentialdiagnostisch ist das aktinische Rhinophym abzugrenzen, das auf dem Boden einer ausgeprägten aktinischen Elastose des Bindegewebes entsteht (A. M. Kligman, Philadelphia, persönliche Mitteilung 1985) und eine knotige, weißgelbliche Vermehrung von elastotischem Bindegewebe der vergrößerten Nase darstellt (Elastosetyp). Das aktinische Rhinophym stellt ein Symptom des chronischen Lichtschadens dar und findet sich vorwiegend bei lichtempfindlichen Patienten mit Hauttyp I und II.

In der Literatur werden operative Verfahren als erfolgreichste Behandlungsmethoden des Rhinophyms genannt [6, 7, 11, 12]. Auf Rezidive wird hingewiesen [3]. Die alleinige konservative Therapie kann zwar zu einer Verkleinerung führen, jedoch nicht zu der Nasenform, wie sie vor der Entstehung des Rhinophyms bestanden hat. Wir berichten anhand von zwei Patienten über ein neues Therapiekonzept zur Behandlung des Rhinophyms, das ein kombiniertes konservatives und operatives Vorgehen beinhaltet.

Kasuistik

Patient 1, 49 Jahre alt

Anamnese. In der Kindheit Unfall mit Nasenbeinfraktur. Seit 15 Jahren eine langsame und stetige Verdickung der Nase mit Knollenbildung. In den letzten beiden Jahren traten Rötungen der angrenzenden Wangen hinzu. Eine siebenmonatige systemische Tetrazyklintherapie und eine topische Metronidazolbehandlung erbrachten keine Besserung.

E. Haneke (Hrsg.)
Gegenwärtiger Stand der operativen Dermatologie

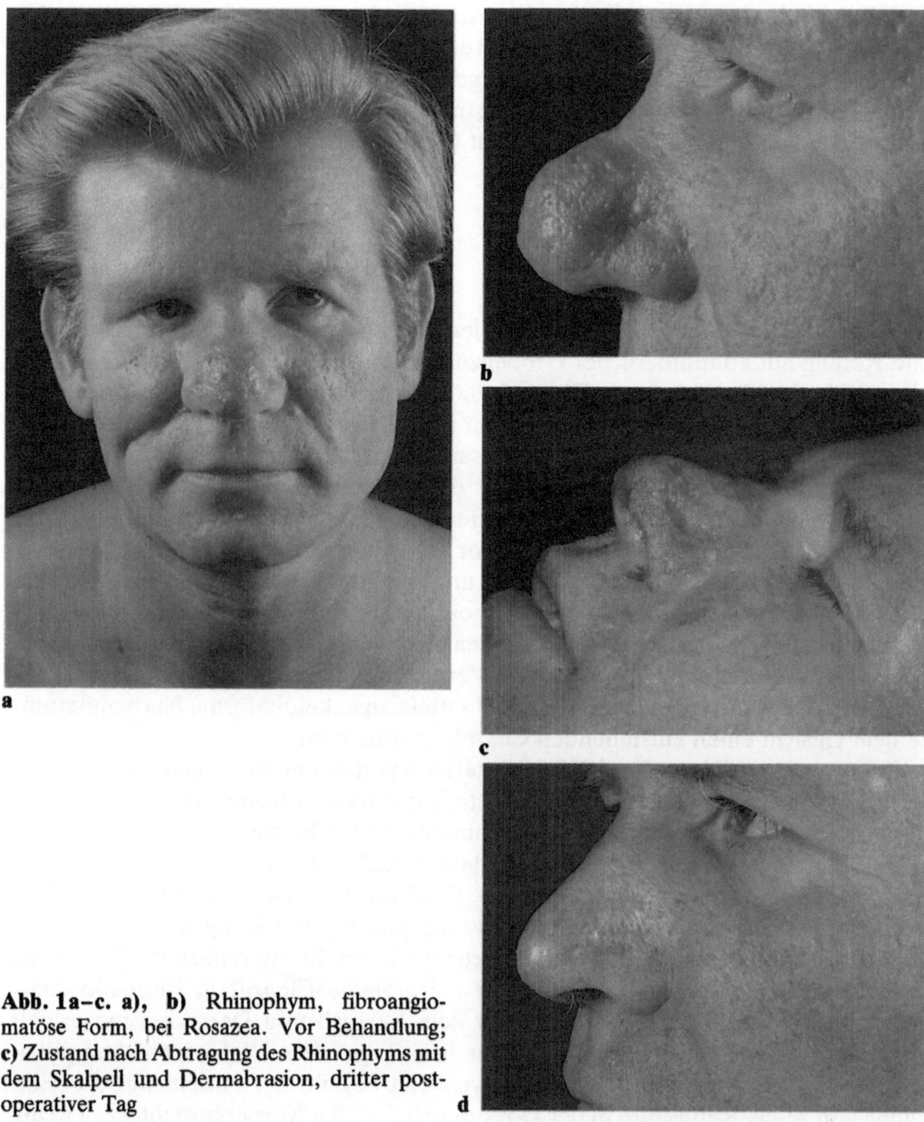

Abb. 1a–c. a), b) Rhinophym, fibroangiomatöse Form, bei Rosazea. Vor Behandlung; **c)** Zustand nach Abtragung des Rhinophyms mit dem Skalpell und Dermabrasion, dritter postoperativer Tag

Befund. Übergroße, dunkelrote Knollennase (Pfundsnase) mit Bindegewebs- und Talgdrüsenhyperplasien, die auf die angrenzenden Wangenanteile übergreifen. Auf den mittleren Wangenpartien Papeln auf erythematösem Grund.

Histopathologie (Nase, Nr. 6238/85). Zahlreiche hyperplastische Talgdrüsen, stellenweise Fibrosierung und ödematöse Auflockerung des Bindegewebes.

Diagnose. Rhinophym, fibroangiomatöse Form, bei Rosazea

Therapie und Verlauf. Präoperativ keine Gabe von 13-cis-Retinsäure. Nach entsprechender Vorbereitung erfolgte in Intubationsnarkose die Skalpellabtragung und Dermabrasion. Zur Dermabrasion wurde das Schreus Gerät (Firma Schumann) mit 35000 U/Minute eingesetzt. Postoperativ erhielt der Patient einen Gazeschutzverband. Der Verlauf war komplikationslos. Am fünften postoperativen Tag Beginn der 13-cis-Retinsäure-Therapie (Roaccutan) in einer Dosierung von 0,2 mg/kg/Körpergewicht/Tag (15 mg pro Tag bei 80 kg Körpergewicht). Die Dosis wurde wöchentlich bis 0,5 mg/kg/Körpergewicht gesteigert (40 mg pro Tag). Nach vier Monaten erfolgte eine Reduzierung auf 0,1 mg/kg/Körpergewicht (7,5 mg pro Tag). Der Patient zeigt seit zwei Jahren kein Rezidiv.

Patient 2, 38 Jahre

Anamnese. Akne in der Pubertät. In den letzten fünf Jahren zunehmende zentrofaziale Rötung mit kontinuierlicher Größenzunahme der Nase. Erythem auch auf der Stirn und in den Augenbrauen. Eine achtmonatige Tetrazyklintherapie zeigte keine Besserung. Vor einem Jahr wurde in einer auswärtigen Klinik in Vollnarkose eine Dermabrasion mit Korrektur des Nasensattels durchgeführt. Neun Monate nach diesem Eingriff entstand ein Rezidiv mit deutlicher Progredienz. Der Patient litt psychisch sehr unter den entstellenden Gesichtsveränderungen. Er stellte sich im Februar 1986 erstmals in unserer Klinik vor.

Befund. Auf beiden Wangen, der Nase und der Stirn erythematöse, plattenartige Infiltrate, flächenhafte Ödeme, sowie Papeln und Pusteln. Die Nase und die Übergänge auf die Wangen und Nasolabialfalten sind wammenartig vergrößert und vergröbert. Auf der Stirnmitte polsterartige Verdickung. Palpatorisch zum Teil weiches Gewebe. An der Basis beider Nasenflügel sattelartige, keloidiforme Narbenplatten, die dem Gesicht einen entstellenden Charakter verleihen.

Histopathologie (Nase, Nr. 5898/86). Starke Vermehrung der kollagenen Fasern, weit dilatierte venöse Gefäße, neugebildete Kapillaren, entzündliches Infiltrat.

Diagnose. Bindegewebige Form des Rhinophyms bei Rosazea.

Therapie und Verlauf. Zunächst wurde für sechs Monate eine orale Behandlung mit 13-cis-Retinsäure (Roaccutan) durchgeführt. Der Patient erhielt fünf Monate 0,5 mg/kg/Körpergewicht/Tag (40 mg pro Tag bei 80 kg Körpergewicht). Im sechsten Monat wurde die Dosis wöchentlich um 10 mg reduziert. Zwei Tage nach der letzten Einnahme erfolgte der chirurgische Eingriff in Intubationsnarkose. Nach chirurgischer Abtragung mit dem Skalpell und Dermabrasion erhielt der Patient einen Gazeschutzverband für drei Tage. Der Verlauf war komplikationslos. Bereits am fünften postoperativen Tag begann der Patient mit der Einnahme von 13-cis-Retinsäure in der Dosierung 0,2 mg/kg/Körpergewicht/Tag (15 mg pro Tag). Die Wundheilung erfolgte ohne Verzögerung. Keloide entstanden nicht. Nach acht Monaten wurde die 13-cis-Retinsäure auf 0,1 mg/kg/Körpergewicht reduziert (7,5 mg pro Tag). Seit vier Monaten erhält der Patient nur noch 5 mg pro Tag. Er ist insgesamt seit einem Jahr und sieben Monaten unter dieser niedrigen Dosierung rezidivfrei.

Besprechung

Hebra beschrieb 1845 die diffuse und knollenförmige Vergrößerung der Nase als Rhinophym [4]. Das Rhinophym ist eine besondere Manifestation der Rosazea.

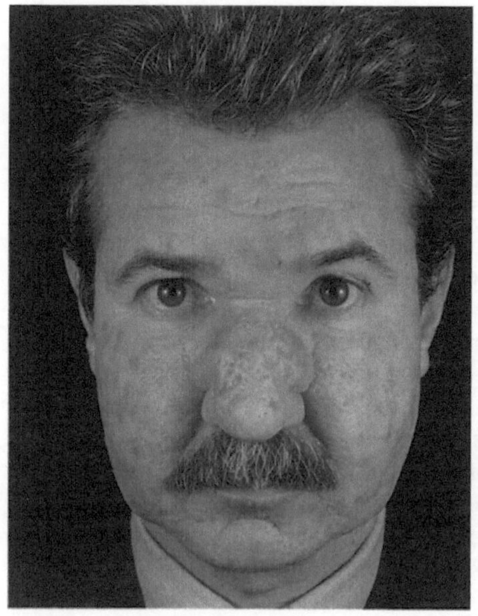
a

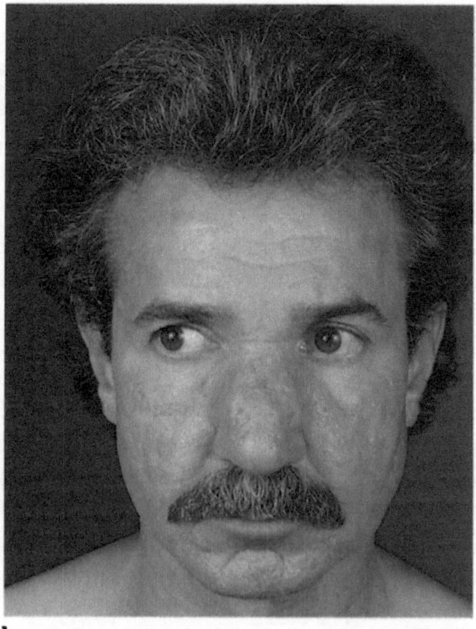
b

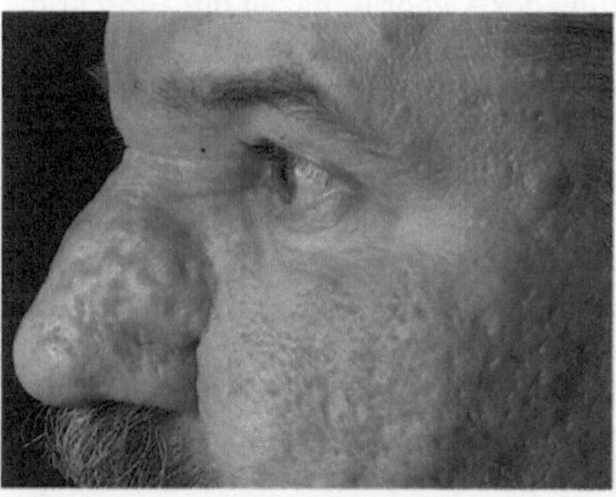
c

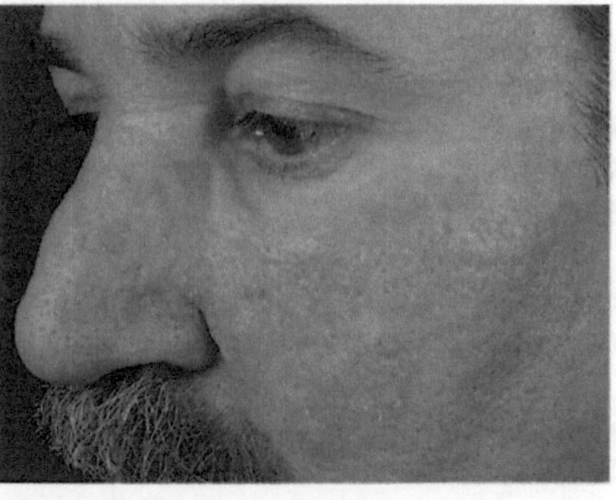
d

Abb. 2a–d. a) Rhinophym, bindegewebige Form, bei Rosazea. Vor 13-cis-Retinsäure-Therapie; **b)** Nach sechsmonatiger 13-cis-Retinsäure-Behandlung, präoperativ; **c)** Detailaufnahme: vor 13-cis-Retinsäure-Therapie und Operation. Rhinophym, plattenartige Infiltrate, Ödeme, zirkumskripte Talgdrüsenhyperplasien; **d)** Detailaufnahme: Zustand vier Monate nach Operation und unter fortlaufender Behandlung mit 13-cis-Retinsäure. Rückbildung von Infiltraten, Ödem und Talgdrüsenhyperplasien

Seltenere Lokalisationen sind das Kinn (Gnatophym), die Stirnmitte (Metohym) und die Ohren (Otophym). Je nach Überwiegen der einzelnen Gewebeanteile unterscheidet man die glanduläre und die fibroangiomatöse Form des Rhinophyms [2]. Die elastotische Form findet sich beim aktinischen Rhinophym. Bei der glandulären Form ist die Nase knollenartig vergrößert mit stark erweiterten Follikeln. Die Nasenform ist häufig asymmetrisch und wulstig. Die Talgsekretion ist stark vermehrt. Hier liegt eine diffuse Hyperplasie der Talgdrüsenfollikel, eine Vermehrung von Bindegewebe und Erweiterungen der Gefäße vor [2].

Bei der fibroangiomatösen Form ist die Nase kupfer- bis dunkelrot und stark vergrößert. Regelmäßig treten Pusteln auf. Hier stehen histologisch Angiektasien, Fibrose, Papeln und Pusteln im Vordergrund [2].

Die Patienten stehen häufig aufgrund des außergewöhnlichen Aussehens unter großen psychischen Belastungen. Tetrazykline in topischer oder systemischer Art können zwar die Rosazea beeinflussen, führen jedoch zu keiner wesentlichen Formänderung des Rhinophyms. Gleiches gilt für die topische Anwendung von Metronidazol. Die alleinige operative Behandlung hat keinen Einfluß auf die Rosazea. Neuerdings wurde an Patientengruppen mit Rosazea (Patienten mit Rhinophym eingeschlossen) der Einfluß der 13-cis-Retinsäure (Isotretinoin, Roaccutan) während einer Behandlungsdauer beschrieben [9, 10, 13, 14, 15]. Die Patienten erhielten 13-cis-Retinsäure in einer Dosierung von 0,5 bis 1,0 mg/kg/Kg pro Tag über 12 bis 28 Wochen. Vergleichbar mit den hier vorgestellten Patienten zeigte sich schon nach wenigen Behandlungswochen eine deutliche klinische Besserung. Es kam zu einem Rückgang des Erythems und Ödems, einer Reduzierung der Teleangiektasien, Verkleinerung der knollenartigen Anteile des Rhinophyms und Besserung des Oberflächenreliefs [9].

Histologisch führt die orale Gabe von 13-cis-Retinsäure zu einem Rückgang der Entzündung in den oberen Koriumschichten, Verminderung des Begleitödems, sowie als wichtigste Wirkung zur Verkleinerung der Talgdrüsenazini mit Einschränkung der Talgproduktion [9, 13, 14, 15]. Landthaler konnte in einer Studie die Verkleinerung der Talgdrüsen in Abhängigkeit von der 13-cis-Retinsäure Dosierung nachweisen: Regression auf 60% bei einer Dosierung von 0,2 mg, auf 70% mit einer Dosierung von 0,5 mg und auf 80–90% mit einer Dosierung von 1,0 bis 2,0 mg/kg/ Körpergewicht/Tag [9].

Wir gaben beim zweiten Patienten präoperativ 0,5 mg/kg/KG/Tag über sechs Monate. Die erste Besserung zeigte sich schon nach drei Wochen. Während der Operationsphase wurde nur ein kurzes medikamentenfreies Intervall eingehalten. Trotz baldiger postoperativer Gabe (fünfter postoperativer Tag) der 13-cis-Retinsäure wurden keine Wundheilungsstörungen beobachtet. Im weiteren Verlauf traten keine Keloide auf. Rubinstein berichtete über sechs Aknepatienten, die nach 13-cis-Retinsäureeinnahme und Dermabrasion zwei bis fünf Monate postoperativ Keloide und hypertrophe Narben entwickelten [16]. Es bleibt zu diskutieren, ob es sich um die Einwirkung des Retinoides oder um eine Komplikation der Dermabrasion bei prädisponierten Patienten handelte. Keloide können bei zu tief ins Korium und subkoriale Gewebe reichenden Schleifungen auftreten [6, 8, 11, 12, 15, 17]. Abergel berichtete über einen modulierenden Effekt der Retinoide auf den Gewebemetabolismus mit Supprimierung der Kollagenase in vitro, eines Hauptenzyms des Kollagenstoffwechsels [1]. Dies könnte andererseits die Keloidentstehung fördern.

Zur operativen Therapie des Rhinophyms kam die Abtragung mit dem Skalpell und die Dermabrasion zur Anwendung. Die hochtourige Schleifung führten wir zur Feinmodellierung der Nase und zum Ausgleich der Übergangszonen in den Randgebieten durch. Die Intubationsnarkose erweist sich bei diesen Flächenausdehnungen für Patient und Operateur als vorteilhaft. Alternativ zur Skalpellabtragung kann der Eingriff mit Einmalrasierern durchgeführt werden [7]. Postoperativ erhielten die

Patienten einen dreitägigen Gazeschutzverband. Die Reepithelialisierung setzte rasch ein. Staindl berichtete über die Verwendung eines Fibrinklebers, der nach der Entfernung des Rhinophyms mit Hilfe eines Sprayverfahrens als dicker Fibrinfilm auf die Wundfläche gebracht wird [19]. Er dient zur Blutstillung und stellt gleichzeitig einen physiologischen Eiweißfilm dar. Eine zusätzliche Abdeckung des Wundgebietes ist nicht mehr notwendig [19]. Da fast alle Rosazeapatienten lichtempfindlich sind und wir glauben, daß die ultraviolette Strahlung von pathogenetischer Bedeutung bei der Rosazea ist, sollte zugleich auch zur Prävention von Hypo- und Hyperpigmentierungen ein UVA- und UVB-Lichtschutz verordnet werden.

Die Kombination der oralen 13-cis-Retinsäuregabe mit der Dermabrasion zeigt gute Behandlungsergebnisse und stellt unserer Ansicht nach die Therapie der Wahl bei Problempatienten mit Rhinophym und/oder Rosazea dar.

Danksagung: Die Firma Hoffmann-La Roche, Grenzach, übernahm freundlicherweise die Finanzierung der Farbabbildungen.

Literatur

1. Abergel RP, Meeker CA, Oikarinen H, Oikarinen AI, Uitto J (1985) Retinoid modulation of connective tissue metabolism in keloid fibroblast cultures. Arch Dermatol 121:632–635
2. Braun-Falco O, Plewig G, Wolff HH (1984) Dermatologie und Venerologie, 3. Auflage, Springer Berlin, S 630–649 und 1018–1028
3. Haneke E (1986) Klinik und Therapie der Rosazea. In: Jahrbuch der Dermatologie. Macher E, Knop J, Czarnetzki BM (Hrsg). Regensberg und Biermann, Münster, S 151–164
4. Hebra F v (1845) Z. K. K. Ges Ärzte Wien 2, B1, 148, 211 5
5. Hoting E, Paul E, Plewig G (1986) Treatment of rosacea with isotretinoin. Int J Dermatol 25:660–663
6. Karge HJ (1977) Rhinophym: Dermatochirurgische Möglichkeiten zur Behandlung. In: Konz B, Burg G (Hrsg) Dermatochirurgie in Klinik und Praxis, Bd I. Springer, Berlin, S 195–201
7. Konz B (1975) Zur operativen Behandlung des Rhinophyms. Hautarzt 26:211–214
8. Landes E (1984) Komplikationen und Risiken der Dermabrasion. In: Konz B, Braun-Falco O (Hrsg) Komplikationen in der operativen Dermatologie. Springer Verlag, Berlin, S 40–47
9. Landthaler M, Kummermehr J, Wagner A, Plewig G (1980) Inhibitory effects of 13-cis-retinoic acid on human sebaceous glands. Arch Dermatol Res 269:297–309
10. Nikolowski J, Plewig G (1981) Orale Behandlung der Rosazea mit 13-cis-Retinsäure. Hautarzt 32:575–584
11. Petres J (1977) Dermabrasion. In: Konz B, Burg G (Hrsg) Dermatochirurgie in Klinik und Praxis, Bd I. Springer, Berlin, S 211–213
12. Petres J (1985) Therapie des Rhinophyms. Hautarzt 36:433–435
13. Plewig G, Wagner A (1981) Anti inflammatory effects of 13-cis-retinoic acid. An in vitro study. Arch Dermatol Res 270:89–94
14. Plewig G, Nikolowski J, Wolff HH (1982) Action of isotretinoin in acne, rosacea and gramnegative folliculitus. J Am Acad Dermatol 6:766–785
15. Plewig G, Hennes R, Maas B, Mack-Hennes A (1986) Remissionsverhalten nach niedrigdosierter 13-cis-Retinsäuretherapie bei Acne papulo-pustulosa. Z Hautkr 61:1205–1210
16. Rubenstein R, Roenigk HH Jr, Stegman SJ, Hanke CW (1986) Atypical keloids after dermabrasion of patients taking isotretinoin. J Am Acad Dermatol 15:280–285
17. Schiller E (1983) Histologische Effekte der 13-cis-Retinsäuretherapie bei Rosazea. Inaugural-Dissertation, Dermatologische Klinik und Poliklinik der Ludwigs-Maximilians-Universität München
18. Schreus H Th (1950) Hochtouriges Schleifen der Haut (Ein neues Behandlungsverfahren) Z Haut Geschlechtskr 8:151–156

19. Staindl O (1987) Indikationen der Fibrinklebung zur lokalen Blutstillung und Gewebesynthese in der Dermatochirurgie. In: Petres J (Hrsg) Fortschritte der operativen Dermatologie, Band 3, Aktuelle Behandlungsverfahren. Springer Verlag, Berlin, S 36–47
20. Vogt E, Friederich HC (1982) Orale 13-cis-Retinsäure-Therapie bei Adenoma sebaceum symmetricum und schwersten Akne- und Rosazeaformen. Z Hautkr 58:646–667

Haartransplantation: Stand der Entwicklung

U. Halsner und M. Lucas

Unser Aussehen wird entscheidend von der Fülle und Form des Kopfhaares geprägt, da bedeutet der irreversible Verlust der Kopfbehaarung für die Betroffenen oft eine starke Beeinträchtigung ihres Wohlbefindens, abgesehen vom Verlust der natürlichen Schutzfunktion der Haare gegen Hitze, Kälte und UV-Strahlung.

Hier bietet die Haartransplantation eine Möglichkeit der Behandlung.

Das Hauptanwendungsgebiet der Haartransplantation ist heute neben den Formen von narbigen Alopezien auf Grund von Verbrennungen, Verletzungen oder umschriebenen Strahlenfällen die männliche Alopecia androgenetica. Hierbei kommt es unter dem Einfluß von Testosteron zu genetisch determinierten Haarausfallmustern.

Dieser irreversible Haarausfall beginnt mit dem Auftreten von Geheimratsecken, setzt sich entweder als Verlängerung der Stirn oder als Kahlstellen am Hinterkopf fort bis hin zur Ausbildung einer Vollglatze.

Selbst bei ausgeprägter Glatzenbildung gibt es temporal und okzipital Areale, die, trotz der Androgene, aufgrund ihrer speziellen genetischen Disposition vom Haarausfall nicht bedroht sind.

Die Grenze für diese Areale liegt temporal ca. 2 Querfinger oberhalb der Ohren, okzipital etwas unterhalb der Verbindungslinie der Helixkurven beider Ohren.

Der Erfolg der Haartransplantation beruht auf der Tatsache, daß in haartragenden Vollhautlappen oder freien Transplantaten, die aus sicheren Gebieten okzipital und temporal entnommen wurden, auch nach der Verpflanzung in ein alopezisches Rezeptorareal die genetische Information der transplantierten Zelle voll erhalten bleibt. Das vom Haarausfall nicht bedrohte temporale und okzipitale Gewebe behält nach Transplantation am Empfängerort seinen Charakter, nämlich Haare zu produzieren, dauerhaft bei. Andererseits produzieren Transplantate aus alopezischen Rezeptorarealen auch nach der Verpflanzung in behaarte Areale keine Haare. Dieses Phänomen wird nach Orentreich, einem der Väter der Haartransplantation, Spenderdominanz genannt. Aufgrund dieser Erkenntnisse ist die Haartransplantation aber prinzipiell nicht für diejenigen Patienten geeignet, deren Haarausfall auf fortschreitenden lokal entzündlichen bzw. narbenbildenden Erkrankungen beruht.

Grundsätzlich unterscheidet man bei der Haartransplantation nach Juri, Elliot, Nataf und Ohmori zwei Operationsmöglichkeiten: 1. die Schwenklappentechnik 2. die Verpflanzung freier, autologer Vollhauttransplantate, mit square grafts und strip grafts und die Methode nach Okuda-Orentreich, auf die ich gleich speziell eingehen möchte.

E. Haneke (Hrsg.)
Gegenwärtiger Stand der operativen Dermatologie

Haartransplantationen mit der Schwenklappenmethode haben den Vorteil eines sofortigen Haarwachstums im Empfängerbereich sowie eine größtmögliche Haardichte. Ästhetisch ungünstig wirkt sich hingegen der krasse Übergang zwischen völlig dicht behaartem Lappen und kahler Kopfhaut aus, der oftmals nach hinten gerichtete Haarwuchs und eine dadurch mehr oder weniger auffällige depigmentierte Narbe als Haarlinie.

Im Vergleich hierzu bietet die Verpflanzung kleiner kreisrunder Vollhauttransplantate nach der Methode Okuda-Orentreich eine größere Flexibilität im Hinblick auf Anordnung und Wuchsrichtung der Haare im Empfängerbereich. Voraussetzung für ein gutes kosmetisches Ergebnis ist ein konsequentes Behandlungskonzept sowie die strenge Auswahl geeigneter Patienten. Auswahlkriterien sind hierbei besonders die spendbare Transplantatanzahl, Haardichte und Haarstruktur. Patienten, deren Spenderfläche nicht in sinnvoller Relation zur Größe der Empfängerfläche steht, so daß die erforderliche Transplantanzahl für ein ästhetisches Ergebnis nicht erreicht werden kann, muß konsequent vom Beginn einer Behandlung abgeraten werden.

Lassen Sie mich nun die Methode von Okuda-Orentreich im einzelnen erläutern:

Es werden aus den sicheren Spenderregionen am aufrecht sitzenden Patienten exakt geschnittene runde Vollhauttransplantate von 3–4 mm in lokaler Anästhesie entnommen. Dabei ist unbedingt darauf zu achten, daß der Bohrkopf parallel zu den Haarschäften geführt wird. Eine Abweichung von dieser Richtung führt zur Zerstörung vieler Haarwurzeln mit nachfolgend äußerst häßlicher Narbenbildung und nur vereinzelt sprießenden Haaren. Im allgemeinen genügt eine kurzzeitige Kompression der Wundfläche für eine vollständige Blutstillung. Das vollständige Vernähen der Donorregion, wie es von einigen Autoren propagiert wird, halten wir für nicht erforderlich.

Anschließend werden die Bohrlöcher im Empfängerbereich angelegt.

Danach werden die Transplantate schonend eingesetzt. Bei ungenügender Blutstillung und nicht exaktem Einsetzen der Transplantate kommt es zur häßlichen Kopfsteinpflasterbildung und divergierendem Haarwuchs. Pro Sitzung können etwa 80–120 Transplantate verpflanzt werden.

Aufgrund der Größe der Transplantate kommt es zu einem büschelförmigen Wachstum der Haare, das als unästhetisch empfunden wird. Dieses kann nur durch weitere Transplantationen behoben werden, wobei meistens nach dem von Unger vorgeschlagenen Schema vorgegangen wird. Für die Behandlung einer Stirnglatze ist eine viermalige Transplantation, für eine Behandlung im Tonsurbereich eine zwei- bis dreimalige Transplantation notwendig.

Damit läßt sich bei entsprechend großer Spenderfläche ein ästhetisch ansprechendes Ergebnis erzielen.

Ziel einer Haartransplantation ist es immer, daß sie durch die geschickte Verteilung der Spenderfläche quasi unsichtbar bleibt.

Der Übergang zwischen den transplantierten Flächen und dem Resthaar sollte fließend sein. Besonders die Stirnhaargrenze stellt hier eine Problemzone dar. Die natürliche Haarlinie ergibt sich durch eine langsam ansteigende Verdichtung von Haaren in occipitaler Richtung, wohingegen durch den Büscheleffekt der Transplantate und die gleichmäßig dichte Haarstruktur der transplantierten Haare eine starre Grenze geschaffen wurde.

Seit einigen Jahren bemüht man sich durch die Verwendung immer kleinerer Transplantatdurchmesser und das Zerteilen von Transplantaten in immer feinere Transplantate, nämlich die sogenannten mini- oder micrografts, eine der Natur angenäherte Haarlinie zu schaffen.

Als micrograft wird ein Transplantat mit 1–2, als mini graft ein Transplantat mit 3–5 Haaren bezeichnet. Diese feinen Transplantate einzupflanzen, ist eine arbeitsintensive und zeitaufwendige Methode, aber sie rechtfertigt die Mühen durch ein wesentlich ästhetischeres Aussehen des Patienten.

Ein weiterer Schritt ist nicht nur die nachträgliche Verfeinerung der Haarlinie, sondern die vollständige Behandlung einer Glatze ausschließlich mit mini-grafts. Durch diese Methode läßt sich der unerwünschte Büscheleffekt fast vollständig eliminieren. Lassen Sie mich deshalb das von Lucas modifizierte Verfahren erläutern.

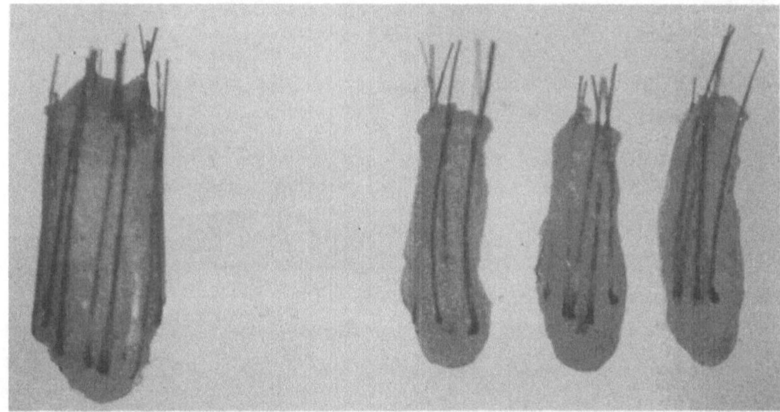

Abb. 1. Minigrafts im Vergleich zum Standardtransplantat

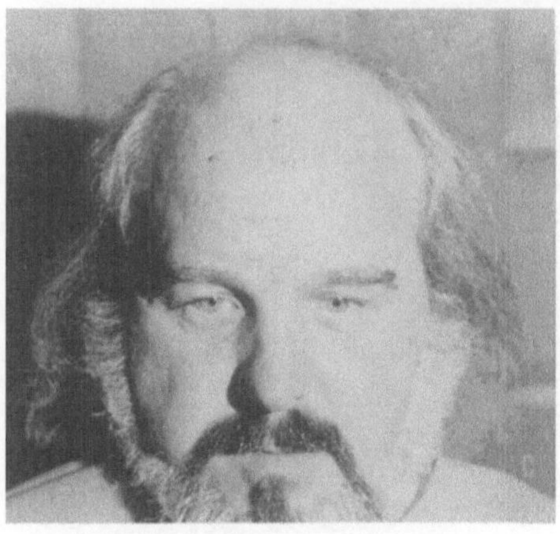

Abb. 2. Befund vor der Behandlung

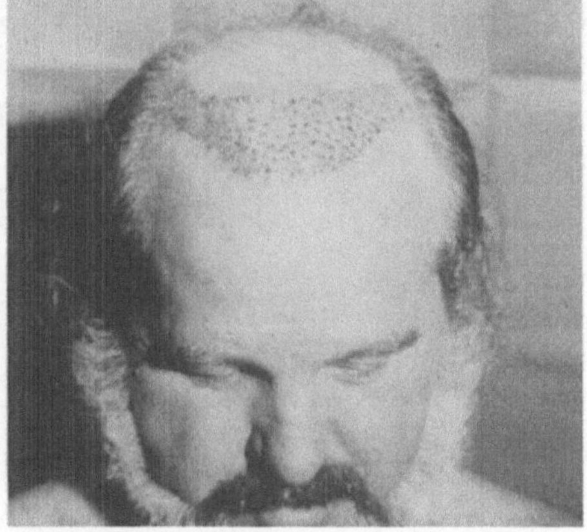

Abb. 3. Befund während der Behandlung

Ein 3 mm Durchmesser Standard-Transplantat wird gedrittelt (Abb. 1).

Aus 80 Transplantaten werden so 240 minigrafts gewonnen und nicht, wie bei anderen Autoren angegeben, in Stichinzisionen, sondern in Empfangsstellen eingesetzt, die mit einem handgefertigten Spezialbohrer von 1,6 mm Durchmesser angelegt werden (Abb. 2–5).

Diese Technik setzt längere Erfahrung in der Haartransplantation und ein exakt eingespieltes Operationsteam voraus.

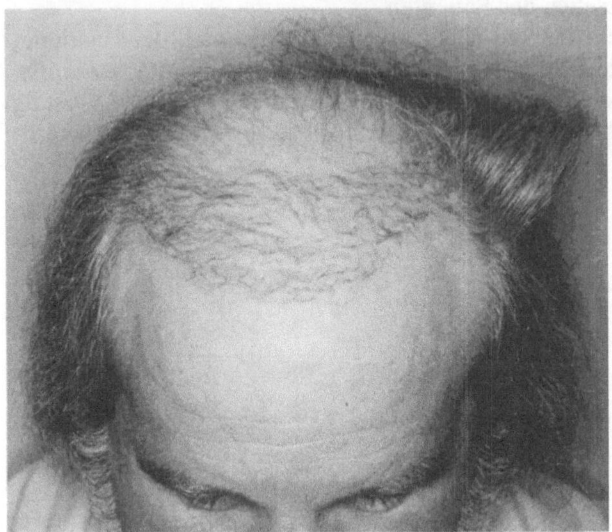

Abb. 4. Befund 3 Monate nach der Behandlung

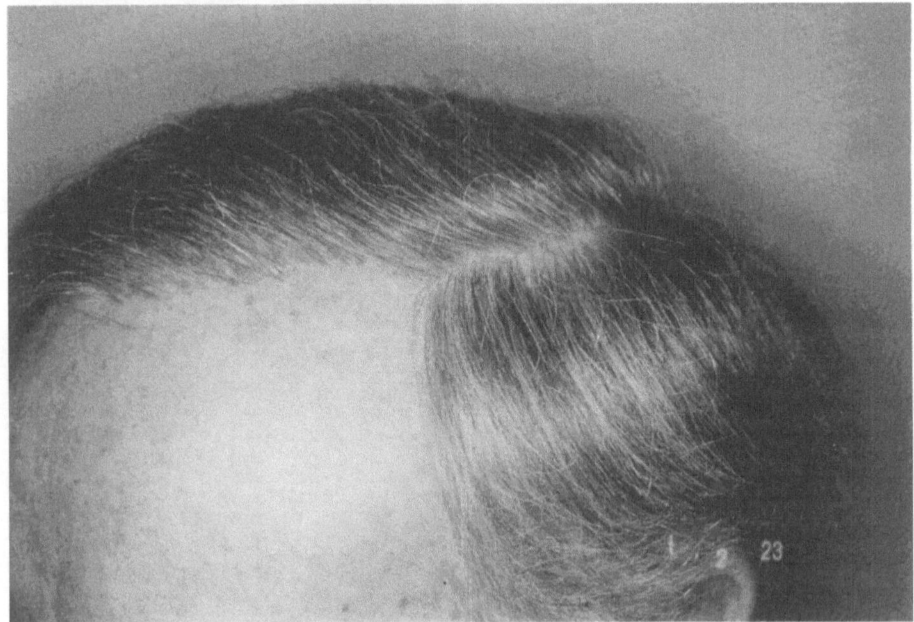

Abb. 5. Haarlinie ausschließlich mit minigrafts

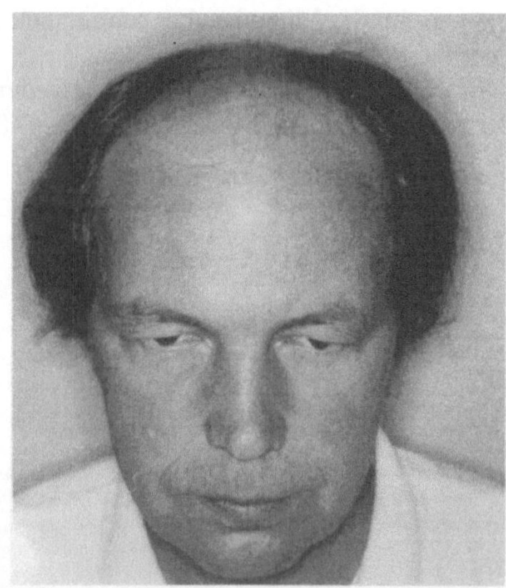

Abb. 6. Befund vor der Behandlung mit minigrafts

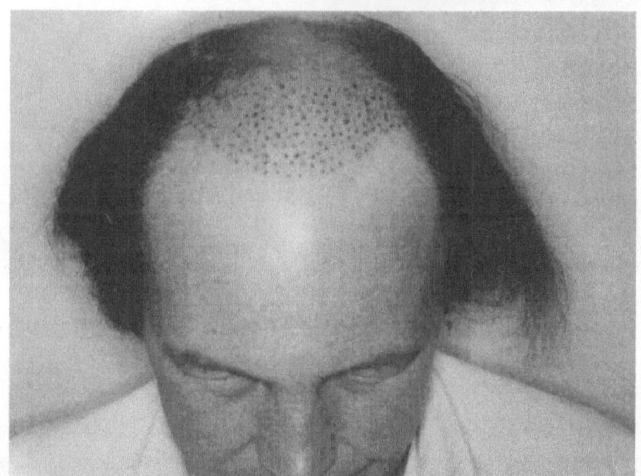

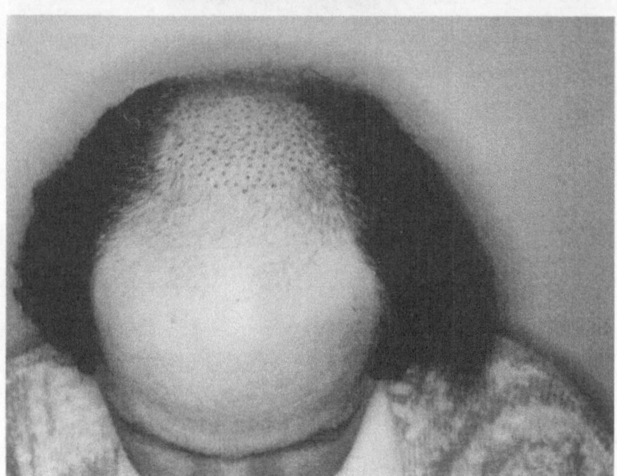

Abb. 7a–c. Befund während der Behandlung

Als Lohn der Mühe ist aber schon nach der 1. Sitzung ein überzeugendes Ergebnis sichtbar.

In weiteren Operationen kann entweder das 1. Areal verdichtet, oder ein benachbartes Areal behandelt werden (Abb. 6–8).

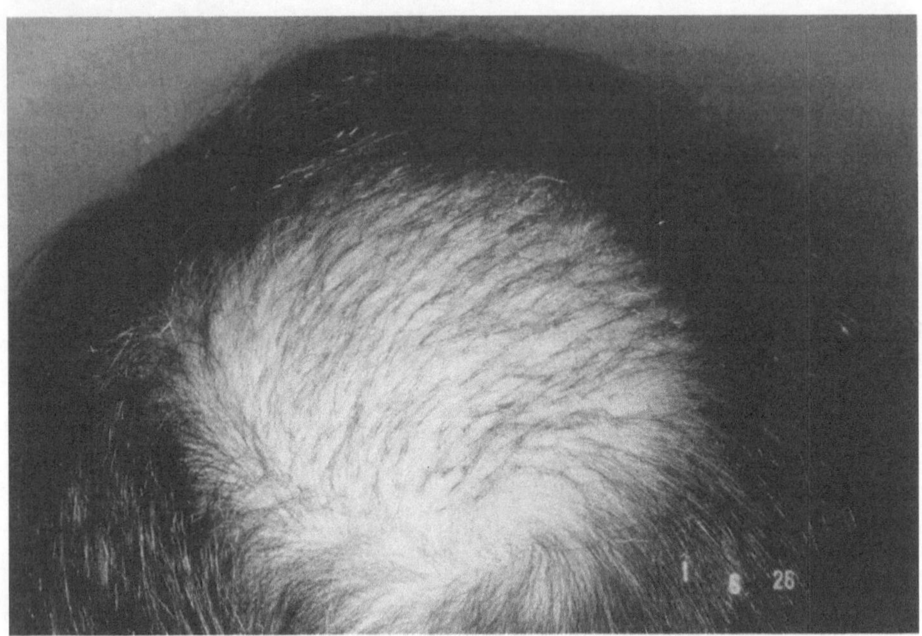

Abb. 7c

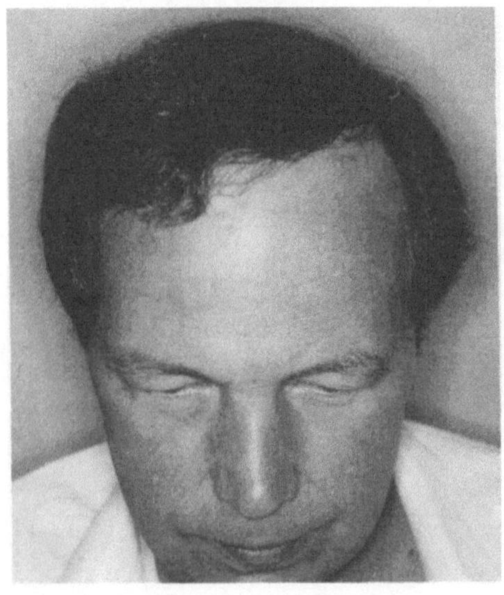

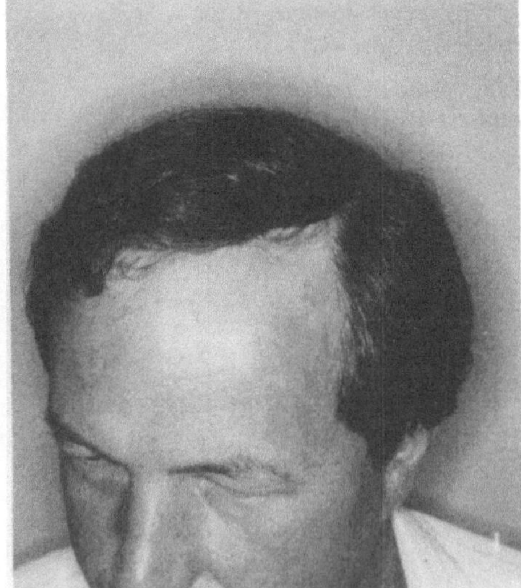

a **b**

Abb. 8a–b. Befund nach der Behandlung

Durch diese Methode war es uns erstmals möglich, auch Augenbrauen ästhetisch befriedigend zu korrigieren. Mit micrografts von 1–2 Haaren und Bohrlöchern, die im Empfängerbereich mit einem Durchmesser von 1,0–1,2 mm angelegt wurden, bietet der Haarersatz mit micrografts entscheidenden Vorteil gegenüber anderen Methoden, z. B. der Kunsthaar-Implantation.

Da die Ergebnisse mit minigrafts für uns so überzeugend ausfielen, haben wir seit Mai 1986 die Standard-Operation nach Okuda-Orentreich gestoppt und seither 1026 Operationen an 483 Patienten ausschließlich mit minigrafts durchgeführt.

Die ästhetischeren Ergebnisse und die positiven Reaktionen unserer Patienten haben uns in unserer Arbeitsweise bestätigt.

Rekonstruktive Techniken bei narbigen Alopezien

R. Kaufmann

Einführung

Narbig-atrophische Zustandsbilder mit sichtbarer Alopezie im Kopfschwarten- oder Augenbrauenbereich finden sich abgesehen von kongenitalen Störungen (Aplasia cutis) im Gefolge diverser dermatologischer oder internistischer Grunderkrankungen (z. B. LE, Lepra, Lichen planus, Sarkoidose, Pyodermien, Mykosen, Arteriitis temporalis u. a.) und exogen traumatischer Noxen (physikalisch, chemisch). Können in akuten resp. aktiven Krankheitsphasen systemische oder lokale Therapeutika von Nutzen sein, so bleibt zur Korrektur narbiger Residuen lediglich der operative Eingriff.

Anzahl, Lokalisation, Ausdehnung und Konfiguration der Narbenherde, aber auch das Geschlecht und Alter der Betroffenen sind multiple Einflußgrößen, welche ein individuell ausgerichtetes therapeutisches Konzept begründen. Dem Dermatochirurgen stehen an operativen Möglichkeiten unterschiedlich modifizierte Nahlappenplastiken, Reduktionen und schließlich die verschiedenen Techniken der Haartransplantationen zur Verfügung. Um im jeweiligen Einzelfall ein optimales Resultat erzielen zu können, wird meist ein mehrzeitiges Vorgehen mit kombinierter Anwendung einander ergänzender Verfahren erforderlich. Die Implantation synthetischer Kunstfasern kann aufgrund der ungelösten immunologischen Probleme und den zu erwartenden Komplikationen [12, 24] als mögliche Alternative zu den genannten Techniken derzeit hingegen noch nicht empfohlen werden.

Da bei allen genannten Methoden keine neuen Haare geschaffen, sondern noch vorhandene lediglich möglichst vorteilhaft umverteilt werden, ist es anzuraten, den zu erwartenden Erfolg sowie die eventuell notwendige Anzahl an Operationen eher kritisch zu bemessen.

Nahlappenplastiken

Bei günstiger Größe, Lokalisation und Konfiguration des Narbengebietes können nach Exzision derselben zur Defektdeckung unterschiedlich konzipierte Nahlappen (Rotationen, Transpositionen, Verschiebungen) zur Anwendung gelangen [5, 26]. Die Mobilisierbarkeit der Kopfschwarte darf hierbei allerdings nicht überschätzt werden. Ausgedehnte vaskularisierte Lappenplastiken (z. B. präaurikulär, retroaurikulär oder temporoparietookzipital gestielt), die von verschiedenen Operateuren zur

E. Haneke (Hrsg.)
Gegenwärtiger Stand der operativen Dermatologie

Deckung bei androgenetischer Alopezie [5] bevorzugt werden, sind nicht ohne Risiken und setzen deshalb entsprechende Erfahrung und Kenntnisse in der Methode voraus. Bei unilateralem narbigem Augenbrauenverlust kommen Schwenklappen von der Gegenseite nur bei breiter buschiger kontralateraler Braue und nachgewiesener arterieller Versorgung des schmalen Lappenstiels in Betracht, sind jedoch den einfachen Möglichkeiten der Transplantation unterlegen [14, 17].

Reduktionsplastiken

Die Alopeziereduktion verfolgt das Ziel einer flächenmäßigen Verkleinerung oder im Idealfalle einer vollständigen Entfernung des Narbenareals. Meist sind serienweise Exzisionen oder ergänzende Transplantationen erforderlich. Anders als bei den unter verschiedenen Namen bekannten Verfahren zur operativen Verkleinerung einer androgenetischen Alopezie (male pattern reduction, minireductions, réduction tonsurale) [2, 23, 25] sind schematisierte Schnittführungen meist nicht sinnvoll, sondern die Konfiguration der Exzision richtet sich vielmehr nach derjenigen des Narbengebietes (Abb. 1). Die Exzision sollte nicht zu breit gewählt werden, um einen Primärverschluß auf jeden Fall zu gewährleisten. Zur Tiefe hin erfolgt sie durch die Galea hindurch. Entscheidend ist eine ausgiebige Mobilisation unterhalb der Faszie. Eine Unterminierung im subkutanen Bereich hätte Gefäßverletzungen und Schädigungen benachbarter Haarfollikel zur Folge. Die Wunde wird zweischichtig ver-

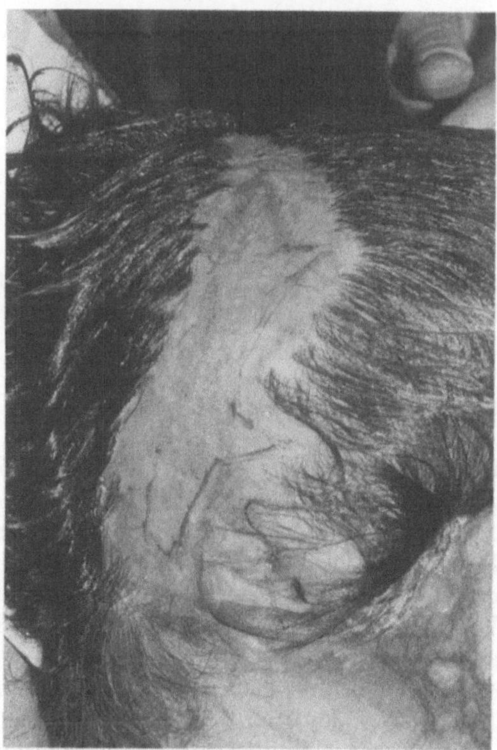

Abb. 1. Narbige Alopezie rechts parietal mit partiellem Verlust der Ohrmuschel. Eingezeichnete Schnittführung zur Reduktionsplastik entsprechend der Läsionskonfiguration mit zipfeligen Ausläufern

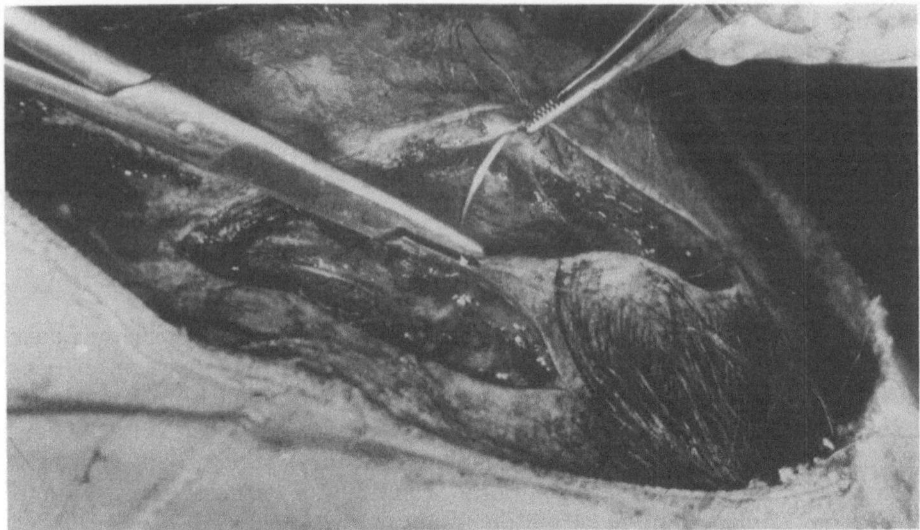

Abb. 2. Reduktionsplastik. Gesonderte versenkte Einzelknopfnähte zur Galeaadaptation. Anschließend spannungsfreier Hautverschluß

schlossen mit versenkter Naht der Galea (Abb. 2) und Klammern resp. Naht der Haut. Wundheilungsstörungen, Hämatome, hypertrophe oder dehiszente Narben und Haarverluste in angrenzenden Bezirken sind insgesamt selten und resultieren vor allem bei ungenügender oder fehlerhafter Mobilisation und übertrieben großer Schnittführung [20].

Gewebexpander haben entscheidende neue Impulse in der operativen Reduktion großflächiger Narbenbezirke des Skalpbereiches gesetzt. Unterhalb der Galea werden die sukzessive aufzufüllenden Silikonballons zur Hautüberdehnung der benachbarten Kopfschwartenbezirke passager implantiert und schließlich im Rahmen der Reduktions- oder Lappenplastik wieder entfernt [3, 15].

Haartransplantationen

Die ursprünglich vom japanischen Dermatologen Okuda [21] zur Behandlung narbiger Alopezien erdachte Technik der Autotransplantation ausgestanzter haartragender Vollhautzylinder wurde später durch Orentreich [22], der auch den Begriff der Donordominanz prägte, für androgenetische Alopezien inauguriert. Dieses "punch grafting" hat seither, abgesehen von Modifikationen der technischen und operativen Details, wenig Änderung erfahren und findet sich an anderer Stelle ausführlich abgehandelt [4, 8, 9, 10, vgl. auch Beiträge Halsner, Landes]. Eine Bereicherung stellen in den vergangenen Jahren zweifelsohne die Möglichkeiten der „mini“- und „micrografts“ dar [16, 19]. Weniger gebräuchlich sind schließlich die Verpflanzungen quadratischer, elliptischer oder streifenförmiger Transplantate.

Sämtliche Methoden können bei narbigem Haarverlust zur Korrektur herangezogen werden, beispielsweise auch ergänzend oder in Kombination mit Reduktionsplastiken. Beim Stanztransplantationsverfahren werden standardmäßig etwa 4 mm große Löcher in der narbigen Empfängerregion ausgebohrt. Stanzlochblutungen sind hier anders als bei androgenetischer Alopezie [7] kaum ein Problem. Zur Hämostase setzen wir kleine ausgestanzte Gelatinetampons bis zur endgültigen Implantation der punchgrafts ein [6]. Während bei androgenetischem Haarverlust ein allseitiger Zwischenraum von einem Stanzendurchmesser empfohlen wird, sollte dieser bei narbiger Alopezie aufgrund der gestörten Trophik in erster Sitzung eher größer gewählt werden. Die Donorregion legt man in dicht behaarte Areale, bei Männern mit zu erwartendem zusätzlichem androgenetischem Haarausfall bevorzugt nach occipital in den sicher verbleibenden Resthaarbezirk. Wegen der Transplantatschrumpfung sollte der Stanzendurchmesser hier etwa 0,25 bis 0,5 mm größer gewählt werden als in der Empfängerregion. Parallel zur Haarwuchsrichtung bohrt man die Stanze schräg ein und lagert die ohne Quetschung zu entnehmenden Zylinder auf kühlen feuchten Kochsalzkompressen. Überschüssiges Fett und abgeschnittene Haarpartikel sind sorgfältig und schonend zu entfernen. Besonders einfach gestaltet sich der Verschluß der Donorregion [1], wenn man die parallelen Stanzlochreihen linear durchtrennt und die ineinander verschobenen zackigen Wundränder durch wenige umgreifende Situationsnähte adaptiert. Beim Implantieren ist die allgemeine Haarwuchsrichtung zu respektieren. In dünnen Narbenbezirken kommt die von Nordström [18] beschriebene Schrägimplantation zur Anwendung. Die frisch eingesetzten Transplantate können beispielsweise mit Hilfe eines Acrylatklebers in der gewünschten Position fixiert werden (Abb. 3). Als einfacher Druckverband bei Transplantationen im Skalpbereich eignet sich die von Lebovitz und Dzubow mitgeteilte Technik [11]. Nach

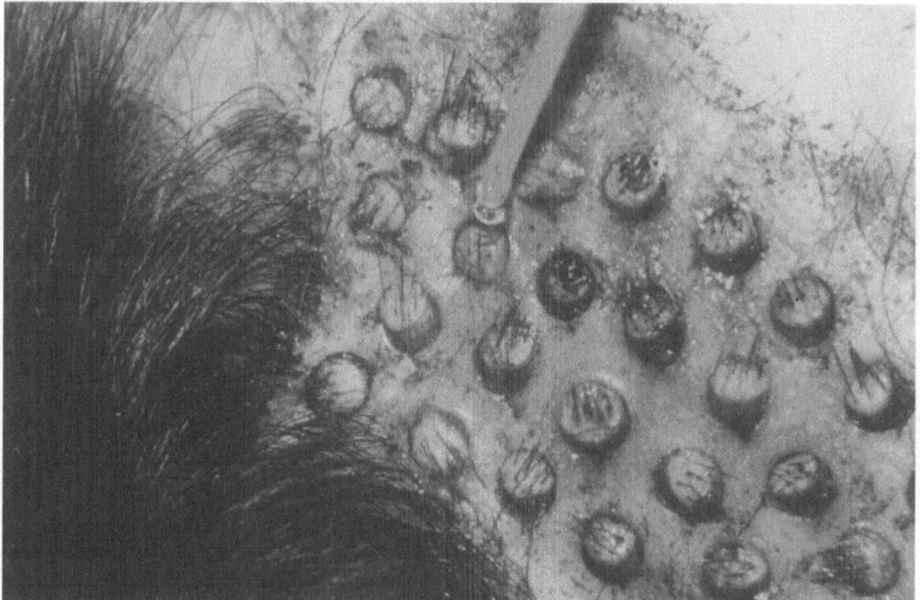

Abb. 3. Fixation der schrägimplatierten Zylinder mit überschichtetem Acrylatkleber

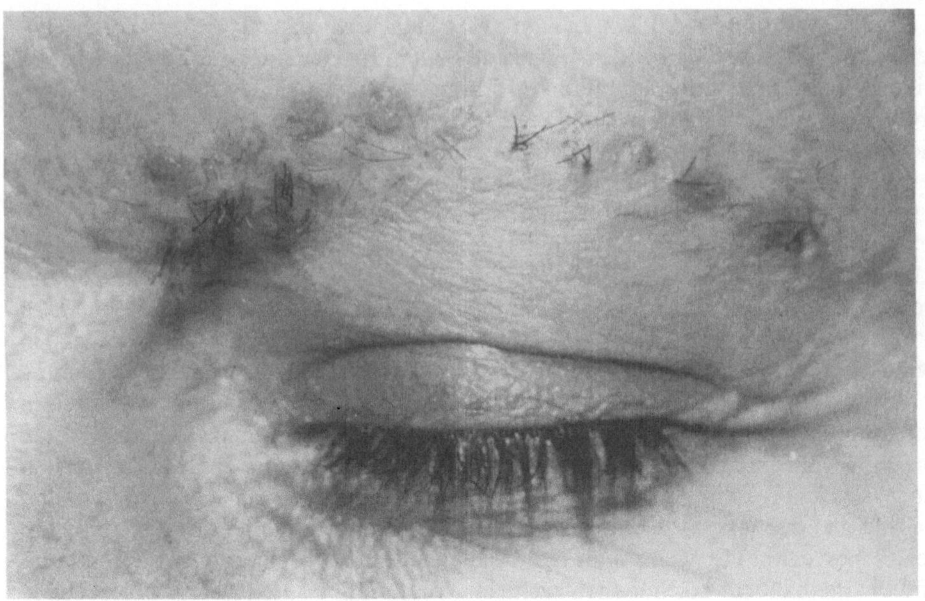

a

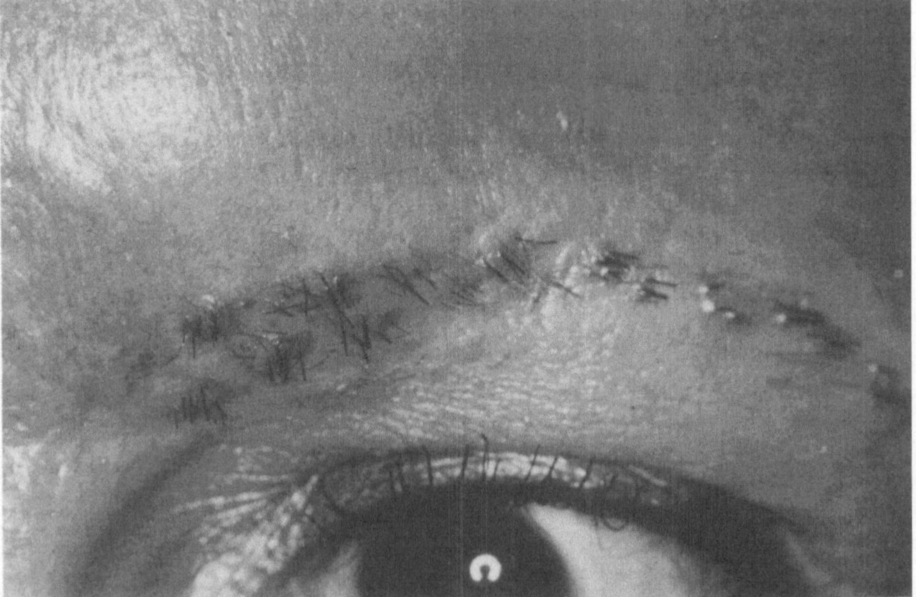

b

Abb. 4a, b. a) Narbige Alopezie im Augenbrauenbereich. Zustand nach zweiter Punchgraft-Sitzung. Haarwuchs aus den Stanzen der ersten Sitzung, noch passagere Alopezie 4 Wochen postoperativ in den in zweiter Sitzung implatierten Zylindern; **b)** Kräftiger parallel ausgerichteter Haarwuchs 3 Monate später in allen Zylindern. Ergänzendes Auffüllen der Zwischenräume mit minigrafts notwendig

postoperativem Effluvium ist mit einem Wiederwachstum der Haare in den Transplantaten nach etwa 2 bis 3 Monaten zu rechnen.

Bei narbigem Verlust der Augenbraue kann in gleicher Weise vorgegangen werden (Abb. 4a, b). Neben der punchgraft-Methode [17, 27] lassen sich alternativ, auch für einen partiellen Ersatz, unterschiedlich lange und breite Streifentransplantate einsetzen [13]. Zur Komplettierung und Optimierung des kosmetischen Resultates sind meist abschließend, wie auch im Skalpbereich, „minigrafts" und „micrografts" mit nur wenigen Haaren in den verbliebenen Zwischenräumen oder sichtbaren Randzonen in kleine Schlitze zu implantieren. Das hierzu notwendige Instrumentarium umfaßt lediglich ein Stichskalpell, Metallstifte zum Offenhalten der Inzisionen sowie eine feine Schere und Pinzette zum Präparieren der Transplantate aus zerteilten Stanzzylindern.

Komplikationen bei Haartransplantationen sind nur in Einzelfällen bekannt, die Mehrzahl der Fehler (z. B. zu große Transplantate mit zentraler Ischämie, ungünstige Transplantatabstände, fehlerhafte Haarwuchsrichtung, zu tiefer Haaransatz oder ungeschickte Plazierung von Augenbrauen u. a.) lassen sich bei entsprechend gewissenhafter Planung, sorgfältiger Durchführung des eigentlich einfachen, anspruchslosen Verfahrens und nötiger Sachkenntnis weitgehend vermeiden.

Literatur

1. Alt TH Sr (1984) Evaluation of donor harvesting techniques in hair transplantation. J Dermatol Surg Oncol 10:799–806
2. Bosley LL, Hope C, Montroy RE (1978) MPR for surgical reduction of male pattern baldness. Curr Ther Res 25:281–287
3. Gruber RP (1987) Skin expansion. In: Epstein E, Epstein E (Hrsg) Skin Surgery WB Saunders, Philadelphia. S 636–641
4. Halsner U (1987) Haartransplantationen – Möglichkeit des operativen Haarersatzes; Methodik und Erfahrungen. Akt Dermatol 13:47–51
5. Kabaker SS (1987) Flap procedures in hair replacement surgery. In: Epstein E, Epstein E Jr (Hrsg) Skin Surgery. WB Saunders. Philadelphia. S 299–319
6. Kaufmann R, Landes E (1983) Haartransplantation – Gelatinetampons zur Hämostase. Z Hautkr 58:1139–1141
7. Kaufmann R (1984) Zum Problem der Hämostase bei Haartransplantationen. In: Müller RPA, Friederich HC, Petres J (Hrsg) Operative Dermatologie im Kopf-Hals-Bereich. Springer, Berlin Heidelberg New York Tokyo, S 332–336
8. Kaufmann R, Landes E (1986) Zur dermatochirurgischen Behandlung narbiger Alopezien. Akt Dermatol 12:75–79
9. Kaufmann R, Landes E (1987) Dermatologische Operationen. Thieme, Stuttgart New York, S 129–139
10. Landes E (1984) Haartransplantationen – Indikation und Problematik. In: Müller RPA, Friederich HC, Petres J (Hrsg) Operative Dermatologie im Kopf-Hals-Bereich. Springer, Berlin Heidelberg New York Tokyo, S 324–331
11. Lebowitz PE, Dzubow M (1980) A pressure dressing on the scalp by a modified Russian technique. J Dermatol Surg Oncol 6:259–263
12. LePaw MI (1979) Complication of implantation of synthetic fibers into scalp for "hair" replacement. J Dermatol Surg Oncol 5:201–204
13. Lewis LA, Resnik SS (1979) Strip and punch grafting for alopecia of the eyebrow. J Dermatol Surg Oncol 5:557–558
14. Longocre JJ, DeStefano GA, Holmstrand K (1962) Reconstruction of the eyebrow: graft versus flap. Plast Reconstr Surg 30:638

15. Manders EK, Schenden MJ, Furrey JA, Hetzler PT, Davis TS, Graham WP (1984) Soft-tissue expansion: Concepts and complications. Plastic Reconstr Surg 74:493–507
16. Marrit E (1984) Single hair transplantation for refinement of the hairline: a practical solution. J Dermatol Surg Oncol 10:962–966
17. Nordström REA (1977) Eyebrow reconstruction by punch hair transplantation. Plast Reconstr Surg 60:74–76
18. Nordström REA (1979) Punch hair grafting under split-skin grafts on scalps. Plast Reconstr Surg 64:9–12
19. Nordström REA (1981) "Micrografts" for improvement of the frontal hairline after hair transplantation. Aesthetic Plastic Surg 5:97–101
20. Norwood OTR, Shiell RC, Morrison D (1983) Complication of scalp reductions. J Derm Surg Oncol 9:823–835
21. Okuda S (1939) Klinische und experimentelle Untersuchungen über die Transplantation von lebenden Haaren. Jap J Dermatol 46:135–138
22. Orentreich N (1959) Autografts in alopecias and other selected dermatologic conditions. Ann NY Acad Sci 83:463–479
23. Rabineau P (1981) Réduction chirurgicale d' une calvitie. J Med Esthet Chir Derm 8:119–120
24. Schwartz RS, Downham TF (1980) Dangers of synthetic fiber implantation for baldness. Cutis 25:491–492
25. Unger WP (1983) Concomitant mini reductions in punch hair transplantation. J Dermatol Surg Oncol 9:338–392
26. Vallis CP (1982) Surgical treatment of cicatricial alopecia, including scalp and other hair-bearing areas. In: Vallis CP (Hrsg) Hair Transplantation for the Treatment of Male Pattern Baldness. CC Thomas, Springfield, Illinois, S 338–420
27. Watson PE, Little WD Jr, Fields JP (1970) Treatment of eyebrow loss with punch hair transplants. Cutis 6:176–178

Operative Therapie der myxoiden Pseudozyste

E. Haneke

Zusammenfassung

Ätiologie und Pathogenese der digitalen myxoiden Pseudozyste sind noch umstritten. Histologische, immunhistochemische und ultrastrukturelle Untersuchungen haben jedoch gezeigt, daß es zunächst zu einer multifokalen myxoiden Degeneration des Bindegewebes im proximalen Nagelfalz kommt, die zu einem unilokulären Hohlraum wird, der schließlich Verbindung zum Gelenk bekommt. Die intraartikuläre Injektion steriler Methylenblau-Lösung macht diese Verbindung mit dem Gelenk und die meist erhebliche Ausdehnung der Pseudozyste sichtbar. Mit einer Operationslupe und feinstem Instrumentarium kann der gesamte pseudozystische Bezirk reseziert werden. Der Operationsdefekt wird primär oder durch einen kleinen Schwenklappen verschlossen. Rezidive wurden mit dieser Methode bisher bei Nachbeobachtungszeiten von 6 Monaten bis 7 Jahren nicht beobachtet.

Ätiologie und Pathogenese der digitalen myxoiden Pseudozyste (DMPC) sind noch unklar, was sich in zahlreichen Synonyma widerspiegelt: Synovialcyste [14, 18], periartikuläres Fibrom der Haut [23], zystisches Knötchen der Fingergelenke [20], myxomatöse Degenerationszyste der Haut und Subkutis [11], Dorsalzyste [17], cutane myxoide Cyste [15], Mucinosis pseudocystica digitorum [25], distales dorsales interphalangeales Ganglion [21], digitale muzinöse Pseudozyste [9], fokale myxoide Degeneration [26], Mukoidzyste [1] usw.

DMPC sind runde bis ovale, weiche bis gummiartige, zystische bis fluktuierende Tumoren im proximalen Nagelwall neben der Medianlinie des Fingers. Sie erscheinen im allgemeinen als Einzelherd. Transillumination bestätigt die zystische Natur der Veränderung. Sie sind an Fingern weitaus häufiger als an Zehen und sollen bei Frauen zweimal häufiger vorkommen als bei Männern. Die Haut über der DMPC ist gewöhnlich verdünnt, glatt ausgezogen und neigt zur Ruptur, wodurch eine gelatinöse bis hochvisköse, gelblich-klare Masse austritt. Durch Druck auf die Matrix, manchmal auch Ruptur nach unten in die Nageltasche, kommt es zur Nageldeformation, meist in Form einer breiten Rinne, selten mit Rillen- und Wellenform. Sehr selten sind subunguale DMPC. Häufig findet man eine degenerative Osteoarthritis und Heberden-Knötchen [9, 10, 12, 13, 16, 24].

Histologisch sieht man, daß die DMPC durch eine multifokale myxoide Degeneration des Bindegewebes entsteht und schließlich zu einem mit dichtem Bindegewebe abgegrenzten Hohlraum wird. Eine synoviale Auskleidung läßt sich weder immunstochemisch noch elektronenmikroskopisch nachweisen. In der Wand findet man hingegen Desmin-positive Zellen, die sich elektronenmikroskopisch als Myofibroblasten darstellen [12]. Somit weist die DMPC dieselben histologischen und ultrastrukturellen Charakteristika wie ein Ganglion auf [8, 19].

E. Haneke (Hrsg.)
Gegenwärtiger Stand der operativen Dermatologie

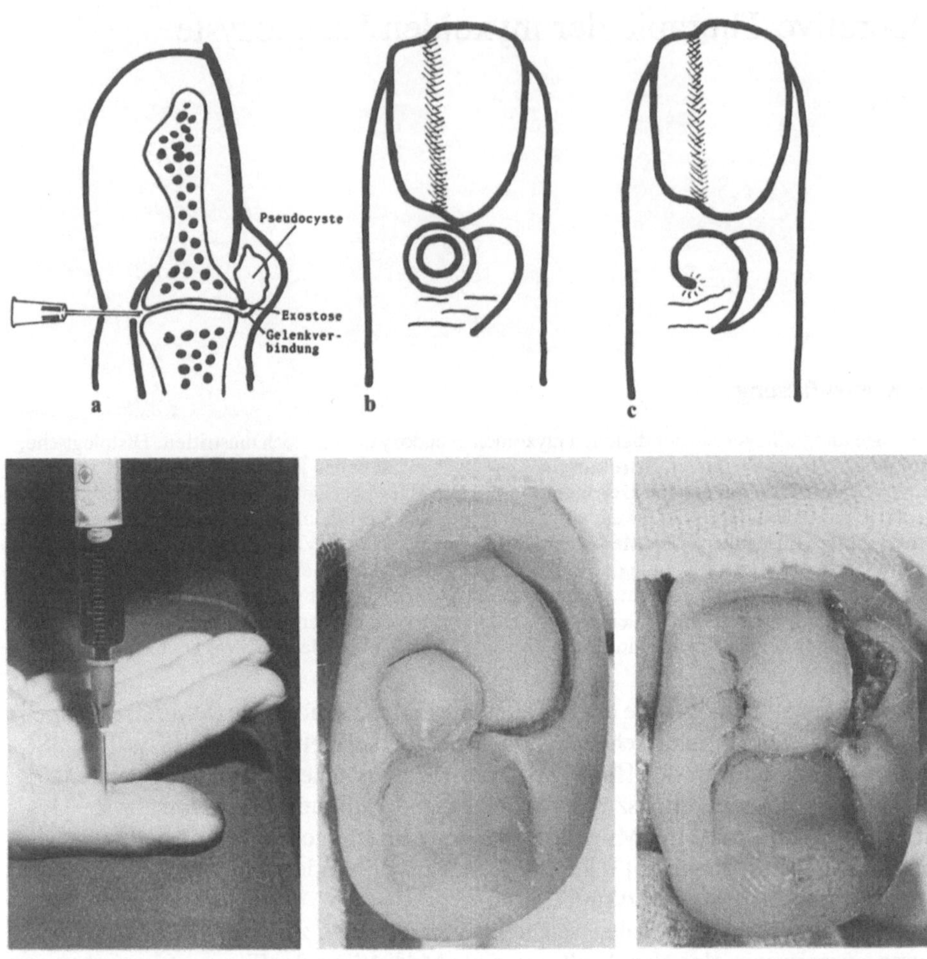

Abb. 1a–f. Methodik der operativen Therapie der myxoiden Pseudozyste. Schematische Darstellung. **a), d)** Injektion einer sterilen Methylenblaulösung in das distale Interphalangealgelenk von volar paramedian; **b), e)** Umschneidung der äußerlich sichtbaren Pseudozyste und eines kleinen Schwenklappens; **c), f)** Defektdeckung nach Ausräumung der pseudozystisch degenerierten Bindegewebsanteile des proximalen Nagelwalls, der kleine Sekundärdefekt heilt per secundam

Zahlreiche Behandlungsverfahren sind vorgeschlagen worden: Injektion von Hyaluronidase, Proteasen, Verödungsmitteln oder Steroidkristallen, Chemokaustik mit Salpetersäure, Phenol oder Trichloressigsäure, Elektrokaustik, Kürettage, wiederholte Punktion mit Expression des Inhaltes oder einfache Exzision haben eine hohe Rezidivrate [2, 6, 7, 13, 24]. Röntgentherapie [10] ist wegen der Folgen bei insgesamt sehr schlechten Ergebnissen obsolet. Recht gute Ergebnisse wurden hingegen mit Kryotherapie erzielt [3, 4].

Wir bevorzugen eine radikale chirurgische Methode, die eine hohe Heilungsrate, gute kosmetische und funktionelle Ergebnisse bringt [16, 21] und außerdem die histologische Diagnosesicherung ermöglicht.

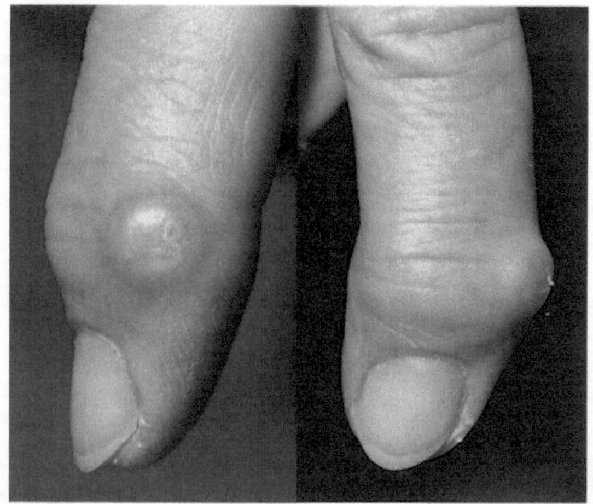

a

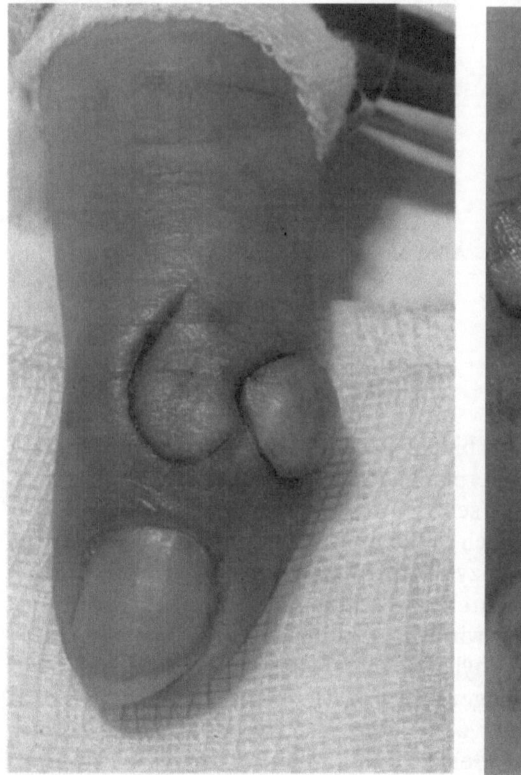

b

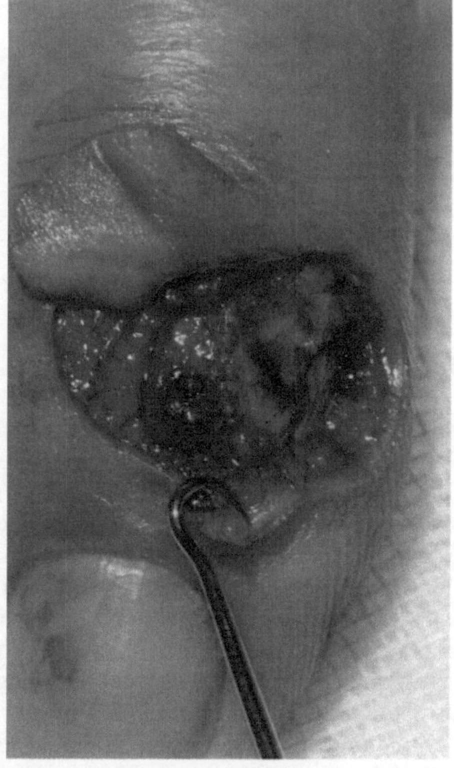

c

Abb. 2a–e. Myxoide Pseudozyste des linken, schwer arthrotisch veränderten Zeigefingers, **a)** Präoperativer Befund; **b)** Umschneidung der Pseudozyste und des Schwenklappens; **c)** Darstellung der wirklichen Ausdehnung der Pseudozyste und der Verbindung zum Gelenk; **d)** Zustand bei Operationsende; **e)** Zustand 1 Jahr nach der Operation

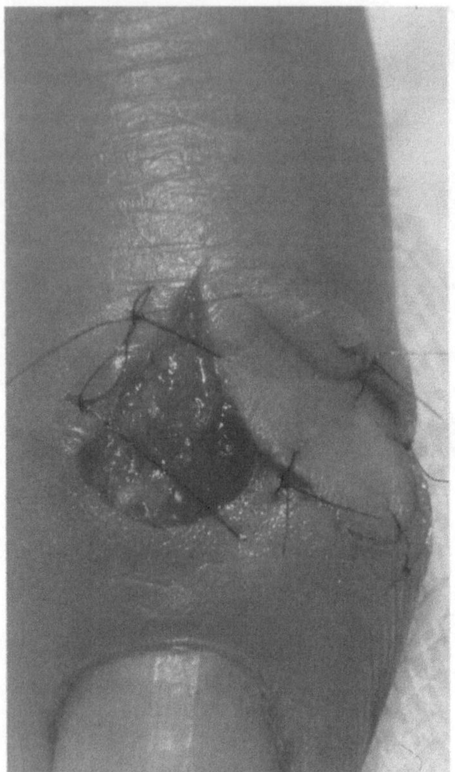

Abb. 2d

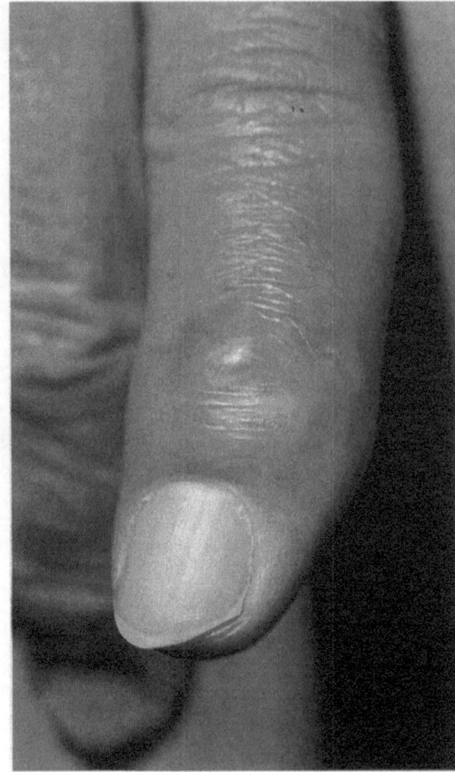

Abb. 2e

Operatives Vorgehen

In Leitungsanästhesie wird paramedian 0,1 bis 0,2 ml einer sterilen 1%igen Methylenblau-Lösung von volar in das distale Interphalangealgelenk injiziert. Eine Operationslupe mit 3,5facher Vergrößerung ist sehr günstig für die Operation. Blutleere wird durch ein Tourniquet oder einen nach basal aufgerollten Finger eines sterilen Gummihandschuhes erreicht. Die Pseudozyste wird vorsichtig umschnitten und ein kleiner Schwenklappen präpariert, wodurch das wahre Ausmaß der Pseudozyste dank der Methylenblauinjektion sichtbar wird. Sehr häufig bestehen fuchsbauartige Verzweigungen, die nur dank der Methylenblauanfärbung erkennbar sind. Die gesamten pseudozystischen Veränderungen werden vorsichtig herauspräpariert, Osteophyten werden mit einem Rongeur oder feinen Meißel entfernt [5] und die Verbindung der Pseudozyste mit dem Gelenk mit synthetischem resorbierbaren Material, z. B. PDS 6–0, verschlossen. Die Blutleere wird etwas gelockert, damit eine sorgfältige Blutstillung vorgenommen werden kann. Der Schwenklappen wird in den Operationsdefekt eingefügt und mit 6–0 monofilen Fäden vernäht. Der Sekundärdefekt heilt schnell per secundam, kann aber auch mit einem freien Spalthauttransplantat gedeckt werden.

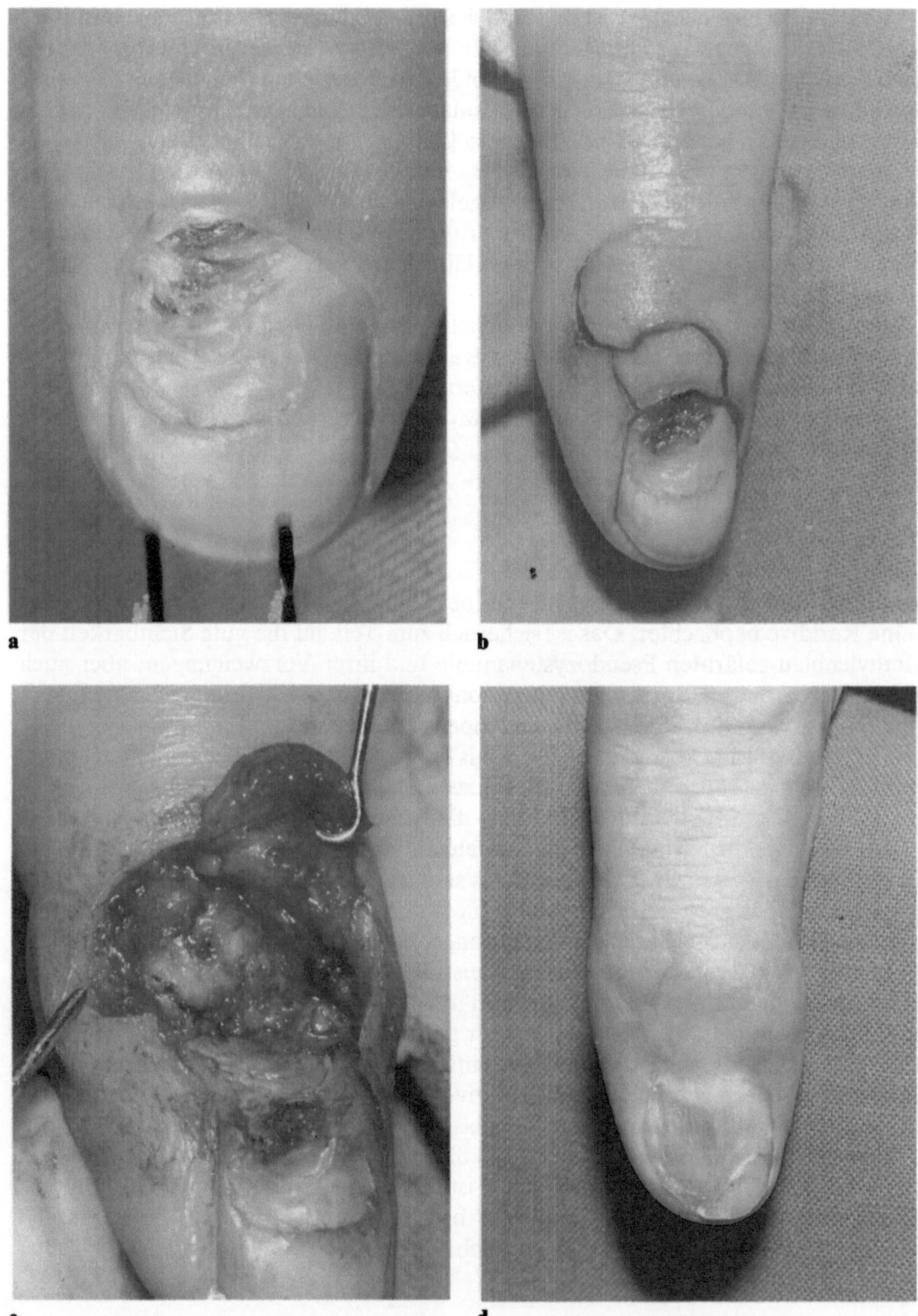

Abb. 3a–d. Myxoide Pseudocyste des rechten Zeigefingers mit schwerer Schädigung der Nagelplatte. **a)** Zustand vor der Operation; **b)** Umschneidung der Pseudozyste und Bildung des Schwenklappens; **c)** Zustand nach Ausräumung aller betroffenen Areale; **d)** Zustand 9 Monate nach der Operation

Gelegentlich läßt sich der distale Rand des proximalen Nagelfalzes nicht erhalten. Der Rotationslappen garantiert dann, daß es zu keinen stärkeren Deformierungen nach der Operation kommt. Digitale myxoide Pseudozysten in weit distaler Lokalisation können sogar durch Exzision des proximalen Nagelfalzes mit kompletter Restitution nach der Operation behandelt werden [22].

Adaptic, eine antiseptische Salbe, z. B. mit Povidon-Jod, und ein gepolsterter Verband werden mit leichtem Druck angelegt und nach 2 Tagen gewechselt. Der Finger wird in 3%iger Wasserstoffsuperoxyd-Povidon-Jod-Lösung 1:1 gebadet, wodurch sich der Verband leicht ablösen läßt. Der zweite Verband kann 5–7 Tage belassen werden.

Postoperative Schmerzen sind gewöhnlich gering und lassen sich durch Anheben der betroffenen Extremität mildern. Analgetika sind selten erforderlich. Die Fäden werden in Etappen nach 7–10 Tagen entfernt.

Bei einer Nachbeobachtungszeit von 6 Monaten bis 7 Jahren wurden bisher keine Rezidive beobachtet.

Diskussion

Mit dieser zuerst von Kleinert et al. [16] beschriebenen Methode haben wir bisher keine Rezidive beobachtet. Das ist sicherlich zum Teil auf die gute Sichtbarkeit der Methylenblau-gefärbten Pseudozystenanteile und ihrer Verzweigungen, aber auch auf die Vernarbung des gesamten Operationsgebietes nach Entfernung der myxoiden Pseudozyste und Bildung des Schwenklappens zurückzuführen.

Das postoperative kosmetische Ergebnis ist gewöhnlich ausgezeichnet auch nach verhältnismäßig großen Defekten, die bis zum freien Rand des proximalen Nagelfalzes reichen. Die Nagelplatte wächst ohne die frühere breite Rillenbildung heraus.

Die Methylenblauinjektion in das distale Interphalangealgelenk kann in Fällen ausgeprägter degenerativer Osteoarthritis sehr schwierig sein. Sie sollte dann unter vorsichtiger Bewegung der Endphalanx durch den injizierenden Arzt vorgenommen werden. Die Gelenkhöhle des Interphalangeales ist sehr klein, deshalb darf nicht mehrmals 0,1–0,2 ml injiziert werden. Meist sieht man eine scharfe Abgrenzung der Methylenblau-gefärbten Pseudozyste vom umgebenden Bindegewebe, nur selten ist ein größeres Gebiet diffus angefärbt. Hier gibt es keine eindeutige Empfehlung, ob man das gesamte angefärbte Gewebe entfernen muß oder nicht. Unsere eigene Erfahrung hat gezeigt, daß die postoperative Vernarbung Rezidive auch verhindert, wenn leicht angefärbtes Bindegewebe belassen wird.

Zusammenfassend ist festzustellen, daß diese Operation zwar ein gewisses Maß an Geschicklichkeit verlangt, jedoch sicher ist, eine hohe Heilungsrate und optimale funktionelle und ästhetische Ergebnisse bringt. Postoperative Beschwerden sind gering. Komplikationen wurden nicht beobachtet.

Literatur

1. Armijo M (1981) Mucoid cysts of the fingers. J Dermatol Surg Oncol 7:317–322
2. Arner O, Lindholm A, Romanus R (1956) Mucous cysts of the fingers – a report of 26 cases. Acta Chir Scand 111:314

3. Bardach GH (1984) Managing digital mucoid cysts by cryosurgery with liquid nitrogen: preliminary report. J Dermatol Surg Oncol 9:455
4. Dawber RPR, Sonnex TS, Leonard J, Ralfs J (1984) Myxoid cysts of the finger: treatment by liquid nitrogen spray cryosurgery. Clin Exp Dermatol 8:153–157
5. Eaton RG, Dobranski AI, Litter JW (1973) Marginal osteophyte excision in treatment of mucous cysts. J Bone Jt Surg 55A:570
6. Epstein E (1965) Steroid injection of myxoid finger cysts. J Amer Med Ass 194:98–99
7. Epstein E (1979) A simple technique for managing digital mucous cysts. Arch Dermatol 115:1315–1316
8. Ghadially FN, Mehta PN (1971) Multifunctional mesenchymal cells resembling smooth muscle cells in ganglia of the wrist. Ann rheum Dis 30:31–42
9. Goldman JA, Goldman L, Jaffe MS (1977) Digital mucinous pseudocysts. Arthritis Rheum 20:997
10. Götz H, Koch R (1956) Zur Klinik, Pathogenese und Therapie der sogenannten „Dorsalzysten". Hautarzt 7:533–537
11. Gross RE (1937) Recurring myxomatous, cutaneous cysts of the fingers and toes. Surg Obstet Gyn 65:289–302
12. Haneke E (1986) Digital myxoid pseudocyst. 13th Annual Meeting Soc Cut Ultrastruct Res – Europ Soc Comp Skin Biol Joint Meeting, Paris, May 28–31
13. Haneke E, Baran R, Bureau H (1984) Tumours of the nail apparatus and adjacent tissues. In: Baran R, Dawber RPR: Diseases of the Nails and their Management. Blackwell Scientific Publ, Oxford, pp 403–452
14. Hyde JN (1883) Practical Treatise on Disease of Skin for Use of Students and Practitioners. HC Lea's Son & Co, Philadelphia, p 423
15. Johnson WC, Graham JH, Helwig EB (1965) Cutaneous myxoid cysts – a clinicopathological and histochemical study. J Am Med Ass 191:15–20
16. Kleinert HE, Kutz JE, Fishman JH, McCraw LH (1972) Etiology and treatment of the so-called mucous cyst of the finger. J Bone Jt Surg 54A:1455–1458
17. Lutz W (1951) Lehrbuch der Haut- und Geschlechtskrankheiten. Karger, Basel p 155
18. MacKee GM, Andrews GC (1922) The pathologic histology of synovial lesions of the skin. Arch Dermatol 5:561–565
19. Maßhoff W, Schultz-Ehrenburg U (1974) Studien über die Natur des Meniskusganglion. Z Orthop Grenzgeb 112:369–382
20. Nachlas JW (1932) Cystic nodule of terminal finger joints. Arch Surg 25:1067–1073
21. Newmeyer WL, Kilgore ES, Graham WP (1974) Mucous cysts: the dorsal interphalangeal joint ganglion. Plast Reconstr Surg 53:313–315
22. Salasche SJ (1984) Myxoid cysts of the proximal nail fold: A surgical approach. J Dermatol Surg Oncol 10:35–39
23. Savatard L (1924) Peri-articular fibroma of the skin ("Synovial" lesion of the skin). Arch Dermatol 9:441–445
24. Sonnex TS (1986) Digital myxoid cysts: A review. Cutis 37:89–94
25. Sowinski W (1967) Mucinosis pseudocystica digitorum. Przegl derm 54:173–181
26. Zaias N (1980) The Nail in Health and Disease. MTP Press Ltd, Lancaster

Liposuction (Fettabsaugung) in der operativen Dermatologie

S. SCHULLER-PETROVIC

Liposuction (Fettabsaugung) ist eine relativ neue chirurgische Methode, die sich aber in kürzester Zeit als die Methode der Wahl zur Korrektur störender Fettpolster durchgesetzt hat. Auf besonders schonende und elegante Art wird dabei überflüssiges Fettgewebe entfernt und die gewünschte Körperform erreicht. Die Methode eignet sich aber auch zur Behandlung großer Lipome sowie zur chirurgischen Behandlung von benignen symmetrischen Lipomatosen.

Schon immer hat der Mensch nach Schönheit und Vollkommenheit des Körpers gestrebt, und diese Sehnsucht hat sich in vielen Zeichnungen, Malereinen und Skulpturen im Laufe der menschlichen Geschichte ausgedrückt. Zwar war das weibliche Schönheitsideal nicht zu allen Zeiten bei allen Völkern gleich und hat sich oft im Laufe der Jahrhunderte geändert. Trotzdem hat man immer nach einer gewissen Symmetrie und guter Proportion gestrebt. Schon 1921 versuchte Dujarrier in Frankreich mittels einer Kürette kosmetisch störendes Fettgewebe von Oberschenkeln zu entfernen. Einen echten Fortschritt machte der deutsche Chirurg Schrudde 1964, indem er zusätzlich zur Kürette auch einen Saugapparat verwendet hatte. Weiter entwickelt wurde die Methode 1975 von Fischer, der eine Saugkürettage en block durchgeführt hatte; nicht ohne Nebenwirkungen, da sich in den großen Gewebshöhlen nach Lipektomie sehr gern Hämatome und Serome ansammelten. Weiter entwikkelt wurde die Methode 1976 von Kesselring, und eine echte Innovation auf diesem Gebiet brachte die Methode von Illouz 1977, indem zum ersten Mal stumpfe Kanülen im Zusammenhang mit einem Saugapparat verwendet wurden. In den letzten Jahren wurde die Fettabsaugmethode vor allem in Amerika sehr populär und von verschiedenen dort tätigen Chirurgen und operativ tätigen Dermatologen verbessert und verfeinert. Derzeit gibt es auf dem Markt eine ganze Reihe von verschiedenen Geräten und verschiedenartigsten Kanülen, die zur Fettabsaugung geeignet sind. Die modernen Geräte haben jedoch alle eines gemeinsam: sie müssen eine sehr hohe Saugleistung erbringen – etwa 1 Atmosphäre (760 mm Hg) – und die Kanülen müssen an der Spitze abgerundet und die Öffnungen nicht schneidend sein.

Das Prinzip der Fettabsaugung ist relativ einfach. Durch einen sehr kleinen, maximal 1 cm großen Hautschnitt, wird an geeigneter Stelle in das subkutane Gewebe eingegangen. Mittels verschieden dicker Kanülen von 3–10 mm Durchmesser wird dann fächerförmig in das absaugende Gebiet eingegangen und durch Vorwärts- und Rückwärtsbewegungen bei einer Saugleistung von etwa 1 Atmosphäre das Fettgewebe in diesem Bereich abgesaugt. Dabei muß beachtet werden, daß nicht zu oberflächlich abgesaugt wird und die Öffnung der Kanülen nicht nach oben zeigt, da es

E. Haneke (Hrsg.)
Gegenwärtiger Stand der operativen Dermatologie

sonst zu postoperativen Dellenbildungen kommen kann. Durch das Absaugen entstehen im Fettgewebe Kanäle, welche postoperativ durch einen Druckverband komprimiert werden, wodurch eine Serom- und Hämatombildung vermieden wird.

Es gibt bei der Fettabsaugung verschiedene Techniken. Die gebräuchlichsten sind derzeit die sogenannten "wet and blunt" Technik und die "dry and blunt" Technik.

Bei der ersten wird in das abzusaugende Gebiet Hyaluronidase zusammen mit einem Lokalanästhetikum injiziert. Bei der "dry and blunt" Technik wird das Operationsgebiet vorher nicht präpariert, sondern in Vollnarkose abgesaugt. Je nach Menge des abgesaugten Volumens, wobei man hier nicht nur Fettgewebe, sondern auch das Blut mitrechnen muß, werden die Fettabsaugungen in verschiedene Kategorien eingeteilt:

Kategorie 1: bis 600 ml – kann entweder in Lokalanästhesie oder Vollnarkose durchgeführt werden. Postoperativ genügt Ringerlaktat.

Kategorie 2: 600–1200 ml – wird nur in Vollnarkose durchgeführt, postoperativ equivalente Menge Ringerlaktat und 5%ige Glukose

Kategorie 3: 1200–2200 ml – wird nur in Vollnarkose durchgeführt, postoperativ equivalente Menge Ringerlaktat, 5%ige Glukose, eventuell Albumin notwendig

Kategorie 4: bis 3000 ml – wird ebenfalls nur in Vollnarkose durchgeführt. Postoperativ sind hier neben Ringerlaktat, 5%iger Glukose und Albumin eventuell auch Bluttransfusionen notwendig.

Das absolute Limit an Fettgewebe und Blut, welches in einer Sitzung entfernt werden sollte, ist etwa 3000 ml, wobei dies selbstverständlich individuell zu handhaben ist, da es auch sehr von der Konstitution, dem Gewicht und dem Alter des Patienten abhängt, wieviel an Fettgewebe abgesaugt werden kann, ohne daß Gefahren für den Patienten entstehen.

Postoperativ ist es von größter Wichtigkeit, daß ein exakt angelegter Kompressionsverband im Bereich der Operationsstelle angebracht wird, der eine Woche belassen werden sollte.

Anschließend müssen die Patienten ein festes Mieder für mehrere Wochen tragen. Die Patienten sollten nach einer Fettabsaugung in Vollnarkose mindestens 1 Nacht in Spitalspflege bleiben.

Postoperativ sollte eine exakte Volumensubstitution erfolgen. Eine Kontrolle von Blutdruck, Puls, Temperatur und Schmerzen sowie Drainkontrolle (falls vorhanden) ist selbstverständlich.

Ödemprotektive Pharmaka empfehlen sich und eventuell Antibiotika bei großflächigen Absaugungen. Eine frühe Mobilisierung, je nach Kreislauflage des Patienten, ist schon aus Gründen der Thromboseprophylaxe empfehlenswert.

Es gibt eine Reihe von postoperativen Begleiterscheinungen, die eher harmlos und nur vorübergehender Natur sind. Dazu gehören: erniedrigter Hämatokrit, erniedrigter RR, Schwellungen, Ekchymosen, Schmerzen, Parästhesien, Hautfalten, Hyperpigmentationen. Alle diese aufgeführten Begleiterscheinungen sind reversibel und vergehen in der Regel nach 2–4 Wochen postoperativ von selbst. Weniger harmlos sind mögliche bleibende Komplikationen, die bei einer Fettabsaugung entstehen können, wie z. B.: bleibende Einsenkungen und Falten sowie Unregelmäßigkeiten im Bereich der Haut über dem abgesaugten Gebiet sowie Assymmetrie, Hyperpigmentationen, Hämatome sowie Serome, Infektionen, chronische Schmerzen, Thrombosen, Thrombophlebitiden, hypovolämischer Schock (bei mehr als 3000 ml) und schließlich Lungenembolie sowie Fettembolie. Diese möglichen Komplikationen sind nicht reversibel und können unter Umständen sogar zum Tod des Patienten führen. Allerdings muß man betonen, daß die schweren Komplikationen bei den Fettabsaugungen äußerst selten sind und nur dann in Erscheinung treten, wenn unsachgemäß zu exzessiv und ohne Rücksicht auf die Allgemeinsituation des Patienten abgesaugt wird. Es ist deswegen vor exzessiven Fettabsaugungen in einer Sitzung zu warnen, da diese sowohl unschöne kosmetische Resultate als auch große Gefahren für den Patienten mit sich bringen.

Nach 2jähriger eigener Erfahrung an der II. Univ. Hautklinik Wien kam es nie zu irgendwelchen ernsten Komplikationen oder bleibenden irreversiblen Schäden. Es wurden insgesamt 70 Patienten behandelt, wobei es sich meistens (70%) um kosmetische Korrekturen bei Frauen gehandelt hat. Das restliche Patientengut wurde wegen großer Lipome oder benigner symmetrischer Lipomatosen behandelt. Die Resultate waren in allen behandelten Fällen ausgezeichnet, und die Patienten waren sehr zufrieden mit dem Ergebnis der Behandlung. Das ist wahrscheinlich darauf zurückzuführen, daß das Patientengut immer äußerst sorgfältig ausgewählt wurde, die Patienten präoperativ sehr gut vorbereitet wurden, die Fettabsaugungen immer mit Vorsicht und nie zu exzessiv durchgeführt wurden (niemals wurde in einer Sitzung mehr als 2500 ml Fettgewebe und Blut entfernt) und weil die postoperative Nachsorge ausreichend war.

Die Fettabsaugung ist sicherlich eine sehr gute Methode, um überflüssiges oder störendes Fettgewebe zu entfernen, und ist eine große Bereicherung auch im Bereich der operativen Dermatologie. Sie eignet sich nicht nur zur Entfernung von verschiedenen kosmetisch störenden Fettpolstern, sondern auch zur Entfernung von großen kosmetisch störenden Lipomen und zur Behandlung von benignen symmetrischen Lipomatosen. Eine Fettabsaugung ist prinzipiell an jeder Körperstelle möglich, und es ist auch möglich, nicht-parenchymatöse Gynäkomastien ebenfalls mittels Fettabsaugung zu behandeln. Der Vorteil der Fettabsaugmethode liegt nicht nur in dem sehr kleinen, kosmetisch nicht störenden Hautschnitt, der maximal 1 cm beträgt, sondern auch in der schonenden Art und Weise, in der das Fettgewebe mit blanden, nicht schneidenden Kanülen entfernt wird.

Natürlich sind auch der Fettabsaugung Grenzen gesetzt, sowohl im kosmetischen als auch im therapeutischen Bereich. Stark übergewichtige Personen sind ebenso wenig für eine Fettabsaugung geeignet wie zu alte Patienten. Ebenso sind Lipofibrome oder stark bindegewebig durchwachsene Lipome im Bereich des Nackens und des Kopfes eher sehr schwer der Therapie mit der Fettabsaugung zugänglich. Gute Erfolge bei der Fettabsaugung hängen sehr von der richtigen Auswahl der Patienten ab.

Die Fettabsaugung (Liposuction) ist sicherlich die Methode der Wahl zur Entfernung kosmetisch störender Fettpolster sowie großer Lipome oder in der Behandlung benigner Lipomatosen. Bei richtig angewandter Liposuction sind die Narben minimal, die Komplikationen äußerst selten, die kosmetischen Resultate aber ausgezeichnet. Diese Methode ist sicherlich eine Bereicherung für die operative Dermatologie (Abb. 1–4).

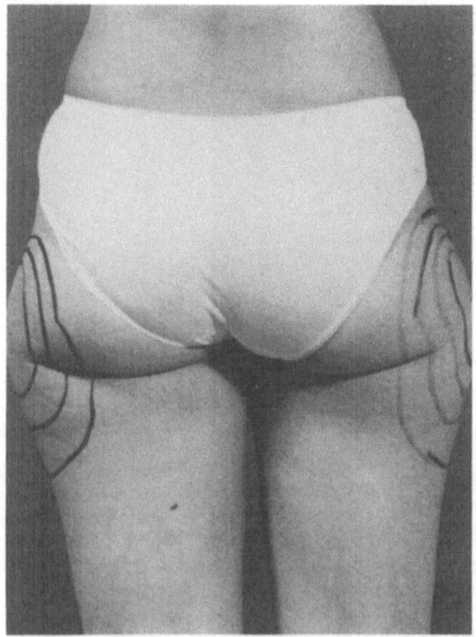

Abb. 1. Patientin mit stark ausgeprägten Fettpolstern an den Oberschenkelaußenseiten (Reithosentyp) vor der Fettabsaugung

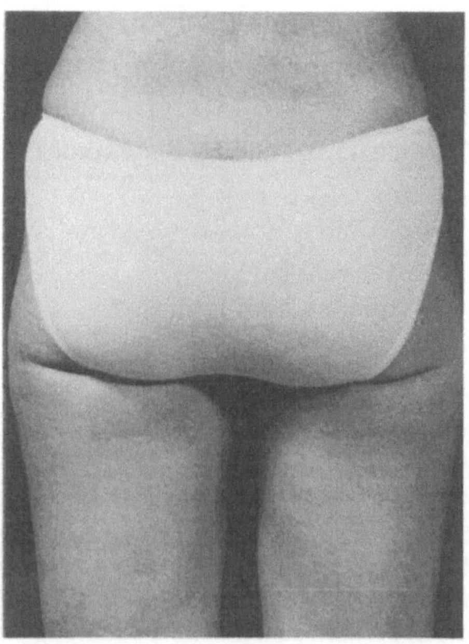

Abb. 2. Patientin 4 Wochen postoperativ. Hautschnitte jeweils 1 cm lang wurden in die Gesäßfalten gelegt

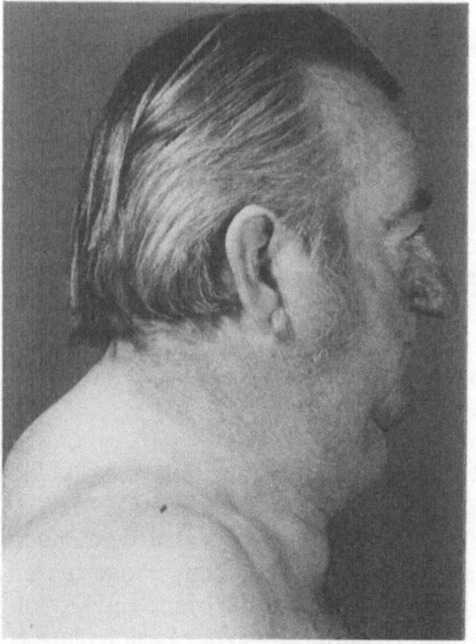

Abb. 3. Patient mit benigner symmetrischer Lipomatose (Typ Launois-Bensaud). Fettgeschwülste im Nacken sowie im Unterkiefer-Hals-Bereich. Vor Liposuction

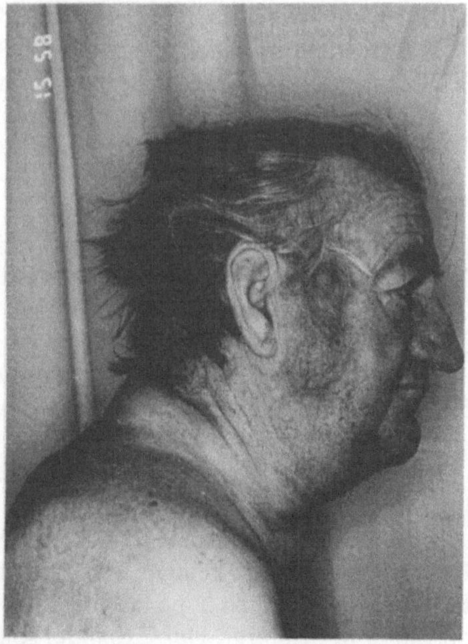

Abb. 4. Patient 2 Wochen nach Liposuction im Nacken sowie Halsbereich

Anwendung des Hautexpanders in der operativen Dermatologie

C. Michaelsen und H. Breuninger

Die Dehnbarkeit und Vermehrungsfähigkeit der erwachsenen Haut wird von der Natur manigfaltig demonstriert, z. B. durch ein Zuviel an Haut nach Schwangerschaften und massivem Abnehmen.

Therapeutisch nutzbar machte sich diese Erkenntnis erstmals Neumann [1] in den 50iger Jahren, als er mit Hilfe eines implantierten Gummiballons genügend Haut zur Rekonstruktion eines Ohres gewann. Nach Entwicklung geeigneter Materialien wurde diese Methode von Radovan 1976 [2] erneut aufgegriffen. Seitdem gewann diese Technik zunehmend Bedeutung bei der Deckung großflächiger und topographisch schwieriger Defekte.

Wichtig zum Erfolg dieser Methode ist die genaue Indikationsstellung und Planung.

Die Anwendung der Hautexpandertechnik scheint in folgenden Fällen sinnvoll:

1. Wenn der Defekt so groß ist, daß die umgebende Haut zu einem einfachen plastisch-chirurgischen Verfahren, z. B. einer Lappenplastik, nicht ausreicht.
2. Wenn ein freies Transplantat nicht in Frage kommt wegen ungünstiger Wundgrundbedingungen oder zu erwartenden schlechten kosmetischen Ergebnisses.
3. Wenn eine alternative Technik nur in einem vielzeitigen Vorgehen zu verwirklichen ist, z. B. die Entfernung eines Tierfellnävus durch mehrmalige Teilexzision.

Im einzelnen erfüllen folgende Indikationen diese Voraussetzungen:

1. Große Radioderme, insbesondere mit exulzerierendem Anteil.
2. Großflächige Narben.
3. Riesennävi.
4. Rekonstruktive Eingriffe, z. B. Nasenersatzplastik.
5. Mit Einschränkung großflächige Tätowierungen.

Die exakte Plazierung des Expanders und die Wahl der Inzisionsstelle entscheiden über den Erfolg der Methode.

So sollte die Hautinzision eine unnötige Devaskularisierung der zu dehnenden Haut vermeiden. In keinem Fall darf die Inzisionsstelle über dem implantierten Expander zum Liegen kommen, da dies die Gefahr der Nahtinsuffizienz und Expanderruptur in sich birgt. Der Expander sollte nicht zu entfernt von der Läsion plaziert werden, da dies die Überführung der gewonnenen Haut auf den Defekt erschweren würde, eine zu nahe Plazierung könnte zu einer Vergrößerung der Läsion selbst führen, wie dies bei einem großen Nävus denkbar wäre.

E. Haneke (Hrsg.)
Gegenwärtiger Stand der operativen Dermatologie

Wir führten bei insgesamt 6 Patienten diese Technik durch, wobei bei 2 Patienten die Implantation von jeweils 2 Expandern nötig war. Es handelte sich hierbei um große Narben, meist nach Verbrennungen sowie exulzerierenden Radiodermen. Von der Lokalisation her zeigte sich, daß die Expandertechnik nahezu in allen Körperregionen zur Anwendung gebracht werden kann. Es wurden 3 Expander im Bereich des Rumpfes, 3 an den Extremitäten, einer im Halsbereich und einer im Bereich des Skalps plaziert. Lediglich in einem Fall trat eine Infektion des Implantatlagers auf, die zu einer vorzeitigen Entfernung des Expanders führte. Darüberhinausgehende Komplikationen sahen wir nicht.

Im folgenden seien einige Fälle zur Verdeutlichung exemplarisch herausgegriffen.

Patientin 1

Eine 48jährige leicht adipöse Patientin, bei der 8 Jahre zuvor ein malignes Melanom an der Oberschenkelrückseite bis auf die Faszie exzidiert wurde und eine Defektdekkung mit Spalthaut erfolgte. Es entstand hierdurch eine kosmetisch unbefriedigende eingezogene Narbe. Mit der Implantation eines Expanders (Abb. 1) konnte so viel Haut gewonnen werden, daß die Narbe exzidiert und der Defekt durch eine Dehnungsplastik verschlossen werden konnte. Es entstand hierdurch ein kosmetisch befriedigendes Ergebnis (Abb. 2).

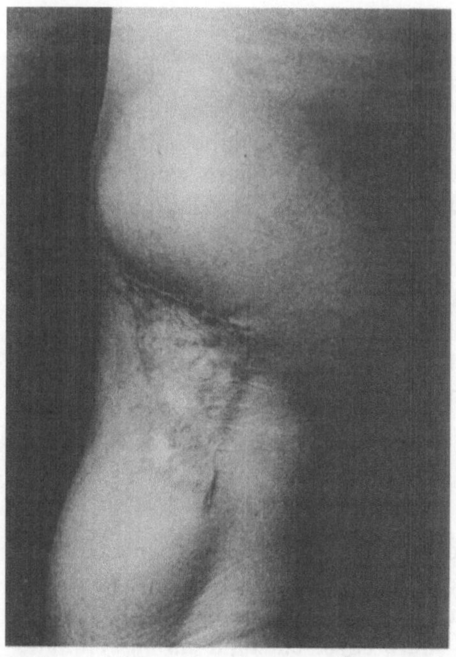

Abb. 1. Patient 1 nach Expanderimplantation

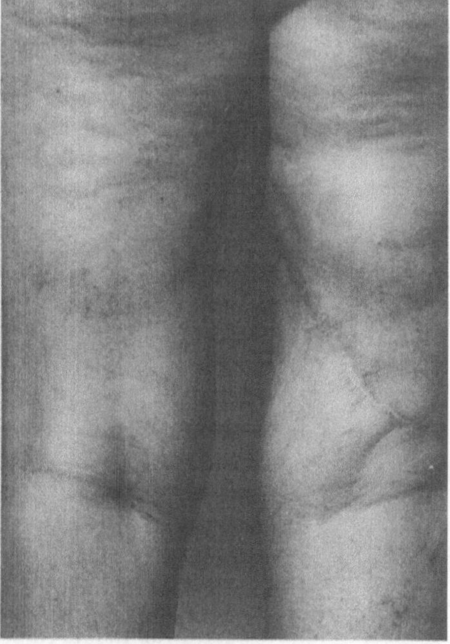

Abb. 2. Patient 1 Spätergebnis nach 6 Monaten

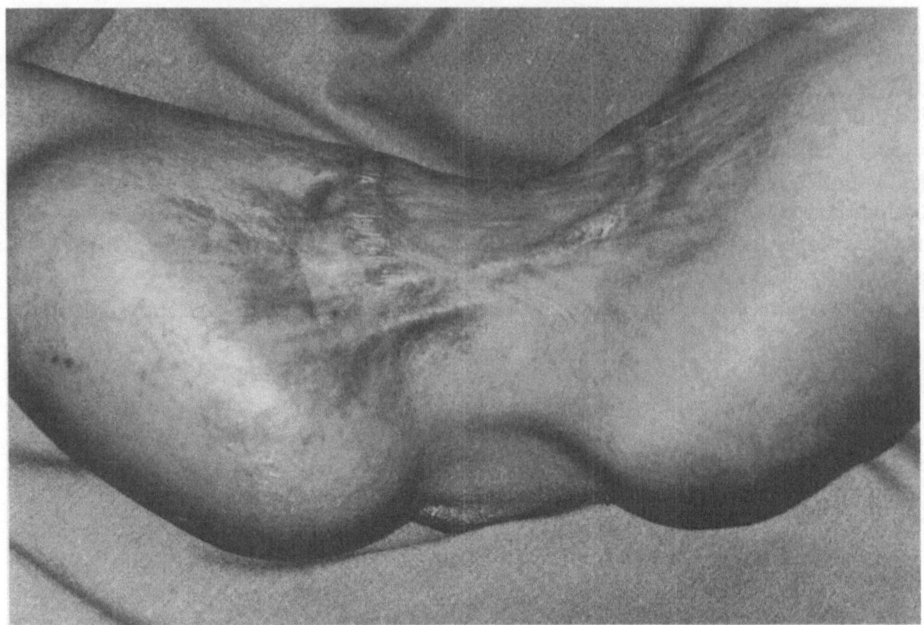

Abb. 3. Patient 2 nach Expanderimplantation

Patientin 2

Der nächste Fall einer 25jährigen Patientin zeigt die Bedeutung der präoperativen Planung. Nach einer Verbrühung war eine breite U-förmige Narbe im Bereich der Ellenbeuge entstanden. Mit der Implantation von 2 Expandern wurde versucht genügend Haut zur Exzision und Deckung zu gewinnen (Abb. 3). Allerdings wurden die Expander zu weit lateral plaziert, so daß die gewonnene Haut nicht problemlos zur Deckung verwendet werden konnte (Abb. 4). Günstiger wäre in diesem Fall die Plazierung eines einzelnen Expanders direkt in der Ellenbeuge gewesen. Dies hätte sicherlich Probleme hinsichtlich der Durchblutung des Unterarmes und der Beweglichkeit im Ellenbogengelenk ergeben. Retrospektiv erwies sich dieser Fall nicht geeignet für eine Behandlung mit der Expandertechnik.

Patientin 3

Das 3. Beispiel einer 59jährigen Patientin demonstriert, daß die Expandertechnik Möglichkeiten eröffnet, die selbst in Fällen, bei denen sonstige therapeutische Ansätze versagten zum Erfolg führen können. Nach Ablatio mammae und konsekutiver Bestrahlung wegen Mammakarzinom 6 Jahre zuvor entstand ein ausgeprägtes Radioderm mit bis zu den Rippen reichendem Strahlenulkus (Abb. 5). Durch die

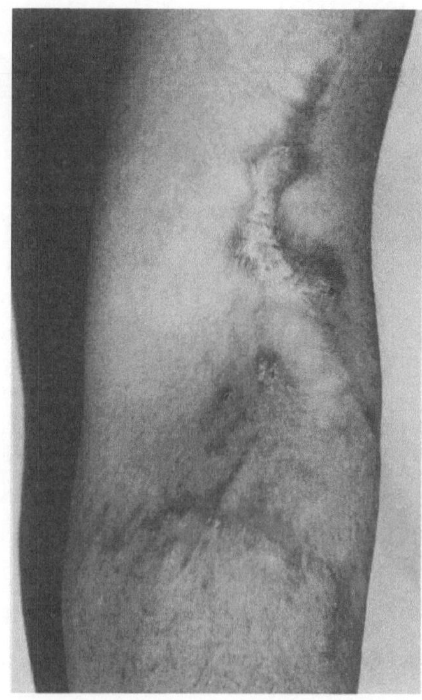

Abb. 4. Patient 2 Spätergebnis nach 8 Monaten

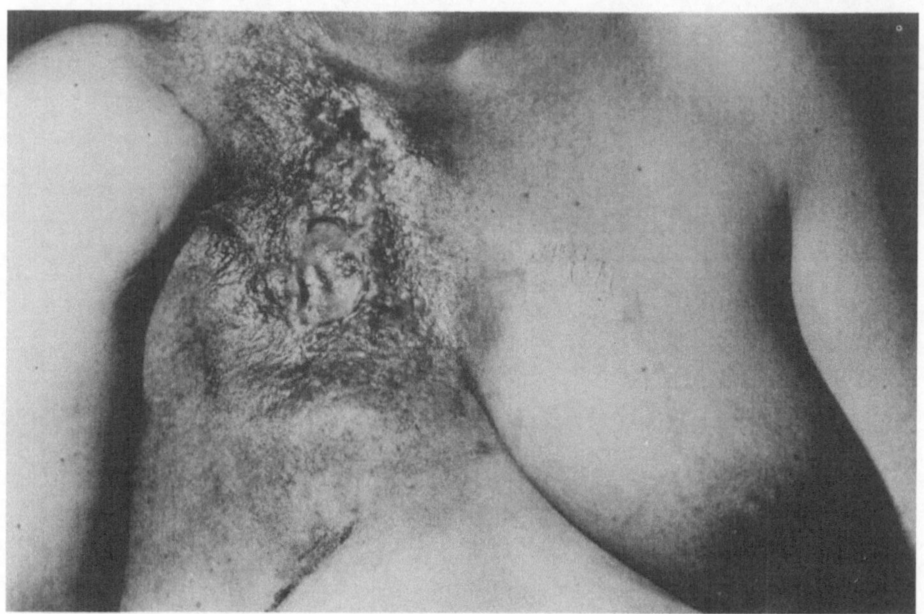

Abb. 5. Patient 3 präoperativ

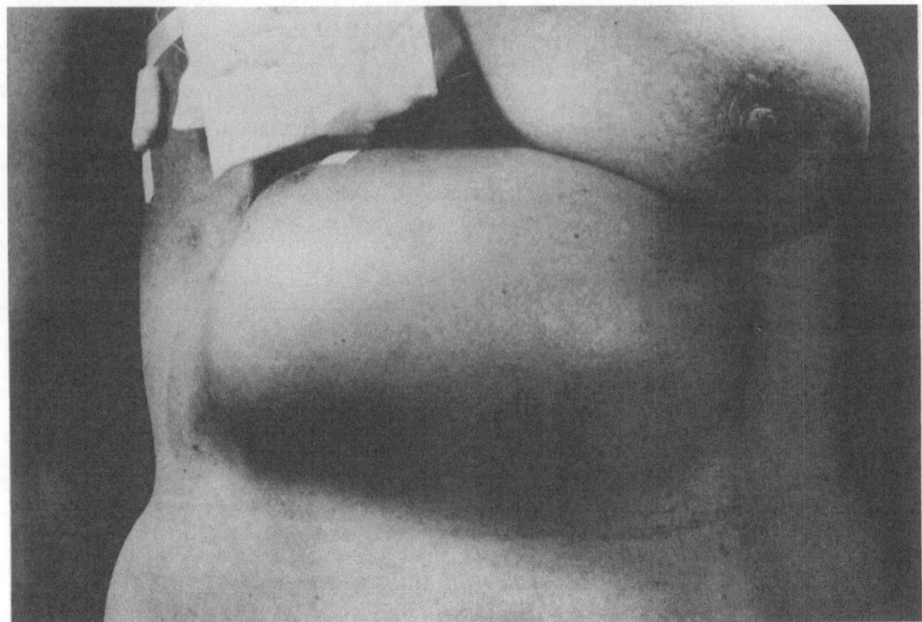

Abb. 6. Patient 3 mit abdominalem Expander

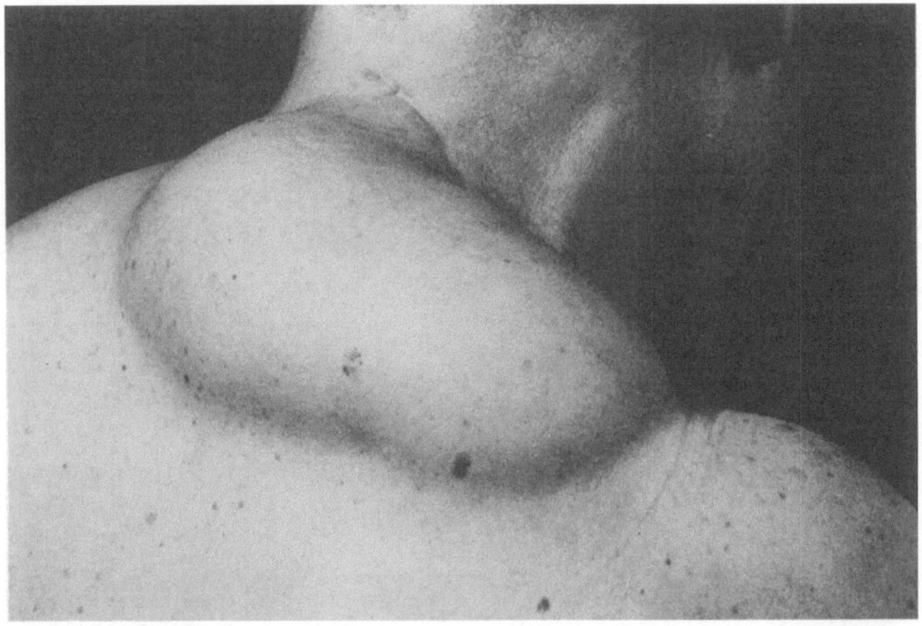

Abb. 7. Patient 3 mit nuchalem Expander

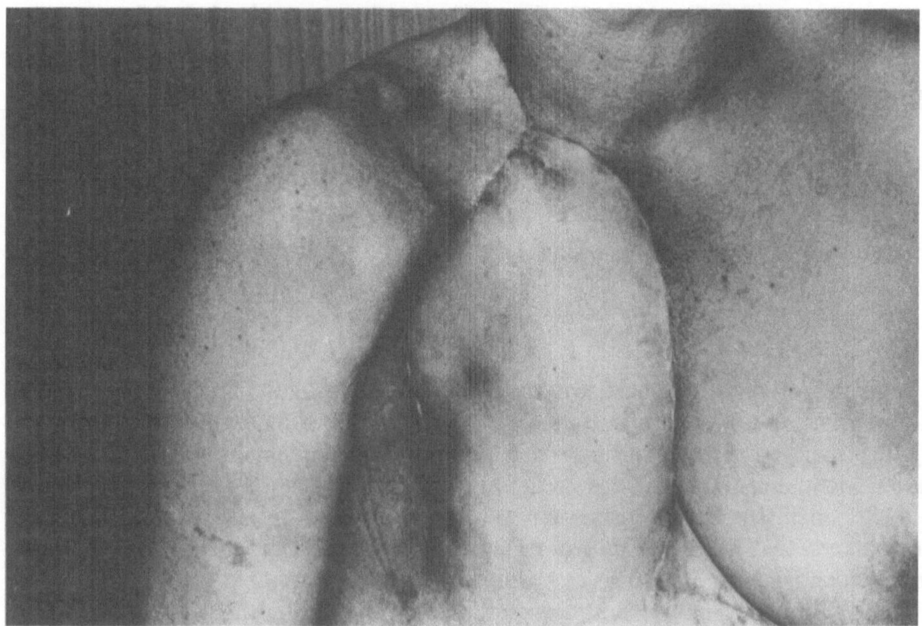

Abb. 8. Patient 3 postoperatives Ergebnis nach 6 Monaten

Implantation von 2 Expandern, einer im Oberbauchbereich (Abb. 6), der andere am Nacken (Abb. 7), konnte ausreichend Haut gewonnen werden zur Bildung zweier Schwenklappen, mit deren Hilfe der Defekt vollständig exzidiert und gedeckt werden konnte (Abb. 8).

Zusammenfassend stellt die Expandertechnik eine wesentliche Bereicherung des operativen Spektrums dar, die bei exakter Indikationsstellung und Planung die rationelle Deckung großflächiger und topographisch problematischer Läsionen ermöglicht.

Literatur

1. Neumann CG (1957) The expansion of an area of skin by progressive distention of the subcutaneous balloon. Plast Reconstr Surg 19:124
2. Radovan C (1976) Adjacent flap development using expandable silastic implant. Annual meeting of the American Society of Plastic and Reconstructive Surgeons. Boston Mass

Hautexpander in der Behandlung kongenitaler Nävi

M. Kiessling, H. Biltz und H. W. Kreysel

Wegen des erhöhten Melanomrisikos und der Möglichkeit einer psychosozialen Stigmatisierung sollten kongenitale Nävi möglichst frühzeitig entfernt werden.

Die bisherigen dermatochirurgischen Techniken bestanden aus hochtouriger Dermabrasion in den ersten Lebenswochen, Exzisionen mit Nah- und Fernlappenplastiken, Serienexzisionen mit primärem Wundverschluß sowie Exzisionen mit freien Transplantaten. Die Einführung der Hautexpandertechnik trägt zusätzlich zu einer entscheidenden Verbesserung der kosmetischen Ergebnisse bei.

Die Kenntnis der Hautdehnung ist seit Jahrhunderten in Afrika, Mexico und im Nordwesten Amerikas verbreitet. Aus rituellen Gründen wurden mittels ständig größerer Knochen oder Holzscheiben Lippen und Ohrläppchen zu beachtlichen Ausmaßen gedehnt. Mitte der fünfziger Jahre demonstrierte Neumann [5] zur Defektdeckung eine präläsionale Hautdehnung mittels eines implantierten Gummiballons, noch ohne wesentliche Aufmerksamkeit dafür zu ernten.

Nachdem in den sechziger Jahren inerte und damit problemlos implantierbare Kunststoffe entwickelt worden waren, gelang der Hautexpandertechnik durch Radovan [6, 7] Ende der siebziger Jahre der entscheidende Durchbruch. Aus Furcht vor Hautnekrosen, Infektion und Gewebsschädigung war man dieser Technik gegenüber bis dahin zurückhaltend eingestellt gewesen. Die Hautdehnung ist bei der Schwangerschaft, der Adipositas und während des Wachstums ein physiologischer Vorgang. Dabei kommt der langsamen Hautdehnung eine entscheidende Bedeutung zu. Eine unphysiologisch schnelle Dehnung beispielsweise bei der Aszitesentwicklung eines Alkoholikers kann die Haut atrophisch und brüchig machen.

Die sukzessive, d. h. langsame Füllung eines implantierten Hautexpanders führt zu folgenden Phänomenen: Über die Zunahme der mitotischen Aktivität zur Dickenzunahme der Epidermis [4], zur Auflockerung und teilweisen Zerstörung des elastischen Fasernetzes in der Cutis [1], zur Druckatrophie des subkutanen Fettgewebes und zur Ausbildung einer für implantierte Fremdkörper ungewöhnlich vaskularisierten Bindegewebskapsel [3], die wiederum die Durchblutungsbedingungen der postoperativ gedehnten Haut begünstigt. Dadurch ist nach erfolgter Dehnungsplastik sogar eine erneute Hautexpanderimplantation mit weiterer Hautdehnung möglich [2], sofern dies notwendig wird.

Die Vorteile der Hautexpandertechnik sind darin zu sehen, daß die präläsional überschüssige Haut, da sie aus der unmittelbaren Umgebung des zu deckenden Defektes stammt, den Anforderungen bezüglich Textur, Farbe, Behaarung und Sensibilität weitestgehend entspricht.

E. Haneke (Hrsg.)
Gegenwärtiger Stand der operativen Dermatologie

Als mögliche Komplikationen sind zu nennen: Expanderruptur, Infektion, Nahtdehiszenz und Hautnekrose.

Hautexpander werden aus Silikon in diversen Größen und Formen hergestellt. Runde, rechteckige und zylindrische Modelle mit einem Volumen von ca. 10 bis über 1000 Milliliter sind heute verfügbar. Sie stehen mit einem selbstabdichtenden, ca. drei Zentimeter durchmessenden Ventil über einen Schlauch in Verbindung. Der Expander wird gewöhnlich subkutan in der Weise von einer Hautinzision aus implantiert, daß diese unter Berücksichtigung kosmetischer Gesichtspunkte möglichst senkrecht und nicht parallel zum Rande des Expanders liegt. Die Anlage einer subkutanen Situationsnaht verhindert eine Verlagerung des Expanders während der sukzessiven Auffüllung. Das Ventil sollte einige Zentimeter entfernt ebenfalls subkutan plaziert werden. Die Füllung des Expanders erfolgt mit physiologischer Kochsalzlösung transkutan durch Injektion in das Ventil, auf dessen Unterseite ein Metallplättchen eine Kanülenpenetration verhindert. Die Füllung wird in etwa wöchentlichen Abständen mit je etwa 10% des maximalen Volumens vorgenommen, wobei auf Hinweise des Patienten auf ein Spannungsgefühl sowie auf eine beginnende Abblassung der Haut geachtet werden muß. Nach Erreichen des endgültigen Volumens sollte bis zur Operation vier bis acht Wochen gewartet werden, damit sich die gedehnte Haut weiter regenerieren und die Bindegewebskapsel weiter vaskularisieren kann.

Die von uns verwendeten Hautexpander stammen von der Firma Laboratoires Sebbin in Frankreich.

Im folgenden möchten wir zwei Fälle demonstrieren, bei denen kongenitale Nävi im Unterlippenbereich sowie in der Glutäalregion nach Vordehnung der Haut entfernt wurden.

Bei einem 17jährigen Patienten verwendeten wir einen 8 ml fassenden, rechteckigen Hautexpander, der lateral eines 2 mal 2,5 cm messenden Nävus an der Unterlippe von einer intraläsionalen Inzision aus implantiert wurde. Nach Auffüllung des Expanders auf insgesamt 7 ml über sieben Wochen verschlossen wir nach der Nävusexzision den entstandenen Defekt durch eine doppelte Verschiebelappenplastik (Abb. 1a–b). Einer 20jährigen Patientin mit einem 15 cm durchmessenden in der proxima-

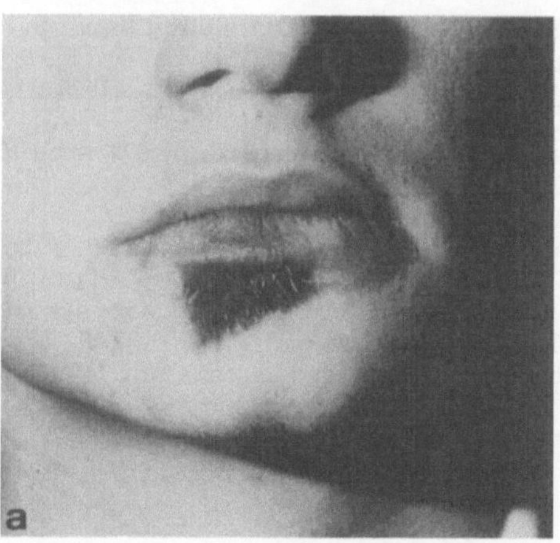

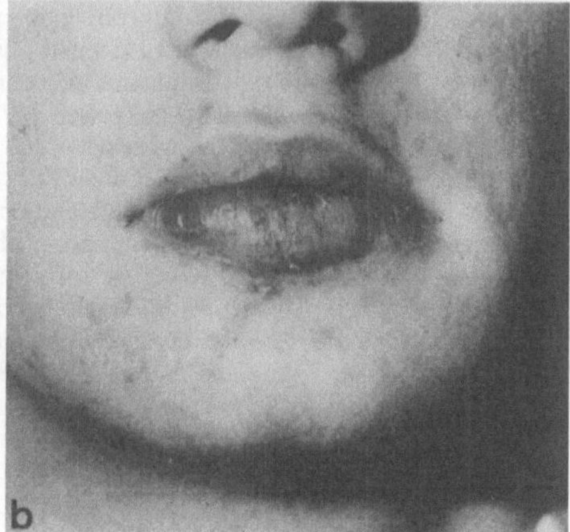

Abb. 1a–b. 17jähriger Patient mit kongenitalem Nävus an der Unterlippe prä- und postoperativ nach Anwendung der Hautexpandertechnik

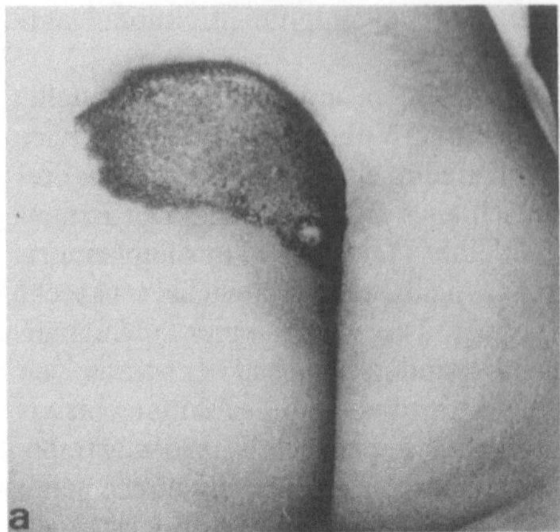

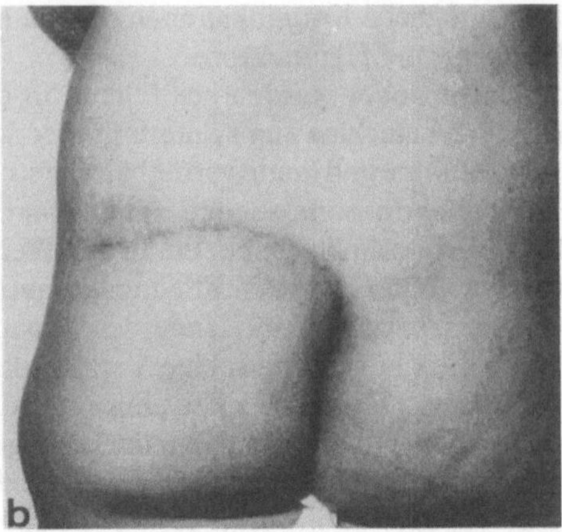

Abb. 2a, b. 20jährige Patientin mit kongenitalem Riesennävus glutäal prä- und postoperativ nach Anwendung der Hautexpandertechnik

len Glutäalregion lokalisierten Riesennävus implantierten wir weiter distal einen 300 ml fassenden rechteckigen Espander. Nach Injektion von 150 ml während zehn Wochen erfolgte eine in toto-Exzision des Nävus mit anschließender Dehnungsplastik (Abb. 2a–b). Die Heilungsverläufe waren jeweils regelrecht.

Die Hautexpandertechnik bereichert die Dermatochirurgie in funktionell-ästhetischer Hinsicht, da ausgedehnte, sich dem primären Verschluß entziehende Läsionen technisch günstiger und kosmetisch optimierend verschlossen werden können.

Literatur

1. Austad ED et al. (1982) Histomorphologic evaluation of guinea pig skin and soft tissue after controlled tissue expansion. Plast Reconstr Surg 70:704
2. Bond MJ (1986) Tissue expansion. In: Proceedings of the IVth International Congress of Pediatric Dermatology, June 7–10, 1986/Tokyo, pp 309. University of Tokyo Press
3. Cherry GW et al. (1983) Increased survival and vascularity of random pattern skin flaps elevated in controlled expander skin. Plast Reconstr Surg 72:680
4. Francis AJ et al. (1977) Skin stretching and epidermopoiesis. Br J Exp Pathol 58:35
5. Neumann CG et al. (1957) The expansion of an area of skin by progressive distension of the subcutaneous balloon. Plast Reconstr Surg 19:124
6. Radovan C (1976) Adjacent flap development using expandable silastic implant. 45th Annual Meeting of the American Society of Plastic and Reconstructive Surgeons
7. Radovan C (1984) Tissue expansion for soft tissue reconstruction. Plast Reconstr Surg 74:482

Möglichkeiten und Voraussetzungen epithetischer Defektdeckung

H. Tilkorn, M. Hundeiker, B. Küper und M. Rademaker

Zusammenfassung

Epithesen ermöglichen meist die weitgehende Wiederherstellung und Rehabilitation von Patienten mit entstellenden Gesichtsdefekten. Sie können eine Intermediärlösung sein, wenn bei Tumoren mit hohem Rezidivrisiko längere Beobachtung des Behandlungsgebietes vor Rekonstruktion erforderlich ist. Wo vollständige Rekonstruktion nicht in Betracht kommt, wie z. B. bei großen Gesichtsdefekten, dient die Epithese der definitiven Versorgung. Diese setzt ausreichende Konsolidierung des Gebietes voraus, schon das operative Vorgehen muß die Formvoraussetzungen für das gute Anliegen der Epithese berücksichtigen. Diese kann aus Hartmaterial, besonders dem farbsicheren Paladon, aber auch aus Silikonkautschuk gefertigt, durch Einpassen, Kleben oder mechanische Hilfsmittel, wie Brillen, befestigt werden. Kunstaugen müssen separat vorgefertigt, Kieferdefekte u. U. defektprothetisch als „Unterbau" versorgt werden. Die Krankenversicherungen übernehmen auf vorherigen Antrag die Kosten der epithetischen Wiederherstellung und die Einübung in deren Gebrauch. Diese führt mit heilkosmetischem und psychologischem Training bis zur beruflichen Reintegration.

Als der Däne Tycho Brahe (1546–1601), Astronom des Kaisers Rudolf II., in Prag bei einem Duell seine Nase einbüßte, konnte er es sich leisten, eine Nasenepithese aus Gold-Silberlegierung anfertigen zu lassen. Die nicht ganz so wohlhabenden gesichtsentstellten Patienten jener Zeit ließen sich, je nach finanziellen Möglichkeiten, Nasenepithesen aus Wachs oder Papier anpassen [8, 9].

Heute hat jeder Versicherte einen rechtlichen Anspruch auf epithetische Versorgung aufgrund des § 182 der Reichsversicherungsordnung (RVO) [6]:

„Der Versicherte hat Anspruch auf Ausstattung mit Körperersatzstücken, orthopädische und andere Hilfsmittel, die erforderlich sind, um einer drohenden Behinderung vorzubeugen, den Erfolg der Heilbehandlung zu sichern oder eine körperliche Behinderung auszugleichen. Der Anspruch umfaßt auch die notwendige Änderung, Instandsetzung und Ersatzbeschaffung sowie die Ausbildung im Gebrauch der Hilfsmittel."

Dieser rechtliche Anspruch ist gleichlautend geregelt für die gesetzlichen Krankenversicherungen, gesetzlichen Unfallversicherungen und die gesetzlichen Rentenversicherungen.

Die Epithese muß ärztlich verordnet werden. Aufgrund einer ärztlichen Verordnung sollte vor Anfertigung der Epithese ein Antrag bei dem jeweiligen Kostenträger gestellt werden, um so unnötige Verzögerungen durch die Kostenregelung zu verhindern. Die epithetische Versorgung umfaßt nicht nur die reine Epithese, sondern auch die häufig notwendige Brille, das entsprechende Kunstauge, den Klebstoff und andere eventuell notwendige Zubehörteile wie Make up und Reinigungsmittel.

E. Haneke (Hrsg.)
Gegenwärtiger Stand der operativen Dermatologie

Zudem, und das ist für viele Patienten sehr hilfreich, gehört auch die Ausbildung im Gebrauch der Hilfsmittel dazu, und d.h. die Gewöhnung des Patienten an die Epithese.

Einige Worte zum Epithesenmaterial. In der Fachklinik Hornheide wurden in der Zeit von 1939 bis Mitte 1987 insgesamt 5023 künstliche Gesichtsteile (Epithesen) angefertigt, in den letzten Jahren durchschnittlich etwa 180 Epithesen.

Aufgrund dieser langjährigen Erfahrung hat sich als bester Werkstoff für die harten Epithesen das Methylmetakrylat in harter und weicher Form und der Silikonkautschuk für die weichen Epithesen bewährt [1].

Die Hartepithesen lassen sich besser einfärben und die Oberfläche genauer der Hautstruktur mit dem weichmatten Glanz anpassen. Sie behalten ihre Farbe unverändert über viele Jahre. Sie können leicht von dem Patienten mit etwas Prilwasser oder Seifenlösung problemlos gereinigt werden. Die weichen Silikonepithesen hingegen, die hauptsächlich als Ohrenepithesen verwendet werden, vermitteln ein echteres Hautgefühl, sind aber durch die Struktur des Materials auf Dauer nicht so schön, da sie langsam ihre Farbe verlieren und aufquellen oder eintrocknen können. Zudem sind die Ränder nicht so schön dünn auszuarbeiten, wie dies bei den harten Epithesen gut möglich ist. Die weichen Epithesen müssen durchweg alle 2 Jahre erneuert werden, was auch die Krankenkassen akzeptieren.

An dieser Stelle noch ein interessanter Hinweis für Sie als verordnende Ärzte wie aber auch für die Patienten; häufig gelingt die zweite Epithese dem Epithetiker besser als die erste, da jetzt die Erfahrungen des Patienten, was die Tragbarkeit der Epithese, die Reaktionen der Umwelt und die Pflege der Haut betrifft, in die Anfertigung der zweiten Epithese mit eingebracht werden können.

Nach Möglichkeit beziehen wir bei allen Patienten, bei denen aufgrund der Erkrankung und der Behandlung ein entstellender Gesichtsdefekt zu erwarten ist und damit eine epithetische Versorgung geplant wird, die Mitarbeiter unserer Rehabilitationsabteilung und die Ehepartner und Kinder in die Behandlung mit ein, um so dem Patienten den Verlust des Gesichtes und das Tragen der Epithese zu erleichtern [3, 10]. Dieses Einüben in den Gebrauch der Epithese wird auch ausdrücklich nach § 182 RVO von den Kassen mitfinanziert.

Die Indikationen für eine epithetische Versorgung sind ein vorübergehender oder dauernder Verlust eines Gesichtsteiles. Bei den infiltrierend wachsenden Tumoren, insbesondere bei Rezidiven eines Basalzellkarzinoms, warten wir mit der endgültigen chirurgischen Wiederherstellung ca. ein bis zwei Jahre, um die therapeutische Sicherheit noch zu erhöhen. Diese Zwischenzeit kann man dem Patienten nur dann zumuten, wenn der Defekt sinnvoll und ästhetisch zufriedenstellend epithetisch versorgt werden kann. Neben dieser intermediären epithetischen Versorgung müssen alle großen Gesichtsdefekte auf Dauer direkt gleich epithetisch versorgt werden, um so dem Patienten eine Wiedereingliederung in seine gewohnte Umgebung, soweit es geht, zu erleichtern [11].

Die Epithesen kann man auf 3 Arten befestigen. Das Epithesenlager, der Tumordefekt, kann manchmal so gestaltet werden, daß die Epithese, z.B. als Klemmepithese, darüber hält. Dies kann man als sog. anatomische Fixierung bezeichnen. Chirurgischerseits sollte das Epithesenlager so gestaltet sein, daß die druckbelasteten Stellen aus widerstandsfähiger Vollhaut oder Mehrschichtenplastik bestehen, da dünne Spalthauttransplantate über Knochen sehr druckempfindlich sind.

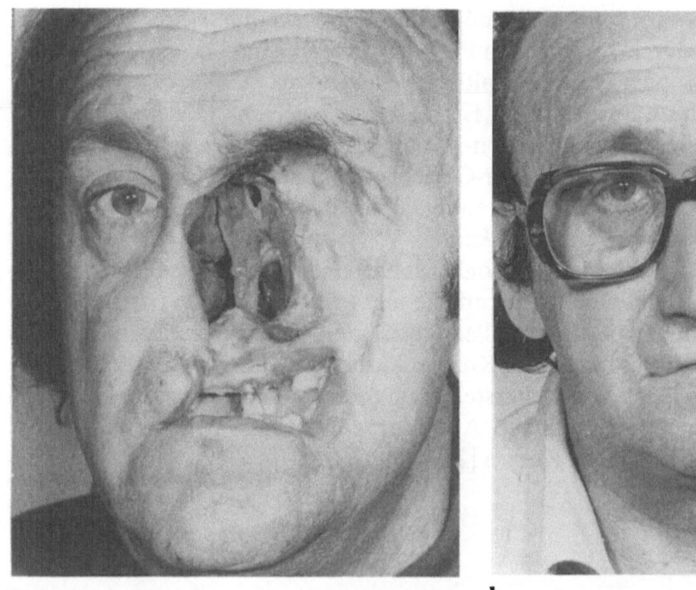

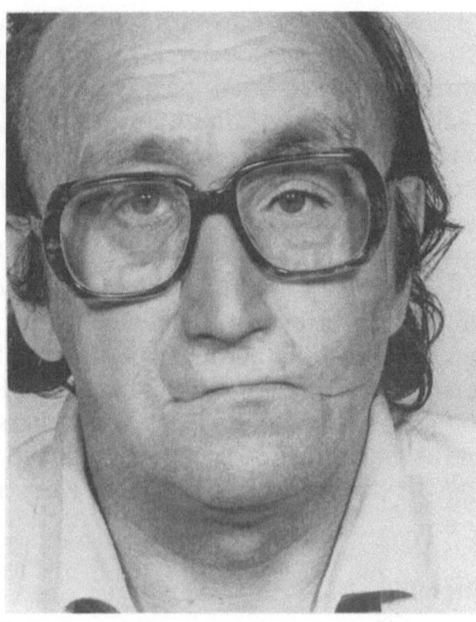

a b

Abb. 1a–b. 58jähriger Mann mit ausgedehntem Gesichtsdefekt nach radikaler Operation wegen eines Ulcus terebrans; **a)** ohne Epithese; **b)** mit epithetischem Ersatz von Orbita, Nase, Wange und Oberlippe

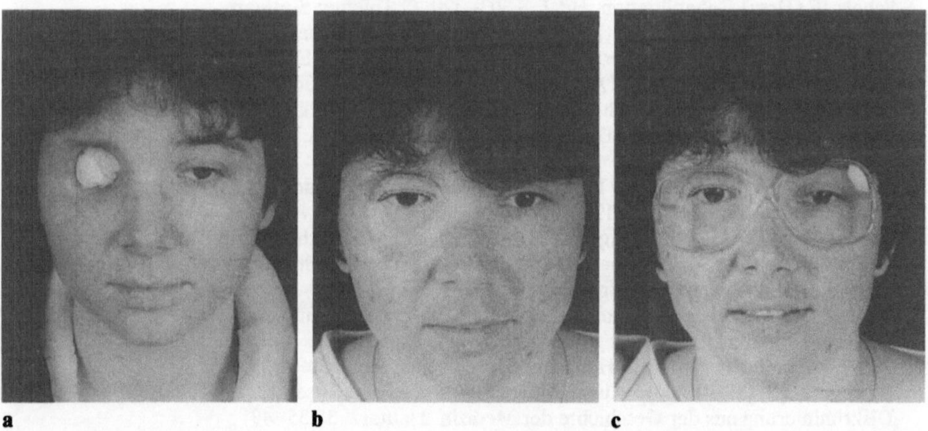

a b c

Abb. 2a–c. 27jährige Frau mit Orbitadefekt nach radikaler Operation wegen eines Liposarcoms vor 2 Jahren; **a)** ohne Epitheses; **b)** mit Klebeepithese; **c)** mit Epithese und Brille. Der Schatten der Brille läßt die Ränder der Epithese praktisch verschwinden

Wir halten auch nichts vom Fixieren der Epithese durch Brückenlappen, in die die Epithesen eingehängt werden, oder von Metallstiften, Magneten oder Schraubverbindungen, die in die Knochen eingelassen werden, da die Hautösen entweder erschlaffen, narbig schrumpfen oder durch ständige Reizung ulzerieren. Die in den Knochen eingelassenen Metallteile sind auf Dauer zu pflegebedürftig wegen der Infektionsgefahr [7].

Ist eine anatomische Fixierung nicht möglich, kommt eventuell eine chemische Fixierung der Epithese durch Ankleben in Frage. Diese kann man besonders gut bei Ohrenepithesen, Nasen- oder Nasenteilepithesen anwenden.

Die bei weitem häufigste Fixierung der Epithesen ist mechanisch entweder durch Befestigen an einer Brille, wie z. B. Brillen-Nasen- oder Brillen-Wangen- oder Brillen-Ohr-Epithesen. Bei den großen Kiefer-Gesichtsdefekten ist fast immer auch eine kieferorthopädische Defektprothese notwendig, an die man dann die Epithese durch entsprechende Vorrichtungen verankern kann.

Eine optimale und für den Patienten möglichst hilfreiche epithetische Versorgung läßt sich nur erreichen, wenn man die berufliche und private Situation des Betroffenen berücksichtigt und gemeinsam mit allen Beteiligten, dem behandelnden Arzt, dem Psychologen, dem Epithetiker, der Kosmetikerin und – ganz wesentlich – dem Patienten und der Familie die Wiederherstellung mit einem künstlichen Gesichtsteil erarbeitet und mit dem Patienten einübt. Auf entsprechenden Antrag hin übernehmen die Krankenkassen alle diese Kosten [2, 4, 5].

Literatur

1. Diekmann H, Niemczyk H (1985) Gesichtsepithesen aus weichbleibendem Kunststoff Permasil. In: Ehring F, Drepper H, Schwenzer N (Hrsg) Die Epithese zur Rehabilitation des Gesichtsversehrten. S 68–69. Quintessenz: Berlin Chicago London Sao Paulo Tokyo
2. Drepper H, Ehring F (1975) Rehabilitation von Patienten mit Entstellungen. In: Jochheim K-A, Scholz JF (Hrsg) Rehabilitation. Bd 2, S 303–320. G Thieme: Stuttgart
3. Drepper H (1985) Kommunikationsfördernde Gesichtspunkte bei der Anpassung von Augenepithesen. In: Ehring F, Drepper H, Schwenzer N (Hrsg) Die Epithese zur Rehabilitation des Gesichtsversehrten. S 95–99. Quintessenz: Berlin Chicago London Sao Paulo Tokyo
4. Ehring F (1984) Die epithetische Versorgung von Gesichtsdefekten. In: Müller RPA, Friedrich HC, Petres J (Hrsg) Operative Dermatologie im Kopf-Hals-Bereich. S 264–269. Springer: Berlin Heidelberg New York Tokyo
5. Mays M, Ehring F, Bösenberg H (1987) Perücken zum Gebrauch bei Erkrankungen der Kopfhaut. Ärztl Kosmetol 17:179–194
6. Mawick R, Hicke H (1985) Fragen der Kostenregelung bei Epithesen. In: Ehring F, Drepper H, Schwenzer N (Hrsg) Die Epithese zur Rehabilitation des Gesichtsversehrten. S 137–139. Quintessenz: Berlin Chicago London Sao Paulo Tokyo
7. Neukam FW, Scheller H, Schmelzeisen R (1987) Perkutane Implantate zur Verankerung von Gesichtsepithesen. Vereinigung für operative Dermatologie, 10. Jahrestagung, Wuppertal, 25.–27. September 1987; Zbl Haut- und Geschlechtskrankheiten 153:658
8. Schwanitz HJ (1984) Vom Ausgestoßenen zum Gesichtsversehrten. – Ein Beispiel sozialer Diskriminierung aus der Geschichte der Medizin. Hautarzt 35:35–49
9. Schwanitz HJ (1985) Der gesichtsversehrte Mensch in der Geschichte. In: Ehring F, Drepper H, Schwenzer N (Hrsg) Die Epithese zur Rehabilitation des Gesichtsversehrten. S 13–25. Quintessenz: Berlin Chicago London Sao Paulo Tokyo
10. Stittmatter G (1985) Probleme des Epithesenträgers und deren Bewältigung. In: Ehring F, Drepper H, Schwenzer N (Hrsg) Die Epithese zur Rehabilitation des Gesichtsversehrten. S 131–136. Quintessenz: Berlin Chicago London Sao Paulo Tokyo
11. Tilkorn H, Beizai S, Drepper H (1985) Bedingungen für eine funktionsgerechte epithetische Versorgung. In: Ehring F, Drepper H, Schwenzer H (Hrsg) Die Epithese zur Rehabilitation des Gesichtsversehrten. S 45–52. Quintessenz: Berlin Chicago London Sao Paulo Tokyo

Perkutane Verankerung von Gesichtsepithesen

F. W. Neukam, H. Scheller und R. Schmelzeisen

Zusammenfassung

Zur Verankerung von Epithesen ergeben sich verschiedene Möglichkeiten. Die bisherigen Ergebnisse der Verankerung von Epithesen mit Hilfe osteointegrierter Implantate aus Titan läßt die Anwendung anderer Verankerungsmittel in den Hintergrund treten.

Einleitung

Die plastische Rekonstruktion umfangreicher Gesichtsdefekte nach Verletzungen, Tumoren oder bei kongenitalen Mißbildungen führt trotz großer Fortschritte in der plastischen Chirurgie nicht immer zu einem ästhetisch zufriedenstellenden Ergebnis, so daß vielfach auf eine epithetische Versorgung nicht verzichtet werden kann. Dabei ergibt sich neben Schwierigkeiten bei der Auswahl des geeigneten Werkstoffes, der genauen Formgestaltung und der Farbgebung insbesondere die Problematik der sicheren Verankerung der Epithese.

Verankerung einer Epithese

Bei der Fixierung von Epithesen gibt es nach Schwenzer (1965) und Jüde (1973) verschiedene Möglichkeiten, die sich auch miteinander kombinieren lassen:

1. Die Befestigung ohne Hilfsmittel unter Ausnutzung günstiger anatomischer Verhältnisse;
2. der Halt durch chirurgisch geschaffene Retention;
3. die Befestigung durch mechanische Verankerungsmittel und
4. die Fixation durch Ankleben.

Die am häufigsten verwendete Befestigung von Ohrmuschelepithesen an Brillengestellen läßt sich zwar einfach durchführen, ist aber mit dem Nachteil behaftet, daß die Brille in der Öffentlichkeit nicht abgenommen werden kann. Auch der Einsatz von Klebemitteln hat sich auf Dauer nicht durchsetzen können, da häufig Hautreizungen und Oberflächenveränderungen am Ersatz beobachtet wurden (Köhle u. Mitarb. 1956, Schaaf 1980, Schmalz u. Mitarb. 1980). Bereits 1956 wurden von Köhle u. Mitarb. subperiostale Gerüstimplantate zur Befestigung von Ohrmuschelepithesen empfohlen. Sie konnten sich aber aufgrund lokaler Entzündungen und Abstoßungs-

E. Haneke (Hrsg.)
Gegenwärtiger Stand der operativen Dermatologie

reaktionen nicht durchsetzen. Demgegenüber berichten in neuerer Zeit Brånemark u. Mitarb. (1982) und Tjellström u. Mitarb. (1983) über günstige Ergebnisse perkutaner enossaler Titanimplantate als Retentionselemente im Rahmen der epithetischen Versorgung. Die hierfür verwendeten zylindrischen Schraubenimplantate nach Brånemark (Nobelpharma AB, Schweden) bestehen aus Implantatkörper und Implantatschraube aus reinem Titan. Der Implantatkörper weist bei einem Durchmesser von 3,75 mm eine Länge von 3 bzw. 4 mm auf und ist epidermiswärts mit einer perforierten Titanscheibe verbunden. Der Implantatkörper besitzt ein Innengewinde, das eine Verschlußschraube für die Einheilphase oder eine zentrale Schraube zur Fixierung des Implantatpfeifers aufnehmen kann. Diese dient zum Anschluß der Epithese.

Die wissenschaftliche Klärung grundsätzlicher Fragen zur enossalen Inkorporation und zur Problematik des transepithelialen Durchtritts wie auch unserer eigenen positiven Erfahrungen mit dem Brånemark-Implantatsystem sowohl bei der Versorgung des zahnlosen Kiefers bei schwerer Alveolarkammatrophie als auch beim osteoplastischen Ersatz der Kiefer (Neukam u. Mitarb. 1986) wurden von uns als Voraussetzung für seinen Einsatz als perkutane Implantate zur Verankerung von Epithesen gesehen.

Eingliederung perkutaner Implantate zur Stabilisierung einer Ohrmuschelepithese

In der ersten Phase des zweizeitigen Implantationsverfahrens wird die Haut in Lokalanästhesie dorsal des äußeren Gehörganges auf dem Proc. mastoideus bogenförmig inzidiert und der Knochen freigelegt. Die Präparation des Implantatbettes erfolgt mit genormten Bohrinstrumenten. Mit einem speziellen Rosenbohrer mit definierter Bohrtiefe von 3 bzw. 4 mm werden bei einer Drehzahl von maximal 2000 U/min die Implantationsorte markiert und unter Berücksichtigung der Knochenanatomie bis in eine Tiefe von 3 bzw. 4 mm versenkt. Dabei muß eine Verletzung der Dura mater und des Sinus sigmoideus vermieden werden. Anschließend erfolgt die Erweiterung des Implantatlagers mit einem Spiral- und Zapfenbohrer. Das Schneiden des Gewindes sowie das Einsetzen der Implantate soll bei niedrigen Drehzahlen (15–20 U/min) ausgeführt werden. Die Wundränder werden anschließend über den Implantatkörpern durch Naht vereinigt (Abb. 1).

Nach einer drei- bis viermonatigen Einheilphase werden die Implantatkörper freigelegt, die Verschlußschrauben entfernt, die Haut über den Implantaten ausgestanzt und die Implantatpfeiler mit der Pfeilerschraube auf den Implantatkörpern fixiert. Anschließend adaptiert man die Wundränder. Um entzündliche Reaktionen der Pfeilerdurchtrittsstelle zu vermeiden, darf die peripiläre Haut einerseits keine Haarfollikel enthalten und andererseits nicht frei beweglich sein. Daher kann neben einer Reduktion des subkutanen Gewebes um die Implantatkörper ein freies Hauttransplantat erforderlich werden (Brånemark u. Mitarb. 1982).

Kasuistik

Bei einem 71jährigen Patienten war wegen eines malignen Melanoms die Ablatio der rechten Ohrmuschel erforderlich. Da der Patient Brillenträger war, bot sich als

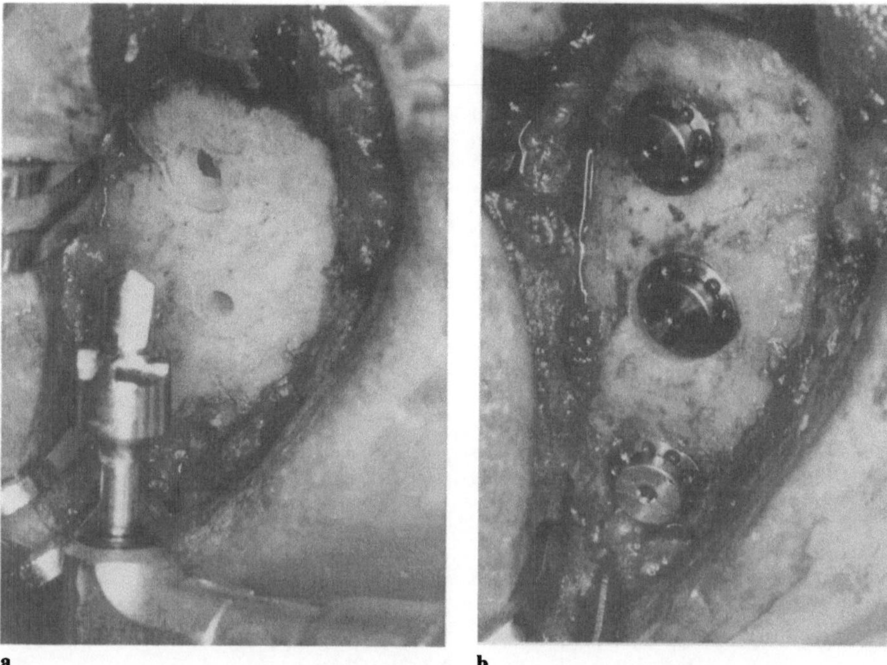

a b

Abb. 1a, b. Insertion osteointegrierter Implantate. **a)** Präparation des Implantatbettes mit genormten Bohrinstrumenten, **b)** Inkorporierte Implantate

Verankerung zunächst die Befestigung der Ohrepithese am Brillengestell an. Diese Fixierung gab dem Patienten nicht die erforderliche Sicherheit. Bei heftigen Kopfbewegungen, beim Schwimmen und während des Sports war ein sicherer Halt der Brille mit der an ihr befestigten Epithese nicht gewährleistet, so daß bereits mehrere Brillenreparaturen erforderlich waren. Eine straffere Fixierung des Brillengestells war nicht möglich, da anschließend Druckulzerationen im Bereich der Nasenwurzel und retroaurikulär am verbliebenen rechtsseitigen Ohr auftraten.

Um den Patienten voll zu rehabilitieren, entschlossen wir uns, zur bewegungsunabhängigen Stabilisierung der Epithese perkutane Implantate zu inkorporieren. In typischer Weise wurden nach Freilegung des Proc. mastoideus drei Implantate gesetzt. Nach einer dreimonatigen Einheilphase und Freilegung wurden die Implantate mit Hilfe eines konfektionierten Barrens starr verbunden. Über die in die fertiggestellte Ohrmuschelepithese eingelassene Matrize des Barrens war eine sichere Fixierung der Epithese und auch der Brille möglich. Nach 18 Monaten besteht klinisch bei Rezidivfreiheit ein unveränderter Befund bei reizloser peripilärer Haut und knöchern integrierten Implantaten (Abb. 2).

Diskussion

Die ersten perkutanen Brånemark-Titanschraubenimplantate haben wir 1985 eingegliedert. Zwischenzeitlich wurden bei vier Patienten insgesamt 12 perkutane Implan-

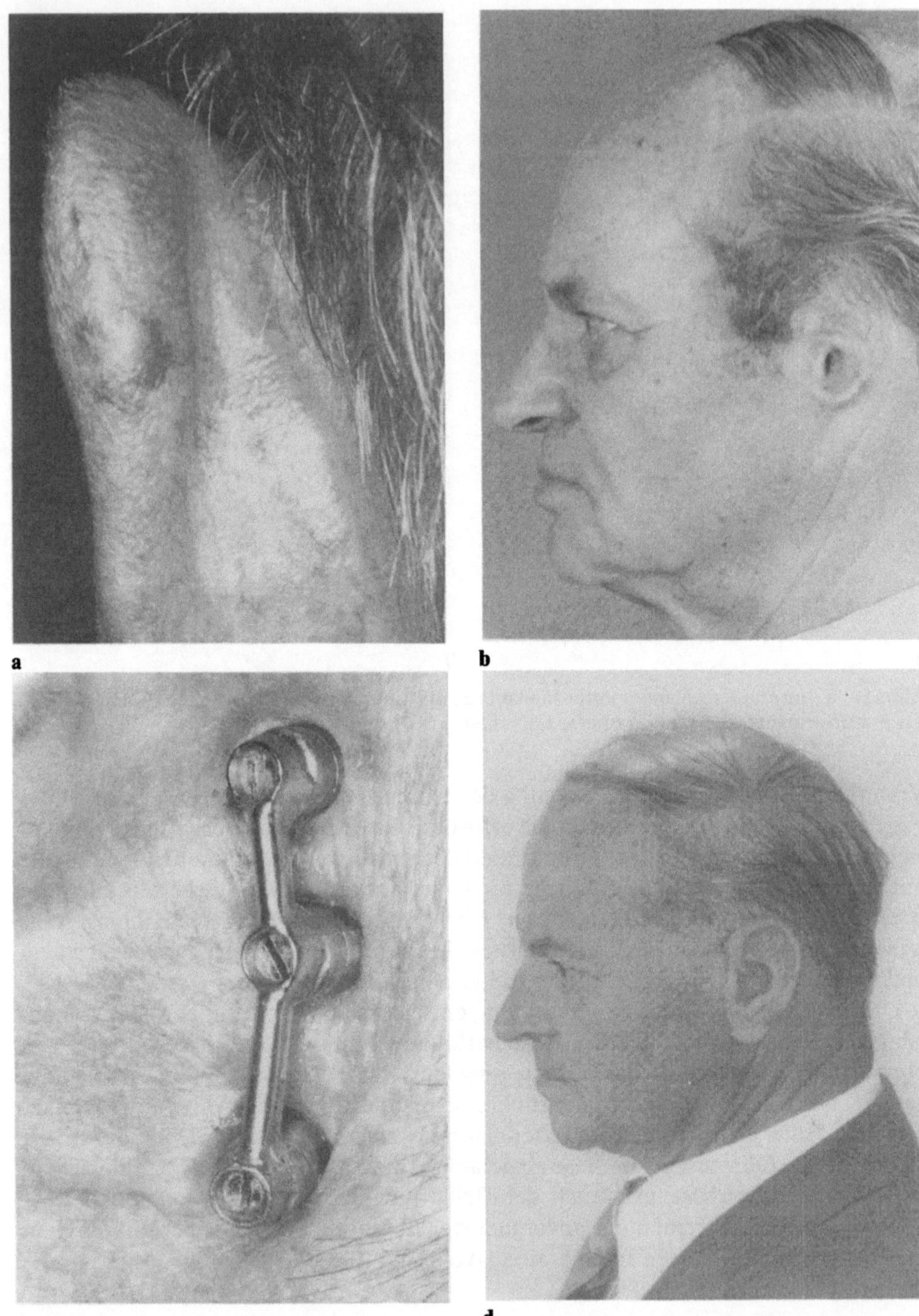

Abb. 2a–d. Verankerung einer Ohrmuschelepithese mit Hilfe osteointegrierter Implantate im Proc. mastoideus. **a)** Malignes Melanom der linken Ohrmuschel; **b)** Zustand nach operativer Entfernung der linken Ohrmuschel; **c)** Verschraubter Trägerbarren nach Freilegung der osteointegrierten perkutanen Implantate; **d)** Zustand nach Versorgung mit einer linksseitigen implantatgetragenen Ohrmuschelepithese

tate inseriert, in drei Fällen zur Stabilisierung einer Ohrepithese, bei einem Patienten zur Fixierung einer Orbitaepithese. Die Fixierung der Epithesen erfolgte entweder über einen konfektionierten Barren oder über Magneten. Bei einer Stabilisierung über Magneten ergeben sich Vorteile. Einerseits ist die Epithese sicher zu verankern, und andererseits ist beim Aufsetzen eine Selbstjustierung der Epithese garantiert.

Zwei Implantate mußten bei einem Patienten wegen eines Tumorrezidivs in unmittelbare Nähe der Implantate entfernt werden. Sie waren wie die übrigen Implantate knöchern integriert bei reizloser peripilärer Haut ohne Anhalt auf eine Entzündungsreaktion. Sie wurden von uns bisher als Erfolg gewertet. Wir sind uns aber bewußt, daß eine endgültige Beurteilung erst nach breiter und langdauernder klinischer Anwendung möglich sein wird. Tjellström u. Mitarb. (1983) berichten in einer über 5 Jahren dauernden Studie von 41 Patienten, bei denen 102 Implantate zur Verankerung von Ohrmuschelepithesen gesetzt wurden. Dabei kam es lediglich bei einem Implantat nicht zu einer Osteointegration, weil die Dicke des Schädelknochens zu gering war. In einem weiteren Fall mußte wegen entzündlicher Hautreaktion ein Implantat entfernt werden, da der Abstand zwischen zwei Implantaten zu gering war. Einschränkungen für den Einsatz perkutaner Implantate zur Stabilisierung von Epithesen ergeben sich nach Angaben von Holgers u. Mitarb. (1987) bei verschiedenen Hauterkrankungen wie z. B. seborrhoisches Ekzem und Sklerodermie.

Wie bei allen Implantaten kann nicht ausgeschlossen werden, daß in Einzelfällen Entzündungsreaktionen zur Abstoßung des Implantates führen. Die Anwendung perkutaner Implantate bietet aber aufgrund unserer bisherigen Erfahrungen gegenüber herkömmlichen Methoden der Verankerung von Gesichtsepithesen wesentliche Vorteile: Erstens ermöglichen sie eine sichere bewegungsunabhängige Stabilisierung der Epithese, und zweitens kann auf behindernde oder hautreizende Hilfsmittel verzichtet werden. Dadurch kann der Patient in seiner krankheitsbedingten psychischen Streßsituation erheblich entlastet werden.

Literatur

1. Brånemark PJ, Albrektsson T (1982) Titanium implants permanently penetrating human skin. Scand J Plast Reconstr Surg 16:17–21
2. Holgers KM, Tjellström A, Bjursten LM, Erlandsson BE (1987) Soft tissue reactions around percutaneous implants: a clinical study on skin-penetrating titanium implants used for bone-anchored auricular prostheses. Int J Oral Maxillofac Implants 2:35–39
3. Jüde HD (1973) Befestigungsmöglichkeiten von Epithesen und Erfahrungen mit einem neuen Klebemittel. Zahnärztl Welt/Reform 82:746–749
4. Köhle H, Wirth F (1956) Befestigung von Epithesen mit Gerüstimplantaten. Fortschr Kiefer Gesichtschir 2:187–189
5. Neukam FW, Hausamen JE, Scheller H, Feldmann G (1986) Knochentransplantation in Kombination mit enossalen Implantaten. Vortrag: 24. Jahrestagung der Deutschen Gesellschaft für Plastische und Wiederherstellungschirurgie, Berlin, 13.–15. 11.
6. Schaaf NG (1968) Reactions of the maxillo-facial tissues to facial appliances. Int Dent J 18:790–799
7. Schmalz G, Hambrok HC (1980) Biologische und rasterelektronische Untersuchungen über ein Epithesenmaterial. Zahnärztl Welt/Reform 89:57–60
8. Schwenzer N (1965) Technik und Ergebnisse der epithetischen Versorgung von Gesichtsdefekten. Fortschr Kiefer Gesichtschir 10:115–121
9. Tjellström A, Rosenhall U, Lindström J, Hallin O, Albrektsson T, Brånemark PJ (1983) Five-Years experience with skin-penetrating bone-anchored implants in the temporal bone. Acta Otolaryngol 95:568–575

Die Ohrrekonstruktion und die epithetische Versorgung unter Verwendung osseo-integrierter Implantate

C. Walter

Bei dem Vorliegen von kongenitalen oder traumatischen Verbildungen der Ohrmuschel oder ihrem Fehlen ist die chirurgische optimale Wiederherstellung nur äußerst schwierig zu erreichen.

Die rekonstruktiven Verfahren beinhalten die Erstellung der Ohrmuschel in verschiedenen Etappen unter Verwendung von Eigen- und Fremdmaterial sowie von Hautlappenplastiken oder freien Hauttransplantaten. Als Alternative dagegen ist die Versorgung mit einer Epithese anzusehen.

Für viele Jahre war es und ist es noch heute das Ziel einiger Spezialisten wie Brent, (al Weerda) Tanzer, Walter und Weerda, die Ohrmuschel chirurgisch so naturgetreu wie möglich nachzubilden. Verfeinerte chirurgische Methoden haben dazu beigetragen, diesem Ziel erheblich näher zu kommen.

Das Prinzip der Rekonstruktion besteht darin, vorhandene Teile der Ohrmuschel in eine Position zu bringen, in der sie für die Rekonstruktion der Ohrmuschel nützlicher sind und als Teile des Ohrläppchens oder des Helixrandes Verwendung finden können. Eine sehr sorgfältige präoperative Planung ist notwendig, da jeder einzelne Eingriff wieder neue Narben schafft. Bei dem Vorliegen von Gehörgangsstenosen kann man bei einseitiger Stenose relativ zurückhaltend mit der Indikation zur Gehörgangsöffnung sein, während bei der doppelseitigen die Restauration des Hörens durch einen tympanoplastischen Eingriff bei nachgewiesenen vorhandenen Mittelohrstrukturen Priorität gegenüber den rekonstruktiven Verfahren der Ohrmuschel hat. Die Verfahren von Marquet und Claros (pers. Mitteilung) zur Verwendung von Gehörgangs- und Mittelohrtransplantaten als allogene Transplantate haben hier neue Horizonte eröffnet.

Wir verwenden hauptsächlich autogene Knorpelspäne aus der Rippe, die entsprechend zurechtgeschnitzt werden, weniger Allografts, aber praktisch nie Kunststoffimplantate Berghaus, weil das Risiko der Extrusion zu groß ist.

Obwohl die postoperativen Ergebnisse im Allgemeinen als durchschnittlich ausreichend anzusehen sind, in einigen Fällen wird ein Ohrmuschelaufbau ausgeführt, um an diese Haut und Knorpel ein Hörgerät besser befestigen zu können, gibt es natürlich einige exzellente Ergebnisse, die aber leider noch nicht den Durchschnitt charakterisieren. Hier werden bereits Versuche mit Gewebeexpandern vorgenommen, um in die entsprechend gedehnte Hauttasche dann leichter ein Knorpelgerüst einsetzen zu können.

Es sei dabei auch nicht übersehen, daß besonders bei der Rekonstruktion der Ohrmuschel im Kindesalter, die etwa ab 7 bis 8 Jahre beginnen sollte, nicht vorher,

E. Haneke (Hrsg.)
Gegenwärtiger Stand der operativen Dermatologie

die psychologischen Konsequenzen und auch der psychische Druck und die physische Belastung nicht außer Acht zu lassen sind. Kindern wird man die Notwendigkeit repetitiver Operationen auch nur schwer verständlich machen können.

Ohrepithesen konnten schon seit vielen Jahren exzellent der Natur nachgebildet werden. Bis in jüngster Zeit bestand aber das Problem nicht in der Erstellung der Epithese, sondern bei ihrer Befestigung am Mastoidbereich. Erst wurden die Epithesen angeklebt, mit entsprechenden Schädigungen der Haut. Dann wurde versucht, die Ohrepithesen an Brillengestelle zu befestigen. Natürlich brachte das Konsequenzen, wenn die Patienten die Brille abnehmen mußten. Für Patienten, die normales Sehvermögen haben, war dies eine zusätzliche Belastung. Ombrédanne (Werner) und andere versuchten, durch die Schaffung von kleinen Hautbrücken die Möglichkeit zu haben, unter diese Hautbrücken die Epithesen anzuhaken. Bei der weichen Haut endete dies auch meist mit konstanten Infekten und Hautirritationen. Schließlich hatte Dubs die Idee, das Mastoid auszubohren, mit Spalthaut auszukleiden und in diese Knochentasche mittels Drehung die Prothese fest zu fixieren. Bei der unterschiedlichen Art der Mastoidknochen und konstanten Infekten in der Tiefe wurde dieses Verfahren relativ schnell wieder verlassen.

Der erste wirklich bedeutende Schritt vorwärts besteht in der Entwicklung eines Schraubensystems aus Titanium von Brånemark und Tjellström. Hierbei werden in einer ersten operativen Sitzung Titaniumschrauben in den Mastoidbereich versenkt. Die Haut darüber wird wieder verschlossen, und so wird den Schrauben eine Ruheperiode von 3 Monaten gegeben, in der die Knochenzellen in die Titaniumoberfläche einwachsen können. Das sich im Gewebe bildende Titaniumoxyd an der Schraubenoberfläche dient als exzellentes Aufnahmebett für die Osteoblasten. Histologische und auch elektronenmikroskopische Untersuchungen zeigten eine völlige Integration zwischen Knochen und Schraubenoberfläche. Daher auch der Name osseo-integrierte Implantate.

Etwa 2 Monate nach der ersten Intervention wird die dicke Haut über dem Mastoid und über dem Schraubenbereich entfernt und auf das vorhandene Periost nur ein dünnes Spalthauttransplantat aufgesetzt. Die dünne Spalthaut ist weniger anspruchsvoll, hat keine Hautanhangsgebilde wie Haare oder Drüsen und bildet daher kaum einen Nährboden für das Entstehen von Infektionen zwischen Metall und Haut.

Etwa 3 Monate nach dem Versenken der Schrauben im Knochen wird die Haut über den 3–4 Titaniumschrauben zirkulär ausgestanzt, die Deckschraube über dem osseo-integrierten Titaniumimplantat wird entfernt und stattdessen ein Titaniumzylinder auf die Knochenschraube aufgesetzt und festgeschraubt. Auf diese Weise erhält man 3 oder 4 Pfeiler, welche aus dem Knochen durch die Haut an der Oberfläche liegen. Auf diesen Pfeilern wird dann eine Brückenkonstruktion angebracht nach sorgfältigem Anmessen im Sinne zahntechnischen Vorgehens.

Vor Beginn der Plazierung der Schrauben wird ihre Lage präzise bestimmt, um später die Richtung und die Distanz der neuen Ohrmuschelepithese vom seitlichen Orbitarand kongruent mit der anderen Seite zu haben. Die auf die Titaniumschrauben aufgegossene und aufgeschraubte Metallbrücke erlaubt es, an ihr die Ohrmuschelepithese nach Art eines Druckknopfsystems anzubringen.

Hierdurch sind die Patienten in der Lage, sportlichen Aktivitäten nachzugehen und auch zu Schwimmen, ohne Gefahr zu laufen, daß bei diesen Aktivitäten die Ohrmuschel abfällt.

Für die Durchführung der einzelnen operativen Schritte sind nur kurz dauernde Krankenhausaufenthalt zwischen 3–5 Tagen erforderlich. Dies steht in keinem Verhältnis zu den langen Krankenhausaufenthalten, welche normalerweise 4–5 Mal während der Rekonstruktionsphase auf herkömmlichem Weg in Kauf genommen werden müssen.

Zum Abschluß seien noch einige Patientenfälle hier zur Darstellung gebracht, bei denen das System der osseo-integrierten Implantate zur Anwendung kamen. Im letzten Fall wurde auf der rechten Seite der Patientin eine Ohrmuschelrekonstruktion

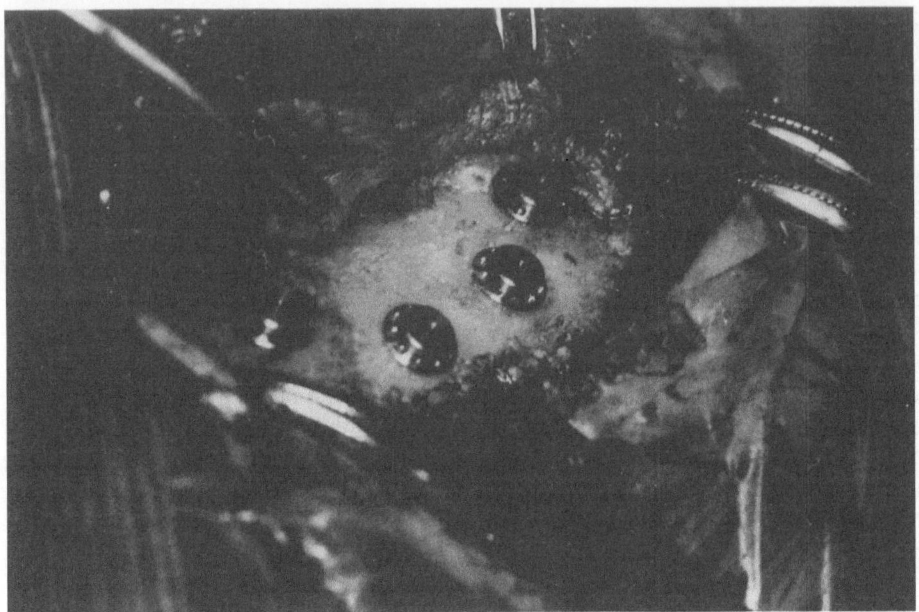

Abb. 1. Titaniumschrauben im Mastoid

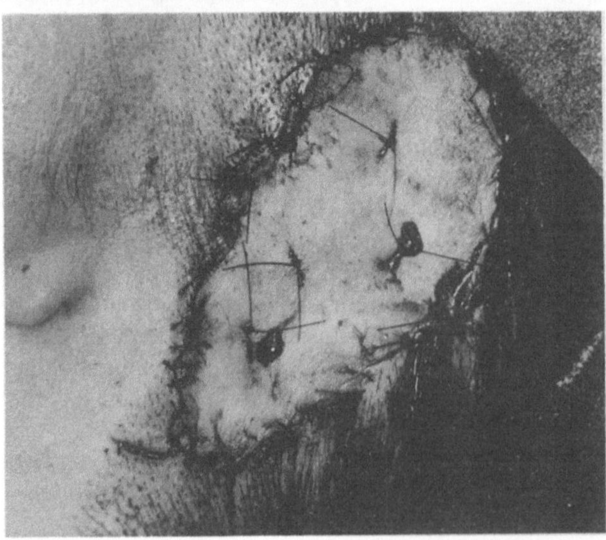

Abb. 2. 1 Monat nach der Plazierung der Schrauben wird die deckende Haut entfernt und durch dünne Spalthaut ersetzt

im herkömmlichen Sinn und links die Versorgung mit einer Ohrepithese vorgenommen. Gleichzeitig wurde das bestehende Treacher-Collins-Syndrom und das dadurch bedingte Aussehen durch kieferchirurgische Maßnahmen und Auflagen auf die Maxilla sowie Verlegung der Lidachsen und Lidrekonstruktion mit Unterkieferrekonstruktion korrigiert.

An der Klinik am Rosenberg in Heiden hat der Autor das osseo-integrierte System schon an einer Vielzahl von Patienten angewendet, gleichermaßen bei der Rehabilitation im Kieferbereich wie nach gesetzten Defekten nach Tumorresektionen. Aufgrund der gemachten Erfahrungen kann dieses System zur weiteren Verwendung empfohlen werden. Es ist meines Erachtens eine echte Alternative zu den herkömmlichen bisherigen operativen Verfahren (Abb. 1–5).

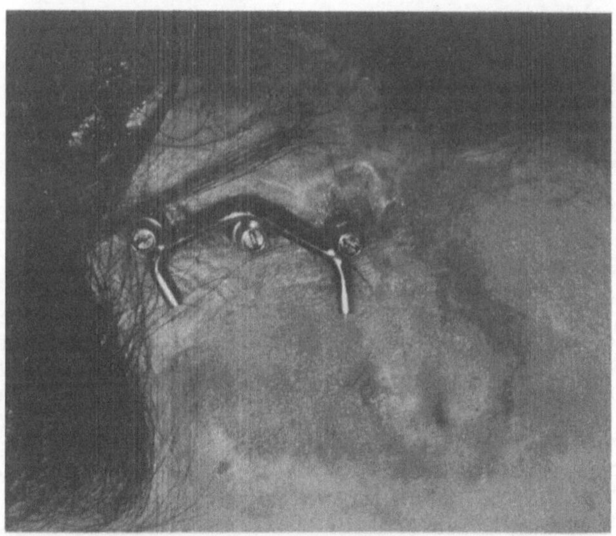

Abb. 3. Auf diese Zylinder wird ein Metallbügel angepaßt

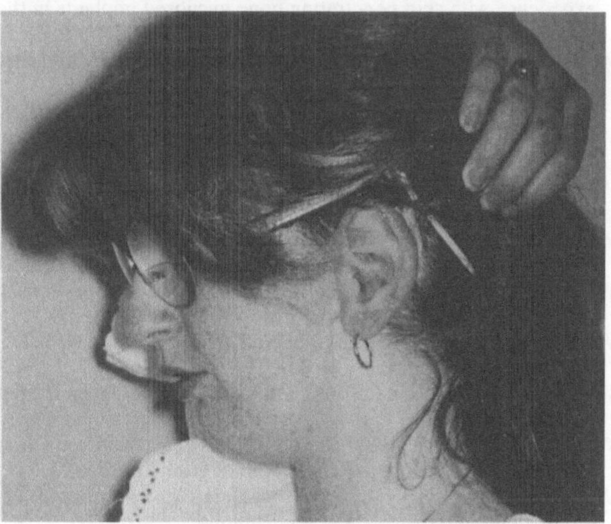

Abb. 4. Epithetische Versorgung an der Patientin

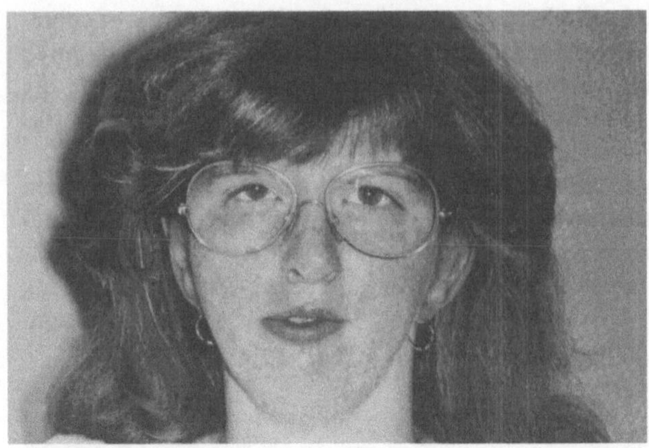

Abb. 5. Beiderseitige Versorgung mit Epithesen über Titaniumbügel

Literatur

Berghaus A, Axhausen M, Handrock M (1983) Poröse Kunststoffe für die Ohrmuschelplastik. Laryng Rhinol Otol 62:320–327

Dubs R (1965) Eine neue Befestigungsmethode für Ohrmuschel-Epithesen. Pract otorhino-laryng 27:172–179

Kurozumi N, Ono S, Ishida H (1982) Non surgical correction of a congenital cup ear deformity by splinting with reston foam. Brit J Plast Surg 35:181–182

Lassus C (1982) Results following simultaneous mobilization of the maxilla etc. Oral Surg 6:43–45

Melnick M, Myrianthopoulos NC (1979) External ear malformations. Epidemiology, genetics and natural history, Vol XV. The natural foundation – March of Di Man R Liss, Inc NY

Ombrédanne M Ein neues autoplastisches Verfahren der Fixation künstlicher Ohren. Fortschr Kiefer-Gesichtschir 2:193

Tanzer RC (1961) Total reconstruction of the external auricle. Arch Otolaryng 73:64–68

Tanzer RC (1959) Total reconstruction of the external ear. Plast Reconst Surg 23:1–15

Tanzer RC (1963) An analysis of ear reconstruction. Plast Reconst Surg 31:16–30

Tanzer RC (1963) Ear reconstruction, an exercise in design. Surg Clin N Amer 43:1271–1276

Tjellström A, Rosenhall N, Lindström J, Hallen O, Albrektsson T, Brånemark PI (1983) Five-year experience with skin penetrating bone anchored implants in the temporal bone. Acta Otolaryng 95:568–575

Walter C (1972) Rekonstruktion der Ohrmuschel, Arch klin exp Ohr-, Nas- u. Kehlk Heilk 202, 203–228, 229–252

Walter C (1983) Zur Korrektur der Ohrmuschel. HNO 31:381–386

Walter C (1985) Special problems and variations in otoplasty techniques. Facial Plastic Surgery 2:2 Winter 1985

Weerda H (1982) Unsere Erfahrungen mit der Chirurgie der Ohrmuschelmißbildungen. I. Die Chirurgie einfacher Mißbildungen. Laryng Rhinol Otol 61 Jahrg 346–349, Thieme Verlag

Weerda H (1982) Unsere Erfahrungen mit der Chirurgie der Ohrmuschelmißbildungen. III. Das Miniohr und das stark deformierte Tassenohr. Laryng Rhinol Otol 61:493–496, Thieme Verlag

Weerda H (1982) Unsere Erfahrungen mit der Chirurgie der Ohrmuschelmißbildungen. IV. Die Mikrotie. Laryng Rhinol Otol 61:497–500, Thieme Verlag

Weerda H (1983) Bilobed and Trilobed Flaps in Head and Neck Defect Repair. Facial Plastic Surgery 1:1, Thieme Stratton Inc.

Weerda H (1984) Die Chirurgie der kindlichen Ohrmuschelmißbildung. Laryng Rhinol Otol 63:120–122

Weerda H, Münker G (1981) Einseitige Rekonstruktion von Ohrmuscheldefekten mit einem Transpositionsrotationslappen. Laryng Rhinol Otol 60:312–317

Werner R (1963) Über modifizierte Befestigungsverfahren von Kunststoff-Ohrepithesen nach Ombrédanne-Plastiken Z Laryng Rhinol 42

Die klinischen Eigenschaften und die effektive operative Therapie der Pyodermia fistulans sinifica

O. Hilker

Die Pyodermia fistulans sinifica, die im englichsprachigen Schrifttum wahrscheinlich unzutreffend Hidradenitis suppurativa genannt wird, ist eine in mancher Hinsicht rätselhafte Krankheit. Ihre Ursache ist unbekannt, und die Ansicht, daß es sich um eine Form der Acne conglobata handelt, wie das zum Beispiel in der Bezeichnung „Akne-Tetrade“ zum Ausdruck kommt, ist durchaus umstritten. Ich habe 55 Fälle zusammengestellt, die von uns in den vergangenen Jahren stationär behandelt wurden.

Ganz frühe Veränderungen werden selten beobachtet, weil sie den Patienten meist nicht stören. In Abbildung 1 sehen wir einen einzelnen flach erhabenen entzündlichen Knoten, der sich erst seit wenigen Tagen entwickelt hat. Er erinnert an einen Furunkel, schmerzt aber nicht. Histologisch (Abb. 2) sieht man einen subepidermalen Abszeß mit Resten einer untergegangenen Talgdrüse. Der benachbarte Talgdrüsenfollikel ist frei, ebenso die Schweißdrüsen. Wichtig ist der Epithelzapfen neben dem Abszeß, der zeigt, daß sich hier schon nach wenigen Tagen eine Fistel gebildet hat. Bei geringer Ausdehnung der Veränderungen ist eine Spontanrückbildung offenbar möglich.

Im weiteren Verlauf kommt es zu einer Ausdehnung der multiplen Entzündungsherde. Es finden sich tief gelegene Abszesse und eine diffuse Infiltration der rötlichbraun verfärbten Haut, die sich plattenartig derb anfühlt. Aus vielen Fistelöffnungen entleert sich spontan oder auf Druck Eiter. Die Fisteln können sehr weit sondiert

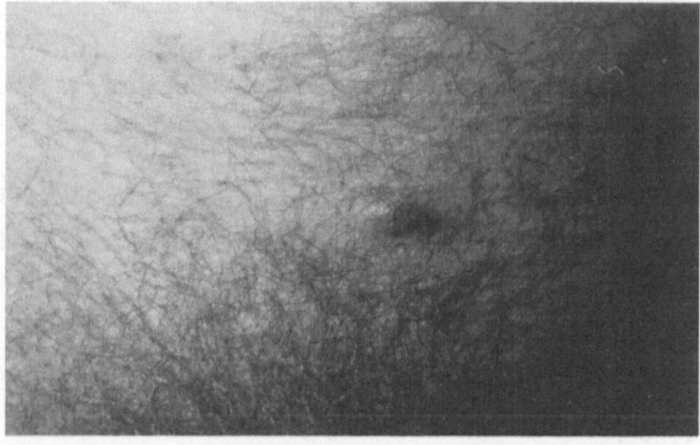

Abb. 1

E. Haneke (Hrsg.)
Gegenwärtiger Stand der operativen Dermatologie

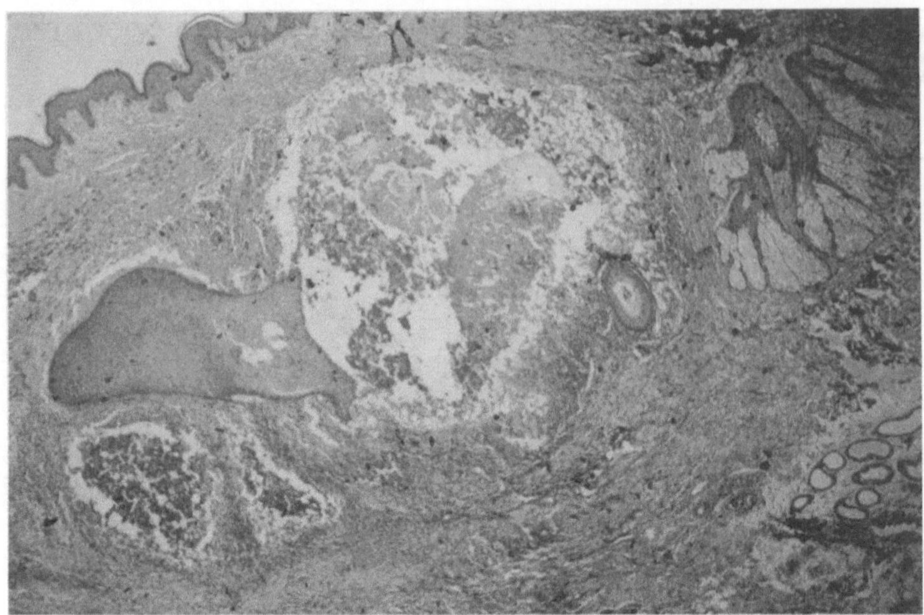

Abb. 2

werden. Sie verlaufen parallel zur Oberfläche oder in die Tiefe. Der Prozess kann die gesamte Subcutis bis zur Faszie durchsetzen, durchbricht diese aber nie. Eine Beteiligung der Muskulatur oder anderer subfaszialer Gewebe kommt nicht vor. Die subkutanen Veränderungen sind oft viel ausgedehnter als von außen erkennbar.

Auch in diesem Stadium werden außer an druckbelasteten Stellen kaum Schmerzen angegeben. Der Allgemeinzustand ist meist wenig beeinträchtigt. Natürlich leiden die Patienten trotzdem unter Bewegungseinschränkung, Eitersekretion und Foetor. In dieser Phase kommt eine spontane Besserung oder Heilung nicht vor. Ohne ausreichende Behandlung ist der Verlauf hochchronisch mit der Tendenz zu immer weiterer Ausbreitung. Komplikationen mit tödlichem Ausgang werden vereinzelt beobachtet. Der Zeitpunkt der Ersterkrankung (Tabelle 1) liegt bei Männern zwischen 14 und 63 Jahren, davon in ⅔ der Fälle zwischen 20 und 40 Jahren, bei Frauen ganz überwiegend zwischen 15 und 30 Jahren, also im Durchschnitt etwas früher. 23 von 55 Patienten, d.h. gut 40%, sind Frauen.

Tabelle 1. Pyodermia fistulans sinifica. Alter bei Erstmanifestation (in Prozent)

	10–15 J.	15–20 J.	20–30 J.	30–40 J.	40–50 J.	> 50 J.
Männer (n = 32)	3	6	34	31	16	9
Frauen (n = 23)	16	30	52	4	0	0
Gesamt (n = 55)	7	16	42	20	9	5

Bei Männern sind die Axillen in über der Hälfte, die Leisten und das Genitale ebenfalls in über der Hälfte und das Gesäß in ⅔ der Fälle betroffen. Bei Frauen überwiegt der Befall der Leisten. Hier sind die Axillen in einem Drittel der Fälle, die übrigen Lokalisationen seltener betroffen. Nur in zwei Fällen war die Submammärregion befallen (Tabelle 2).

Tabelle 2. Pyodermia fistulans sinifica. Lokalisation (in Prozent)

	Axillen	Leisten	Perianal	Genitale	Oberschenkel	Submammär
Männer	59	53	69	62	25	0
Frauen	35	74	22	17	13	4
Gesamt	49	62	49	44	20	2

Nur selten beschränkt sich die Erkrankung auf eine der Prädilektionsstellen. Befall von Leisten, Gesäß, Genitale und Oberschenkel in unterschiedlichen Kombinationen ist die Regel. Genitale und Oberschenkel sind praktisch nie isoliert befallen. Aber auch der Befall der Axillen ist meist mit anderen Lokalisationen verbunden (Tabelle 3).

Tabelle 3. Mehrfachlokalisation (in Prozent)

	Axillen allein	Axillen andere	Leisten allein	Leisten andere	Perianal allein	Perianal andere	Genitale allein	Genitale andere	Oberschenkel allein	Oberschenkel andere
Männer	22	37	6	41	6	62	3	59	0	25
Frauen	13	22	26	48	0	22	4	17	0	13
Gesamt	18	31	15	44	4	46	4	42	0	20

Ein knappes Drittel der Patienten hatte anamnestisch eine Akne, davon wiesen 24% aller Patienten, mehr Männer als Frauen, zum Untersuchungszeitpunkt eine floride Akne auf. Nur bei 3 von 32 Männern, aber bei keiner Frau, bestand eine Acne conglobata (Tabelle 4).

Tabelle 4. Pyodermia fistulans sinifica. Kombination mit Akne (in Prozent)

	Akne	Floride Akne		
	1 anamnestisch	2 A. vulgaris	3 A. conglobata	2 + 3 Summe
Männer	37	19	9	28
Frauen	17	17	0	17
Gesamt	29	18	5	24

Tabelle 5. Pyodermia fistulans sinifica. Vorbehandlung (in Prozent)

Konservativ	36
Antibiotika	31
Inzisionen	45
Röntgen	2
UV	2
Keine	22

Die meisten der Patienten waren zum Teil über lange Zeiträume erfolglos vorbehandelt worden. Häufig wurden lokale Inzisionen und Drainagen versucht, in manchen Fällen mehrfach hintereinander, die stets von Rezidiven gefolgt waren. Konservative Lokalbehandlungen verschiedener Art blieben ebenso wie die innerliche Gabe von Antibiotika ohne anhaltenden Erfolg (Tabelle 5).

Die BSG war in der Hälfte der Fälle erhöht, eine Leukozytose bestand bei einem Drittel der Fälle. Seltener waren eine Linksverschiebung im Differentialblutbild und eine deutliche Anämie als Folge der chronischen Entzündung (Tabelle 6).

Tabelle 6. Pyodermia fistulans sinifica. Pathologische Laborbefunde (in Prozent)

BSG erhöht	51
Leukozytose	33
α_2-Globulin erhöht	13
Linksverschiebung	13
Anämie (Hb unter 10 g/dl)	9
Hyperlipämie	5

Als Begleitkrankheiten fanden sich in einigen Fällen Diabetes und Leberschäden, andere Hautkrankheiten dagegen nur vereinzelt. Bei zwei Patienten mit ausgedehnten schweren Hautveränderungen bestanden Fistelverbindungen in innere Organe, in einem Fall auf der Grundlage eines Morbus Crohn mit urethro-perianaler Fistel, im anderen Fall auf Grund einer Sigmadivertikulitis mit Sigmablasenfistel. Dieser Patient starb an einer Lungenembolie. Ein weiterer Todesfall betraf einen Paraplegiker mit Harn- und Stuhlinkontinenz und schwerer Pyodermia fistulans sinifica, auf der sich ein Plattenepithelkarzinom entwickelte, an dem der Patient schließlich starb. Das Plattenepithelkarzinom wird mehrfach in der Literatur als Komplikation dieser Krankheit beschrieben. Ein dritter Patient mit ausgedehnter Pyodermia fistulans sinifica verstarb unter dem Bild eines septischen Schocks, ohne daß die genauen Zusammenhänge geklärt werden konnten. Das alles bedeutet, daß den Patienten möglichst frühzeitig wirksam geholfen werden muß, weil sonst die Gesamtprognose nicht immer günstig ist. Eine bisher nicht beschriebene spezifische Komplikation der Krankheit ist die Phimose bei einem unserer Patienten, die operativ beseitigt werden konnte (Tabelle 7).

Es besteht immer wieder die Neigung, bestimmte Keime verantwortlich zu machen für die chronische Entzündung. Diese Überlegung ist aber nicht stichhaltig, weil sich zahlreiche verschiedene Keime in bunter Streuung anzüchten lassen (Tabelle 8). Es

Tabelle 7. Pyodermia fistulans sinifica. Begleitkrankheiten, Komplikationen (n = Zahl der Fälle)

	n
Diabetes	5
Leberschaden	4
M. Crohn, Divertikulitis	2
Fisteln in innere Organe	2
Paraplegie, Muskeldystrophie	2
Plattenepithel-Ca in loco	1
Phimose	1
Rosazea	1
Psoriasis	1
Endogenes Ekzem	1
Alopecia areata	1
Exitus letalis	3

Tabelle 8. Pyodermia fistulans sinifica. Nachgewiesene Keime

E. coli
Proteus
Enterokokken
Bact. fundiliforme
St. aureus
St. epidermidis
St. haemolyticus
St. saprophyticus
Candida albicans

handelt sich ganz sicher um eine Sekundärbesiedlung. Weil es keine spezifischen Erreger gibt, gibt es auch keine spezifische antibiotische Therapie. Überhaupt besteht heute weitgehend Einigkeit darüber, daß jegliche konservative Therapie langfristig erfolglos bleibt. Viele unterschiedliche Methoden sind im Laufe der Zeit versucht worden. Auch Isotretinoin kann bestenfalls im Frühstadium die Entzündung dämpfen, ist aber auch als Standardtherapie nicht geeignet (Tabelle 9).

Die radikale Operation mit Entfernung des gesamten krankhaft veränderten Gewebes ist zur Sanierung der Krankheitsherde unumgänglich. Die von uns bevorzugte Methode besteht in einer Sondierung und Freilegung aller erkennbaren Fistelgänge und anschließender schichtweiser elektrokaustischer Abtragung. Das hat den Vorteil, daß die subkutane Ausdehnung der Veränderungen jederzeit palpatorisch

Tabelle 9. Pyodermia fistulans sinifica. Konservative Therapie

Antibiotika innerlich
Röntgenbestrahlung
UV-Licht
Kortikosteroide
Antiandrogene
Essentielle Fettsäuren
Immunstimulatoren
Isotretinoin

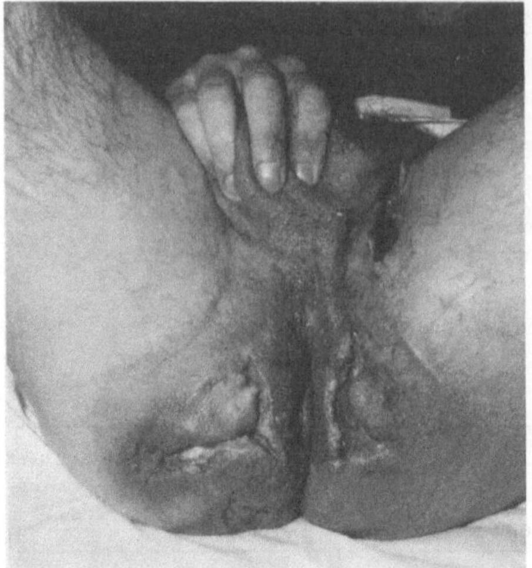

Abb. 3

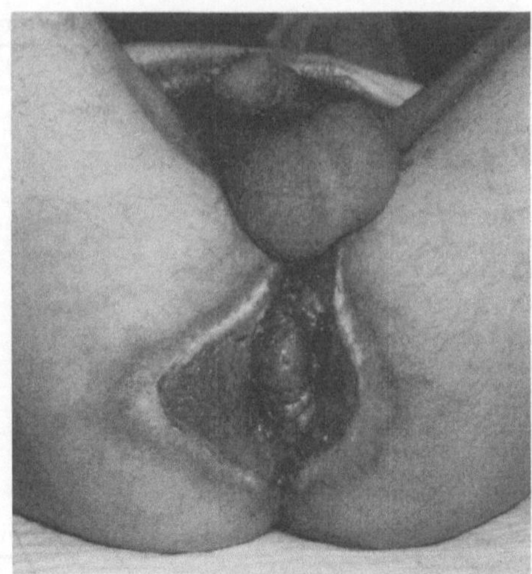

Abb. 4

überprüft werden kann, so daß einerseits die Radikalität gewährleistet ist, andererseits aber die gesunde Subcutis geschont wird. Außerdem halten sich die Blutverluste in Grenzen. Abbildung 3 zeigt einen Patienten mit ausgedehnter und tiefreichender Pyodermia fistulans sinifica, der mehrfach voroperiert wurde.

Abbildung 4 zeigt den postoperativen Zustand zum Zeitpunkt der Entlassung. Die Wundheilung erfolgte sekundär unter antiseptischer Lokalbehandlung. Wir verzich-

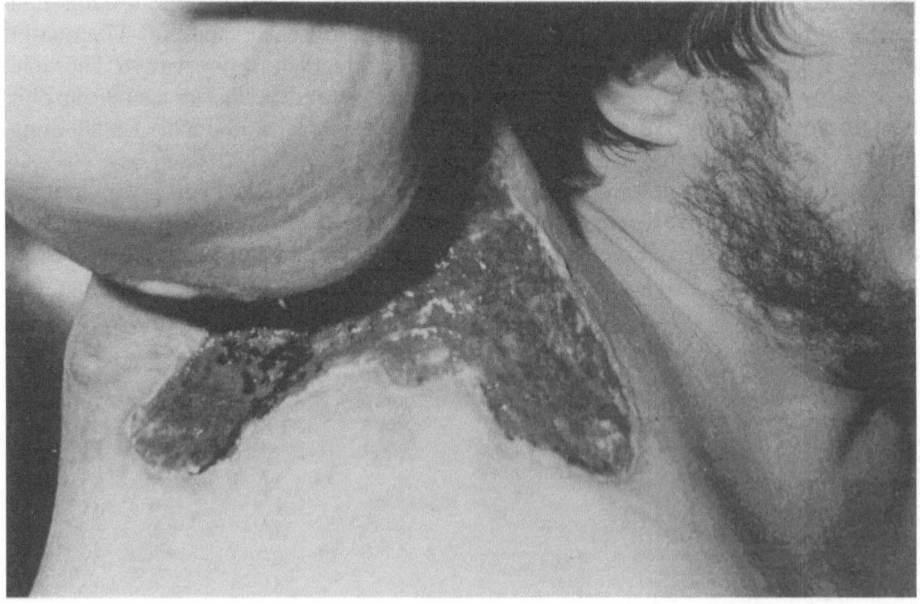

Abb. 5

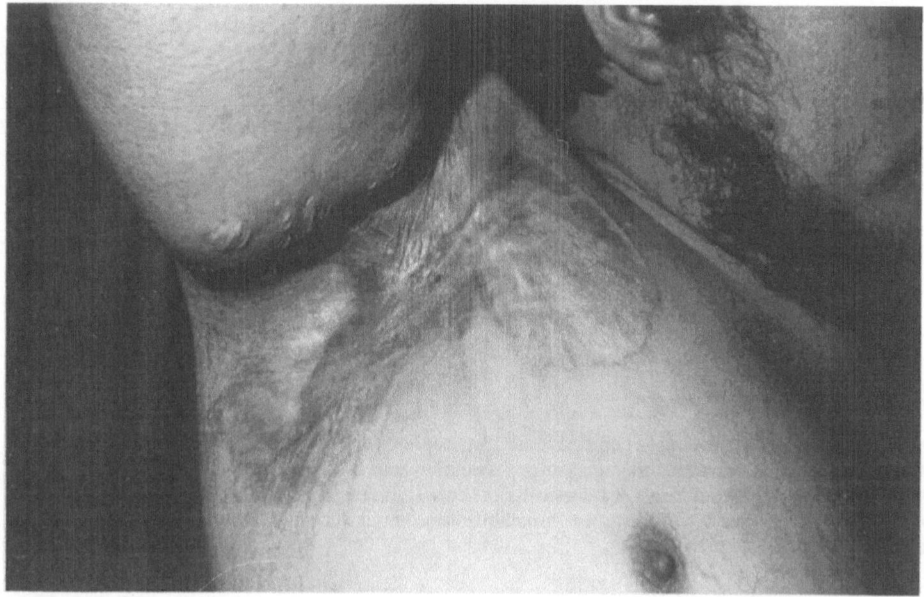

Abb. 6

ten auf eine anschließende Transplantatdeckung, weil sich gezeigt hat, daß bei erstaunlich rascher Granulation und Epithelisierung praktisch immer ein funktionell einwandfreier und auch kosmetisch akzeptabler Endzustand resultiert. Ein weiteres Beispiel zeigt Abb. 5 mit axillärem Befall unmittelbar postoperativ und Abb. 6 nach Ende der Behandlung. Durch frühzeitige Mobilisation werden Kontrakturen sicher verhindert. Die Beweglichkeit ist bei allen Patienten voll gewährleistet, in keinem einzigen Fall ist es bei einem der von uns behandelten Patienten zu funktionellen Einschränkungen gekommen. Auch sind bei richtiger Wundpflege keine Wundheilungsstörungen zu befürchten. Die Granulation und Reepithelisierung schreitet im Gegenteil in den meisten Fällen außerordentlich rasch voran. Wenn ausreichend radikal operiert wurde, so werden im Bereich des Operationsfeldes keine Rezidive beobachtet.

Behandlung der Pyodermia fistulans sinifica

G. Sattler und I. Grimm

Zusammenfassung

Die Pyodermia fistulans sinifica ist eine chronisch abszedierende und fistulierende Erkrankung, die in allen intertriginösen Arealen auftreten kann. Behandlungsmethode der Wahl ist die radikale operative Entfernung des befallenen Gewebes bis zur Muskelfaszie. Bewährt hat sich die postoperative lokale Anwendung von 0,1 prozentiger Zinkchloridlösung bei der angestrebten sekundären Wundheilung.

Die von Krauspe und Stelzner 1962 eingeführte Bezeichnung Pyodermia fistulans sinifica beschreibt eine chronisch abszedierende und fistulierende Erkrankung intertriginöser Areale, wobei sich im Schrifttum auch Bezeichnungen wie „Hidradenitis suppurativa", „chronische tiefkutane Enterokokkengranulome", „Acne conglobata" und „Akne-Tetrade" finden. Die Prädilektionsstellen liegen meist perianal, inguinal, genital und axillär, gelegentlich finden sich auch submammär lokalisierte Herde.

Die Erkrankung tritt überwiegend bei Frauen zwischen dem 15. und 40. Lebensjahr auf. Durch entzündliche Einschmelzung des subkutanen Gewebes entstehen muldenförmige Einziehungen der Haut, die selbst plattenartig infiltriert ist und zahlreiche Fistelöffnungen aufweist, aus denen sich spontan und ständig übelriechender Eiter entleert.

Das Krankheitsbild beginnt diskret mit furunkuloider umschriebener Entzündung und Fistelbildung bis schließlich, nach jahrelangem Verlauf, die Haut von zahlreichen, fuchsbauartig verzweigten Fistelgängen unterminiert ist, wobei der Prozeß, selbst wenn er noch so fläch [illegible] niemals durchbricht [7].

Die Pathogenese wird weiterhin diskutiert. Die histologische Zuordnung der primären entzündlichen Veränderungen der Erkrankung zum Follikelapparat [3, 12] steht im Gegensatz zu der Beschreibung einer primären Invagination der Epidermis mit nachfolgender Zell- und Detritusabschnürung im Korium [8]. Andere Untersuchungen zeigen, daß kein primärer Befall der Schweißdrüsen vorliegt und somit keine eindeutige Beziehung zur Hidradenitis suppurativa besteht [11]. Immer wieder wird auf die auffälligen Büschelhaare hingewiesen [6]. Auch bei schweren Verlaufsformen ist der Allgemeinzustand der Patienten anfangs nur wenig beeinträchtigt. Im weiteren Verlauf entsteht aber durch ständigen Eiterfluß, penetranten Geruch und schmerzbedingte Bewegungseinschränkung ein bejammernswerter Zustand, der bis zur Invalidität und Suizidneigung führen kann. Zusätzliche Komplikationen, wie septischer Schock, Karzinomwachstum und Tod an Marasmus, sind beschrieben worden.

E. Haneke (Hrsg.)
Gegenwärtiger Stand der operativen Dermatologie

Die Behandlungsmethode der Wahl ist die radikale operative Entfernung der befallenen Hautareale. Die einfache Spaltung der Fistelgänge genügt nicht. Antibiotika und Retinoide mögen im Anfangsstadium hilfreich sein; im Vollbild der Erkrankung sind sie nutzlos. Dann gibt es auch keine spontane Abheilung mehr.

Nach erfolgter Exzision bis auf die Muskelfaszie werden die Wundflächen für die Dauer der zwei ersten postoperativen Wochen mit Kompressen behandelt, welche in einer 0,1 prozentigen Zinkchloridlösung getränkt sind.

Aus Tierexperimenten ist bekannt, daß die Anwendung von Zink in Wunden zu einer quantitativ und qualitativ besseren Granulation führt [4, 10].

Kasuistik

Anamnese: Bei einer 25jährigen Patientin kommt es nach Auftreten von ersten erythropapulösen Hautveränderungen inguinal im Jahre 1978 kommt es 4 Jahre später zur Ausbildung von Zysten und Pusteln. Im weiteren Verlauf kommt es zu mehrfachen operativen Eingriffen sowie Behandlungsversuchen mit verschiedenen Antibiotika, Roaccutan (1 mg/kg/Körpergewicht/Tag), Hormonen, Immunstimulantien und Homöopathika. Seit kurzem besteht eine zunehmende schmerzbedingte Bewegungseinschränkung im Schultergelenk; die Patientin kann nicht mehr sitzen, nur stehen und liegen.

Hautbefund: Beidseits axillär und glutäal sowie inguinal finden sich teils furunkuloide Knoten und zerfallende Abszesse sowie tieferreichende Fistelgänge und Brückennarbenbildung. Das restliche Integument ist unauffällig; insbesondere besteht kein Anhalt für eine floride oder abgelaufene Acne vulgaris. Sebostatischer Hauttyp.

Körperliche Untersuchung: Stark reduzierter Allgemeinzustand, Untergewicht (168 cm Körpergröße, 48 kg Körpergewicht), inguinale Lymphknoten bds.; Bewegungseinschränkung der Schultergelenke bei Schonhaltung, restlicher körperlicher Untersuchungsbefund unauffällig.

Laborbefunde: BKS 54/91, Leukozyten 12000/µl, Hb-Gehalt 9,6 g %, Fe i. S. 25 µg/dl, Cu i. S. 283 µg/dl.

Bakteriologische Untersuchung: Nachweis von vergrünenden Streptokokken und Corynebakterien.

Verlauf: Nach kurzer antiseptischer Vorbehandlung erfolgte die flächige Abtragung des betroffenen Gewebes in drei Sitzungen. Die befallenen Areale werden radikal exzidiert. Postoperativ werden die Wundflächen zur Granulationsanregung mit Kompressen versorgt, welche mit einer 0,1 prozentigen Zinkchloridlösung getränkt sind. Im weiteren Verlauf bis zur völligen Abheilung kommen verschiedene Antiseptika nach den Regeln der dermatologischen Lokaltherapie zur Anwendung. Die Patientin kann nach 4½ monatiger Behandlungsdauer geheilt mit einem guten kosmetischen Ergebnis entlassen werden (Abb. 1–6).

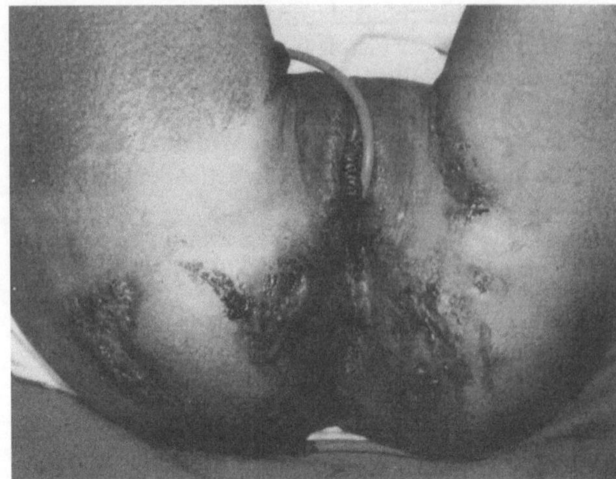

Abb. 1. Präoperativer Befund genital und perianal

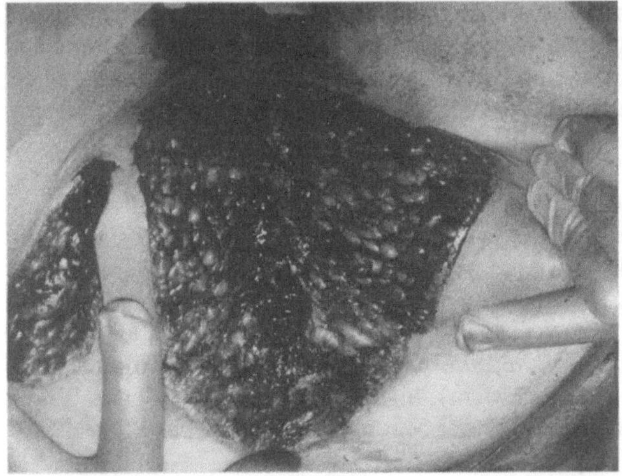

Abb. 2. Intraoperativer Befund genital und perianal

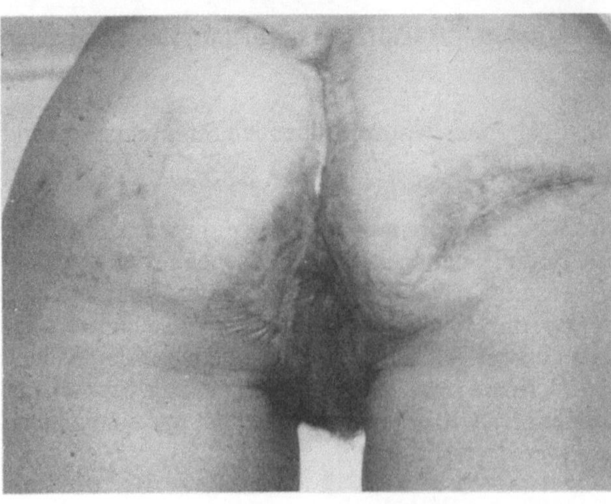

Abb. 3. Befund bei Abheilung (3 Monate nach OP)

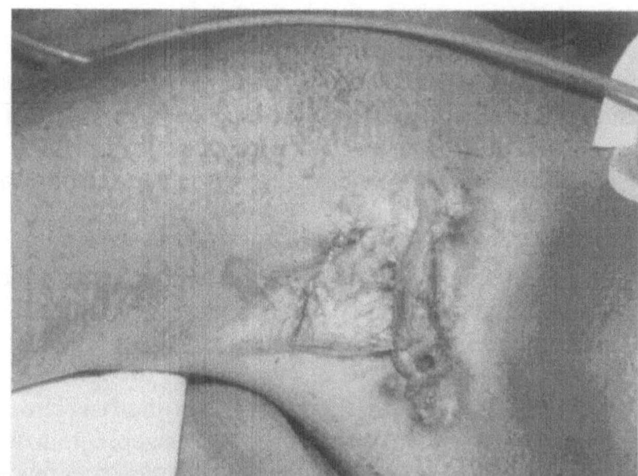

Abb. 4. Präoperativer Befund der rechten Axille

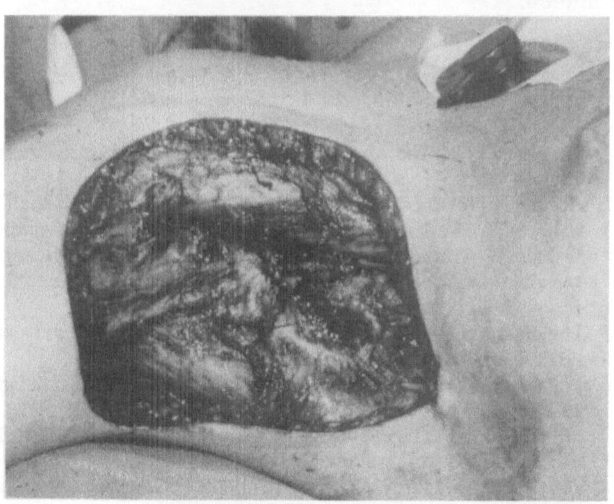

Abb. 5. Intraoperativer Befund der rechten Axille

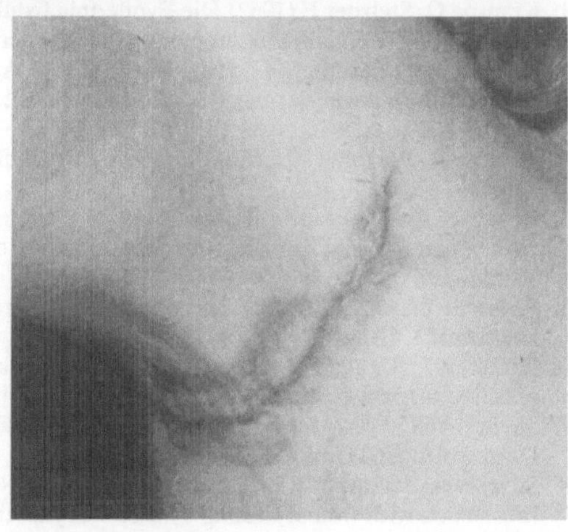

Abb. 6. Befund bei Abheilung (1½ Monate nach OP)

Diskussion

Für die Pyodermia fistulans sinifica muß heute die radikale Exzision der betroffenen Hautareale als Therapie der Wahl angesehen werden. Bei einer beabsichtigten sekundären Wundheilung ergeben sich folgende Vorteile:

1. Uneingeschränktes operatives Vorgehen entsprechend dem morphologisch-pathologischen Substrat.
2. Die mögliche frühzeitige Mobilisation des Patienten verhindert Kontrakturen.
3. Im allgemeinen ergibt sich nach Abheilung bei sekundärer Wundheilung durch das atrophisch eingesunkene Narbengewebe ein kleinerer Defektbereich und somit ein besseres kosmetisches Ergebnis.

Als Nachteil dieser Methode erscheint die bei schweren Fällen lange stationäre Behandlungsdauer. Bei weniger schwer ausgeprägtem oder unilokulärem Befall wird die postoperative Therapie nach 1–2 Wochen von uns ambulant mit Erfolg vorgenommen.

Literatur

1. Barron J (1970) The surgical treatment of perianal hidradenitis suppurativa. Dis Colon Rectum 13:441–443
2. Böhme H (1984) Die Pyodermia fistulans sinifica. Dtsch Med Wschr 89:1265–1267
3. Feller AM, Hettich R (1986) Perianale Acne conglobata sinifica. Phlebol Proktol 15:156–158
4. Gahlen W, Grussendorf E, Wienert V (1976) Histologischer Beitrag zum Krankheitsbild der sogenannten Pyodermia fistulans sinifica als Ausdrucksform einer schweren Akne (= Akne conglobata et sinifica). Z Hautkr 51:621–626
5. Hallmanns G (1978) Local absorption of zinc from wounds treated with various zinc-compounds. Acta Dermatovener 58:251–256
6. Haustein VF, Glander HJ, Bolck F (1979) Pyodermia fistulans sinifica. Dermat Monatsschrift 165:418–424
7. Hilker A (1986) Die Pyodermia fistulans sinifica und ihre Beziehungen zu anderen Entzündungskrankheiten. Akt Dermatol 12:188–193
8. Jones DH, Cundliffe WJ, King K (1982) Hidradenitis suppurativa- lack of success with 13-cis-retinoidacid. Br J Dermatol 107:252
9. Krauspe C, Stelzner F (1962) Die Pyodermia fistulans sinifica. Chirurg 33:534–538
10. Kügler S (1971) Behandlungsergebnisse bei Pyodermia fistulans sinifica. Chir Praxis 15:421–425
11. Morgan WP, Harding KG, Hughes LE (1983) A comparison of skin grafting and healing by granulation following axillary excision for hidradenitis suppurativa. Ann Roy Coll Surg Engl 65:235–236
12. Niedner R, Wokalek H, Schöpf E (1986) Der Einfluß von Zink auf die Wundheilung. Z Hautkr 61:741–742
13. Noster U, Schlosser GA, Jänner M (1974) Pyodermia fistulans sinifica. Z Hautkr 49:253–260
14. Nürnberger F (1965) Zur Kenntnis der Akne conglobata im Damm- und Gesäßbereich. Z Hautkr 38:188–197
15. Petres J, Fibrans U (1972) Zur operativen Therapie der axillären Hidradenitis suppurativa. Hautarzt 23: 160–163
16. Pollok WJ, Virulli FR, Rayan RF (1972) Axillary hidradenitis suppurativa. A simple and effective surgical technique. Plast Reconstr Surg 49:22–27
17. Shelley WB, Cahn MM (1955) The pathogenesis of hidradenitis suppurativa in man. Arch Dermatol 72:562–565
18. Silverberg B, Smoot CE, Landa SJF, Parsons RW (1987) Hidradenitis suppurativa: Patient satisfaction with wound healing by secondary intention. Plast Reconstr Surg 79:555–559

19. Steiner K, Grayson LD (1955) Hidradenitis suppurativa of the adult and its management. Arch Dermatol 71:205–211
20. Tasche C, Angelats J, Bangalore J (1975) Surgical treatment of hidradenitis suppurativa of the axilla. Plast Reconstr Surg 55:559–562
21. Wölbing RH, Milbradt R (1985) Akne conglobata et sinifica sive Pyodermia fistulans sinifica. Akt Dermatol 11:198–199

Zur operativen Behandlung der ausgedehnten Hidradenitis suppurativa

B. Charwat-Pessler und P. Mischer

Zusammenfassung

Die Hidradenitis suppurativa im Axillar- und Perigenitalbereich ist eine chronisch entzündliche Erkrankung, deren Ursache letztendlich noch unklar ist.

Durch medikamentöse Therapie ist eine dauerhafte Besserung oder Heilung derzeit nicht zu erzielen. Eine Möglichkeit bietet die operative Behandlung, wobei das Ziel sein muß, das gesamte entzündliche Areal zu entfernen.

Nur bei sehr lokalisierten Erkrankungen kann nach Exzision des Erkrankungsgebietes ein primärer Wundverschluß erfolgen.

Bei ausgedehnten Erkrankungen ist eine Entfernung des gesamten entzündlichen Areals deutlich im Gesunden erforderlich, damit es nicht zu Rezidiven kommt. Die Defektdeckung kann dann meist nur durch Spalthautlappen, am besten nach Wundgrundkonditionierung, erfolgen.

Durch operative Maßnahmen können Patienten von diesem Jahre bis jahrzehntelang bestehenden Leiden befreit werden. Die erzielbaren Resultate können sowohl in kosmetischer als auch in funktioneller Hinsicht als befriedigend angesehen werden.

Es wird über einen 64jährigen Patienten berichtet, bei dem es seit 1956 zunehmend zur Bildung entzündlicher Knoten im Axillar- sowie Inguinal-, Glutäal- und Skrotalbereich gekommen war. Die Therapie erfolgte durch ausgedehnte Exzision der entzündlichen Areale und anschließende Defektdeckung mit Spalthautlappen nach Wundgrundkonditionierung.

Die Hidradenitis suppurativa im Axillar- und Perigenitalbereich ist eine chronisch entzündliche Erkrankung mit zum Teil ausgedehnten subkutanen Abszeß- und Fistelbildungen, deren Ursache letztendlich noch unklar ist.

Auf Grund der verschiedenen ätiopathogenetischen Vorstellungen mit Ausgang der Erkrankung einerseits von infizierten apokrinen Schweißdrüsen und andererseits von entzündlich veränderten Talgdrüsen werden für dieses Krankheitsbild verschiedene Synonyma gebraucht, wie Pyoderma fistulans sinifica, Acne conglobata, Akne-Tetrade, Pilonidalsinus und andere mehr (Tabelle 1).

Tabelle 1. Synonyma der Pyodermia fistulans sinifica

Hidradenitis suppurativa
Pyoderma fistulans sinifica
Acne conglobata
Akne-Tetrade
Pilonidalsinus

E. Haneke (Hrsg.)
Gegenwärtiger Stand der operativen Dermatologie

Tabelle 2. Konservative Therapiemöglichkeiten

Antibiotika
Bestrahlungen
Retinoide
Antiandrogene
(Kortikosteroide)
(Immunstimulatoren)

Durch konservative Therapie (Tabelle 2) ist eine dauerhafte Besserung oder Heilung derzeit nicht zu erreichen.

Eine Antibiotikatherapie ist im akuten Entzündungsstadium bzw. perioperativ sicherlich erforderlich, ist alleine jedoch häufig von Rezidiven gefolgt.

Retinoide, besonders bei gleichzeitigem Vorliegen von Acne conglobata eingesetzt, brachten ebenfalls nicht den gewünschten Erfolg.

Auch Versuche mit UV- oder Röntgenbestrahlung, Antiandrogenen, Kortikosteroiden und Immunstimulantien blieben weitgehend erfolglos.

Eine weitere Therapiemöglichkeit bietet die operative Behandlung (Tabelle 3), wobei das Ziel sein muß, das gesamte entzündliche Areal zu entfernen.

Tabelle 3. Operative Therapiemöglichkeiten

Excision mit prim. Wundverschluß
Elektrokaustische Abtragung
Verschiebelappen
Myocutane Lappen
Freie Transplantate

Nur bei sehr geringer Ausdehnung kann nach Exzision des Erkrankungsgebietes ein primärer Wundverschluß erfolgen.

Bei ausgedehnten Erkrankungen muß eine Defektdeckung durch Verschiebelappen, myokutane Lappen oder, wie in unserem Fall nach Wundgrundkonditionierung mit Spalthautlappen durchgeführt werden. Eine weitere Möglichkeit ist die elektrokaustische Abtragung und sekundäre Wundheilung durch offene Granulation.

Durch operative Maßnahmen können Patienten von diesem Jahre bis jahrzehntelang bestehendem Leiden befreit werden.

Die erzielbaren Resultate können sowohl in kosmetischer als auch in funktioneller Hinsicht als befriedigend angesehen werden.

Im folgenden wird nun über einen 64jährigen Patienten berichtet, bei dem es seit 1956 zunehmend zur Bildung entzündlicher Knoten im Bereich beider Axillen und bds. inguinal gekommen war, mehrmalige Antibiotikabehandlungen blieben ohne Erfolg.

Der Patient wurde uns im Februar 1986 erstmals vorgestellt. Es zeigten sich zu diesem Zeitpunkt bds. axillär, bds. inguinal mit Übergang auf das Skrotum, im Dammbereich sowie perianal mit Übergang auf die Glutäalregion ausgedehnte Ab-

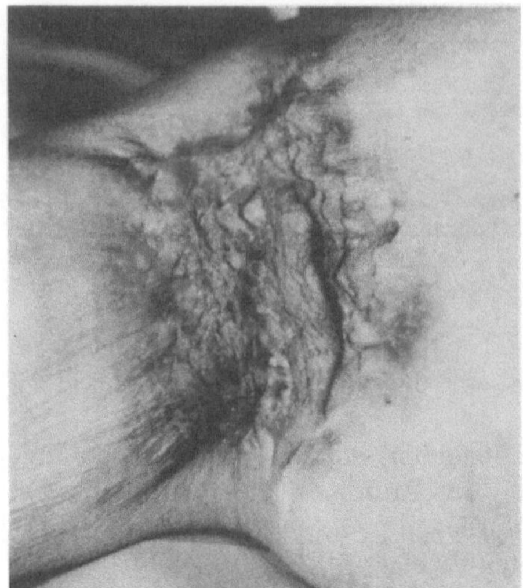

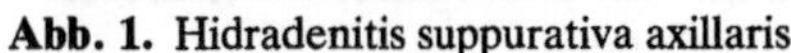

Abb. 1. Hidradenitis suppurativa axillaris

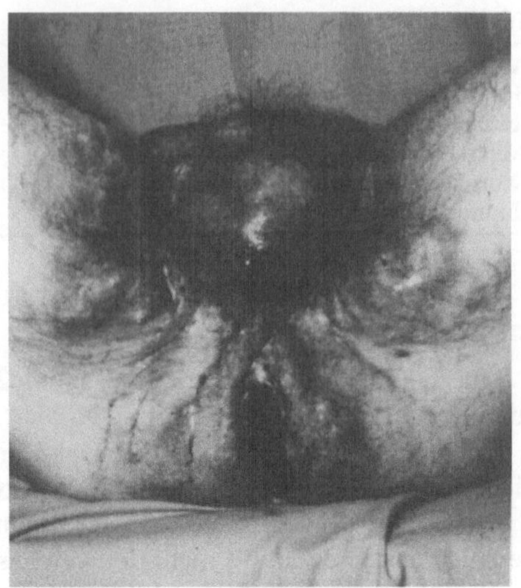

Abb. 2. Hidradenitis suppurativa genitoruralis

szeß-, Zysten- und Fistelbildungen mit Spontanentleerung großer Mengen von Eiter sowie zahlreichen Narbensträngen, die axillär bereits zu beträchtlicher Bewegungseinschränkung geführt hatten (Abb. 1 u. 2).

An Befunden konnten erhoben werden:

BSR 112/150, Leukozytose von 13,7 G/l. Diabetes mellitus oder Lebererkrankung lagen nicht vor.

Unter laufender Antibiotika-Therapie konnte als Erregerkeim Staph. epidermidis angezüchtet werden.

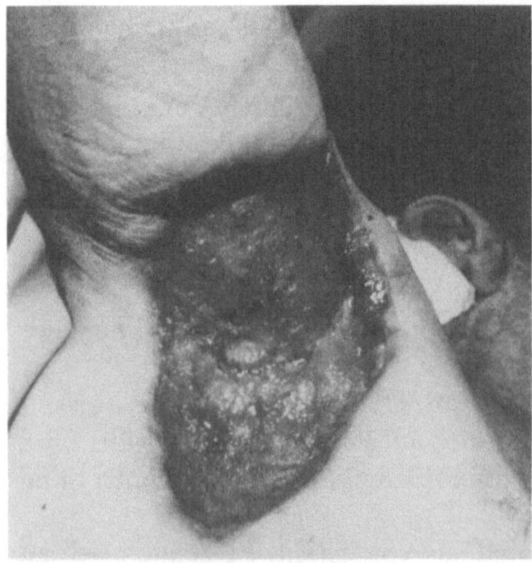

Abb. 3. Zustand nach Operation der rechten Axilla und Wundgrundkonditionierung

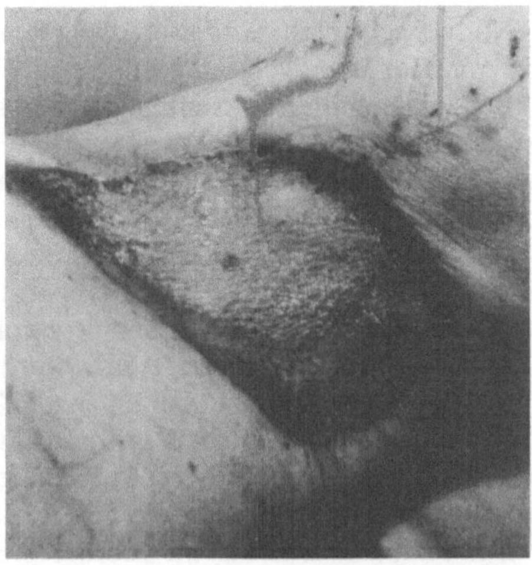

Abb. 4. Zustand nach Deckung mit Meshgraft

Wir entschlossen uns nun zu einem ausgedehnten operativen Vorgehen.

In einer ersten Sitzung wurde das gesamte entzündliche Gewebe bds. axillär großräumig exzidiert und nach primärer Defektverkleinerung die Areale vorerst mit Syspurderm gedeckt, nach Wundgrundkonditionierung erfolgte die Defektdeckung mittels gemeshter Spalthautlappen, die sehr gut einheilten (Abb. 3 u. 4).

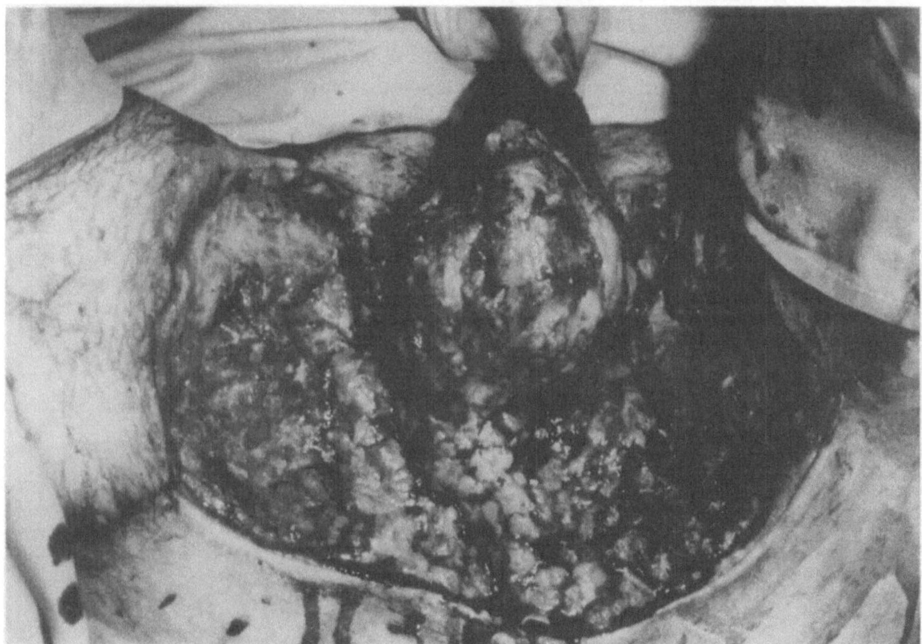

Abb. 5. Operationsdefekt genito-cruralis

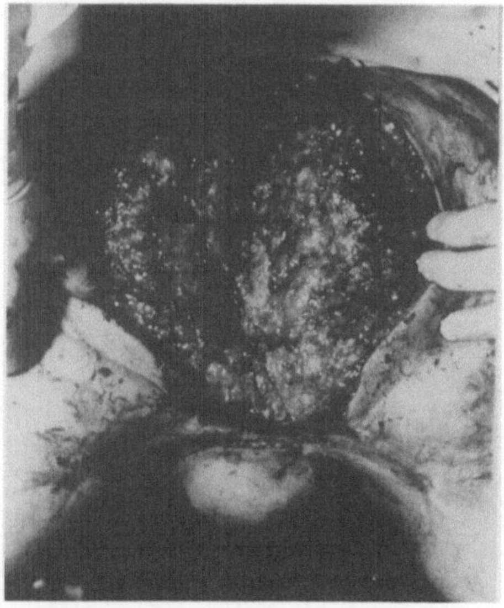

Abb. 6. Operationsdefekt perianal

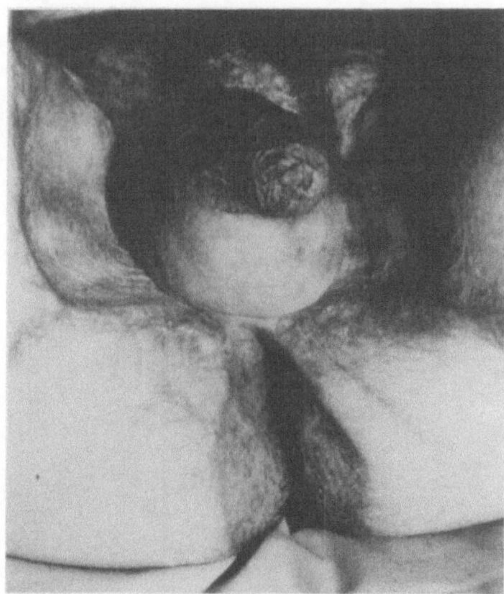

Abb. 7. Zustand nach Defektdeckung

Ein halbes Jahr später haben wir in einer weiteren Sitzung vorerst die entzündlichen Areale im Bereich des Skrotums bis zur Peniswurzel und bds. inguinal weiträumig exzidiert, auch hier nach primärer Defektverkleinerung die Defekte vorerst mit Syspurderm gedeckt und nach Wundgrundkonditionierung eine Defektdeckung mittels ungemeshter Spalthaut im Scrotumbereich und mittels gemeshter Spalthaut im Inguinalbereich durchgeführt (Abb. 5).

Nach Einheilung dieser Transplantate wurde in einer weiteren Sitzung das entzündliche Areal im Glutäal- und Analbereich unter Schonung des Sphincter ani externus (Abb. 6). durchgeführt und nach Wundgrundkonditionierung auch dieses Areal mit Spalthaut gedeckt (Abb. 7).

Nach insgesamt 6 operativen Eingriffen in Allgemeinnarkose mit einer Gesamtoperationsdauer von 13 Stunden war das Ergebnis sowohl in funktioneller als auch in kosmetischer Hinsicht im höchsten Maße befriedigend.

Die Zirkumzision bei entzündlichen und infektiösen Erkrankungen des Präputialraums

W. Meigel, M. Schmidt und J.-M. Knüdel

Zusammenfassung

Abschließend läßt sich feststellen, daß die Zirkumzision ein der konservativen Therapie überlegenes Verfahren darstellt, wenn chronisch entzündliche Veränderungen mit oder ohne Vernarbung oder rezidivierende Virusinfekte im Präputialraum auftreten. Bei geringer Komplikationsrate sind die Spätergebnisse sowohl hinsichtlich Abheilung der Grunderkrankung als auch hinsichtlich kosmetischer Ergebnisse und Funktionalität überzeugend.

Anders als in den Vereinigten Staaten, wo über 80% aller Neugeborenen zirkumzidiert werden [3], konnte sich dieses Vorgehen in der Bundesrepublik nicht in diesem Ausmaß durchsetzen. Dementsprechend sind die akuten und chronischen Entzündungen des Präputialraums und der Glans penis wesentlich häufiger. Während die akute Balanoposthitis einer konservativen Therapie in der Regel gut zugänglich ist, sind chronisch-rezidivierende Entzündungen in diesem Bereich therapeutisch nur unbefriedigend zu beeinflussen.

Komplizierend tritt hinzu, daß im Laufe der Zeit Vernarbungen auftreten, die zu einer relativen oder absoluten Phimose führen. Für die Therapie der chronischen Balanoposthitis verschiedener Genese mit oder ohne Phimose bietet sich die Zirkumzision an, da hierbei in der überwiegenden Zahl der Fälle der entzündlich veränderte Bezirk entweder total entfernt werden kann [2, 4, 5] oder zumindest mit dem Freilegen der Glans penis der intertriginöse Feuchtbereich des Präputialraums wegfällt. Letzteres ist insbesondere für die Abheilung chronisch-rezidivierender infektiöser Prozesse wie z. B. Condylomata acuminata von großer Bedeutung.

Im Folgenden soll über die Ergebnisse einer katamnestischen Untersuchung an zirkumzidierten Patienten der Hautklinik des Allg. Krankenhauses St. Georg, Hamburg, berichtet werden.

Patientengut

Zwischen 1983 und 1986 wurden insgesamt 108 Zirkumzisionen bei entzündlichen und infektiösen Erkrankungen des Präputialraums durchgeführt. Diese verteilten sich auf die Diagnosen Lichen sclerosus et atrophicus, chronisch rezidivierende Balanoposthitis und Condylomata acuminata (Tabelle 1). Die Altersverteilung der Patienten lag über einen weiten Bereich gestreut (min. 18 Jahre, max. 75 Jahre), im Gesamtkollektiv überwogen jedoch die älteren Patienten (< 35 Jahre = 28%, > 35 Jahre = 72%). Von den 108 Patienten konnten 50 nachuntersucht werden.

E. Haneke (Hrsg.)
Gegenwärtiger Stand der operativen Dermatologie

Tabelle 1. Diagnosen (Mehrfachnennung möglich)

	Gesamtkollektiv n = 108	Nachuntersuchte Patienten n = 50
Balanitis	39 (36,1%)	17 (34%)
– davon Candida B.	5 (4,5%)	3 (6%)
Lichen sclerosus	66 (61,1%)	36 (72%)
Condylomata acuminata	17 (15,7%)	10 (20%)

Operatives Vorgehen

Der Eingriff wurde in 80% der Fälle in Lokalanästhesie vorgenommen, in 20% der Fälle wurde in Allgemeinnarkose oder Spinalanästhesie operiert. Die Patienten wurden für den Eingriff stationär aufgenommen. Die zugrundeliegenden Erkrankungen machten generell die radikale Zirkumzision erforderlich, bei der das gesamte innere Vorhautblatt entfernt wird. Nach ovalärer Umschneidung des äußeren Vorhautblattes wird dieses zunächst bis zur Umschlagsfalte mobilisiert. Anschließend wird durch Zurückstreifen der Vorhaut das innere Vorhautblatt dargestellt. Bei der Abtrennung des inneren Vorhautblattes muß darauf geachtet werden, daß nur wenige Millimeter der Schleimhaut im Sulcus coronae glandis stehen bleiben, um nicht erneut einen intertriginösen Bereich entstehen zu lassen. Bei einer Mitbeteiligung des Frenulumbereichs am pathologischen Geschehen, wie z. B. häufig bei Lichen sclerosus, muß die Excision des Frenulums erfolgen, das man ansonsten schonen kann. Nach Mobilisation des inneren Vorhautblattes in der gesamten Zirkumferenz erfolgt die Durchtrennung und Abtragung. Das äußere Vorhautblatt wird anschließend an den verbliebenen Saum des inneren Vorhautblatts mit Einzelknopfnähten eines resorbierbaren Nahtmaterials fixiert. Speziell bei jüngeren Patienten ist wichtig, daß das äußere Vorhautblatt nicht zu großzügig entfernt wird, da es sonst zu Erektionsproblemen kommen kann.

Ergebnisse

Die Komplikationsrate unmittelbar postoperativ war mit lediglich zwei Nachblutungen, die in einem Fall eine Revision erforderlich machte, gering. In 11 Fällen (10,2%) kam es zu geringfügigen Nahtdehiszenzen, die außer unbedeutenden Heilungsverzögerungen keine Nachteile für die Patienten mit sich brachten. Bei Wertung dieser geringfügigen Wundheilungsstörungen muß berücksichtigt werden, daß präoperativ wegen Narbenbildung und/oder entzündlichen Veränderungen wesentlich schlechtere Voraussetzungen gegeben waren als bei der unkomplizierten Phimoseoperation. Vom Gesamtkollektiv (n = 108) konnten 50 Patienten nachuntersucht werden. Bei 47 (94%) lagen reizlose Narbenverhältnisse vor, bei 3 (6%) Patienten waren Verhärtungen im Narbenbereich feststellbar. Bei 5 Patienten (10%) war im Fenulumbereich ein bis zu 1 cm im Durchmesser großes Areal anästhetisch, was jedoch in keinem Fall zu einer Beeinträchtigung der Funktionalität oder der Empfindungen beim Verkehr

Tabelle 2. Befunde bei Nachuntersuchung (n = 50)

Narbenverhältnisse	
Reizlos	47 (94%)
Verhärtungen	3 (6%)
Sensibilitätsstörung im Frenulumbereich	5 (10%)
Restzustände Pathologischer Veränderungen	
Lichen sclerosus (glans)	9 (18%)
Balanitis	1 (2%)
Condylomata acuminata (anamn.)	2 (4%)

geführt hatte. Restherde eines Lichen sclerosus fanden sich in 9 Fällen (18%), wobei die Veränderungen ausnahmslos im Bereich der Glans penis zu beobachten waren. In einem Fall war es zu einem Rezidiv der Balanoposthitis gekommen, die bakteriologische Untersuchung eines Abstrichs ergab reichliches Wachstum von β-hämolysierenden Streptokokken.

Condylomata acuminata-Rezidive waren bei der Nachuntersuchung nicht mehr feststellbar, in zwei Fällen waren unmittelbar postoperativ noch Rezidive aufgetreten, die nach elektrokaustischer Behandlung abheilten (Tabelle 2).

Bakteriologische Befunde

Die schlechte Heilungstendenz bei Entzündungen des Präputialraums ist nicht zuletzt dadurch bedingt, daß hier ein intertriginöser Bereich vorliegt, in dem Wärmeabgabe, Verdunstung und Epithelabschilferung behindert sind. Es findet sich ein feuchtwarmes, vorwiegendes anaerobes Milieu bei neutralem bis alkalischem pH, das für die Besiedelung mit Keimen verschiedener Art gute Voraussetzungen bietet [1]. Neubert und Lentze haben die Keimbesiedelung bei bedeckter und unbedeckter Glans penis untersucht. Sie fanden bei bedeckter Glans überwiegend gramnegative Anaerobier, Enterobacteriaceae und koagulasepositive Staphylokokken, bei freiliegender Glans war die Keimbesiedelung der saprophytären bakteriellen Flora talgdrüsenreicher Areale des übrigen Integuments angeglichen [6]. Die bakteriologischen Befunde der

Tabelle 3. Bakteriologischer Befund (%)

	Eigenes Patientengut (n = 50) postoperativ	Vergleichswerte* (n = 96) Glans bedeckt	Glans frei
Mikrokokken koagulaseneg.	100	61,7	100
aerobe Korynebakterien	74	61,7	91,8
Enterokokken	16	45	34,4
Bacteroides species	16	69,1	19,7
nichtferm. gramneg. Stäbe	8	39	8,2
vergrünende Streptokokken	4	6,7	1,6
Staph. aureus, koagulasepos.	4	14,1	1,6
Pseudomonas species	2	2,8	0

* Neubert U, Lentze J (1979) Die bakterielle Flora des Präputialraumes; Hautarzt 30:149–153

nach der Zirkumzision untersuchten Patienten dieser Studie zeigten mit einem hohen Anteil von koagulasenegativen Mikrokokken sowie aeroben Korynebakterien ein Keimverteilungsmuster, wie es für die talgdrüsenreiche Hautoberfläche typisch ist. Diese Umstellung des Keimspektrums auf apathogene Keime der normalen Hautflora ist sicherlich ein wesentlicher Grund für den kurativen Effekt der Zirkumzision bei der chronischen Balanoposthitis (Tabelle 3).

Bewertung des Therapieerfolges

Stellt man die Bewertung des Therapieerfolges des konservativen und operativen Vorgehens durch die Patienten gegenüber, so ergibt sich, daß die konservative Behandlung in über 50% keinen Erfolg oder sogar Verschlechterung des Zustandes zur Folge hatte. Deutlich positiver fiel das Urteil über den Erfolg der Zirkumzision aus. 90% der Patienten waren mit dem therapeutischen Ergebnis zufrieden, das kosmetische Ergebnis wurde in über 80% der Fälle positiv beurteilt (Tabelle 4).

In diesem Zusammenhang wurde auch die Frage gestellt, wie sich die Zirkumzision auf die Vita sexualis der Patienten ausgewirkt habe. Bei 40 Patienten (10 Patienten waren zum Zeitpunkt des Eingriffs nicht mehr sexuell aktiv) hatten nur 6 eine negative Erfahrung im sexuellen Erleben nach der Zirkumzision gemacht. Hierbei handelt es sich ausnahmslos um Patienten jenseits des 35. Lebensjahres. Hier ist offenbar der Umgewöhnungsprozeß vom Zustand einer auf der Glans penis gleitenden Vorhaut zu einer durch die epitheliale Verhornung verringerten Sensibilität der Glans weniger leicht zu vollziehen als bei jüngeren Patienten. Die übrigen Patienten hatten entweder keine Änderung festgestellt oder es war ihnen sogar eine positive Änderung des sexuellen Erlebens aufgefallen. Die positiven Änderungen betrafen überwiegend Patienten, bei denen präoperativ eine relative Phimose vorlag, als deren Folge ein frühzeitiger Samenerguß auftrat. Dieser Zustand konnte durch die Zirkumzision beseitigt werden. Die Zeit bis zur Wiederaufnahme des Geschlechtsverkehrs betrug im Mittel 7,6 Wochen. Dies ist auch in etwa der Zeitraum, der in Rechnung gestellt werden muß, bis die durch die Zirkumzision freigelegte Glanis penis durch Verhornungsvorgänge so unempfindlich geworden ist, daß keine Scheuereffekte mehr auftreten.

Tabelle 4. Subjektive Bewertung des Patienten über den Erfolg der Zirkumzision

n = 50/%	Therapeutischer Erfolg	Kosmetisches Ergebnis
zufrieden	45/(90%)	41/(82%)
unzufrieden	4/(8%)	5/(10%)
gleichgültig	1/(2%)	3/(6%)
ohne Angaben	–/(–)	1/(2%)

Literatur

1. Braun-Falco O (1975) Zur Diagnostik und Therapie von Erkrankungen im Präputialraum. Therapiewoche 20:2716
2. Campus GV, Ena P, Sanderi N (1984) Surgical treatment of balanitis xerotica obliterans. Plast Reconstr Surg 73:652
3. Grossmann E, Posner NA (1981) Surgical circumcision of neonates: A history of its development. Obstet Gynecol 58:241
4. Jänner M, Schütte B, Breitbart E (1978) Lichen sclerosus et atrophicus penis bei präpubertären Knaben. Z Hautkr 53:923
5. Justis CM, Janosko EO (1985) Adult circumsicion and diabetes. North Carolina Med J 46:109
6. Neubert U, Lentze J (1979) Die bakterielle Flora des Präputialraums. Hautarzt 30:149

Zur kombinierten operativen und chemotherapeutischen Behandlung der Penistuberkulose

S. Füzesi, I. Antal und J. Petres

Zusammenfassung

Beim Vorliegen eines multifokalen Tumorgeschehens im Bereich des männlichen Genitale sollte vor einer verstümmelnden Operation eine feingewebliche Diagnosesicherung erfolgen.

Unsere Krankenbeobachtung zeigt, daß bei multiplen subkutanen bzw. submukösen Tumoren der Glans penis und des Präputiums auch eine primäre Tuberkulose vorliegen kann. Die histologische Abklärung ergab epitheloidzellige Granulome mit zentraler Verkäsung in dem Vorhautpräparat. Die diagnostische Exstirpation eines Leistenlymphknotens zeigte einen ähnlichen feingeweblichen Befund, womit das Vorliegen eines Primärherdes/Primärkomplexes wahrscheinlich gemacht wurde. Weitgehende diagnostische Maßnahmen schlossen einen renalen und pulmonalen tuberkulösen Befall aus.

Durch eine kombinierte operative Behandlung mit Beseitigung der Tuberkulome im Bereich des Präputiums und einer anschließenden systemischen tuberkulostatischen Therapie mit Ethambutol, Rifampicin und Isonicid gelang es, eine rasche Beschwerdefreiheit und eine völlige Abheilung der granulomatösen Veränderungen in der Glans penis zu erzielen.

Einleitung

Das Vollbild einer aktiven Tuberkulose wird heute selten beobachtet [1, 6, 7], wobei der klassische Krankheitsweg Primärherd/Primärkomplex in Abhängigkeit von Erreger und Infektionsweg am häufigsten in den Lungen oder im Gastrointestinaltrakt lokalisiert ist [3]. Dank der erfolgreichen Prophylaxe und einer effektiven tuberkulostatischen Therapie ist in der Vergangenheit ein kontinuierlicher Rückgang der Lungen- und Darmtuberkulose bei einer relativen Zunahme der Tuberkulose im urogenitalen Bereich zu verzeichnen gewesen. Die urogenitale Tuberkulose entsteht häufig sekundär als Folge einer hämatogenen Bakterien-Ausschwemmung aus dem tuberkulösen Primärherd, der in etwa 20% seinen Sitz in den Nieren hat [6, 7]. Auch die Tuberkulose von Penis, Hoden und Nebenhoden wird am häufigsten sekundär als Folge einer hämatogenen Streuung beobachtet [7]. Die primäre Tuberkulose der Genitalorgane ist extrem selten [1, 4, 6, 7, 8]. Aufgrund einer eigenen Krankenbeobachtung soll auf die therapeutischen und diagnostischen Möglichkeiten bei diesem Krankheitsbild hingewiesen werden [2].

Kasuistik

Innerhalb eines Jahres hatten sich bei einem 50jährigen Patienten im Präputium und in der Glans penis mehrere bis zu kirschgroße, derbe Tumoren entwickelt. Die

E. Haneke (Hrsg.)
Gegenwärtiger Stand der operativen Dermatologie

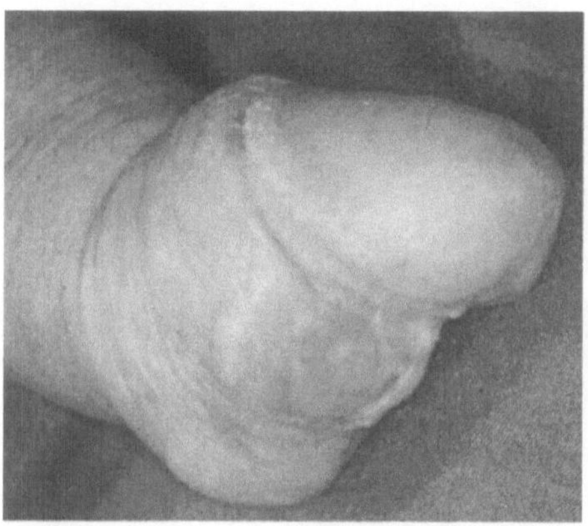

Abb. 1

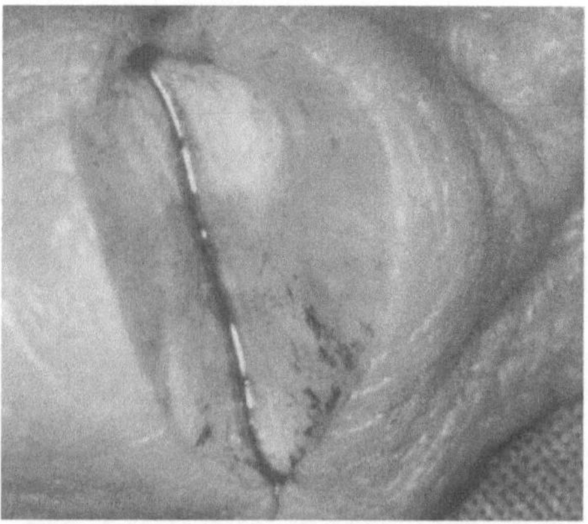

Abb. 2

Abb. 1, 2. Aufnahmebefund: Ödematöse Anschwellung der Vorhaut mit Begleitentzündung. Der subkutane Präputialtumor kommt erst in der präoperativen Anästhesie zur Darstellung (Abb. 1). Operationspräparat mit der Schnittfläche nach Entfernung des Vorhauttumors (Abb. 2)

Veränderungen waren schmerzlos und durch lokale und systemische antiinflammatorische Maßnahmen nicht zu beeinflussen.

Bei der stationären Aufnahme war das Präputium gerötet, die Knoten subkutan im Bereich des Präputiums und submukös in der Glans penis tastbar. Darüber hinaus bestanden in beiden Leisten multiple, indolente, vergrößerte Lymphknoten (Abb. 1, 2).

Laborbefunde

BSG: 12/35 n. W. Im Blutbild war eine Leukozytose von 78000/ml bei sonst unauffälligem Differentialblutbild bemerkenswert. Die weiteren serologischen Laborparameter lagen im Normbereich. Uricult: o. B. Der kulturelle Nachweis von Tuberkelbakterien im Urin verlief wiederholt negativ. Tuberkulintest: prätherapeutisch negativ, nach Abschluß der Therapie positiv.

Lymphographisch waren in den inguinalen Lymphknoten beiderseits aufgelockerte Speicherstrukturen und Speicherdefekte darstellbar.

Radiologisch fanden sich im Bereich der Lungen diskrete spezifische Residuen, ferner eine Pleuraperikardschwarte, jedoch kein Hinweis für eine aktive Tuberkulose.

Sonographisch war an den Abdominalorganen kein pathologischer Befund zu erheben.

Computertomogramm des kleinen Beckens und der Nieren: Vergrößerung und Verkalkung der femoro-inguinalen sowie der iliakalen und paravertebralen Lymphknoten. Das Nierenparenchym war beiderseits intakt (Abb. 3, 4).

Operative Therapie: Zur histologischen Schnellschnittuntersuchung und zum Ausschluß eines malignen Prozesses erfolgte die Exzision der tumorösen Veränderungen des Präputiums und die Exstirpation eines solitären Lymphknotens aus der rechten

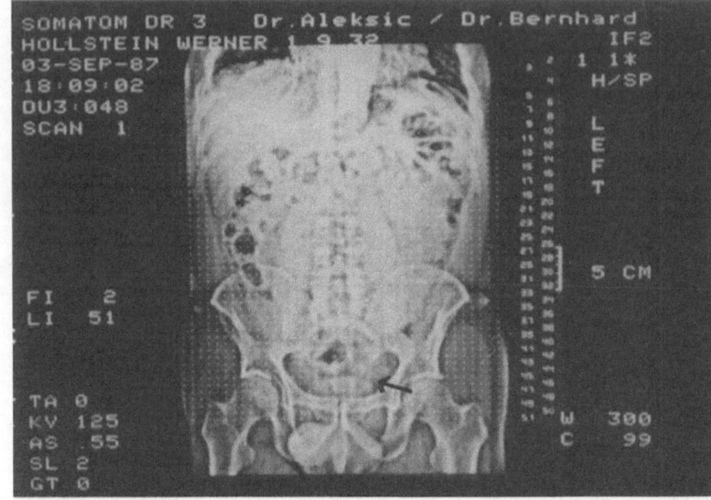

Abb. 3

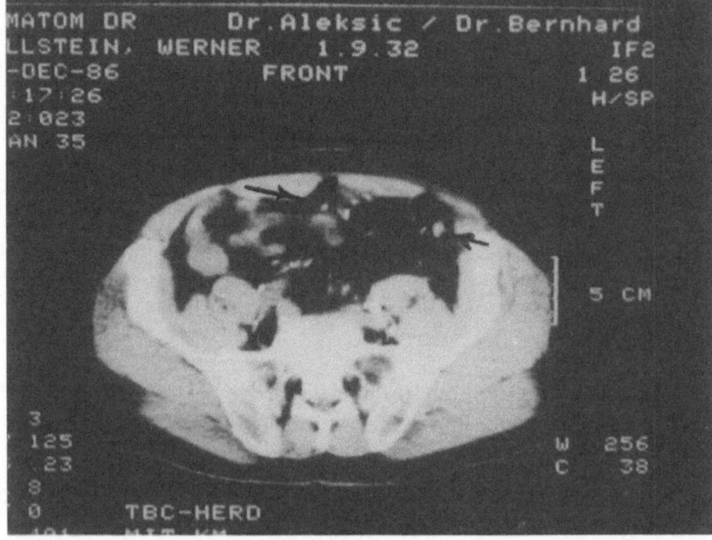

Abb. 4

Abb. 3, 4. Die RTG-Aufnahme des kleinen Beckens zeigt Vergrösserung der iliakalen Lymphknotengruppen (Pfeile), (Abb. 3). In der CT-Kontrolle der Bauchregion kommen verkalkte Lymphknoten zur Darstellung (Pfeile), (Abb. 4)

Leiste. Diese ergab keinen Anhalt für das Vorliegen einer malignen Neoplasie. – Daraufhin wurde der Operationsdefekt im Penisbereich im Sinne einer Präputialplastik nach Rebreyoud gedeckt und die Inguinalwunde schichtweise mittels Einzelknopfnaht verschlossen [2, 5].

Histologischer Befund: Es fanden sich epitheloidzellige Granulome, zum Teil mit zentraler Verkäsung, sowohl in dem Vorhautpräparat als auch in dem inguinalen Lymphknoten. Obwohl keine säurefesten Stäbchen nachgewiesen werden konnten, sprach dieser Befund eindeutig für das Vorliegen einer Tuberkulose (Abb. 5, 6).

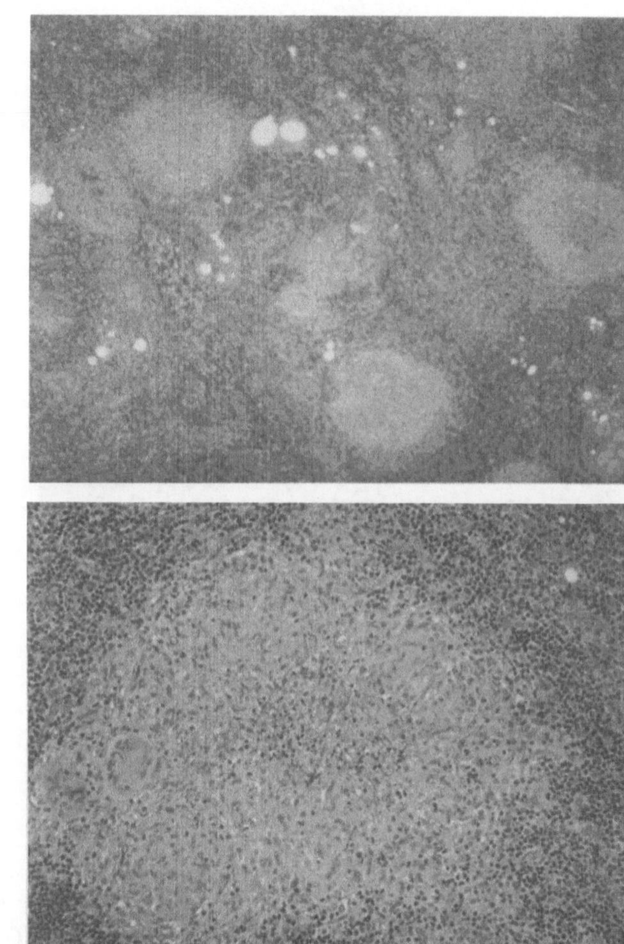

Abb. 5

Abb. 6

Abb. 5, 6. Mikroskopisch bestehen multiple epitheloidzellige Granulome mit zentraler Verkäsung und mehrkernigen Riesenzellen vom Langhans-Typ in der Peripherie der einzelnen Herde in dem Lymphknoten der rechten Leiste, ähnlicherweise wie in der Vorhaut

Konservative Therapie und Verlauf: Unter einer postoperativ durchgeführten, konsequenten tuberkulostatischen Kombinationstherapie mit Ethambutol (20 mg/kg Körpergewicht), Rifampicin (10 mg/kg Körpergewicht) und Isoniazid (10 mg/kg Körpergewicht) über 12 Monate heilten die in der Glans penis verbliebenen knotenförmigen Veränderungen völlig ab. Eine abschließende Monotherapie mit Rifampicin (10 mg/kg Körpergewicht) über weitere 6 Monate diente der Stabilisierung des Behandlungserfolges. Nach 2 Jahren Therapiefreiheit war kein Rezidiv aufgetreten (Abb. 7, 8).

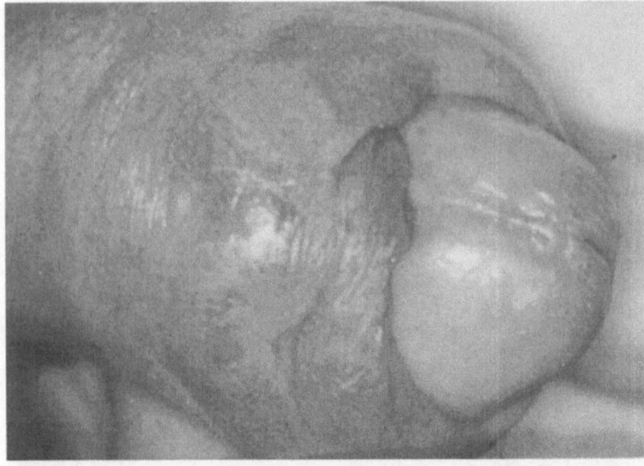

Abb. 7

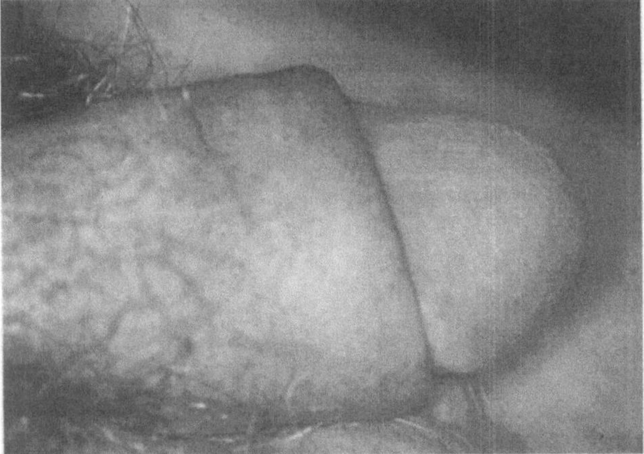

Abb. 8

Abb. 7, 8. Vergleichsaufnahmen: Prätherapeutischer Zustand mit Ödembildung und Anschwellung der nicht verschiebbaren Vorhaut (Abb. 7). Zustand nach Vorhautplastik nach Rebreyoud und antituberkulotischer Therapie, zum Teil erhaltene Funktion der Vorhaut ohne Deformierung (Abb. 8)

Diskussion

Obwohl es sich bei der Penis-Tuberkulose um eine äußerst seltene Manifestation einer Infektion mit Mycobacterium hominis handelt, scheint es uns wichtig zu sein, darauf hinzuweisen, durch eine schonende funktionserhaltende operative Behandlung [5], kombiniert mit einer systemischen tuberkulostatischen Therapie, eine definitive Heilung der Erkrankung zu erzielen ist. Die Notwendigkeit einer möglichst frühzeitigen aktiven Therapie wird durch die Beobachtung unterstrichen, daß es im Verlauf einer Tuberkulose im Bereich der äußeren Geschlechtsorgane nicht selten zur Entwicklung verziehender Narben und destruierender Gewebsdefekte kommen kann [8]. Die von uns vorgenommenen kombinierten Behandlungsmaßnahmen beugen einer solchen Entwicklung vor. [5].

Beim Vorliegen sich allmählich entwickelnder tumoröser Veränderungen im Präputialbereich sollte neben der Diagnose eines malignen neoplastischen Prozesses auch das Vorliegen einer Tuberkulose erwogen werden [8]. Durch die intraoperative feingewebliche Untersuchung kann eine bereits primär verstümmelnde Operation vermieden werden [8].

Die Abgrenzung einer primären von einer sekundären, durch hämatogene Streuung entstandene Tuberkulose gelingt in der Regel nur durch eine exakte klinische und histologische Diagnostik [3]. In unserem Fall wurde auf diesem Wege die Diagnose einer primären Penistuberkulose mit den Kriterien des Primärkomplexes wahrscheinlich gemacht, obwohl die Frage der Infektionsquelle ungeklärt blieb. Auch eine intensive Infektionsquellensuche in der persönlichen Umgebung des Patienten verlief negativ.

Herrn Cornelius van Velzen danken wir für die fotografische Dokumentation.

Literatur

1. Agarwalla B, Mohanty GP, Sahu LK, Rath RC (1980) Tuberculosis of the penis: Report of 2 cases. J Urol 124:927
2. Borowka S, Petres J (1987) Dermatologische Operationen am männlichen Genitale. In: Aktuelle Behandlungsverfahren, Fortschritte der Dermatologie. Springer, Berlin Heidelberg New York Bd 3:140–147
3. Hartung W (1984) Atemwege, Lungen, Pleura. In: Remmele W (Hrsg) Pathologie. Springer, Berlin Heidelberg New York, Bd 1:812–813
4. Houston W, Burke GJ (1983) Tuberculosis of the penis. Br J Urol 55:242–243
5. Petres J, Hundeiker M (1978) Dermatosurgery. Springer, Berlin Heidelberg New York 26–27
6. Schubert GE (1984) Niere und ableitende Harnwege. In: Remmele W (Hrsg) Pathologie. Springer, Berlin Heidelberg New York Bd 3:58–59
7. Städtler F (1984) Männliches Genitale. In: Remmele W (Hrsg) Pathologie. Springer, Berlin Heidelberg New York Bd 3:195
8. Venkataramaiah NR, van Raalta JA, Dutta SN (1982) Tuberculous ulcer of the penis. Postgrad Med J 58:59–60

Das trigeminotrophe Ulkus des Nasenflügels; erfolgreiche Behandlung in zwei Fällen durch plastisch-rekonstruktive Eingriffe

W. Hartschuh, D. Adler und P. K. Kohl

Zusammenfassung

Anhand von 2 eigenen Fallbeiträgen werden Genese des trigeminotrophen Ulkus und die Anwendungsmöglichkeit plastisch-rekonstruktiver Operationen bei dessen Behandlung diskutiert. Von grundlegender pathogenetischer Bedeutung für das Entstehen des trigeminotrophen Ulkus sind die als Folge der Nervenläsion auftretenden unangenehmen Parästhesien, vorzugsweise im Bereich der Nase, sowie die damit verbundenen unentwegten Manipulationen. Diese führen, bei psychisch zumeist prädisponierten Patienten, möglicherweise über abnorme vasomotorische Reaktionsmechanismen sowie zusätzliche Infektionen zu einer sich oft rasch vergrößernden Erosion. Die dabei entstehenden sichelförmigen Defekte sind so charakteristisch, daß bei entsprechender neurologischer Symptomatik bereits die Diagnose eines trigeminotrophen Ulkus gestellt werden kann. Hervorzuheben ist die oft eher diskrete Sensibilitätsstörung bei zentral bedingten Trigeminusausfällen. Die Bedeutung zusätzlicher trophischer Störungen beim Entstehen des Defektes könnte durch die bei einem unserer Patienten nachgewiesene Verminderung neurofilament-, alpha-MSH-, Substanz P- sowie CGRP (Calcitonin gene-related peptide)- positiver Nervenfasern gestützt werden. Erst in der neueren Literatur finden sich vereinzelte Berichte über, nur teilweise geglückte, operative Behandlungsversuche dieser seltenen Störung.

Bei einem unserer Patienten erfolgte die Defektdeckung mit einem frontotemporalen Stiellappen, kombiniert mit einer nasolabialen Schwenklappenplastik. Bei dem zweiten Patienten wurde die Deckung mit einem nasolabialen Schwenklappen vorgenommen. Aufgrund unserer guten Ergebnisse bei beiden Patienten erscheinen uns plastisch rekonstruktive Maßnahmen durchaus erfolgversprechend. Hierbei sollte aber den gut durchbluteten, risikoärmeren Nahlappenplastiken aufrund der kürzeren Einheilungsphase und der daraus resultierenden geringeren Gefahr der Wundinfektion der Vorzug gegeben werden gegenüber aufwendigeren gestielten Lappenplastiken.

Einleitung

Trophisch-erosive Prozesse der Gesichtshaut, speziell im Bereich der Nase, können in sehr seltenen Fällen nach peripherer oder zentraler Schädigung des Nervus trigeminus bei psychisch prädisponierten, zumeist älteren Patienten auftreten (Weintraub et al., 1982). Allein der charakteristische, sichelförmige Nasenflügeldefekt sollte bereits an die Diagnose trigeminotrophes Ulkus denken lassen. Synonym finden sich in der Literatur auch die Bezeichnungen trigeminales Trophik-Syndrom, neurotrophes Ulkus sowie «Ulcération en arque» (McKenzie, 1933).

Charakteristisch für das Syndrom ist die Symptomtrias: Trigeminale Anästhesie, Parästhesie sowie Erosion der Ala nasi.

Bei den peripheren Schädigungen des N. trigeminus handelt es sich fast durchweg um Folgezustände nach iatrogener Zerstörung des Ganglion Gasseri, Rhizotomie

E. Haneke (Hrsg.)
Gegenwärtiger Stand der operativen Dermatologie

oder Alkoholunterspritzung im Rahmen der Therapie einer Trigeminusneuralgie (McKenzie, 1933). Aus nicht geklärten Gründen treten die Defekte auf der linken Nasenseite häufiger auf als rechts, obgleich die Inzidenz der Trigeminusneuralgie der rechten Gesichtshälfte wesentlich höher ist als links. Nach der Literatur sind Frauen viermal häufiger betroffen als Männer (Weintraub et al., 1982).

Die Trigeminusausfälle können aber auch durch zentrale Hirnprozesse, z.B. im Rahmen einer Neurolues, Syringobulbie oder auch durch Gefäßanomalien oder Tumoren, verursacht werden (Weintraub et al. 1982).

Das Entstehen der sich oft rasch vergrößernden Defekte ist nur multifaktoriell zu verstehen. Im Vordergrund stehen die unangenehmen Parästhesien, wobei häufig ein Kribbeln, ein Gefühl der Klebrigkeit oder der Behinderung der Nasenatmung (Åbyholm und Eskeland, 1977) angegeben wird. Dies führt bei herabgesetzter Sensibilität, möglicherweise verstärkt durch im Rahmen abnormer vasomotorischer Reaktionen auftretende Borkenbildung oder Hypersekretion, zu unentwegtem Zupfen im Bereich der Nase. Durch Verselbständigung wird der Patient zu einem gewohnheitsmäßigen „Nasezupfer“ (Åbyholm und Eskeland, 1977). Verstärkt durch bakterielle Superinfektionen führt diese zwanghafte Angewohnheit bei einer gestörten Trophik (McKenzie, 1933) und damit erhöhter Vulnerabilität in einem Circulus vitiosus zu immer größer werdenden Defekten bis zur völligen Zerstörung einer Nasenhälfte (Abb. 1).

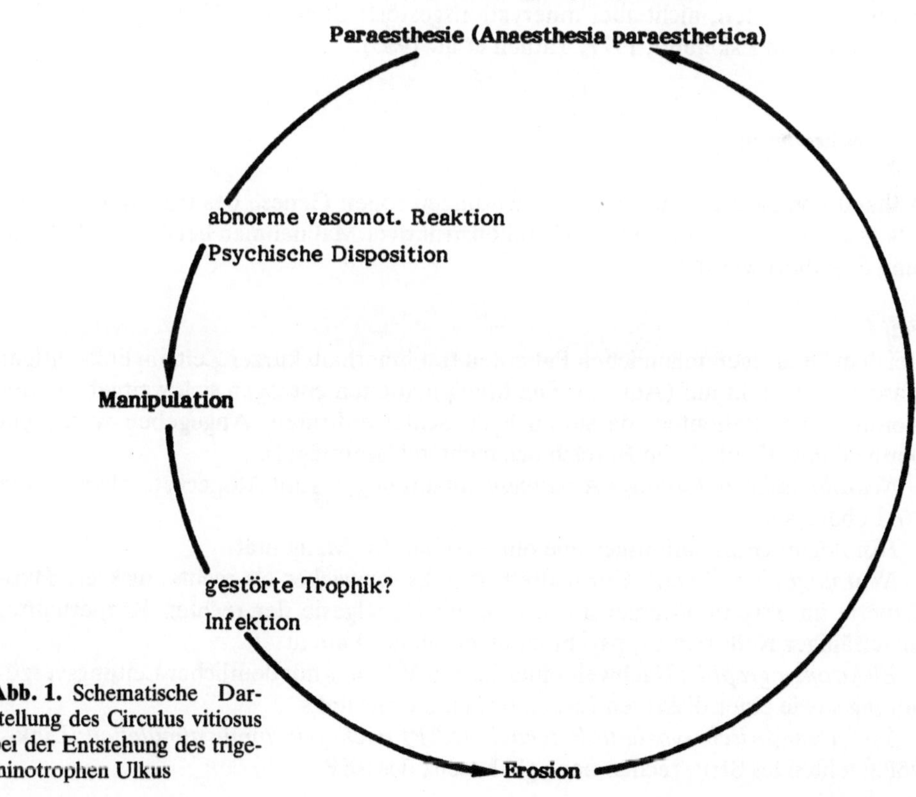

Abb. 1. Schematische Darstellung des Circulus vitiosus bei der Entstehung des trigeminotrophen Ulkus

Die Bezeichnung neurotrophes bzw. trigeminotrophes Ulkus basiert auf der Annahme des Verlusts eines hypothetischen neuronalen trophischen Faktors als Folge der Nervenschädigung (McKenzie 1933), wobei die Ulkusbildung auch durch ein Überwiegen des Sympathikotonus begünstigt werden könnte (Weintraub et al., 1982). So wurde in einigen Fällen ein rasches Abheilen der Erosionen nach Sympathektomie beobachtet (McKenzie, 1933). Auch die in einigen Fällen als günstig beschriebene Wirkung einer transkutanen elektrischen Stimulation wurde mit einer Unterdrückung des Sympathikotonus erklärt (Westerhof und Bos, 1983).

Ansonsten finden sich in der Literatur keine weiteren kausalen Behandlungsmöglichkeiten des trigeminotrophen Ulkus. Versuche, die Manipulationen durch Verbände etc. einzuschränken, sowie die antiinfektiöse Behandlung bei Superinfektionen, die Schleimhautpflege mit Nasensalbe und die Gabe von Psychopharmaka können nur als palliative Maßnahmen angesehen werden.

Der Wert operativer Maßnahmen wird in der älteren Literatur als höchst zweifelhaft angegeben, wie sich anhand eines Diskussionsbeitrags bei der 82. Jahrestagung der amerikanischen dermatologischen Gesellschaft im März 1962 belegen läßt: "Unfortunately, I feel that our greatest service to these patients is to offer palliation as best as we can, and by all means keep them out of the hands of the surgeons, plastic and otherwise" (zitiert aus Howell, 1962).

Erst in der neueren Literatur finden sich vereinzelte Berichte einer geglückten operativen Korrektur des Nasenflügeldefektes, wobei von den Autoren hervorgehoben wird, daß nur innervierte, also kontralaterale, frontale Stiellappen dauerhafte Erfolge erbrachten, nicht aber innervationsgestörte Stiel- oder Nahlappenplastiken (Åbyholm und Eskeland, 1977; Tatnall et al. 1985).

Fallbeschreibung

Anhand von zwei eigenen Fallbeobachtungen sollen Genese des trigeminotrophen Ulkus und die Bedeutung plastisch-rekonstruktiver Maßnahmen bei dessen Behandlung diskutiert werden.

Fall 1

Bei dem 38jährigen männlichen Patienten trat innerhalb kurzer Zeit ein linksseitiger Nasenflügeldefekt auf (Abb. 2). Die Manipulationen entzogen sich weitgehend der Kontrolle des Patienten, da sie auch im Schlaf auftraten. Angegeben wurde ein permanentes Kribbeln im Bereich des rechten Nasenflügels.

Neurologische und sonstige Anamnese: unauffällig, bis auf Alopecia totalis seit dem 16. Lebensjahr.

Histologie: Granulationsgewebe ohne Anhalt für Malignität.

Neurologisches Konzil: Kornealreflex: links schwächer als rechts, diskrete Hypästhesie im Trigeminusareal links, diskrete Hypalgesie der rechten Körperhälfte, unauffälliger Reflexstatus, psychisch unauffälliger Patient.

Elektromyographie: Nachweis einer Läsion V 1 links mit deutlicher Leitungsverzögerung sowie einer diskreten Läsion des N. facialis links.

Somatosensorisch evozierte Potentiale (SEP) nach Trigeminusstimulation: Links: völlig fehlendes SEP, rechts: normale Latenz des SEP.

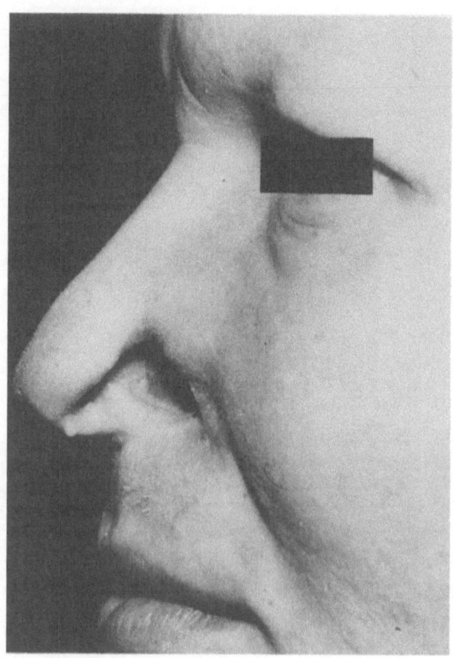

Abb. 2. 38jähriger Patient mit charakteristischem linksseitigen Nasenflügeldefekt

Frühakustisch evozierte Hirnstammpotentiale: Latenzen bei Klickstimulation links, Latenzverzögerung zwischen III und V nachweisbar, vereinbar mit Läsion im oberen Ponsbereich.

Kernspintomographie: Unscharf begrenzter echoarmer Bezirk im Ponsbereich, DD: Syringobulbie, Stiftgliose im Hirnstammbereich, Gefäßmißbildung.

Therapie und Verlauf: Die Defektdeckung wurde mit einem knorpelunterfütterten, gestielten, linksseitigen Frontotemporallappen (Abb. 3) nach Sicherstellung einer ausreichenden Vaskularisation vorgenommen. Aufgrund einer massiven Superinfektion heilte der Lappen primär nur unvollständig ein, so daß mehrere operative Korrekturen erforderlich wurden, die ebenfalls durch Probleme der Wundinfektion kompliziert wurden. Eine abschließende Restdefektdeckung im lateralen Nasenflügelrandbereich erfolgte durch einen kleinen nasolabialen Schwenklappen. Das postoperative Ergebnis kann unter Würdigung der erschwerten Bedingungen als recht befriedigend angesehen werden, auch nach einem Beobachtungszeitraum von mehr als 2 Jahren (Abb. 4). Die Parästhesien hatten postoperativ völlig sistiert, erneute Erosionen sind bisher nicht wieder aufgetreten.

Fall 2

Bei der 74jährigen Patientin bestanden bei Zustand nach ausbehandelter Neurolues und zweimaligem apoplektischem Insult der rechten Gehirnhälfte hochgradige zerebrale Verwirrtheitszustände, Hypersekretion der rechten Nasenseite sowie verstärkter Tränenfluß rechts. Durch permanentes Manipulieren entstand rasch ein charakteristischer sichelförmiger Defekt des rechten Nasenflügels (Abb. 5).

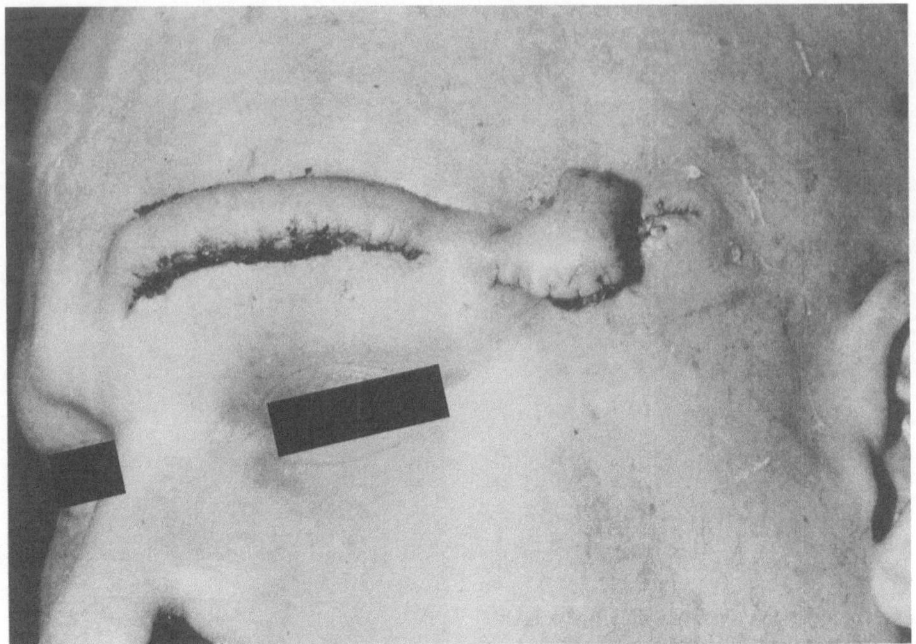

Abb. 3. Linksseitiger Fronto-Temporallappen. Der knorpelunterfütterte Rekonstruktionslappen ist bereits weitgehend mobilisiert

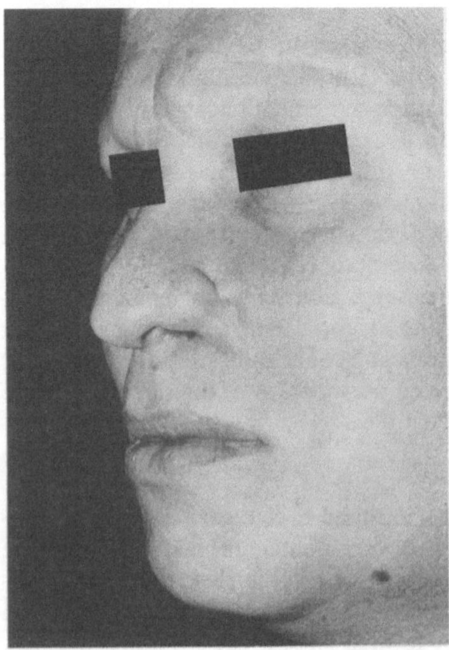

Abb. 4. Postoperatives Ergebnis nach Defektdeckung mit Fronto-Temporallappen im medialen Nasenflügelrandbereich sowie zusätzlichem nasolabialen Schwenklappen im Bereich des Nasenflügelansatzes

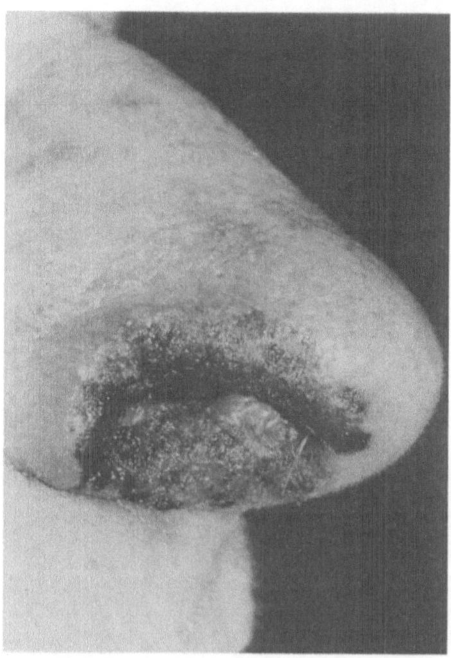

Abb. 5. Krustös bedeckter, sichelförmiger Nasenflügeldefekt rechts

Histologie: Granulationsgewebe, kein Anhalt für Malignität. Immunhistochemie: Starke Verminderung Neurofilament- und alpha-MSH-positiver Nervenfasern, ebenso starke Verminderung SP- und CGRP-positiver Fasern.

Neurologisches Konzil: Hornhautsensibilität: Beidseits seitengleich herabgesetzt, ansonsten keine markanten Sensibilitätsausfälle, insbesondere keine weiteren Trigeminusausfälle objektivierbar. Doppler-Untersuchung: Hypoplasie der A. vertebralis rechts, Carotis externa-Stenose rechts. Schädel-CT: Infarktareale im Bereich der rechten Klein- und Großhirnhemisphäre.

Therapie und Verlauf: Nach antiinfektiöser Lokalbehandlung und Verringerung der nasalen Hypersekretion durch Atrovent(R)-Aerosol wurde rasch eine Epithelialisierung des Defekts erreicht (Abb. 6). Der Defekt wurde dann durch einen kranial gestielten Nasolabiallappen nach Nelaton gedeckt (Abb. 7). Der Lappen heilte problemlos mit äußerst zufriedenstellendem postoperativem Ergebnis ein (Abb. 8). Postoperativ sistierten die Manipulationen fast vollständig.

Besprechung

Herausragendes Symptom des trigeminalen Trophik-Syndroms sind in der überwiegenden Zahl der Fälle die charakteristischen sichelförmigen Nasenflügeldefekte, wohingegen die bei neurologischen Routineuntersuchungen objektivierbare Trigeminalanästhesie, gerade bei zentralen Schädigungen, sehr diskret sein kann (Freeman, 1966; Howell, 1962). Dies fand sich auch bei unseren beiden Patienten bestätigt.

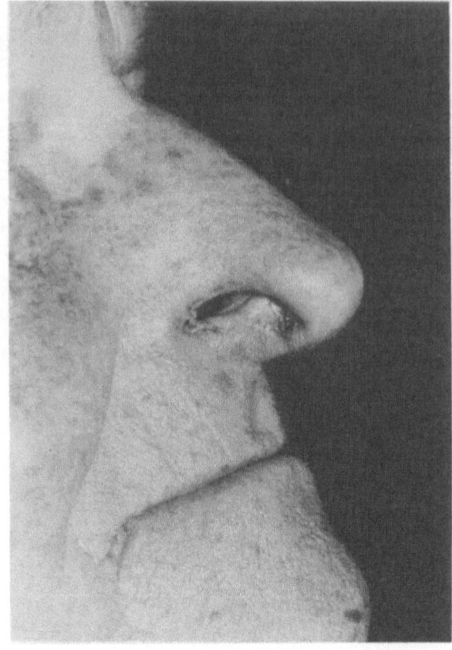

Abb. 6. Epithelialisierung des Defektes nach antiinfektiöser Vorbehandlung

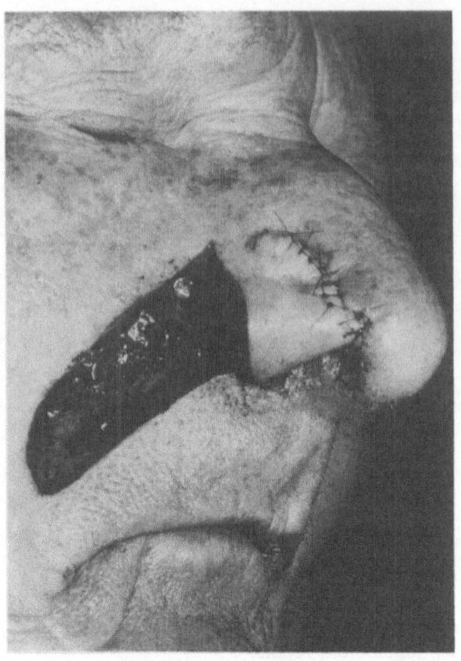

Abb. 7. Defektdeckung mit kranial gestieltem nasolabialem Schwenklappen

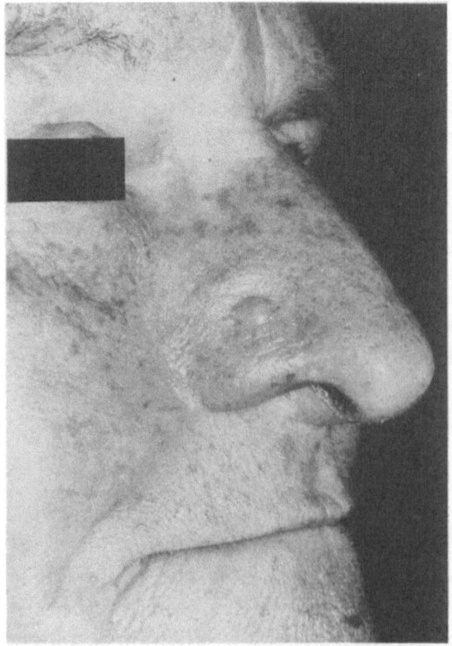

Abb. 8. Ergebnis 6 Monate post operationem

Zusätzlich waren bei dem männlichen Patienten die neurologische Anamnese sowie die orientierende neurologisch-psychiatrische Untersuchung unauffällig. Dies sprach zunächst, auch aufgrund des relativ jugendlichen Alters des Patienten, gegen die Diagnose eines trigeminotrophen Ulkus. Erst der Einsatz weiterführender neurologischer Untersuchungsmethoden und der Kernspintomographie erbrachte den Hinweis auf eine zentrale Trigeminusschädigung im Rahmen eines noch nicht sicher einzuordnenden Hirnprozesses im Ponsbereich.

Bei charakteristischen Nasenflügeldefekten erscheint somit aus unserer Sicht, gerade bei leerer neurologischer Anamnese, eine eingehende neurologische Diagnostik unbedingt erforderlich.

Bei der Bezeichnung trigeminotrophes Ulkus wurde der möglichen Bedeutung eines Verlusts trophischer Faktoren bei der Entstehung der Hautdefekte (McKenzie, 1962) Rechnung getragen. Diese Betrachtungsweise, die in späteren Jahren in Ermangelung eines nachweisbaren morphologisch-biochemischen Substrats in Zweifel gezogen wurde (Weintraub et al., 1982), könnte durch neueste experimentelle Befunde wieder an Bedeutung gewinnen. So ist z.B. gesichert, daß alpha-MSH, das immunhistochemisch in großkalibrigen peripheren Nerven nachgewiesen wurde, ähnlich wie Substanz P, die Regeneration amputierter Gliedmaßen beim Frosch stimuliert (Weihe et al., im Druck). Demnach können beide Substanzen als potentielle Mediatoren trophischer Prozesse auch in der menschlichen Haut angesehen werden. Zwar spricht die von McKenzie (1933) erstmals beschriebene Abheilung der Erosionen nach Entfernung des Ganglion stellatum für einen wesentlichen Einfluß eines aberranten Sympathikotonus auf das Entstehen der Defekte, jedoch kann die von Westerhof und Bos (1983) beschriebene günstige Wirkung der transkutanen Elektrostimulation auf die Abheilung der Erosionen, über eine Unterdrückung des Sympathikus hinaus, auch mit einer Freisetzung trophisch wirkender Neuropeptide wie Substanz P oder alpha-MSH erklärt werden. Die bei unserer Patientin nachgewiesene Verminderung entsprechender immunreaktiver Nervenfasern der rechten, hypästhetischen Gesichtshälfte könnte als morphologisches Korrelat herabgesetzter trophischer Regulationsmechanismen angesehen werden. Sicherlich sind aber noch weitere, vergleichende, detaillierte histotopographische Untersuchungen bei einer größeren Patientenzahl erforderlich, um den möglichen Einfluß einer gestörten peptidergen Innervation beim Entstehen der Erosionen näher zu präzisieren.

Während in früheren Arbeiten der Wert operativer Defektkorrekturen entweder vehement verneint wurde (Howell, 1962) oder als nur vorübergehend günstig angesehen wurde (Rosenberg und Solovay, 1939), berichten Åbyholm und Eskeland (1977) über gute Langzeitergebnisse in zwei Fällen nach Verwendung innervierter Stiellappen. Retrospektiv hätte möglicherweise bei unserem männlichen Patienten bei Verwendung eines kontralateralen, nicht innervationsgestörten Stirnlappens eine bessere Einheilung und somit ein besseres Primärergebnis erzielt werden können. Andererseits hat der zusätzliche Einsatz eines nasolabialen Schwenklappens zur Restdefektdeckung ganz wesentlich zu einem guten operativen Ergebnis beigetragen, ohne daß es nach einem Beobachtungszeitraum von mehr als zwei Jahren zu einer Schrumpfung oder zu erneuten Erosionen gekommen wäre. Auch bei unserer Patientin wurde mit einer nasolabialen Schwenklappenplastik ein völlig komplikationsfreies Einheilen und ausgezeichnetes Operationsergebnis erzielt. Es erscheint uns daher unumgänglich, an größeren Fallzahlen zu prüfen, ob nicht risikoärmere, gut durchblutete regionale Lappenplastiken ebensogute Langzeit-Ergebnisse erbringen wie die Verwendung aufwendiger innervierter Fernlappenplastiken. Ohnehin kann ein Gehalt an intakten Nervenfasern, wenn überhaupt, nur während der Einheilungsphase, möglicherweise über eine Freisetzung jener trophisch wirkender Transmitter-Substanzen, von relevanter Bedeutung sein, da ja nach Durchtrennung des Lappenstiels die Nervenfasern der Degeneration anheim fallen.

Zusammenfassend erscheinen aufgrund unserer und der in der neueren Literatur mitgeteilten Ergebnisse plastisch rekonstruktive Maßnahmen der Defektdeckung beim trigeninotrophen Ulkus in Verbindung mit konservativen therapeutischen Bemühungen durchaus erfolgversprechend.

Der Wert der operativen Verfahren ist neben der herausragenden Bedeutung für die funktionelle und ästhetische Wiederherstellung der Nase möglicherweise auch in einer wirksamen Unterbrechung des Eingangs dargestellten Circulus vitiosus zu sehen, indem mit dem operativen Eingriff auch die Parästhesien ausgeschaltet werden.

Literatur

Åbyholm FE, Eskeland G (1977) Defect of the ala nasi following trigeminal denervation. Scand J Plast Reconstr Surg 11:77–90

Freeman AG (1966) Neurotrophic ulceration of the face with erosion of the ala nasi in vascular disorders of the brain-stem. Brit J Dermat 78:322–331

Howell JB (1962) Neurotrophic changes in the trigeminal territory. Arch Dermatol 86:442–449

McKenzie J (1933) Observations on the results of the operative treatment of trigeminal neuralgia. Can Med Assoc J 29:492–496

Rosenberg SJ, Solovay J (1939) Trophic ulcer following encephalitis lethargica. Arch Dermatol Syph 39:825–829

Tatnall FM, Stearns M, Sarkany I (1985) Trigeminal trophic syndome. Brit J Dermatol 113 (Suppl 29,1):86–87

Weihe E, Gauweiler B, Hartschuh W, Fink T, Nohr D (im Druck) Evidence for the presence of MSH-like immunoreactivity independent from that of substance P and opioid peptides in large diameter primary sensory afferences. Cell Tissue Res

Weintraub E, Soltany K, Hekmatpanah J, Lorincz AL (1982) Trigeminal trophic syndrome. J Am Acad Dermatol 6:52–57

Westerhof W, Bos JD (1983) Trigeminal trophic syndrome: a successful treatment with transcutaneous electrical stimulation. Brit J Dermatol 108:601–604

Exzision hypertropher Hautfalten bei einem Patienten mit Skleromyxödem Arndt-Gottron

H. Drexler, H. Schwantes und B.-R. Balda

Bei einem jetzt 54jährigen Mann wurde im Juni 1985 ein Skleromyxödem Arndt-Gottron diagnostiziert. Es fanden sich die für das Krankheitsbild typischen Hauterscheinungen mit histologisch nachweisbaren Alcianblau-positiven Ablagerungen (Abb. 1) und laborchemischen Veränderungen. Das gesamte Integument war sklerotisch verdickt, nicht in Falten abhebbar und mit dichtstehenden, bis glasstecknadelkopfgroßen, kalottenförmigen, hautfarbenen Papeln übersät. An der Nasenwurzel hatten sich hypertrophe, kosmetisch entstellende Hautfalten gebildet. Im Serum fand sich eine Erhöhung der Gesamtimmunglobuline auf 2500 mg/dl und eine pathologische Fraktion von Lambdaketten.

Von August 1985 bis Dezember 1986 verabreichten wir insgesamt sechs Chemotherapiezyklen nach dem Alexanian-Schema. Dem Körpergewicht entsprechend erhielt der Patient jeweils vier Tage lang 20 mg Melphalan und 160 mg Prednison per os.

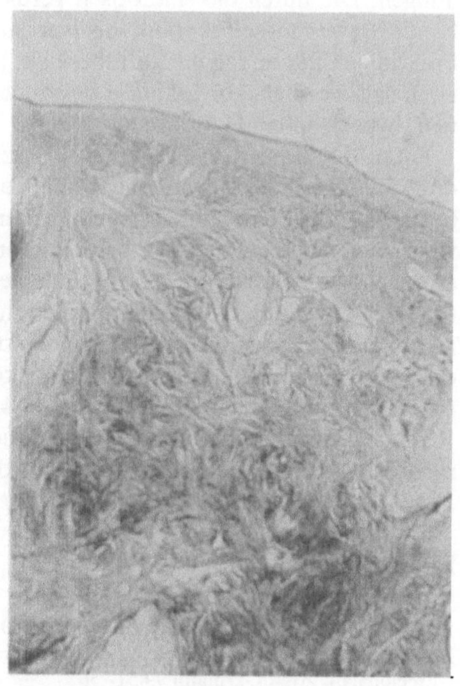

Abb. 1. Histologisches Bild der exzidierten Hautfalte in der Alcianblaufärbung

E. Haneke (Hrsg.)
Gegenwärtiger Stand der operativen Dermatologie

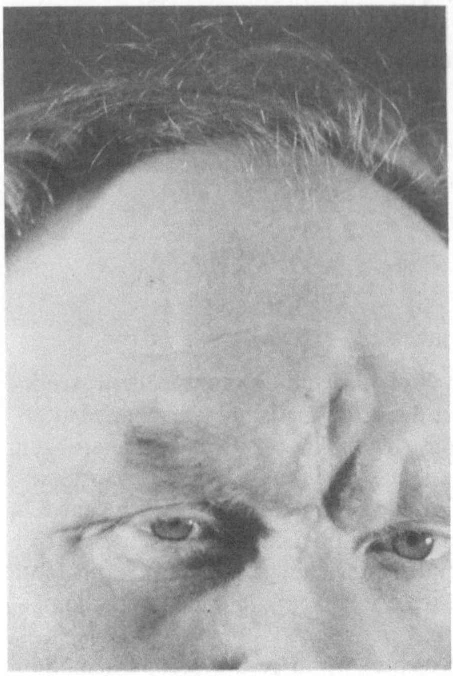

Abb. 2. Postoperatives Ergebnis sechs Monate nach Operation

Unter dieser Therapie kam es zu einer deutlichen Rückbildung der Hauterscheinungen. Die durch die sklerotisch verdickte Haut vor Beginn der Therapie bestehende Bewegungseinschränkung war subjektiv völlig zurückgegangen. Die IgG-Fraktion im Serum lag im Normbereich, L-Ketten vom Lambdatyp waren allerdings noch nachweisbar. Unverändert bestanden auch die im Bereich der Glabella gelegenen, hypertrophen Hautfalten.

Für uns stellte sich die Frage, ob die Exzision dieser Hautfalten bei Skleromyxödem ohne Wundheilungsstörung und ohne Rezidiv möglich sei und zu einem kosmetisch befriedigenden, bleibenden Ergebnis führen könnte. In Lokalanästhesie exzidierten wir zunächst die größere der beiden kleinfingerdicken Hautfalten und verschlossen den Defekt zweischichtig. Die Wunde heilte per primam, und nach einer Beobachtungszeit von nunmehr sieben Monaten stellte sich kein Rezidiv im Narbenbereich ein (Abb. 2). Die Exzision auch der zweiten störenden Hautfalte ist daher geplant. Somit erscheint uns eine operative Abtragung kosmetisch oder funktionell störender Hautfalten bei Patienten mit Skleromyxödem komplikationslos möglich. Ob das operative Resultat ohne vorausgehende Chemotherapie gleichgünstig gewesen wäre, kann nicht mit Bestimmtheit beantwortet werden.

Literatur

1. Gottron HA (1954) Skleromyxödem. Arch Dermatol Syph 199:71–91
2. Feldmann P, Shapiro L, Pick AJ, Slatkin MH (1969) Scleromyxedema. A dramatic response to melphalan. Arch Dermatol 99:51–56

Indikationen und Grenzen von Kollagen-Implantationen in der Dermatologie

J. PETRES und R. P. A. MÜLLER

Zusammenfassung

Kollagen-Implantate eignen sich für punktuelle Korrekturen und weniger für den großflächigen Konturausgleich. Im Rahmen der Dermatologie sind besonders weiche, schüsselförmige Akne-Narben, bestimmte Gesichtsfalten, z. B. über der Glabella und nasolabial, ferner Defekte nach Operationen, in erster Linie eingesunkene Narben nach Hauttransplantationen, zur Korrektur geeignet. Grundsätzlich ist festzuhalten, daß bei einer fortgeschrittenen Erschlaffung der Gesichtshaut die Behandlung mit xenogenem Kollagen kosmetische und plastische Operationen nicht ersetzen kann. Zur Vermeidung allergischer Reaktionen auf das tierische Kollagen ist vor Behandlungsbeginn eine intrakutane Substrat-Testung unerläßlich, da ca. 2–3% der getesteten Personen positiv auf die Substanz reagieren und damit für eine Behandlung ungeeignet sind.

Limitiert wird der Einsatz von bovinem hochgereinigten Kollagen durch die Beobachtung, daß, je nach Implantationsstelle der behandelten Irregularität, Nachbehandlungen Monate bzw. Jahre nach der Ersttherapie erforderlich werden. Auch der Einsatz eines stabileren quervernetzten Rinderkollagens, das eine höhere Resistenz gegen Kollagenasen aufweist und eine verstärkte körpereigene Fibroblastenimmigration in das Implantat induziert, verhindert nicht die Notwendigkeit einer Nachbehandlung zum Erhalt des erzielten therapeutischen Ergebnisses.

Einleitung

Hochgereinigtes bovines Kollagen bietet die Möglichkeit, fehlendes oder beschädigtes körpereigenes Kollagen weitgehend risikolos zu ersetzen. Im Gegensatz zu anderen, in der Vergangenheit verwendeten, natürlichen oder synthetischen Bio-Ersatzmaterialien, die Fremdkörper-Reaktionen hervorriefen und gelegentlich auch an andere Körperstellen wanderten, ist dieses lösliche injizierbare Kollagen nach Implantation lagestabil und induziert die Besiedelung durch körpereigene Bindegewebszellen. Voraussetzung für die geringe Antigenität des Rinderkollagens soll die bei der Präparation erfolgte enzymatische Abspaltung der N- bzw. C-terminalen Telopeptidketten sein [3, 8, 9, 10, 14].

Eine mehr als 10jährige klinische Erfahrung mit injizierbarem Kollagen [1, 11, 12, 14, 15, 16], die zur festen Etablierung dieses Behandlungsprinzips in die Dermatotherapie geführt hat, zeigt, daß gute Behandlungsergebnisse nur dann zu erzielen sind, wenn bestimmte Voraussetzungen gegeben sind (Tabelle 1.) Werden diese Vorbedingungen vernachläßigt oder nicht genügend beachtet, ist mit Mißerfolgen, unerwarteten Nebenwirkungen und unzufriedenen Patienten zu rechnen [2, 5, 6, 13].

E. Haneke (Hrsg.)
Gegenwärtiger Stand der operativen Dermatologie

Tabelle 1. Kollagen-Therapie: Voraussetzungen

1. Exakte Indikationsstellung
2. Sorgfältige Auswahl der Patienten
3. Genaue Aufklärung der Patienten
4. Negative i.c.-Testreaktionen auf die Substanz
5. Beachtung der Kontraindikation (z. B. Autoimmunerkrankungen, rheumatoide Erkrankungen etc.)
6. Optimale Auswahl der Kollagen-Zubereitung
7. Exakte Injektionstechnik

Material

Zur Therapie stehen drei unterschiedliche Kollagen-Präparationen zur Verfügung, die, entsprechend ihren biologischen Eigenschaften, eine differenzierte Verwendung bei den durch sie therapierbaren Krankheitsbildern erfahren (Tabelle 2).

Durch die Vernetzung des bovinen Kollagens mit Glutaraldehyd wird bei Zyplast die Kollagenase-Wirkung auf das Implantat reduziert und so eine größere Stabilität in loco erreicht [4].

Tabelle 2. Handelsübliche xenogene Kollagenzubereitungen

Zyderm I
35 mg Kollagen pro ml

Zyderm II
65 mg Kollagen pro ml

Zyplast
35 mg Glutaraldehydvernetztes Kollagen pro ml

Indikationen und Technik

Grundsätzlich ist festzuhalten, daß sich Kollagen-Implantate in erster Linie für punktuelle Korrekturen und weniger für einen großflächigen Konturausgleich eignen [7, 14, 17]. Vor allem kann bei einer fortgeschrittenen Erschlaffung der Gesichtshaut eine Behandlung mit injizierbarem Kollagen kosmetische und plastische Operationen (z. B. face-lift, Dermabrasionen) nicht ersetzen.

Indikationen im Rahmen der Dermatologie sind vor allem weiche, schüsselförmige Narben nach Virusinfektionen der Haut und bei der sogenannten „ausgebrannten" Akne. Bei optimaler Indikationsstellung gelingt auch eine Verbesserung posttraumatischer Hautdefekte, besonders im Gesichtsbereich. Weitere Indikationsgebiete sind Atrophien, wie sie bei der zirkumskripten Sklerodermie vom Typ des «coup de sabre» sowie bei der Hemiatrophia faciei gefunden werden und die bisher durch plastisch-

Abb. 1a–f. 49jähriger Mann. Injektionstechnik und Behandlungsergebnis nach Implantation von insgesamt 1,5 ml Zyderm I in senkrechte Wangenfalten. Endergebnis 1 Jahr nach Implantation

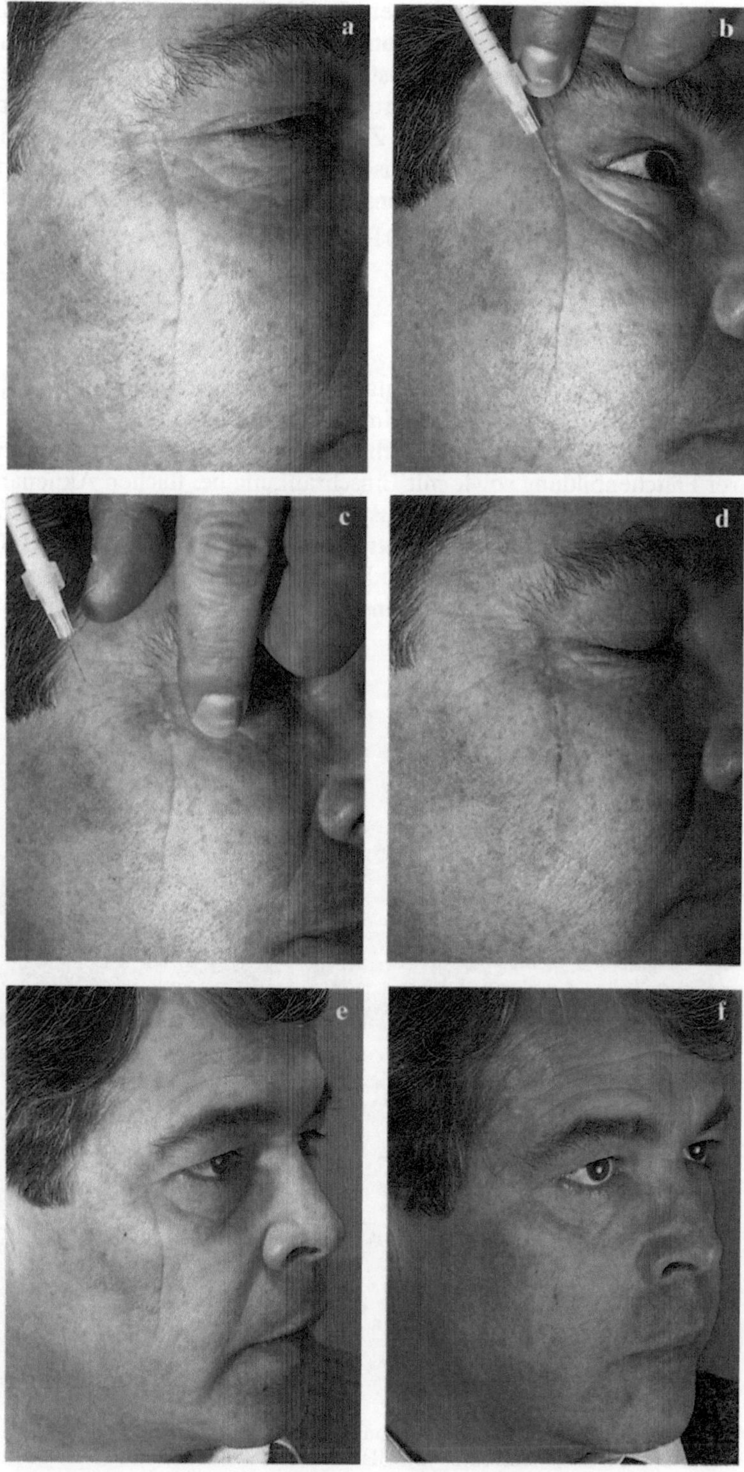

Abb. 1

chirurgische Maßnahmen nur ungenügend behandlungsfähig waren. Die Unterfütterung eingesunkener freier Hauttransplantate mit injizierbarem Kollagen führt nicht selten zu einer Optimierung des ästhetischen Behandlungsergebnisses.

Zur Erzielung eines guten Korrekturresultates sind in der Regel mehrere Transplantationen erforderlich, wobei Zyderm I und II streng intradermal und Zyplast subdermal oder an der Grenze zwischen Dermis und Subkutis plaziert werden sollte. Jedoch ist bei vorsichtiger Injektionstechnik und entsprechender Erfahrung auch eine intradermale Implantation von Zyplast möglich.

Diskussion

Da Zyderm I in seinem Transplantatbett realtiv rasch abgebaut wird, ist sein Indikationsspektrum u.E. sehr gering. Im Gegensatz zu anderen Autoren verwenden wir deshalb diese Zubereitung lediglich bei geringer perioraler, periorbitaler und glabellarer Fältchenbildung sowie mit Einschränkung bei flachen Aknenarben (Abb. 1).

Zyderm II wird von uns bei ausgeprägten Nasolabial- und Stirnfalten sowie bei tiefen Aknenarben und bei posttraumatischen Hautdefekten (Unfallnarben etc.) eingesetzt (Abb. 2–5). Liegen die Falten im Bereich der sogenannten "relaxed skin lines", dürfte die Korrektur-Transplantation in der Regel nur relativ kurzzeitig

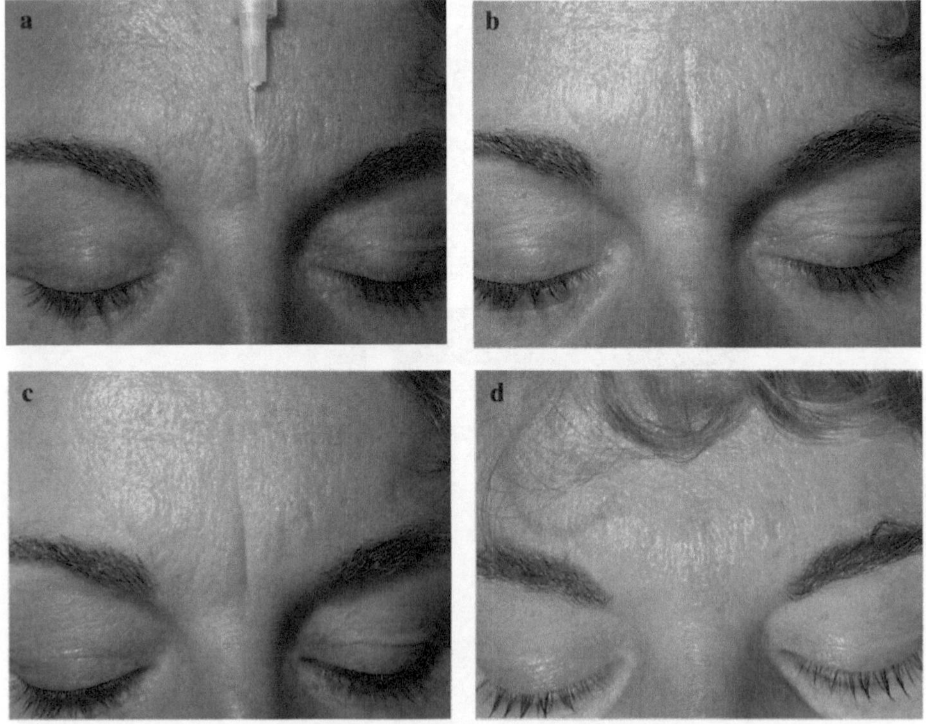

Abb. 2a–d. 38jährige Frau. Behandlungsverlauf und Therapieergebnis nach Implantation von 0,75 ml Zyderm II zur Korrektur von Glabella-Falten. Endergebnis 18 Monate nach Implantation

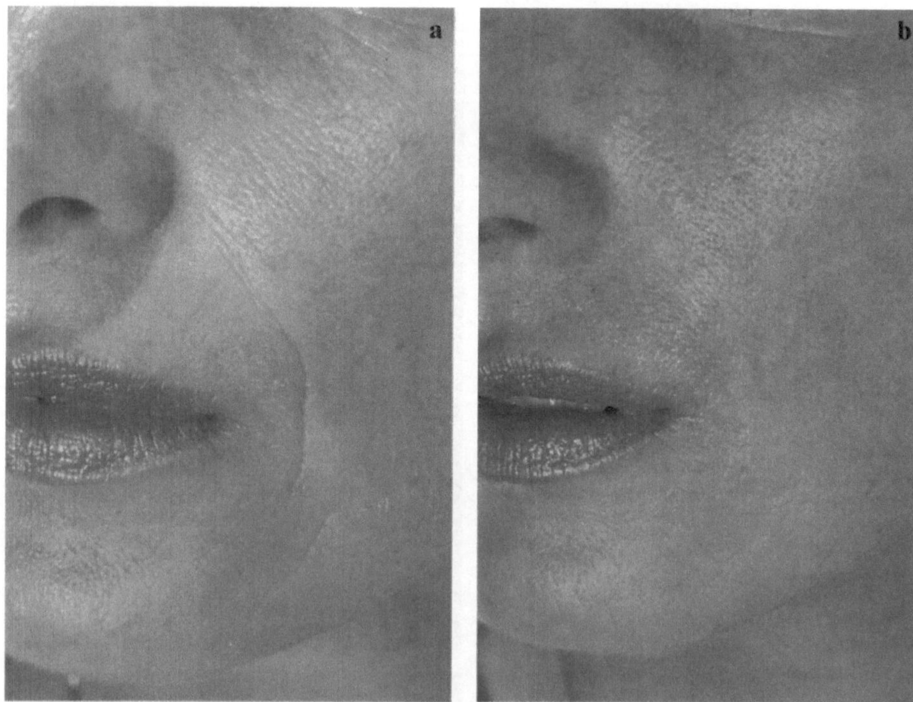

Abb. 3a–b. 43jährige Frau. Prä- und posttherapeutischer Befund nach Implantation von 0,75 ml Zyderm II in tiefe Nasolabialfalten. Endzustand 1 Jahr nach Therapie

erfolgreich sein, so daß bereits frühzeitig Auffrisch-Injektionen notwendig werden können.

Die Bedeutung von Zyplast liegt aufgrund seiner biologischen Eigenschaften besonders in der Korrektur jener dermaler Veränderungen, bei denen durch Zyderm allein kein Langzeiteffekt zu erwarten ist. Durch die Unterfütterung mit Zyplast in den subdermalen Strukturen und die intradermale Feinkorrektur mit Zyderm II können aber optimale Ergebnisse erzielt und diese prolongiert werden (Abb. 4). Auf diesem Weg sind tiefe Narben, sowohl als Entzündungsresiduen oder als Unfall- und Operationsfolgen, verbesserungsfähig. Ähnlich gute Resultate werden auch bei der Beseitigung von Defekten des subkutanen Fettgewebes und in der operativen Dermatologie bei der Elevierung freier Hauttransplantate erreicht.

Eine Erweiterung des Indikationsspektrums für Zyplast sehen wir, ähnlich wie amerikanische Autoren, in der Behandlung schmerzhafter Clavi. Durch die subläsionale Transplantation des quervernetzten bovinen Kollagens gelingt es nicht selten, eine rasche und lang anhaltende Schmerzlosigkeit zu erzielen (Abb. 5).

Für eine erfolgreiche Therapie mit injizierbarem xenogenem Kollagen ist dessen Tolerierung durch den menschlichen Organismus Voraussetzung. Zur Vermeidung allergischer Reaktionen ist deshalb vor Behandlungsbeginn eine intrakutane Substrat-Testung unerläßlich, da ca. 2 bis 3% der getesteten Personen positiv auf ein solches Testimplantat reagierten und damit für eine Behandlung ungeeignet waren [5, 13].

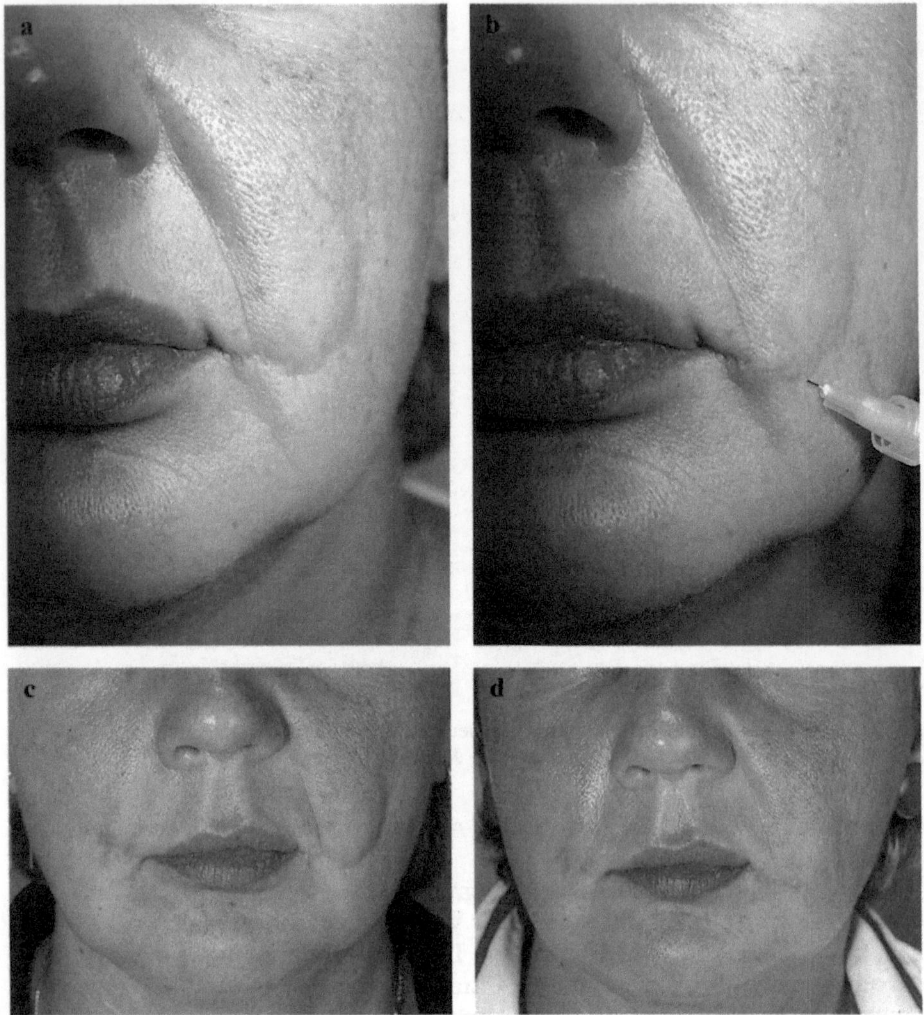

Abb. 4a–d. 36jährige Frau. Prä- und posttherapeutischer Befund nach Implantation von 2,1 ml Zyplast in tiefe Unfallnarben im Wangenbereich. Endergebnis 8 Monate nach Behandlungsende

Limitiert wird der Einsatz von bovinem hochgereinigtem Kollagen auch durch die Tatsache, daß, je nach Transplantationsstelle oder Ursprung der behandelten Irregularität, Nachtransplantationen bereits wenige Monate nach derErsttherapie erforderlich werden können. Auf diese Möglichkeit sind besonders Patienten hinzuweisen, die wegen altersbedingter Faltenbildung im Bereich der "relaxed skin tension lines" mit injizierbarem Kollagen behandelt werden sollen. Auch der Einsatz eines stabileren quervernetzten bovinen Kollagens, das eine höhere Resistenz gegen Kollagenasen aufweist und eine verstärkte körpereigene Fibroblastenimmigration in das Implantat induziert, verhindert nicht die Notwendigkeit einer Nachbehandlung zum Erhalt des erzielten therapeutischen Ergebnisses.

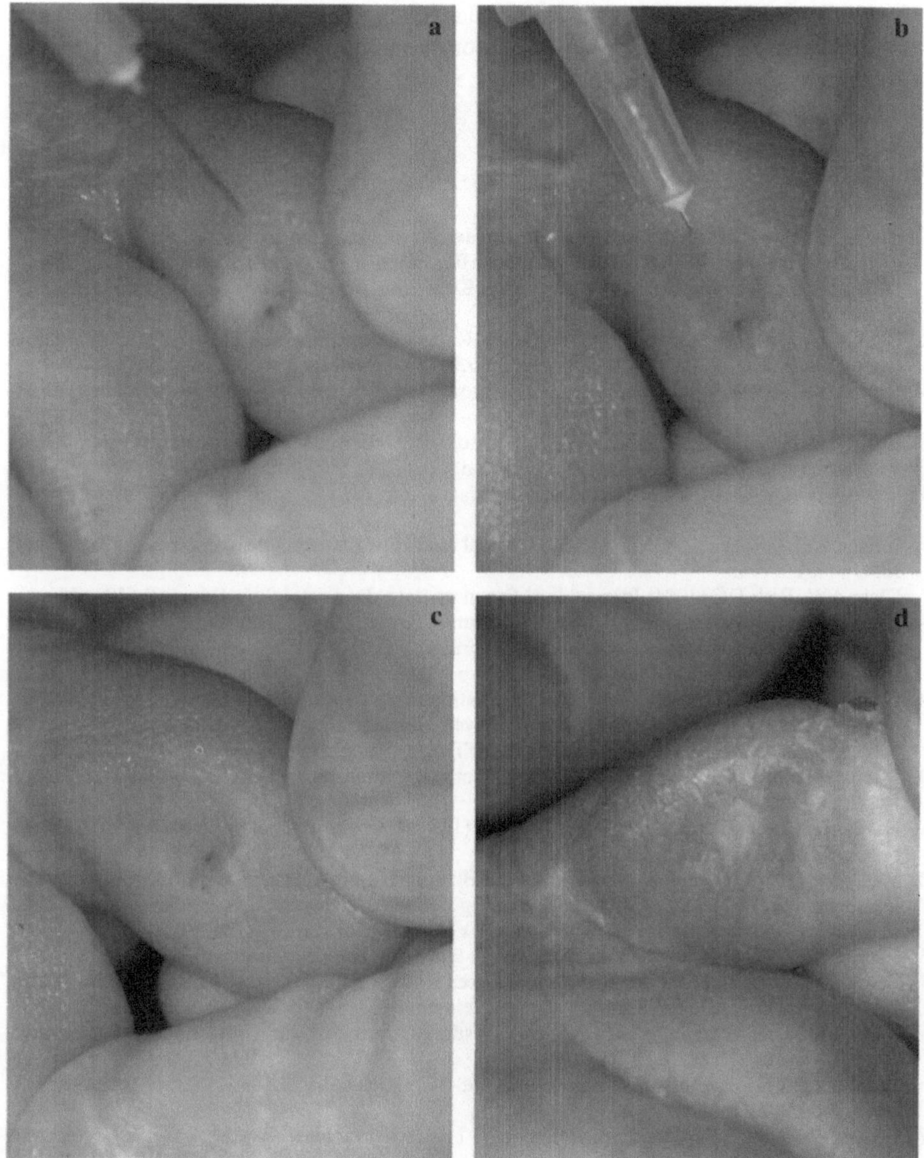

Abb. 5a–d. 64jährige Frau. Schmerzhafter Clavus im Bereich der 5. Zehe links medial. Implantationstechnik und Behandlungsergebnis nach Implantation von 1,5 ml Zyplast in 2 Sitzungen. Es wurde eine prompte Schmerzlosigkeit erzielt, die zwischenzeitlich 9 Monate anhält

Trotz dieser Einschränkungen stellt das hochgereinigte Rinderkollagen eine wesentliche therapeutische Ergänzung in der Behandlung narbiger und altersbedingter Veränderungen des Integuments dar.

Literatur

1. Blank AA (1984) Klinische Erfahrungen mit der Anwendung eines injizierbaren Kollagens im Gesichtsbereich. In: Müller RPA, Friedrich HC, Petres J (Hrsg) Fortschritte der Operativen Dermatologie - Operative Dermatologie im Kopf-Hals-Bereich. Springer, Berlin Heidelberg New York Tokyo, Bd 1:337–342
2. Blank AA, Eichmann F (1983) Xenogenes Kollagen zur Implantation bei der Behandlung eingesunkener Narben und kutaner Atrophien. Akt Dermatol 9:165–171
3. Brooks N (1981) A foreign body granuloma produced by an injectable collagen implant at a test site. J Dermatol Surg Oncol 8:500–502
4. Burke KE, Naughton G, Cassai N (1985) A histological, immunological and electron microscopic study of bovine collagen implants in the human. Ann Plast Surg 14:515–522
5. Castrow FF, Krull EA (1983) Injectable collagen implant - up date. J Am Acad Dermatol 9:889–893
6. Kaplan EM, Falces E, Tolleth H (1983) Clinical utilisation of injectable collagen. Ann Plast Surg 10:437–451
7. Klein AW, Rish DC (1984) Injectable collagen up date. Dermatol Surg Oncol 10:519–522
8. Konz B (1983) Injizierbares Kollagen. In: Braun-Falco O, Burg G (Hrsg) Fortschritte der praktischen Dermatologie und Venerologie. Springer, Berlin Heidelberg New York Tokyo, Vol 10:193–198
9. Konz B (1985) Injizierbares Kollagen: Indikationen und Kontraindikationen. In: Wolff HH, Schmeller W (Hrsg) Fortschritte der Operativen Dermatologie - Fehlbildungen, Nävi, Melanome. Springer, Berlin Heidelberg New York Tokyo, Bd 2:159–166
10. Knapp TR, Luck E, Daniels JR (1977) Behaviour of solubilized collagen as a bioimplant. J Surg Res 23:96–105
11. Landes E, Mühlbauer W, Schwenzer N et al. (1984) Narben- und Faltenkorrektur mit injizierbarem Kollagen. Perimed, Erlangen
12. Mang WL (1985) Technik und Ergebnisse der Behandlung mit injizierbarem Kollagen. In: Wolff HH, Schmeller W (Hrsg) Fortschritte der Operativen Dermatologie - Fehlbildungen, Nävi, Melanome. Springer, Berlin Heidelberg New York Tokyo, Bd 2:167–174
13. Nicolle FV (1982) Use of Zyderm in the aging face. Aesthet Plast Surg 6:193–195
14. Petres J, Konz B, Landes E (1987) Injizierbares Kollagen. In: J Petres (Hrsg) Fortschritte der Operativen Dermatologie. Springer, Berlin Heidelberg New York Tokyo, Bd 3:170–180
15. Stegman SJ, Tromovitch ThA (1982) Cosmetic dermatologic surgery. Arch Dermatol 118:1013–1016
16. Tromovitch ThA, Stegman SJ, Glogau RG (1984) Zyderm-collagen: Implantation techniques. J Am Acad Dermatol 10:273–278
17. Watson W, Kaype RL, Klein A, Stegman SJ (1983) Injectable collagen: A clinical overview. Cutis 31:543–546

Computerunterstützte Op-Dokumentation der dermatochirurgischen Eingriffe in der Fachklinik Hornheide von 1973–1987

A. Grootens, G. Hugel, K. Lüke und D. Obst

Zusammenfassung

Berichtet wird über 15jährige Erfahrungen mit Entwicklung und Benutzung eines standardisierten, computerunterstützten „Operationsbuches“ in der Fachklinik Hornheide.

Neben der Erfüllung der Dokumentationspflicht dient diese „Wissensdatenbank“ vielfältigen Auswertungen, auch im Kontext mit anderen Dateien innerhalb des medizinischen Dokumentationssystems unter Berücksichtigung von Datenschutz und Datensicherung.

Die ärztliche Berufsordnung (§ 11) verpflichtet jeden Arzt, über in Ausübung seines Berufes gemachte Feststellungen und getroffene Maßnahmen die erforderlichen Aufzeichnungen zu machen [1].

Diese allgemeine Dokumentationspflicht gilt im Besonderen für die operative Tätigkeit. Darüberhinaus ist für den Arzt vorteilhaft, z. B. in strittigen Fällen, den Beweis für korrekte Diagnostik oder Behandlung durch exakte Dokumentation führen zu können.

Der Einsatz elektronischer Datenträger zu diesem Zweck ist durchaus gestattet. Er bedarf jedoch besonderer Schutzmaßnahmen zur Verhinderung unrechtmäßiger Verwendung [1].

Diese Schutz- und Sicherungsmaßnahmen sind unter anderem im Bundes- und Landesdatenschutzgesetz festgelegt. Jeder Operateur weiß von dieser Pflicht. Doch ihr nach einer anstrengenden Operation genügend sorgfältig nachzukommen, ist oft lästig. In der Fachklinik Hornheide wurde daher zunächst in der chirurgischen Abteilung nach einem Weg gesucht, mit möglichst geringem Aufwand alles operatives Handeln hinreichend genau und ausführlich zu dokumentieren.

Anfangs war der Operationsbericht auf konventionellem Wege erstellt worden; vom Arzt freitextlich diktiert, von der Sekretärin geschrieben, in der Akte abgeheftet. Zur Arbeitsersparnis wurde bereits 1973 ein standardisierter Erhebungsbogen im Lochkartenformat entwickelt, auf dem die gängigsten Eingriffe anzukreuzen waren und nicht vorgegebene Informationen frei formuliert hinzugefügt werden konnten. Dieser formatierte Erhebungsbogen mit Klartextfeldern ist ein Kompromiß zwischen der geforderten Ausführlichkeit und dem vertretbaren Arbeitsaufwand (Abb. 1).

Zur Kontrolle der Vollzähligkeit dieser Einzelbögen wird eine fortlaufende Nummer jährlich hochgezählt. Die Operationsdokumentation ist an die bestehende Basisdokumentation gekoppelt durch Verwendung derselben Patientenidentifikation. Dadurch ist die Operations-Datei anonym, der Personenbezug kann jedoch durch

E. Haneke (Hrsg.)
Gegenwärtiger Stand der operativen Dermatologie

FACHKLINIK HORNHEIDE

Programmierter Op-Bericht

Von der Op-Schwester auszufüllen

Datum der Op
Laufende Nr. der Op
Alter in Jahren
Geschlecht: (1) männl. (2) weibl.
Station/amb.

NUR VOM ANÄSTHESISTEN AUSZUFÜLLEN

Anästhesie — Anästhesist:

(0) keine Anästhesie
(1) i. v. Kurznarkose
(2) Ketanest (i. v., i. m.)
(3) Maskennarkose
(4) ITN Halothan
(5) ITN NLA
(6) ITN Ethrane
(7) Akupunktur
(8) Kombinationsanästhesie (angeben)
(9) sonstige (angeben)

(4) peridurale Anästhesie
(5) spinale Anästhesie
(6) Axillaris-Blockade
(9) sonstige Leitungsanästhesie
(R) mit Rohypnol

Dauer der Anästhesie in Min. (evtl. auf 10' aufgerundet)

Komplikation unter Anästhesie (0) nein (1) ja:

VOM OPERATEUR AUSZUFÜLLEN

Anästhesie des Operateurs: (1) Lokalanästhesie (2) Leitungsanästhesie

Diagnose, Lokalisation und Seite (nach Wissensstand am Ende der Op):

Anzahl der operierten Herde dieser Art:
Sicherungsgrad der Diagnose: (5) histologisch (3) klinisch (2) begründeter Verdacht
(0) Defektwunde nach Tumor (7) nicht sicher auszuschließen

AUSGEFÜHRTE OPERATIONEN

(0) keine Operation
(1) PE
(2) einfache Excision
(3) Teilexcision
(5) Radikalexcision
(6) Amputation
(7) Kieferresektion (angeben)
(8) sonst. o. mehrfache Knochenresektion (angeben)

(1) Incision
(2) Wundanfrischung
(3) Wundrevision
(4) Lösen einer Kontraktur
(5) Anlegen eines gestielten Lappens
(6) Vorschneiden
(7) modell. Plastik
(8) Stielabtrennung/-Zurückpflanzung
(9) plast. Narbenkorrektur

(0) kein weiterer Eingriff
(1) Dermabrasion (angeben)
(2) Elektrostichelung
(3) Exenteratio orbitae

(4) Zahnentfernung
(6) Nebenhöhlenausräumung
(7) Osteosynthese (angeben)
(8) Implantation (angeben)

BESONDERE OPERATIVE EINGRIFFE

(0) kein besonderer Eingriff
(1) venae sectio
(2) Tracheotomie
(3) Injektion

(4) diagn. Excision mit Schnellschnitt
(5) histolog. Tumorrandkontrolle im Schnellschnitt
(9) sonstiger Eingriff (angeben)

LYMPHKNOTEN

(0) keine LK-Entfernung
(1) einf. LK-Excision
(2) kons. HLK-Ausräumung, Seite
(3) obere Neckdiss., Seite

(4) totale Neckdissection, Seite:
(5) Leistenausräumung, Seite:
(6) Achselausräumung, Seite:
(9) sonst. Ausräumung (angeben)

DEFEKTDECKUNG

(0) keine Defektdeckung
(1) einfache Wundnaht
(2) intracutannaht
(3) Zickzacknaht Z
(4) Z- VY- YV-Plastik VY
(5) freie Hautläppchen YV
(6) Halbhaut-Plastik
(7) 3/4 Haut-Plastik
(8) Vollhautplastik
(9) composite graft
(10) nur Spalthautentnahme

(1) Mobilisationsplastik
(2) Rotationsplastik
(3) Verschiebeplastik
(4) arteriell gestielte Plastik
(5) Rundstielplastik
(6) Myokutane Plastik
(7) Flapgraft
(8) Schwenklappenplastik
(9) sonstige Plastik (angeben)

Op-Dauer in Min. (wenn nicht genau bekannt, auf 10' aufrunden)

Operateur: ________ 1. Assistent:

Instrumentierschwester/pfleger: ________

Klartextlicher Op-Bericht (soweit erforderlich)

Zusätzliche Operation:

NUR BEI TUMOREN Es wurde heute operiert:
(0) keine Tumorsymptome
(1) unbehandelter Primärtumor
(2) vorbehandelter Tumor
(3) Satelliten-/Transitmetastasen/reg. Metastasen
(4) reg. Lymphknotenmetastase(n)
(5) sonstige Metastase(n)
(6) Rezidiv(e)
(7) unklar, ob PT, Rezidiv, Metastase

INTRAOPERATIVER TUMORBEFUND

Beschreibung des Befundes: (evtl. graphisch)

BEI MELANOM: (lt. Schnellschnitt)
Level: Tumordicke: ________ mm

chirurgisch-evaluativer TNM-Befund (nur anzugeben, wenn Klassifizierung eindeutig und sicher anwendbar)

T	a/b	C	N	C	M	C

GEWEBE: (0) keine Einsendung (4) Borstel · (1) Histologie ( ) Wissenschaft (2) Pathologie (9) anderes Institut (angeben)
Bei mehreren Einsendungen bitte alle angeben!

MEDIKAMENTE WÄHREND DER OP

(0) KEINE MEDIKAMENTE
(1) Cytostatica
(2) Streptomycin
(3) Volon A
(4) Gentamycin (Refobacin)
(9) sonstige/mehrere (angeben)

VERBAND:
(0) kein Verband
(1) EINF. VERBAND
(2) Druckverband
(3) feste Binde
(4) Schienenverband
(5) Gipsverband
(6) Op-Prothese
(9) sonst. Verband

ZUSÄTZLICHE MASSNAHMEN: (0) KEINE (2) Tracheostoma (1) Magensonde (3) Urindauerkatheter

Wurden Muskeln, Nerven, sonst. Strukturen reseziert, durchtrennt, verletzt? (0) NEIN (1) ja (genaue Beschreibung)

Traten sonstige Op-Komplikationen auf? (0) NEIN (1) ja (angeben)

Standardsicherheitszone: (1) eingehalten, cm (0) nicht eingehalten. Grund?

Elektrische Excision: (0) nicht (1) ganz (2) teilweise

Medikamente, sonst. postop. Anordnungen (Kontrollen, Untersuchungen)

ferner siehe Anästhesieprotokoll ferner siehe Lokalisationsschema

Physiotherapie: Atemgymnastik - Beingymnastik

Bettruhe: nein ja, bis: Fäden ziehen:

1. Verbandswechsel:
Drainage: keine Drain. – Saugdrainage – Drainrohr – Gummilasche – Tamponade

Zugriff auf die Patientenstammdatei hergestellt werden, wenn dies notwendig und zulässig ist.

Seit 1973 hat sich die jährliche Operationszeit fast verdreifacht, und auch die Zahl der Eingriffe steigt kontinuierlich an. Deshalb wurden 1982 die gespeicherten Operationsberichte auf den hauseigenen Rechner übernommen und seitdem on-line verarbeitet.

Einen Überblick über die Anzahl der Berichte pro Jahr und die Gesamtoperationsstundenzahl gibt Abb. 2.

Der Aufwand für diese Dokumentationsform ist nur noch sehr gering: Der Operateur benötigt im Durchschnitt 3 Minuten pro Bericht. Für die Bearbeitung durch den Dokumentar (Verschlüsselung und Eingabe mit implizierter Fehlerkontrolle und Vollzähligkeitskontrolle sowie die Output-Erstellung) sind durchschnittlich 5 Minuten pro Bericht erforderlich. Bei 8 bis 20 Berichten pro Tag ergibt sich für diese ungeliebte Pflicht ein durchschnittlicher Arbeitsaufwand von ca. 1,5 Stunden, verteilt auf mehrere Personen. Infolge tagtäglicher Verarbeitung der Erfassungsbelege ist jederzeit der aktuelle Stand feststellbar.

Neue Operationsmethoden sind ohne Umstellungsschwierigkeiten in das Programm zu integrieren und von der ersten Anwendung an wiederfindbar. So haben z.B. die Verwendung von Hautexpandern, neue mikrochirurgische Techniken, plastische Methoden und Verbandmaterialien sowie neue Anästhesieformen oder -kombinationen Eingang in den Operationsbericht gefunden.

Gerade diese neuen Methoden werden gerne noch einmal nach einer Erprobungszeit näher untersucht und dafür gezielt dokumentiert.

Nun wäre eine Ansammlung von über 30000 Protokollen nur zum Zweck des Einzelfallnachweises ein teurer Luxus. Daher ist die Datei von jeher als „Wissensdatenbank" konzipiert worden, die durch variable Abfragemöglichkeiten über alle Aspekte der hausinternen Operationstätigkeit Auskunft geben kann. Grob gegliedert ergeben sich drei Bereiche, denen diese Daten dienen:

1. *Medizinische Qualitätssicherung:* Dokumentation der – Exzisionsweite bei malignen Melanomen – Lymphknotendissektion bei malignen Melanomen – speziell:

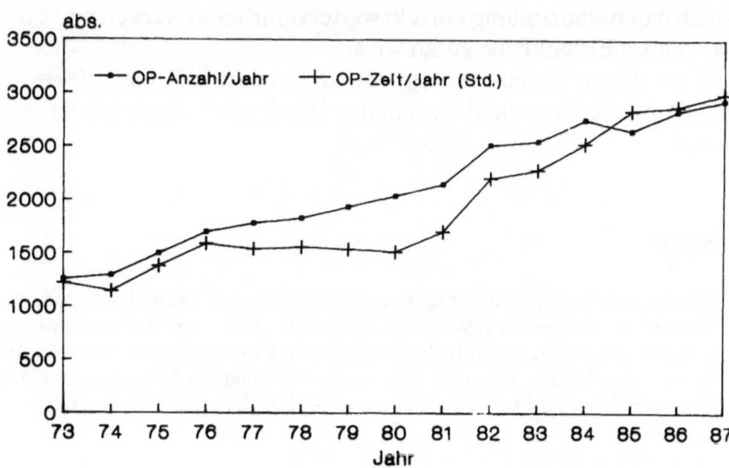

Abb. 2

Rosenmüller-Lymphknoten als Indikator für Leistenlymphknotenmetastasen – verschiedene Formen der Defektdeckung bei Radioulzera – Operation der Makroglossie bei Down-Syndrom – Vergleich von Operation, Bestrahlung und Kryochirurgie bei präkanzerösen Keratosen, Basalzellkarzinomen und Plattenepithelkarzinomen – besondere Probleme der Defektdeckung am Fuß.

2. *Weiterbildung der Assistenzärzte:* – anonymisierte Operationskataloge zum Nachweis selbst durchgeführter oder durch Assistenz unterstützter Eingriffe, bei Anträgen zur Anerkennung als Gebietsarzt und bei Bewerbungen – ebensolche Kataloge für Anästhesisten – Bereitstellung von Demonstrationsfällen in Zusammenarbeit mit dem Dia-Archiv für typische oder schwierige Krankheitsbilder.
3. *Organisation und Verwaltung:* – Jahresstatistiken – Leistungsnachweise zum Beleg der Notwendigkeit neuer Stellen – Planungsdaten für künftige Kapazitäten – Bereitstellung von Vergleichsfällen, um plastische Eingriffe bei der Patientenaufklärung anschaulich zu machen.

Nicht unwesentlich bei der Einführung einer solchen Dokumentationsform ist die organisatorische Einbindung in den Operations-Ablauf und den allgemeinen Informationsweg. Es muß zur Selbstverständlichkeit werden, daß vor jeder Operation ein „OP-Bogen" auf der Station oder in der Ambulanz vorbereitet wird und daß nach dem Ausfüllen das Original zur Dokumentationsabteilung gelangt, während die Durchschrift bei den Patientenunterlagen verbleibt. Die fortlaufende Numerierung sollte in einer Hand liegen. Dazu muß ein zentraler Punkt im Operationsbereich bestimmt werden, wo alle Informationen zusammenlaufen. Diese Regelung, wie auch das Verfahren bei ambulanten Patienten, mögen trivial erscheinen, aber von ihnen hängt der Erfolg der Methode ab.

Im Dokumentationssystem ist der Operationsbericht ein Baustein, der im Zusammenhang mit den anderen „Modulen" Patientenstammdaten, Krankheitsverlauf, Histologiebefunde und dem speziellen „Melanombogen" gesehen werden muß [2]. Erst in diesem Kontext werden bestimmte Informationen aus dem Operationsprotokoll ergiebig für die Auswertung. Als Beispiel hierfür sei die Exzisionsweite bei Melanomen im Zusammenhang mit der Nachsorge und Prognose genannt.

Der Operateur muß darauf bauen können, daß die von ihm eingegebenen Informationen datenschutzmäßig korrekt weiterverarbeitet werden und für die Sicherheit der Daten alles Erdenkliche getan wird.

Unter dieser Voraussetzung wird er Vertrauen in ein „elektronisches Op-Buch" haben und die Vorteile des schnellen Wiederfindens aller interessierenden Aspekte nutzen.

Literatur

1. Berufs- und Weiterbildungsordnung der Ärztekammer Westfalen-Lippe, 26.10.1982
2. Lippold A, Drepper H (1986) Der Hornheider Weg vom Dokumentations- zum Informationssystem – ein struktur- und bedarfsorientierter Weg. In: Perspektiven der Informationsverarbeitung in der Medizin. Kritische Synopse der Nutzung der Informatik in der Medizin. Ehlers CT, Beland H (Hrsg) S 74–77, Springer, Berlin Heidelberg New York Tokyo

Gebührenordnung für Ärzte – GOÄ

G. Krieger

Mit der Honorierung ärztlicher Leistungen befassen sich eine Vielzahl von Vorschriften.

Soweit nicht durch Bundesgesetz oder aufgrund bundesrechtlicher Vorschriften kollektivvertraglich etwas anderes vereinbart worden ist, gilt für die Bemessung des Arzthonorares die Gebührenordnung für Ärzte vom 12.11.1982.

Anwendungsbereich

Die GOÄ ist die Grundlage für die Berechnung der Vergütung für die beruflichen Leistungen der Ärzte. Sie gilt in erster Linie für die Behandlung von Privatpatienten oder Selbstzahlern. Keine Anwendung findet sie auf diejenigen Patienten, die aufgrund eines gesetzlichen Mitgliedschaftsverhältnisses u. a. bei einer Ortskrankenkasse, Betriebskrankenkasse, landwirtschaftlichen Krankenkasse, Innungskrankenkasse oder Ersatzkrankenkasse versichert sind. Für solche Versicherten gilt die GOÄ nur dann, wenn sie dem Kassen- oder Vertragsarzt gegenüber ausdrücklich verlangen, auf eigene Kosten behandelt zu werden, und dieses Verlangen dem Kassenarzt *schriftlich* bestätigen.

Ein interessanter Anwendungsbereich der GOÄ ist auch gegeben, wenn der Kassenpatient keinen Krankenschein vorlegt. Solange der Patient bei der ärztlichen Inanspruchnahme für das betreffende Quartal keinen ordnungsgemäßen Krankenschein vorlegt oder innerhalb einer angemessenen Frist nachreicht, darf der Arzt auch vom Kassenpatienten eine Privatvergütung nach der GOÄ verlangen. Diese Privatvergütung muß er zurückzahlen oder darf den Anspruch nicht weiterverfolgen, wenn der Kassenpatient zu einem Zeitpunkt, zu welchem noch mit der KV abgerechnet werden kann, den Krankenschein nachreicht.

Bei Ersatzkrankenkassen hat der Patient die Möglichkeit, die Privatliquidation des Arztes seiner Kasse vorzulegen. Diese erstattet dem Versicherten die Privatliquidation nach den Sätzen für die Behandlung auf Krankenschein. Die Differenz muß vom Patienten getragen werden.

Verordnet der Arzt Medikamente, obwohl kein Krankenschein vorgelegt wurde, zu Lasten einer Krankenkasse, dann hat er ein Privatrezept auszustellen, das den Vermerk trägt „Privatrezept mangels Krankenschein“.

Die GOÄ 82 enthält im Gegensatz zu der früheren GOÄ 65 zusätzliche Bestimmungen, die für die Abrechnung des Arztes bindend sind. So können bestimmte

E. Haneke (Hrsg.)
Gegenwärtiger Stand der operativen Dermatologie

Leistungen neben anderen Leistungen nicht berechnet werden, der Gebührenrahmen wurde, auch hinsichtlich einer Vereinbarung, genau festgelegt. Es wird bis in den Inhalt des Arztvertrages in die vertraglichen Beziehungen zwischen dem Privatpatienten und dem behandelnden Arzt eingegriffen. Für die Rechnungsstellung werden genaue Formvorschriften angegeben.

Gerade wegen der großen Eingriffe in die Vertragsfreiheit durch zwingende Vorschriften werden in der Literatur erhebliche verfassungsrechtliche Bedenken gegen die GOÄ 82 vorgebracht.

Grundsätze zur Bemessung des Honorars

a) Ermessensspielraum

Der Arzt muß und kann unter Berücksichtigung der nachgenannten Bewertungskriterien seine Liquidation im Einzelfall nach billigem Ermessen festlegen (§ 5 Abs. 2 GOÄ). Auch durch eine gerichtliche Entscheidung kann die Höhe des Honorars nur geändert werden, wenn der Arzt sein Ermessen entweder nicht ausgeübt hat, indem er ohne weitere Überlegung die Gebühr festgelegt hat, oder aber, wenn das von ihm ausgeübte Ermessen fehlerhaft war. Vor allem in kritischen Fällen sollte daher auf eine Bewertung nicht verzichtet werden.

Für rein ärztliche Leistungen steht dem Arzt zunächst ein Gebührenrahmen des 1- bis 3,5-fachen und für medizinisch-technische Leistungen und für solche nach dem Abschnitt A das 1- bis 2,5-fache des jeweiligen Gebührensatzes nach dem Gebührenverzeichnis zu (§ 5, Abs. 3 GOÄ). Zu den medizinisch-technischen Leistungen gehören vor allem auch die physikalisch-medizinischen Leistungen, Laboratoriumsuntersuchungen usw.

Die im Gebührenverzeichnis enthaltene *Punktzahl* mit dem in der Gebührenordnung festgelegten *Punktwert* von derzeit 10 Pfennigen ergibt unter Berücksichtigung des *Multiplikators,* wie er sich aus dem Gebührenrahmen ergibt, die zu berechnende Gebühr.

b) Bestimmungsrichtlinien

Bei der Ausübung des Ermessens hat der Arzt folgende Kriterien zu berücksichtigen:
1. die Schwierigkeit
2. den Zeitaufwand
3. die Umstände bei der Ausführung der einzelnen Leistungen sowie
4. die örtlichen Verhältnisse.

Die *Schwierigkeit* der einzelnen Leistung kann gem. § 5 Abs. 2 GOÄ auch durch die Schwierigkeit des gesamten Krankheitsfalles begründet sein. Beurteilungskriterien, wie die Schwierigkeit der Leistung, die bereits im Leistungssatz, also in der Gebührenhöhe selbst ihren Niederschlag gefunden haben, dürfen nicht zusätzlich gebührensteigernd angesetzt werden [4, S. 66]. Gebührensteigernd sind daher nur besondere in der Person, dem Verhalten oder dem Krankheitsbild liegende Schwierigkeitsmerkmale.

Die zu berücksichtigenden Umstände bei der Ausführung der Leistung können von Wünschen des Patienten bestimmt sein, aber auch durch zusätzliche äußere Umstände wie Schnee und Glatteis bei der Anfahrt.

Inwieweit sich die örtlichen Verhältnisse auf die Höhe des Honoraranspruches auswirken können, ist sehr umstritten. Eine besonders teure Praxisausstattung rechtfertigt ebenso wenig wie erhöhte Praxiskosten in Großstädten eine generelle Erhöhung des Multiplikators [9, Rdn. 166; a. A. 4, S. 68].

c) Die Regelspanne und der Schwellenwert

Unter durchschnittlichen Verhältnissen kann nur eine Gebühr zwischen dem 1-fachen und 2,3-fachen des Gebührensatzes ärztlicher und dem 1,8-fachen technischer Leistungen in Rechnung gestellt werden. Diesen Bereich nennt man die *Regelspanne.* Ein Überschreiten des *Schwellenwertes,* d. h. des 2,3-fachen bzw. 1,8-fachen, ist nur dann zulässig, wenn die oben geschilderten Bemessungskriterien dies rechtfertigen und wenn diese Überschreitung außerdem vom Arzt schriftlich begründet und auf Verlangen des Patienten näher erläutert wird (§§ 5, Abs. 2 S. 3 und 12 Abs. 2 S. 2 und 3 GOÄ).

Der Schwellenwert stellt keine Mittelgebühr mit der Folge dar, daß die Verpflichtung der Abwägung in der Regelspanne bis zum Schwellenwert nicht gilt. Im Einzelfall ist immer unter Berücksichtigung der genannten Bewertungskriterien der angemessene Preis für eine ärztliche Leistung festzusetzen.

Im Normalfall wird jedoch das Honorar in der Höhe des Mittelsatzes, d. h. des Schwellenwertes, berechnet werden. Hiervon ist der Verordnungsgeber bereits ausgegangen [9, Rdn. 168; 4, S. 68; 8, 4/32]. Das AG Braunschweig [18] hat jedoch beispielsweise beanstandet, daß ein Arzt die 2,3-fache Gebühr angesetzt hat. Das Gericht führt hierzu aus: „Gem. § 5 Abs. 1 GOÄ bemißt sich die Höhe der einzelnen Gebühr nach dem einfachen bis 3½-fachen des Gebührensatzes. Innerhalb dieses Gebührenrahmens sind die Gebühren unter Berücksichtigung der Schwierigkeit und des Zeitaufwandes der einzelnen Leistung, der Umstände bei der Ausführung sowie der örtlichen Verhältnisse nach billigem Ermessen zu bestimmen. In der Regel darf eine Gebühr nur zwischen dem einfachen und dem 2,3-fachen des Gebührensatzes bemessen werden. Ein Überschreiten des 2,3-fachen Gebührensatzes ist nur zulässig, wenn Besonderheiten dies rechtfertigen. Mit der Berechnung einer 2,3-fachen Gebühr hat sich der Arzt deshalb schon am oberen Gebührenrahmen gehalten. Auch das erscheint angesichts der Tatsache, daß es sich nur um eine kurze routinemäßige Untersuchung handelte, nicht gerechtfertigt. Besondere diagnostische Schwierigkeiten bestanden nicht". Das Gericht führt dann aus, daß allenfalls eine 1,5-fache Gebühr gerechtfertigt sei.

In der Regel ist aber davon auszugehen, daß auch ohne Begründung der Mittelsatz berechnet werden kann und daß unter Berücksichtigung der besonderen Umstände des einzelnen Falles eine höhere Honorarbemessung vom Arzt begründet werden muß. Die Behauptung, nur ein geringeres Honorar sei gerechtfertigt, muß vom Patienten bewiesen werden [9, Rdn. 168; 5, S. 12, 22].

d) *Unterschreiten der Gebührensätze*

Das Unterschreiten der Gebührensätze der GOÄ ist nicht unzulässig. Geschieht dies jedoch in unlauterer, insbesondere wettbewerbswidriger Weise, dann kann sich hieraus eine Unzulässigkeit ergeben. Dies sowohl unter dem Gesichtspunkt der Berufsordnung als auch des Wettbewerbsrechtes [4, Rdn. 170].

In keinem Fall ist die Unterschreitung oder der Honorarverzicht bei der Behandlung von Kollegen, Verwandten, deren Angehörigen und unbemittelten Patienten (vgl. § 14, Abs. 2 MUBO) unzulässig.

Was die Behandlung von Kollegen und deren Angehörigen betrifft, nehme ich auf den umfangreichen Streit Bezug, der sich im vergangenen Jahr durch die Zeitschriften (MT) gezogen hat. Der alte Grundsatz, daß Kollegen und deren Angehörige kostenlos behandelt werden, gilt nur noch sehr eingeschränkt, zumal zwischenzeitlich auch Ärzte weitgehend Krankenversicherungsschutz (z. B. im Rahmen von Gruppenversicherungsverträgen) haben. In manchen Bundesländern gibt es wechselseitige Empfehlungen der jeweiligen Ärztekammern und Zahnärztekammern.

Ist ein Arzt jedoch „billig“, um dadurch Patienten anzuwerben oder Mitbewerber auszuschalten, dann ist dies eine Wettbewerbswidrigkeit. Das Problem ist in der letzten Zeit vor allem bei Laborärzten aufgetaucht. Die Unlauterkeit (vgl. Schottdorf) ist jedoch dann verneint worden, wenn der Betreffende den Nachweis führen kann, daß er aufgrund von Rationalisierungsmaßnahmen Leistungen in seiner Praxis oder seinem Labor anbieten kann, die auch unterhalb der Einfachsätze der GOÄ liegen [9, Rdn. 170].

e) *Analoge Bewertung*

Ist eine selbständige ärztliche Leistung in das Gebührenverzeichnis nicht aufgenommen worden und stellt sie sich auch nicht als eine besondere Ausführung einer anderen Leistung dar, kann der Arzt zu einer analogen Bewertung greifen. Diese beschränkt sich jedoch auf die Anwendung einer gleichwertigen Leistung des Gebührenverzeichnisses der GOÄ. Die analoge Bewertung muß aus der Rechnung ersichtlich sein und den Hinweis „entsprechend“ sowie die Nummer und Bezeichnung der als gleichwertig erbrachten Leistung enthalten (§ 6 GOÄ).

Leistungsbestandteile

Die ärztliche Vergütung setzt sich aus verschiedenen Einzelpositionen zusammen, und zwar zunächst den ärztlichen Gebühren, die heute im Mittelpunkt unserer Betrachtung stehen.

In diesen Gebühren sind sämtliche allgemeinen Praxiskosten einschließlich des personellen und technischen Aufwandes enthalten.

Im übrigen sieht die Gebührenordnung vor, daß dem Arzt Entschädigungen und Ersatz von Auslagen zustehen können.

Abweichende Vereinbarung über die Honorarabrechnung

Im Bereich des Liquidationsrechtes hat in der letzten Zeit kein Problem soviel Beachtung gefunden, wie der zwischen dem Arzt und dem Patienten abgeschlossene Vertrag über eine abweichende Honorarvereinbarung.

Zunächst gilt es klarzustellen, daß eine Honorarvereinbarung nur hinsichtlich der *Höhe* der Vergütung möglich ist. Die GOÄ ist im übrigen verbindlich und kann auch durch eine Vereinbarung nicht abbedungen werden. Die Vorschriften über die Form der Rechnungsstellung, vor allem auch die Verpflichtung zur persönlichen Leistungserbringung, stehen nicht zur vertraglichen Disposition. Es können auch nur Leistungen als zu vergüten vereinbart werden, die in der GOÄ enthalten sind, von deren analogen Bewertung abgesehen.

Hinsichtlich der Vereinbarung gelten folgende Grundsätze:

a) Pauschalhonorar

Die Vereinbarung eines Pauschalhonorars ist unzulässig [4, S. 72; 15], da nur über die Höhe, nicht aber auch die Art und Weise der Vergütung eine Vereinbarung möglich ist.

b) Änderung des Multiplikators

Durch eine Gebührenvereinbarung kann ein Multiplikator festgelegt werden, der innerhalb, aber auch oberhalb des Gebührenrahmens der GOÄ liegt. Eine Vereinbarung ist immer dann erforderlich, wenn nach dem Willen der Vertragsparteien eine Gebühr festgelegt werden soll, die sich nicht ausschließlich nach § 5, Abs. 2 GOÄ und den dort genannten Bemessungskriterien richten soll.

Überschreitet der vereinbarte Multiplikator den Schwellenwert, liegt aber noch in der Rahmengebühr, dann ist die sonst erforderliche Begründung überflüssig. Es reicht dann der Hinweis auf die getroffene Sondervereinbarung. Rieger [9 Rdn. 176] hält jedoch dann eine Begründung für notwendig, wenn dem Patienten durch eine solche Begründung die Möglichkeit gegeben werden muß, das Honorar bei seiner Krankenversicherung oder Beihilfestelle erstattet zu erhalten.

Für die Höchstgrenze gibt es keine Grundsätze, wenn auch im Rahmen der ärztlichen Berufsordnung die Angemessenheit gewahrt werden muß, vor allem aber unter Berücksichtigung der sonst anzuwendenden Bewertungskriterien. Darüber hinaus können jedoch bei Honorarvereinbarungen gerade auch die Einkommens- und Vermögensverhältnisse des Zahlungspflichtigen herangezogen werden.

c) Bestimmtheitsgrundsatz

Die zwischen dem Arzt und dem Patienten zu treffende Vereinbarung muß den Multiplikator genau benennen. Dieser darf nicht dem Arzt für die spätere Berechnung vorbehalten bleiben.

d) *Generelle bzw. Teilabdingung*

Auch im Rahmen einer Honorarvereinbarung gilt der Zwang zur individuellen Honorarbemessung. Es bestehen daher Bedenken, wenn ein Arzt [9, Rdn. 179] ohne Berücksichtigung der Verhältnisse des konkreten Falles mit allen Patienten einen einheitlichen Steigerungssatz vereinbart. Dies ist allenfalls möglich, wenn ein Arzt auf eine bestimmte schwierige und zeitaufwendige Leistung spezialisiert ist und er nur entsprechende Patienten behandelt.

Das regelmäßige Abdingen für nahezu alle Behandlungsfälle ist unzulässig (Grundsätze des Vorstandes der LÄK BaWü DRiz 1983, 456).

Dem entspricht es daher, daß es möglich ist, daß der Arzt nur Teilleistungen einer Honorarvereinbarung unterwirft und im übrigen die Höhe der Vergütung nach der GOÄ berechnet.

e) *Schriftform*

Zwingend ist vorgeschrieben, daß eine Honorarvereinbarung, die zwischen dem Arzt und dem Zahlungspflichtigen getroffen wird,
- vor der Erbringung der Leistung des Arztes
- schriftlich vereinbart wird
- wobei keine anderen Erklärungen in dem Schriftstück enthalten sein dürfen.

Ein Verstoß gegen diese Formvorschriften macht die Vereinbarung insgesamt unwirksam. Die Vereinbarung muß vom Arzt persönlich und von dem Patienten persönlich unterschrieben sein [16]. Der Arzt hat dem Zahlungspflichtigen außerdem einen Abdruck der Vereinbarung auszuhändigen, wobei die Nichtbeachtung dieser Pflicht nicht zur Unwirksamkeit der getroffenen Vereinbarung führt.

Der früher häufig anzutreffende Aushang im Wartezimmer, wonach bei dem hier behandelnden Arzt grundsätzlich ein bestimmter Honorarsatz berechnet wird, ist schon wegen des Formerfordernisses unwirksam, unabhängig davon, daß dieser Hinweis nicht der vorgeschriebenen individuellen Honorarberechnung entspricht [3, Rdn. 989].

Wird der Patient in schwerverletztem oder bewußtlosem Zustand ins Krankenhaus eingeliefert oder ergeben sich beispielsweise erst nach Beginn einer Operation Komplikationen, die den Eingriff besonders schwierig und zeitaufwendig machen, so daß eine Honorarvereinbarung gerechtfertigt wäre, dann ist der Arzt gehindert, *vor* der Erbringung der Leistung die Honorarvereinbarung abzuschließen. Für diese Fälle ist vorgesehen, daß auch noch unverzüglich nach Erbringung der Leistung eine nachträgliche Honorarvereinbarung getroffen wird. Die Begründung hierfür sollte jedoch in die Honorarvereinbarung aufgenommen werden.

Nach allgemeiner Ansicht scheitert an dem Schriftformerfordernis auch die Regelung, die bisher häufig praktiziert wurde, wonach bereits vom Arzt unterzeichnete vorbereitete Blanko-Honorarvereinbarungen in der Aufnahme lagen und die Sprechstundenhilfe im Zusammenhang mit der Aufnahme der Personalien des Patienten diesen auch veranlaßte, die Honorarvereinbarung gegenzuzeichnen. Es sollte daher ein anderer Weg gegangen werden, der im Zusammenhang mit der außerordentlich fraglichen Verwendung von Formularen für Honorarvereinbarungen erörtert wird.

Die schriftliche Honorarvereinbarung darf, von erklärenden Hinweisen abgesehen, keine anderen Erklärungen enthalten. So soll z. B. unzulässig sein, einen Vermerk über die Vertretung durch andere Ärzte aufzunehmen [19].

f) Erstattungsfolgen

Umstritten ist, ob in der Honorarvereinbarung auf die eventuell fehlende oder erschwerte Erstattungsfähigkeit durch Beihilfestellen und private Krankenversicherungen hingewiesen werden muß. Zwar hat die Bundesregierung im Rahmen einer kleinen Anfrage erklärt, daß Patienten, die abweichende Honorarvereinbarungen unterschreiben, über die finanziellen Folgen regelmäßig unterrichtet seien, doch hat der Bundesgerichtshof in seiner Rechtsprechung verstärkt auch auf eine wirtschaftliche Aufklärungspflicht hingewiesen. Es ist daher zu empfehlen, daß der Arzt in seiner Honorarvereinbarung erklärt, daß die Vereinbarung von der Gebührenordnung abweicht und daher von dem Arzt keine Verantwortung dahin übernommen werden kann, ob durch eine Beihilfestelle oder Privatkasse eine Erstattung erfolgt.

g) Formularmäßige Honorarvereinbarung

Das Landgericht Duisburg [17] hat in einem vielbeachteten Urteil vom 10. 6. 1986 zu der Rechtswirksamkeit einer formularmäßigen Honorarvereinbarung Stellung genommen [vgl. auch 1 u. 6].

Zunächst ist festzustellen, daß ein Formularvertrag vorliegt, wenn auf einem vorformulierten Vordruck der Text enthalten ist und nur nachträglich der Name des Patienten, die Diagnose und das Datum einzusetzen sind, sofern der jeweilige Arzt derartige Honorarvereinbarungen vorbereitet zur wiederholten Anwendung vorliegen hat. Es handelt sich dann um einen Formularvertrag i. S. § 1 Abs. 1 AGBG. In dem gerichtlich zu entscheidenden Fall sollte der behandelnde Arzt berechtigt werden, nach dem 2,5-fachen Gebührensatz für medizinisch-technische und nach dem 3,5-fachen Satz für alle übrigen medizinischen Leistungen abzurechnen. Das Gericht hielt eine solche Vereinbarung für unwirksam, da sie den Patienten gegen Treu und Glauben unangemessen benachteiligt. Die vom Arzt im voraus pauschal festgelegte Berechnung nach dem Höchstsatz sei mit den wesentlichen Grundgedanken des § 5 GOÄ, der Einzelfallentscheidung und dem Gebot, zum 3,5-fachen bzw. 2,5-fachen nur in besonderen Fällen abzurechnen, nicht vereinbar. Dies widerspreche dem Regelungsgehalt der GOÄ, die die vereinbarten Gebührensätze nur für anwendbar halte, wenn gravierende Besonderheiten dies rechtfertigen. Das Gericht führt wörtlich aus: „Setzt aber der Arzt, wovon der Streitfall gekennzeichnet ist, formularmäßig fest, daß stets zum 3,5-fachen Gebührensatz, also zum Höchstsatz, abgerechnet werden soll, so berücksichtigt er gerade weder den Einzelfall unter den von der GOÄ vorgegebenen Bemessungskriterien, noch trägt er der zwingenden Voraussetzung Rechnung, daß die Besonderheiten des Einzelfalles einen derartigen Abrechnungsmodus rechtfertigen müssen. Eine vor Beginn der Behandlung getroffene Vereinbarung über Gebühren oberhalb des 2,3-fachen Satzes stellt einen Ausnahmefall dar und ist nur zulässig, wenn sie die nach § 12 Abs. 2 S. 2 GOÄ für die Rechnung vorgesehene Begründung bereits im vorhinein enthält" (vgl. auch die Grundsätze des Vorstandes der Landesärztekammer Baden-Württemberg zur Anwendung der GOÄ in die DRiZ 1983, 456).

Da der Arzt in der Honorarvereinbarung selbst keine Begründung abgegeben hat und sich die Begründung auch nicht aus der auf der Honorarvereinbarung festgehaltenen Diagnose entnehmen läßt, verstößt die Honorarvereinbarung nach Ansicht des Gerichtes gegen § 9 AGBG.

Die Literatur [1, 6], die sich mit diesem Urteil befaßt, hebt u. a. auch darauf ab, daß die Vereinbarung fester Sätze oder Beträge schon vor Behandlungsbeginn erkennen lasse, daß der Arzt die vorgeschriebenen Kriterien nicht abgewogen habe und daher der Patient der Gefahr unangemessener, weil den Umständen des jeweiligen Falles nicht angepaßter Honorarforderungen ausgesetzt sei. Dörner [1] hält solche Abdingungsvereinbarungen für wirksam, die zunächst nur einen Gebührenrahmen umschreiben und dem Arzt bei Rechnungsstellung eine Berücksichtigung der konkreten Umstände in diesem Rahmen offenhalten. Auch hiergegen dürften aber Bedenken bestehen, da eine solche Vereinbarung gegen den Bestimmtheitsgrundsatz verstoßen würde.

Die vorgenannte Grundsätze gelten nur, wenn allgemeine Geschäftsbedingungen vorliegen. Dies ist dann nicht der Fall, wenn die Vertragsbedingungen zwischen den Parteien im einzelnen ausgehandelt werden. Nur eine Individualvereinbarung zwischen Arzt und Patient schließt demzufolge die Anwendung des AGBG aus. Eine solche Individualvereinbarung kann auch dann gegeben sein, wenn zwar vorformulierte Bedingungen einer Partei zum Vertragsinhalt gemacht werden, der Arzt aber im Einzelfall zu Verhandlungen über diesen Vertragsinhalt bereit ist und dies dem Patienten gegenüber unzweideutig erklärt hat. Für den Fall einer Honorarvereinbarung muß daher individuellen Eintragungen breiter Raum gewidmet werden. In keinem Fall darf ein bestimmter fester Multiplikator vorgesehen sein. Die Literatur macht sogar zur Bedingung, daß im Anschluß an die handschriftlich eingetragene Diagnose die vorgesehenen Leistungen zumindest teilweise beschrieben werden und der handschriftlich zu ergänzende Multiplikator den einzelnen Leistungen zugeordnet wird. Es empfiehlt sich auch der Hinweis, der jedoch vorgedruckt sein kann, daß die vorgesehene Regelung von der Vergütung der GOÄ abweicht.

Die Auseinandersetzung um vorgefertigte Honorarvereinbarungen hat erst begonnen. Eine abschließende Beurteilung ist im Augenblick nicht möglich.

Persönliche Leistungserbringung

Der ärztliche Behandlungsvertrag ist ein Dienstvertrag. Der zur Dienstleistung Verpflichtete hat die Dienste im Zweifel in Person zu leisten (§ 613 BGB). Diese Vorschrift entspricht auch § 17 Abs. 1 der MBO, wonach der Arzt seine Praxis persönlich auszuüben hat. Dem entspricht wiederum die Forderung der GOÄ, wonach ein Arzt Vergütungen nur für solche Leistungen berechnen darf, die er selbst erbracht hat. Dies bedeutet keineswegs, daß der Arzt immer persönlich und eigenhändig tätig werden muß. Er darf sich dabei im Rahmen der Erbringung seiner Leistung der Personen bedienen, die üblicherweise entsprechende Leistungen erbringen und die seiner Aufsicht und Weisung unterstehen. Dies betrifft vor allem die nichtärztlichen Mitarbeiter sowie die Praxisassistenten und Praxisvertreter.

In diesem Zusammenhang hat ein Urteil des OLG Karlsruhe vom 20.2.1987 [13] Schlagzeilen gemacht. Z.B. Badische Zeitung vom 20.6.1987: „Wenn der Stellvertreter zum Skalpell greift, kann nicht der Chef dafür kassieren".

Zunächst gilt der Grundsatz, daß durch die Wahl der gesondert berechenbaren ärztlichen Leistungen gem. § 6 BPflV der Patient einen Anspruch auf persönliche Behandlung durch den Chefarzt erwirbt, mit der Folge, daß der Patient nur dann an den Chefarzt ein Honorar bezahlen muß, wenn der Chefarzt die von ihm persönlich erwartete Leistung selbst erbracht hat. Der Umfang der Heranziehung ärztlicher Mitarbeiter ist seit langer Zeit umstritten [9, Rdn. 1169]. Zu unterscheiden ist zwischen der Zuziehung von Assistenzärzten zur Unterstützung des Chefarztes und der Vertretung des Chefarztes bei der Erbringung der Leistung während seiner Abwesenheit.

Der Chefarzt darf immer dann, wenn er durch ein „plötzliches unvorhersehbares Ereignis" an der persönlichen Leistungserbringung verhindert ist, die Behandlung seinem Stellverteter (dem Oberarzt) überlassen [13]. Wann ein solches „plötzliches unvorhersehbares Ereignis" vorliegt, ist in der Rechtsprechung umstritten. Ist der Chefarzt wegen einer Teilnahme am Ärztekongreß abwesend, dann liegt kein plötzliches unvorhersehbares Ereignis vor und die Liquidation durch den Chefarzt entfällt. Der Chefarzt hätte mit dem Patienten rechtzeitig einen anderen Behandlungstermin (Operationstermin) vereinbaren können.

In einem anderen vom Amtsgericht Hamburg [20] entschiedenen Fall hatte der Chefarzt mit dem Patienten vereinbart, daß „bei vorübergehender Verhinderung (z.B. bei Ortsabwesenheit wegen Urlaubs, Krankheit u.ä.)" der bestellte Verteter die Behandlung durchführen kann, ohne daß das Liquidationsrecht des Arztes betroffen werden sollte. Nachdem der Chefarzt aus „klinischen Gründen" verhindert war, hat das Amtsgericht die Liquidation der von dem Vertreter erbrachten Leistung abgelehnt unter Hinweis darauf, daß die Vereinbarung die Verhinderung nur durch persönliche Gründe, nicht jedoch klinische Gründe vorsehe. Eine solche Beurteilung erscheint mir unangemessen.

Die Frage, wann ein Fall der Verhinderung vorliegt, der die Erbringung der Leistung durch einen anderen Arzt zulässig macht, war auch Gegenstand einer Entscheidung des OLG Celle [12], wo ausgeführt wird: „Vielmehr ist davon auszugehen, daß der Chefarzt nur deswegen nicht tätig geworden ist, weil es Sonntag war und er keinen Dienst hatte. Wollte man auch für diesen Fall dem Chefarzt gestatten, die ihm obliegenden Leistungen durch einen anderen Arzt – etwa den Bereitschaftsarzt – erbringen zu lassen, ohne daß er seinen Anspruch auf das Chefarzt-Honorar verlöre, bedeutete dies praktisch eine schrankenlose Delegationsmöglichkeit. Der Patient erkauft sich gerade mit der Wahl der gesondert berechenbaren ärztlichen Leistungen einen Anspruch auf persönliche Behandlung durch einen Arzt seines Vertrauens, in der Regel den Chefarzt, der ihm nach seiner Stellung, seinen Kenntnissen und Erfahrungen besonders qualifiziert erscheint. Diese Wahl löst für den Patienten eine erhebliche finanzielle Belastung aus".

Im Hinblick auf die unterschiedliche Rechtsprechung zu der Frage der Vertretungsmöglichkeit bei der Verhinderung ist insbesondere liquidationsberechtigten Chefärzten zu empfehlen, eine Vereinbarung mit dem Patienten zu treffen, wonach in konkret aufzuführenden Fällen die Vertretung des Arztes durch seinen regelmäßigen Stellvertreter nach Maßgabe des Dienstplanes möglich ist. Es sollte sich dabei um persönliche und klinische Gründe handeln, wobei auch hier im Rahmen eines Vordruckes die Gefahr von Überraschungsvereinbarungen und der bereits erörterten dadurch bedingten Unwirksamkeit nach § 9 AGBG besteht. In keinem Fall darf diese Vereinbarung jedoch in die Honorarvereinbarung aufgenommen werden, weil dadurch die Honorarvereinbarung unwirksam würde.

Abrechnung bei Leistungserbringung durch Dritte

Wenn auch der Arzt verpflichtet ist, die ärztliche Leistung persönlich zu erbringen, dann wird er doch häufig im Rahmen der Gesamtbehandlung Hilfspersonen und andere Einrichtungen in Anspruch nehmen.

Es gilt der Grundsatz, daß in den ärztlichen Gebühren alle Praxiskosten enthalten sind. Hierzu gehören Aufwendungen einschließlich der Personalkosten, der Kosten für Instrumente und Apparate. Mit den im Gebührenverzeichnis ausgewiesenen Gebührensätzen sind alle leistungsbezogenen Kosten abgegolten. Der Arzt kann die zusätzlichen Kosten nicht geltend machen.

Deutlich wird dieser Grundsatz bei Krankenhausärzten im Rahmen ambulanter Behandlung. Diese nehmen Einrichtungen und Personal des Krankenhauses in Anspruch und müssen dafür dem Krankenhausträger eine Entschädigung bezahlen. Von den nachgenannten Ausnahmen abgesehen, besteht insoweit weder vom Krankenhaus noch dem Dritten ein unmittelbarer Anspruch gegenüber dem Patienten. Der Arzt kann somit weder die Drittinanspruchnahme selbst in Rechnung stellen, noch kann der Dritte hierfür liquidieren.

Dieser Grundsatz gilt nicht, wenn ein eigenes Liquidationsrecht des mitbehandelnden oder beauftragten Arztes, des Masseurs o. ä. besteht. Es handelt sich dann um Leistungen eines selbst liquidationsberechtigten Dritten. Der behandelnde Arzt hat nach § 4 Abs. 5 GOÄ den Patienten davon zu unterrichten, daß ein Dritter, meist mitbehandelnder Arzt, in Anspruch genommen wird, der selbst liquidieren kann.

Aufgrund der Bundespflegesatzverordnung vom 21. 8. 1985 gilt im stationären Bereich der Grundsatz, daß alle Leistungen der Krankenanstalt, einschließlich der ärztlichen Leistungen, durch den Pflegesatz abgegolten sind.

Ein Privatpatient kann jedoch zusätzlich gesondert berechenbare Leistungen (Wahlleistungen) in Anspruch nehmen. Hierzu gehört u. a. auch die Behandlung durch den liquidationsberechtigten Abteilungs- oder Chefarzt. In diesem Fall muß der Krankenhausträger seine eigene Rechnung gegenüber dem Wahlleistungspatienten um 5% mindern. Außerdem hat die zweite Verordnung zur Änderung der GOÄ vom 20. 12. 1984 insoweit eine Änderung bewirkt, als nach § 6 a GOÄ die liquidationsberechtigten Krankenhausärzte verpflichtet werden, bei stationären und teilstationären privatärztlichen Leistungen ihre nach der GOÄ erstellte Liquidation um 15% zu mindern. Diese Minderung ist in der Rechnung gesondert auszuweisen.

Von der Hinweispflicht des § 4 Abs. 5 GOÄ gibt es bei einer stationären Krankenhausbehandlung eine Ausnahme. Nach der Bundespflegesatzverordnung besteht das Prinzip der Bündelung ärztlicher Leistungen. Ist ein Arzt liquidationsberechtigt hinsichtlich des von ihm behandelten Grundleidens, dann können auch die mitbehandelnden Ärzte, die während des stationären Aufenthaltes in Anspruch genommen wurden, selbst liquidieren, sofern sie ein Liquidationsrecht haben. Hierauf muß der Patient nicht besonders hingewiesen werden.

Medizinisch notwendige Leistung

Nach § 1 Abs. 3 GOÄ darf der Arzt nur für solche Leistungen abrechnen, die nach den Regeln der ärztlichen Kunst für eine medizinisch notwendige ärztliche Versorgung erforderlich sind. Über die Erforderlichkeit entscheidet der Arzt aufgrund seiner Sachkunde und seiner ärztlichen Verantwortung. Kommt es zu Auseinandersetzungen, trägt er aber die volle Beweislast.

Führt der Arzt eine Behandlung durch, die nicht der bisherigen Übung im Rahmen der ärztlichen Kunst entspricht (z. B. bei neuen Behandlungsmethoden), dann hat er den Patienten hierauf hinzuweisen.

Wünscht der Patient eine solche Behandlungsmethode, hat der Arzt dies schriftlich festzulegen. Leistungen, die auf Verlangen erbracht werden, sind als solche in der Liquidation zu kennzeichnen (§ 1 Abs. 3 und § 12 Abs. 2 GOÄ). Das Problem medizinisch notwendiger Leistungen stellt sich vor allem dann, wenn bereits Untersuchungsergebnisse (Röntgenbilder u. a.) vorliegen. Veranlaßt der Arzt die gleiche Untersuchung noch einmal, hat er für die Notwendigkeit der Doppeluntersuchung eine Begründung abzugeben.

Die Liquidation und deren Fälligkeit

§ 12 GOÄ enthält strenge Vorschriften über Form und Inhalt der ärztlichen Liquidation. Insbesondere muß die Honorarrechnung folgende Positionen enthalten [4]:

1. Das Datum der Erbringung der Leistung
2. Bei Gebühren die Nummer und die Bezeichnung der einzelnen berechneten Leistung sowie den jeweiligen Betrag und den Steigerungssatz (Multiplikator). Die Bezeichnung der Leistung kann entfallen, wenn der Liquidation eine Zusammenstellung beigefügt wird, der die Bezeichnung für die abgerechnete Leistungsnummer entnommen werden kann. Ausreichend ist demzufolge ein Verzeichnis mit Erläuterung der berechneten Gebührenordnungspositionen.
3. Bei Entschädigungen (Wegegeld, Reiseentschädigung) den Betrag sowie die Art der Entschädigung und die Berechnung.
4. Bei Ersatz von Auslagen nach § 10 GOÄ den Betrag und die Art der Auslagen; übersteigt die einzelne Auslage DM 50,–, ist der Beleg oder ein sonstiger Nachweis beizufügen.
5. Überschreitet die berechnete Gebühr das 2,3-fache des Gebührensatzes bei ärztlichen Leistungen oder das 1,8-fache bei medizinisch-technischen Leistungen, ist dies schriftlich zu begründen und auf Verlangen die Begründung näher zu erläutern. Die Begründungspflicht entfällt bei entsprechender Vereinbarung eines Gebührensatzes innerhalb des Gebührenrahmens. Sie entfällt auch im Falle einer abweichenden Vereinbarung jenseits des Gebührenrahmens.

6. Leistungen, die auf Verlangen erbracht worden sind, sind als solche zu bezeichnen.
7. Bei Erbringung stationärer oder teilstationärer privatärztlicher Leistungen muß der liquidationsberechtigte Chefarzt den Minderungssatz an seiner Liquidation in Höhe von 15% ausdrücklich ausweisen. Im übrigen gelten für die Liquidationserstellung beim stationären privatärztlichen Aufenthalt die vorstehend genannten Punkte unverändert.

Die Liquidation wird nur dann fällig, wenn sämtliche erforderlichen formalen Voraussetzungen auch erfüllt sind [4, S. 76].

Durch die Einführung dieser Fälligkeitsvoraussetzung hat sich auch die Frage der Verjährung der ärztlichen Honorarforderung geändert. Ein Anspruch entsteht mit der Fälligkeit. Ohne die Fälligkeitsregelung des § 12 GOÄ würde die Honorarforderung gem. § 196 Abs. 1 Nr. 14 BGB in zwei Jahren, gerechnet vom Beginn des auf das Behandlungsende folgenden Jahres, verjähren. Dadurch, daß die Liquidation jedoch zur Fälligkeitsvoraussetzung gemacht wird, beginnt die Verjährung erst mit dem auf die Abrechnung folgenden Jahr und beträgt ebenfalls zwei Jahre. Der Arzt kann dadurch die Fälligkeit hinauszögern, indem er die Rechnung nicht ausstellt. Dies ist zwar mit den Standesgrundsätzen nicht zu vereinbaren, wonach jeweils im darauffolgenden Quartal abgerechnet werden soll, doch berührt diese Standesvorschrift das Vetragsverhältnis zwischen dem Arzt und dem Patienten nicht.

Wichtig ist, daß Mahnungen des Arztes die Verjährung nicht unterbrechen. Eine solche Unterbrechung der Verjährung liegt nur vor, wenn der Patient die Schuld ausdrücklich, möglichst schriftlich, anerkennt oder aber noch rechtzeitig vor Ablauf der Verjährung beim zuständigen Gericht Klage oder der Antrag auf Erlaß eines Mahnbescheides eingereicht wird. Liegt erst ein Vollstreckungsbescheid oder ein Urteil vor, dann kann aus diesem auf die Dauer von 30 Jahren vollstreckt werden [7].

Im Rahmen der Rechnungsstellung ergibt sich häufig die Frage nach der Mithaftung des Ehegatten für ein Arzthonorar. Die Behandlung des Ehegatten gehört zu den Geschäften, die zur angemessenen Deckung des Lebensbedarfes der Familie gehören. Verfügt der Patient über kein eigenes Einkommen, dann ist der Ehepartner, der für den Lebensbedarf aufkommt, verpflichtet, auch die Arztkosten zu erstatten mit der Folge, daß ein unmittelbarer Anspruch des Arztes gegen den Ehepartner des Patienten besteht.

Das LG Koblenz hat darüber hinaus entschieden, daß die Kosten für eine ärztliche Behandlung auch dann in den Rahmen der Schlüsselgewalt fallen und so der gesamtschuldnerischen Haftung des Ehegatten unterliegen, wenn beide Ehepartner über ein eigenes Einkommen verfügen [14].

Abschließend möchte ich Sie noch auf eine interessante Entscheidung des Bundessozialgerichts [11] hinweisen, wonach Ärzte ein volles Honorar verlangen können, wenn sie sich selbst auf Krankenschein behandelt haben. Diese Entscheidung stammt zwar aus dem Bereich des Kassenarztrechtes, doch können die Grundsätze auch insoweit zu beachten sein, als der Arzt privat versichert ist und sich unter analoger Anwendung dieses Urteils für die Eigenbehandlung eine Honorarabrechnung auf der Grundlage der GOÄ ausstellen könnte. Die Reaktion der Privatkasse bleibt abzuwarten.

Literatur

1. Dörner (1987) Keine ärztlichen Honorarvereinbarungen in AGB, NJW 1987, 699
2. Laufs (1984) Arztrecht, 3. Aufl
3. Narr (1985) Ärztliches Berufsrecht, 2. Aufl
4. Narr (1987) Arzt, Patient, Krankenhaus
5. Narr (1983) Arzt und Wirtschaft, Heft 13, S 12, 22
6. Narr (1987) Zur Rechtswirksamkeit einer Honorarvereinbarung, ÄBW 1987, Heft 3, S. 178
7. Narr (1986) Zur Verjährung von Arzthonoraransprüchen, MedR 74
8. Nentwig (1986) Jura med, Stand IV-86, Gruppe 4
9. Rieger (1984) Lexikon des Arztrechts
10. Wezel-Liebold (1987) Handkommentar zu BMÄ, E-GO, GOÄ, 6. Aufl.
11. BSG VI RKa 16-85
12. OLG Celle (1982) Urt. v. 23.3.1982, NJW 1982, 2129
13. OLG Karlsruhe (1987) Urt. v. 20.2.1987, NJW 1987, 1489
14. LG Koblenz (1981) Urt. v. 19.2.1981, NJW 1981, 1324
15. LG Stuttgart (1985) Urt. v. 12.10.1984, NJW 1985, 688
16. LG München (1985) Urt. v. 19.12.1984, MedR 1985, S. 128
17. LG Duisburg (1987) Urt. v. 10.6.1986, MedR 1987, 159 = NJW 1986, 2887
18. AG Braunschweig (1985) Urt. 1.10.1984, NJW 1985, 689
19. AG Berlin-Tempelhof (1984) Urt. v. 3.10.1984 - e C 356/84
20. AG Hamburg (1987) Urt. v. 2.7.1986, NJW 1987, 716

Sachverzeichnis